BIBLIOTHÈQUE

DE

CHIRURGIE CONTEMPORAINE

PUBLIÉE SOUS LA DIRECTION

De A. RICARD et E. ROCHARD

TECHNIQUE CHIRURGICALE

I

TECHNIQUE

CHIRURGICALE

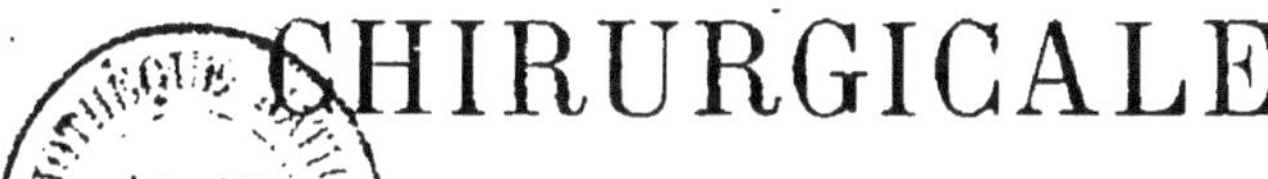

PAR

A. RICARD

Professeur agrégé
à la Faculté de Médecine.
Chirurgien de l'hôpital St-Louis.

P. LAUNAY

Chirurgien
des
Hôpitaux de Paris.

———

TOME PREMIER

———

Avec 447 figures, dont 150 en couleurs, dans le texte

———

PARIS

OCTAVE DOIN, ÉDITEUR

8, PLACE DE L'ODÉON, 8

1905

BIBLIOTHÈQUE

DE

CHIRURGIE CONTEMPORAINE

Publiée sous la direction de

A. RICARD   ET   **E. ROCHARD**

Professeur agrégé à la Faculté de médecine de Paris, | Chirurgien des Hôpitaux
Chirurgien de l'hôpital Saint-Louis | de Paris

---

1. **Infections, traumatismes et diathèses**, par P. VILLEMIN, Chirurgien des Hôpitaux de Paris.

2. **Les tumeurs**, par le Professeur Simon DUPLAY et Maurice CAZIN, Chef de laboratoire à la Faculté de Médecine de Paris.

3. **Chirurgie générale des muscles, des tendons, des bourses séreuses et de la peau**, par P. MAUCLAIRE, Professeur agrégé à la Faculté de Médecine de Paris, Chirurgien des Hôpitaux.

4. **Chirurgie des artères, des veines, des lymphatiques et des nerfs**, par J. BOUGLÉ, Chirurgien des Hôpitaux de Paris.

5. **Chirurgie générale des os**, par P. RICHE, Chirurgien des Hôpitaux de Paris.

6.   —   — **des articulations**, par MORESTIN, Chirurgien des Hôpitaux de Paris.

7.   — **du crâne**, par A. DEMOULIN, Chirurgien des Hôpitaux de Paris.

8.   — **de la face**, par A. GUINARD, Chirurgien de l'Hôpital d'Ivry.

9.   — **du cou et du rachis**, par P. SÉBILEAU, Professeur agrégé à la Faculté de Médecine de Paris, Chirurgien des Hôpitaux.

VOLUMES PARUS AU 1ᵉʳ DÉCEMBRE 1904

E. Schwartz. **Chirurgie du Foie.** 1 vol. de 550 pages, avec
58 figures dans le texte. . . . . 7 fr.

P. Villemin. **Infections, Traumatismes et Diathèses.** 1 vol. de
550 pages, avec figures tirées en couleurs dans le texte.   7 fr.

J. Bouglé. **Chirurgie des artères, des veines, des lymphatiques
et des nerfs.** 1 vol. de 500 pages, avec 96 figures dans le
texte . . . . 6 fr.

P. Mauclaire. **Chirurgie générale des muscles, des tendons, des
bourses séreuses et de la peau.** 1 vol. de 425 pages, avec
79 figures dans le texte. . . . . 6 fr.

J. Arrou. **Chirurgie de l'appareil génital de l'homme.** 1 vol. de
350 pages, avec figures dans le texte. . . . . 5 fr.

L.-G. Richelot. **Chirurgie de l'utérus, du vagin et de la vulve.**
1 vol. de 600 pages, avec 160 figures dans le texte. .   7 fr.

J.-L. Faure. **Chirurgie des annexes de l'utérus.** 1 vol. de
475 pages, avec 222 figures dans le texte. . . . . . 6 fr.

Gérard-Marchant. **Chirurgie du gros intestin, du rectum et de
l'anus.** 1 vol. de 450 pages, avec 39 figures dans le texte.   6 fr.

S. Duplay et M. Cazin. **Les tumeurs.** 1 volume de 475 pages,
avec 124 figures dans le texte. . . . . 6 fr.

E. Rochard. **Les hernies.** 1 volume de 525 pages, avec 106 fig.
dans le texte . . . . 7 fr.

A. Ricard et P. Launay. **Technique chirurgicale.** 2 volumes
formant 1.100 pages avec 1.086 figures dont 213 en couleurs
dans le texte . . . . 15 fr.

TOUS LES AUTRES VOLUMES DE LA BIBLIOTHÈQUE SONT EN COURS
D'IMPRESSION OU DE RÉDACTION

PRÉFACE

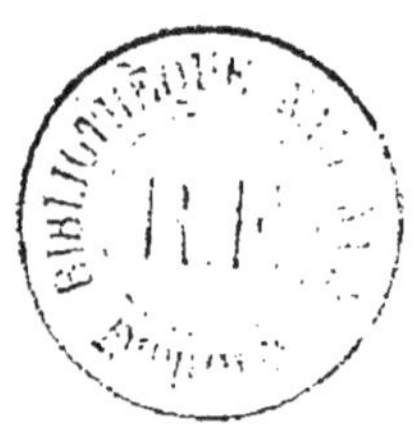

Les deux volumes de *technique chirurgicale* que nous publions aujourd'hui sont le complément de notre *Traité de thérapeutique*.

Dans ce traité, « pour obtenir plus de continuité et par suite plus de clarté dans la discussion, nous avions mis de côté toute description de pure médecine opératoire. Par exemple dans le chapitre consacré à l'occlusion intestinale, que nous conseillions de recourir à la laparotomie ou à l'établissement de l'anus artificiel, nous ne décrivions ni la technique de la laparotomie, ni la technique de l'anus contre nature ».

Nous avions à apprécier les différentes opérations au point de vue de leurs indications et de leur valeur thérapeutique. Ici, dans ces volumes de *technique chirurgicale* nous les avons décrites dans les détails de leur exécution et les avons appréciées au point de vue opératoire.

Le plan que nous avons suivi est exactement celui que nous avions adopté pour le *Traité de thérapeutique*. Les chapitres de l'un et l'autre ouvrage se superposent exactement.

Nous n'avons eu ni la prétention ni la volonté d'être complets, c'est-à-dire de décrire tous les procédés présents et passés. Un traité de technique qui se serait astreint à une telle tâche formerait d'énormes et inutiles volumes où le nombre des procédés médiocres, ou tombés en désuétude l'emporterait de beaucoup sur le nombre de ceux qui ont une réelle valeur. Nous avons donc fait un choix ; décrivant ceux des procédés anciens que le temps a consacrés et ceux des procédés modernes qui nous ont paru présenter des conditions de sécurité et d'efficacité qu'on est en droit d'exiger d'une intervention chirurgicale.

Grâce à l'amabilité de notre éditeur, nous avons pu illustrer ces deux volumes des nombreuses figures si nécessaires pour la facile compréhension des descriptions techniques.

A. RICARD, P. LAUNAY.

TECHNIQUE CHIRURGICALE

PREMIÈRE PARTIE

TECHNIQUE GÉNÉRALE

CHAPITRE PREMIER

GÉNÉRALITÉS

Introduction. — Nous ne voulons pas refaire ici l'historique déjà tant de fois fait de la méthode antiseptique depuis Pasteur et Lister, ni rappeler quelle nouvelle époque fut ouverte par elle à la chirurgie, ni enfin étudier les diverses étapes qu'elle a successivement franchies ; c'est sur la stricte application des règles qui en dérivent qu'est basée toute la chirurgie actuelle.

Depuis son origine cette méthode a cependant été beaucoup modifiée, et nous nous trouvons aujourd'hui en présence de deux manières bien différentes d'en comprendre l'application.

Le point de départ est le même : la défense contre le microbe qui infecte les plaies ; mais les moyens employés ne se ressemblent pas. On peut, en effet, se munir d'armes destinées à détruire ce microbe partout où il existe, confiant dans leur efficacité pour annuler l'infection si elle s'est introduite dans une plaie : c'est la *pratique antiseptique*.

On peut au contraire chercher à éviter cette lutte, supprimer la nécessité de cette destruction, en portant toute son attention à écarter des plaies le microbe, à ne pas l'introduire pour n'avoir pas à l'y détruire : c'est l'*asepsie*.

Cette pratique se conçoit aisément lorsqu'il n'y a pas encore de pus, de microbes dans les tissus où l'on opère ; mais l'asepsie peut-elle suffire en cas de suppuration ?

Son seul rôle possible est de ne pas apporter de nouvel élément septique, mais elle ne peut avoir la prétention de lutter contre l'infection déjà existante.

Tout au contraire, l'antisepsie espère par ses agents chimiques diminuer au moins la virulence des micro-organismes et même arrêter la suppuration.

En réalité, lorsqu'une cavité suppurante, où qu'elle soit, a été largement ouverte et est maintenue largement ouverte, l'organisme lutte mieux et plus efficacement par lui-même ; il est donc possible de concevoir que, dans ces cas, la méthode aseptique puisse être employée. Elle se borne alors à évacuer, maintenir ouvert, empêcher l'apport de nouveaux éléments septiques ; et elle laisse à l'organisme son intégrité absolue, sans l'entraver en rien dans la lutte qu'il soutient.

Les agents chimiques antiseptiques sont, au contraire, susceptibles d'affaiblir les éléments de la défense, car ils affaiblissent ou détruisent non pas seulement le microbe, mais tous les éléments organiques avec lesquels ils se trouvent en contact.

Et l'expérience a montré [1] que, grâce à une incision large facilitant le libre écoulement du pus, l'application des pansements purement aseptiques aux plaies suppurantes et aux abcès permet une guérison aussi rapide, sauf quelques très rares indications particulières.

Dans l'une donc des deux méthodes existantes, dérivées du principe premier, c'est la lutte directe, avant, pendant et après toute opération (même en tissu sain), contre le microbe qu'il s'agit de détruire au moyen d'agents chimiques nommés antiseptiques (acide phénique, sublimé, chlorure de zinc, iodoforme, etc., etc.).

Les instruments sont préparés à l'aide de liquides antiseptiques et conservés pendant l'opération dans ces liquides ; les

---

[1] H. ZEIDLER. *Centralblatt f. chir.*, 6 avril 1895, p. 345 et *Presse médicale*, 20 avril 1895, p. 159. — BRAATZ. Congrès de Moscou, 1897. — LEJARS. Congrès de Paris, 1900, p. 565.

mains, la région à opérer sont de même nettoyées avec des antiseptiques ; les tissus, pendant l'opération, sont imprégnés d'antiseptiques ; et le pansement enfin est composé de même de médicaments antiseptiques.

L'asepsie, elle, débarrasse d'abord tout ce qui doit approcher une plaie opératoire (nous ne nous occupons pas ici des plaies accidentelles dont nous avons parlé dans le « Traité de Thérapeutique chirurgicale [1] ») des micro-organismes qui peuvent y exister. Elle agit au moyen de la chaleur pour les objets de pansement, et du nettoyage mécanique (brossage, savonnage, dégraissage) pour les mains et les téguments de la région à opérer. Puis, pendant et après l'acte opératoire, toute l'attention du chirurgien doit se porter à ne pas introduire d'agent septique, et cela, grâce à des précautions et des habitudes faciles à prendre. Aucun médicament ne sera employé en lavage ou en pansement, mais seulement l'eau bouillie, les gazes et ouates stérilisées par la chaleur.

De prime abord, il ne semble pas y avoir une différence considérable entre les deux pratiques ; en réalité, elle est fort grande.

Le chirurgien antiseptique, confiant dans ses agents chimiques, persuadé que l'eau phéniquée ou l'iodoforme lutteront avec succès contre tout apport microbien, peut ne pas attacher une importance aussi grande aux précautions minutieuses destinées à éviter tout contact, même douteux. Une faute légère est-elle commise, un objet non stérilisé a-t-il été touché par les mains, une immersion dans l'eau phéniquée doit suffire pour y remédier. Il y a là un semblant de sécurité qui peut devenir funeste, parce que cette sécurité n'est qu'apparente.

Le chirurgien aseptique, au contraire, sachant que la plus légère faute, le moindre contact avec des objets non stérilisés doit amener l'infection, redouble d'attention, évite tout mouvement inutile, protège tout ce qui l'environne, et recommence son nettoyage, si par malheur une faute est commise, si un contact l'a souillé.

---

[1] RICARD et LAUNAY. Thérapeutique chirurgicale. Paris, 1903, chez Doin.

Et il ne faut pas croire qu'il est nécessaire pour cela d'une attention soutenue de tous les instants, c'est simple affaire d'éducation, d'habitudes à prendre dont on ne se départit plus par la suite, sans même y prêter attention.

Le chirurgien aseptique n'a qu'une confiance relative dans le médicament antiseptique, et d'autre part il redoute son contact pour les tissus; aussi ne l'emploie-t-il que comme adjuvant, pour aider à la désinfection des parties difficiles à nettoyer : en particulier la peau du malade, du chirurgien et de ses aides.

En pratique courante, l'asepsie pure et théorique ne suffit pas à tout. L'asepsie doit s'aider, dans certains cas et pour certaines besognes, de l'antisepsie. Le chirurgien, en raison des nécessités de chaque jour, est appelé à soigner à la fois des malades infectés et des malades aseptiques, à ouvrir des abcès, à panser des plaies souillées; il lui est donc difficile de préserver ses mains de tout contact septique. Il en est de même pour ses aides. Enfin, les téguments du malade à opérer sont aussi fort souvent malpropres.

Pour obvier à ces inconvénients; on a beaucoup cherché et c'est ainsi qu'au Congrès allemand de Chirurgie de 1898, Mikulicz recommande pour les opérations aseptiques les gants de fil aseptisés et le port d'un masque de gaze attaché aux oreilles et couvrant la bouche et le nez; d'autres chirurgiens, au même Congrès, recommandent des gants de soie ou de caoutchouc.

Dans une récente discussion de la Société de Chirurgie[1], Berger recommande aussi le masque de gaze; Terrier, Quénu insistent pour montrer que les examens septiques (touchers rectal, vaginal, buccal, etc.) infectent pour plusieurs jours et rendent la stérilisation des mains très difficile, aussi recommandent-ils de s'abstenir deux jours avant une opération délicate (abdominale, osseuse, etc.) de tout examen de ce genre. En outre Quénu recommande des gants faits de tissu en jersey caoutchouté pour les poignets, la main et la racine des doigts, et le reste des doigts en caoutchouc mince qui « s'adapte bien à la pulpe digitale et n'obnubile pas trop le sens tactile ». Il se sert de ces

---

[1] *Bulletin Soc. chir.*, 1899, p. 187 à 196 et 307 à 319.

gants tantôt pour des opérations septiques afin de ne pas se salir; tantôt pour des opérations aseptiques, s'il doute de la propreté de ses mains.

Pour le masque, son emploi s'est peu répandu, il suffit de parler le moins possible pendant une opération.

Pour les gants, le gros inconvénient est la diminution très grande du sens tactile si le gant est épais, et la fragilité du gant s'il est très mince; d'où diminution très notable de la dextérité et de la sécurité opératoire.

Il semble plus aisé de se servir des gants pour préserver ses mains de contamination, que pour assurer l'asepsie dans des opérations longues et délicates.

Aussi est-ce surtout pour pratiquer les examens septiques, cavitaires, pour ouvrir les abcès et nettoyer les plaies infectées qu'il sera utile de se munir de gants de caoutchouc; on aura ainsi évité le plus grand nombre des chances d'infection.

Néanmoins les téguments (mains de l'opérateur et des aides, peau du malade) doivent toujours être considérés comme septiques et par conséquent être désinfectés avec soin; c'est là surtout que l'asepsie doit s'aider de l'antisepsie.

Après le nettoyage méthodique et prolongé (brossage, savonnage), il sera bon de brosser les mains à l'alcool; puis de les plonger dans une solution de sublimé ou de formol au 1/1000 (le formol a l'avantage de ne pas noircir les instruments touchés par les mains humides de l'antiseptique).

La région à opérer sera de même brossée, savonnée, passée à l'éther et à l'alcool, puis au sublimé ou au formol.

Mais là se bornera l'emploi de l'antiseptique. L'opération commencée, aucun antiseptique dans la plaie, sur les tissus; les mains souillées de sang seront lavées dans le sérum artificiel stérile (l'eau salée à 6 ou 7 p. 1000) ou même dans une des solutions antiseptiques citées, car, pour peu qu'une opération dure quelque temps, l'asepsie des mains devient moins certaine et il est bon de les nettoyer souvent, ou de les essuyer avec des compresses stérilisées.

C'est donc en somme à une *méthode mixte* qu'il faut avoir recours en pratique : antisepsie complétant l'asepsie pour les points difficiles à stériliser (téguments), asepsie pour le reste. *Mais il faut avoir soin d'éviter dans la mesure du possible l'infection des mains par les examens et les opérations septiques,* ce qui sera facilité par l'emploi, dans ces cas, de gants caoutchoutés. Il est bon aussi de diminuer les chances d'infection en employant le minimum d'aides directs (un suffit presque toujours) et en veillant à ce que tous les objets (instruments, compresses, tampons, etc.) soient à nouveau et fraîchement préparés pour chaque opération, *même si 2 ou 3 opérations aseptiques se suivent.*.

Cependant, il ne faudrait pas croire qu'il est impossible d'opérer proprement après un de ces examens, s'il est urgent de le faire (hernies étranglées, obstructions intestinales, etc.), et l'on peut, en redoublant de précautions et prolongeant le nettoyage, obtenir encore d'excellents résultats.

Ces principes généraux étant admis, nous avons étudier d'abord rapidement :

L'installation de la salle d'opération ;

La préparation des instruments et objets de pansement ;

La préparation du malade ;

La préparation du chirurgien et de ses aides ;

La pratique des injections de sérum artificiel,

avant d'étudier la technique des diverses opérations.

Préparation du matériel chirurgical. — Ces notions générales étant acquises nous devons apprendre à préparer le matériel nécessaire, le malade, l'opérateur et ses aides, et enfin, connaître le manuel opératoire de certains soins consécutifs souvent nécessaires (sérothérapie artificielle).

1° Salle d'opération. — D'abord se pose la question du local, de la salle d'opération à l'hôpital ou à la maison de santé, de la chambre en ville ou à la campagne.

Nous ne pouvons donner ici les plans d'installation d'une salle d'opération, mais le plus simple sera le mieux : murs blancs et lisses, faciles à laver, sans angles ni recoins ; plancher dallé ou cimenté permettant l'écoulement des liquides. S'il est possible, les appareils à stérilisation de l'eau, des instruments, l'étuve à chauffer le linge, etc., seront mis dans une pièce voisine. Du reste pour ces détails on consultera, avec fruit, le manuel d'antisepsie et d'asepsie de TERRIER et PERAIRE (p. 49 et suivantes).

En ville, dans une pièce éclairée et peu chargée de tentures et de tapis, on enlèvera des meubles ce qu'il est nécessaire pour permettre la circulation autour du lit d'opération.

Le lit improvisé avec une table ne sera jamais le lit du malade. LEJARS[1] donne ainsi les indications dans ce cas. « Prenez la pièce la mieux éclairée, la mieux chauffée, la moins garnie. Le soir, la nuit, faites allumer autant de lumières que vous pourrez.

« Ne faites déplacer des meubles que juste ce qu'il faut pour installer un lit, deux petites tables et « tourner autour ».

« Un lit de fer avec un sommier et un matelas dur, une table couverte d'un matelas, une ou deux planches sur des tréteaux serviront à improviser la table d'opération.

« Le matelas sera couvert d'un drap et d'une toile cirée et un seau de toilette ou un récipient quelconque, mais toujours bien propre, disposé au pied du lit.

« Deux petites tables (guéridons, table de nuit, etc.) supporteront, l'une, placée du côté de l'aide, les cuvettes aux compresses, aux tampons, aux fils ; l'autre, du côté de l'opérateur, les plateaux d'instruments. »

2° *Instruments et objets de pansement*. — La stérilisation des instruments se fera de façons différentes suivant qu'on trouvera une installation préparée ou qu'on devra rapidement tout apprêter.

Suivant l'installation dont on dispose, on stérilisera les instruments à l'étuve sèche ou par ébullition.

En chirurgie d'urgence, l'ébullition pendant vingt minutes dans une solution de carbonate de soude à 1 ou 2 p. 100, suffit largement.

---

[1] LEJARS. Chirurgie d'urgence, p. 7.

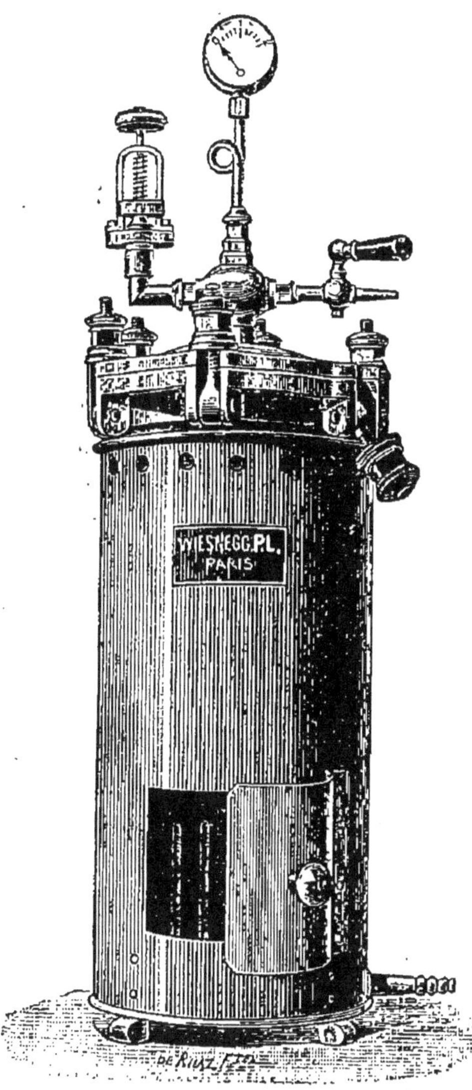

Fig. 4.

Autoclave Chamberland.

Il suffira d'extraire ensuite les instruments un à un à l'aide d'une pince dont les mors auront été flambés, et de les placer dans des plateaux également flambés à l'alcool[1].

Les plateaux et cuvettes seront de préférence, si l'installation le permet, stérilisés par l'ébullition ou par le séjour dans l'autoclave. *Le flambage à l'alcool doit être fait avec beaucoup de soin pour être suffisant.*

Les compresses et tampons (les éponges ne sont plus employées aujourd'hui) seront stérilisés à l'autoclave ou, si cela est impossible, simplement par ébullition[2].

Pour stériliser des compresses, des tampons ou des fils à *l'autoclave*, il est nécessaire de bien surveiller la marche de l'appareil.

Nous ne pouvons décrire ici les divers appareils employés; le point le plus important est de

[1] Voy. pour les différents procédés de stérilisation des instruments le manuel d'asepsie et d'antisepsie de PERRIER et PERAIRE, p. 75 à 91.

[2] *Ibid.*, p. 91.

bien « purger d'air » l'autoclave, afin de ne chauffer que de la vapeur d'eau sans air. Pour cela, les compresses, tampons, etc., ayant été placés dans des paniers métalliques ou mieux dans des boîtes de nickel munies de fermetures à baïonnette, dont les ouvertures latérales sont laissées ouvertes, et le tout mis dans l'autoclave, on ajoute de l'eau bouillie à peu près jusqu'au sommet des boîtes, ou jusqu'au niveau des paniers. Le couvercle est mis et les écrous vissés, puis on chauffe en laissant ouvert le robinet d'échappement de la vapeur d'eau. Bientôt la vapeur sort, d'abord de façon intermittente, puis en jet continu ; alors seulement on ferme le robinet, il n'y a plus d'air à l'intérieur.

Lorsque l'aiguille atteint le chiffre du manomètre pour lequel l'appareil a été réglé (de 120° à 130°) on éteint une partie des becs du brûleur. La soupape de sûreté est du reste là, si la température dépasse le degré voulu.

Pour être certain de la bonne stérilisation, il est utile de

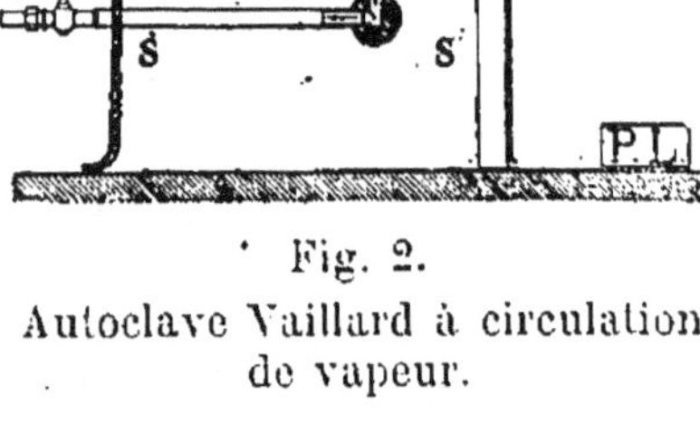

Fig. 2.

Autoclave Vaillard à circulation de vapeur.

placer au milieu des compresses et des tampons des « tubes contrôles » qui fondent en changeant de couleur à une température déterminée.

Les crins de Florence, les fils d'argent, peuvent être bouillis, mais mieux vaut les autoclaver ; quant aux fils non lisses, soie, fils de lin (fils d'Alsace, QUÉNU), il est indispensable de les stériliser à l'autoclave.

La préparation du catgut est plus longue et plus minutieuse.

D'après le *procédé chimique* indiqué par Lister, èt modifié par Championnière[1], on laisse séjourner pendant trois à quatre mois la corde à boyau dans la solution suivante :

Huile d'olive stérilisée.	100 grammes.
Eau distillée	2 —
Phénol absolu.	20 —

Puis, on place le catgut dans un flacon d'essence de térébenthine où il séjourne un temps variable, de deux heures à huit jours et plus. On peut le laisser indéfiniment dans la térébenthine où on le prend au moment de s'en servir.

On peut aussi le préparer avec l'huile de genevrier, à l'acide chromique, etc.

Pour la *stérilisation par la chaleur*, préférée aujourd'hui, on enferme le catgut, enroulé sur bobine de verre, dans un tube contenant généralement de l'alcool absolu scellé à la lampe, et on passe le tout à l'autoclave à 120 ou 130°. Quenu[2] fait enrouler son catgut sur des bobines creuses remplies d'acide phtalique ou benzoïque dont la fusion indique à quelle température a été portée la bobine. Il faut ensuite rendre humide ce catgut trop sec et peu souple.

Étant donnée la minutie nécessaire pour la bonne préparation de ces fils résorbables, on préfère généralement, si l'on ne possède un laboratoire qui les puisse préparer, les prendre tout prêts dans le commerce, où on en trouve aujourd'hui de très bons. Nous donnerons la préférence à ceux préparés dans les vapeurs d'alcool ou d'acétone et assouplis, dans le flacon même où s'est produit la stérilisation.

Les objets de pansement : la gaze stérilisée simple, l'ouate hydrophile stérilisée, l'ouate ordinaire, les bandes de tarlatane, se trouvent partout. Une compresse stérilisée à l'autoclave et bien exprimée, recouverte d'ouate hydrophile stérilisée, constitue un excellent pansement sur les plaies aseptiques.

---

[1] Championnière. *Bulletin de la Société de Chirurgie*, 1904, p. 285.
[2] Quénu. *Bulletin soc. chir.*, 1900, 18 mai, p. 453.

3° Préparation du malade. — En dehors des opérations qui se pratiquent dans les cavités naturelles dont la désinfection est difficile et spéciale, la préparation du malade est simple.

Sauf contre-indication spéciale (danger des mouvements, crainte de refroidissement...), l'opéré prendra un grand bain simple et se savonnera complètement, au moins une fois l'avant-veille de l'opération, et si possible plusieurs fois dans les huit jours qui précèdent ; il sera purgé la veille et ne prendra le matin même ni boisson ni aliments.

Un pansement humide aseptique, à l'eau bouillie, pourra être appliqué la veille sur la région à opérer, après qu'elle aura été rasée, savonnée largement et nettoyée au sublimé. Si l'opération doit être longue et sérieuse, il sera bon d'appliquer des bottes d'ouate, le matin de l'intervention.

Enfin, au moment même de l'opération, la région sera de nouveau largement brossée, savonnée, dégraissée à l'alcool et à l'éther, et enfin lavée au sublimé ou au formol.

Lorsqu'il s'agit d'opération sur le tube digestif (bouche, estomac, intestin, rectum) ou dans le vagin, des règles spéciales devront être appliquées pour la désinfection, règles que nous exposerons quand nous étudierons ces régions.

4° Préparation du chirurgien et des aides. — Au moment d'opérer, le chirurgien et son ou ses aides (un seul doit suffire dans la plupart des cas) procéderont au nettoyage de leurs mains suivant les règles que nous avons déjà indiquées dans la « Thérapeutique chirurgicale ».

Savonnage et brossage soignés de dix minutes au moins, à l'aide de brosses bouillies ; dégraissage minutieux à l'alcool et brossage au sublimé ou au formol.

De très larges compresses sont disposées autour de la zone opératoire, fixées par des épingles bouillies ou des pinces à forcipressure ; d'autres compresses protègent les environs, partout où des contacts sont possibles avec les mains de l'opérateur ou de ses aides.

5° *Injections de sérum artificiel*. — Nous n'avons pas ici à nous occuper des indications du lavage du sang, mais seulement à en indiquer le manuel opératoire, pour l'injection sous-cutanée et pour l'injection intra-veineuse.

Lejars[1] a bien décrit cette technique et nous la lui empruntons presque complètement.

Un liquide destiné à servir aux injections intra-veineuses ou sous-cutanées doit remplir les conditions suivantes : il doit être *aseptique*, — d'une *limpidité parfaite*, — d'une *composition* et d'une *température* telles qu'il *n'altère pas les éléments figurés du sang* et qu'il ne présente par lui-même aucune propriété nocive.

On peut obtenir la stérilisation de l'eau par la chaleur sous pression, à l'autoclave. Le plus souvent, on se servira d'eau filtrée et bouillie, ou simplement bouillie, et la pratique montre qu'elle suffit parfaitement.

C'est à l'ébullition qu'il faudra toujours recourir, même si l'on dispose d'eau filtrée. Car, il arrivera souvent, dans les interventions d'urgence, que l'on n'ait sous la main que de l'eau ordinaire; soumise à une ébullition d'une demi-heure, elle est utilisable sans danger.

Il est indispensable que la solution soit d'une complète limpidité; si l'on manque d'eau filtrée, on pourra très utilement filtrer sur une couche d'ouate l'eau ordinaire, avant de la faire bouillir.

Le liquide d'injection le plus simple, le plus pratique, c'est la *solution de chlorure de sodium, de sel de cuisine, à la dose de 8 à 10 grammes par litre*.

Faney donne un procédé pratique de doser la quantité de sel, dans les cas d'urgence : « Une cuillère à café remplie exactement de sel finement pulvérisé et fortement tassé et comprimé en contient exactement 7 grammes; si on verse simplement le sel dans la cuillère, sans le tasser ni le comprimer, deux cuillères à café, exactement remplies, en contiendront 9 grammes. »

---

[1] Lejars. Le lavage du sang. OEuvre médico-chirurgicale de Critzman, n° 3, Paris, 1897.

La température doit être très voisine ou même un peu supérieure à celle du sang, 38 à 40°. En règle générale, les solutions relativement froides agissent mal, et peut-être sont-elles nocives, au moins en injections intra-veineuses, il ne faut pas craindre de se servir d'un sérum très chaud de 40 à 42° surtout dans les cas menaçants à bref délai : il semble que cette température même ne soit pas sans influence sur le cœur et les centres nerveux.

Injection sous-cutanée. — Pour pratiquer l'injection, les divers modèles de *seringues hypodermiques* peuvent être utilisés, sous la réserve que celles-ci soient *aisément stérilisables*, et d'une *certaine capacité*. De fait, la quantité à transfuser devant toujours être abondante, la besogne devient presque impraticable avec une seringue de faible contenance.

LEJARS emploie souvent une seringue de Roux d'une capacité de 50 centimètres cubes ; en ayant soin de laisser l'aiguille en place, on recharge l'instrument autant de fois qu'il est nécessaire, et l'on injecte aisément jusqu'à 350 ou 400 centimètres cubes de liquide. Ajoutons qu'il est utile d'avoir une aiguille assez grosse et longue, autrement la force à employer pour faire pénétrer le liquide devient bientôt un obstacle. Bien entendu, la seringue sera bouillie et l'aiguille flambée.

Les trois appareils que voici sont les plus simples de tous : ils remplissent absolument tous les desiderata.

Un bock laveur émaillé, ou mieux en verre, un tube de caoutchouc rouge de 1 mètre et demi de long, une aiguille Potain n° 2, et une canule en verre, pour les injections intra-veineuses, représentent le minimum d'instrumentation.

Avec un bouchon, deux tubes de verre, le tube de caoutchouc et la canule, on pourra, aussi, en se servant d'une bouteille quelconque, réaliser extemporanément un système d'écoulement qui donnera pleine satisfaction.

Dans ce dernier cas, l'un des tubes, court, reste à la surface du liquide, et permet la rentrée de l'air ; l'autre tube, long, plonge jusqu'au fond de la bouteille et se continue extérieurement avec le tube de caoutchouc (fig. 3). Une boulette de ouate, stérilisée à la lampe, ferme le tube à air. Le siphon amorcé, l'écoulement a lieu sous une pression qui varie avec la hauteur du récipient.

Les figures 4 et 5 indiquent un autre mode de faire. Le tube à air plonge jusqu'au fond de la bouteille, le tube d'écoulement plonge seulement dans le liquide ; la bouteille est renversée et il est aisé de se rendre compte que l'on peut encore faire varier à volonté la vitesse de l'écoulement.

Le point capital, c'est d'obtenir préalablement la stérilisation de ces appareils et, en somme, elle est réalisable partout.

On fait bouillir le flacon, le tube en caoutchouc et la canule de verre pendant un quart d'heure au moins, dans l'eau salée à 6 p. 100 ou dans l'eau additionnée de carbonate

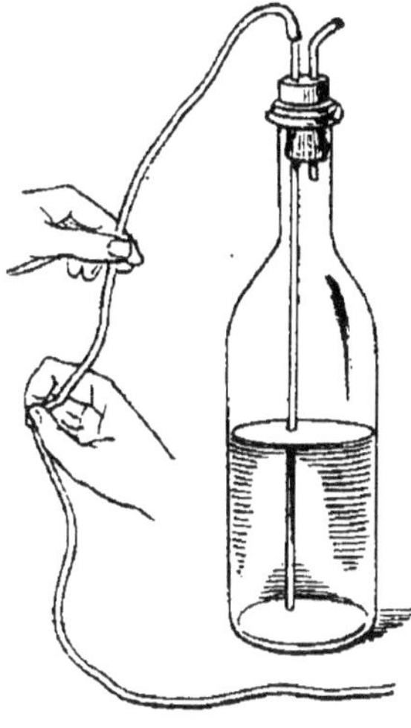

Fig. 3.

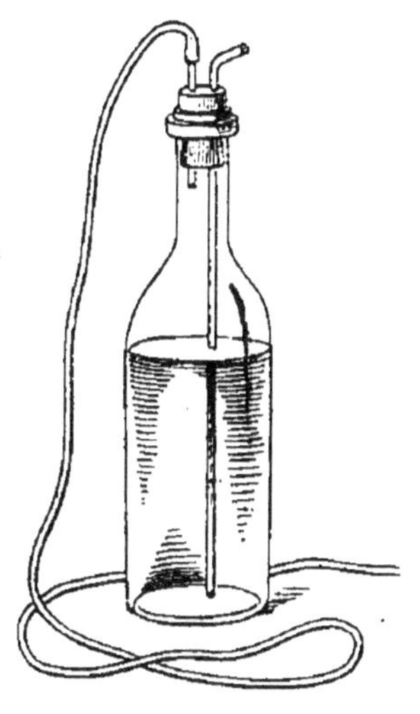

Fig. 4.

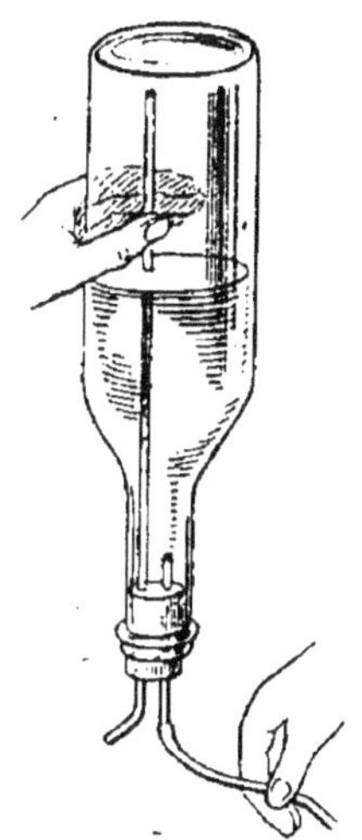

Fig. 5.

de soude à 10 p. 100 ; l'aiguille Potain sera flambée à l'alcool.

Dans les grandes villes, on trouve tout prêt, tout stérilisé, l'appareillage nécessaire aux injections de sérum : c'est fort bien ; dans un service hospitalier, il est indispensable de tenir toujours prêt l'injecteur de sérum, la canule et les ballons remplis du liquide stérilisé. Mais la situation est tout autre dans la pratique isolée, dans celle des campagnes, en particulier, et c'est pour cela que la technique simplifiée — qui ne le cède en rien, l'expérience l'a montré, aux instrumentations plus complexes — est d'une importance capitale.

On fera l'injection dans les régions largement pourvues de tissu cellulaire lâche : au pourtour du grand trochanter, à la fesse, à la face antéro-externe de la cuisse, sous la paroi abdominale, dans l'aisselle. La cuisse et la fesse sont des lieux d'élection : il n'y a rien à craindre, l'injection est peu douloureuse, le liquide se résorbe vite. A la paroi abdominale, il arrive, chez quelques sujets, les femmes surtout, que l'injection provoque d'assez vives dou-

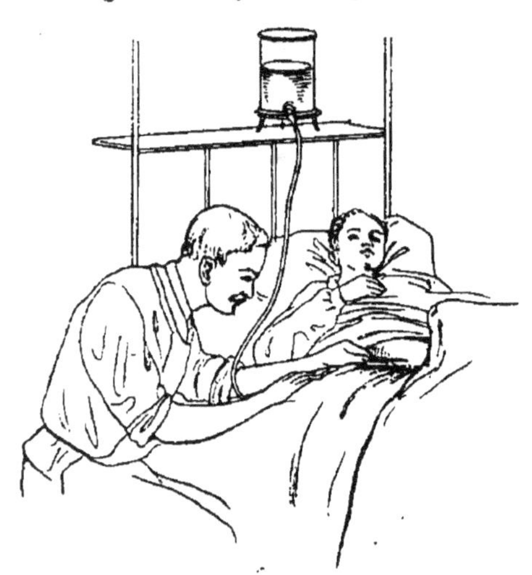

Fig. 6.
Injection sous-cutanée.

leurs, qui persistent plusieurs jours. Enfin l'aisselle est bien faite pour encaisser et résorber d'abondantes quantités de liquide : en écartant le bras du corps et en introduisant l'aiguille obliquement en dedans, il n'y a aucune espèce de danger vasculaire ; c'est dans la région axillaire que DURET et FOURMEAUX ont pratiqué la plupart de leurs injections.

La région sera préalablement lavée et brossée à l'eau tiède et au savon, puis lavée à l'éther et à l'alcool, et avec un liquide antiseptique (liqueur de Van Swieten, solution de formol) ; le savon et l'alcool suffisent, en général.

On aura soin d'introduire l'aiguille obliquement·et d'une longueur de 3 ou 4 centimètres environ, sous la peau; l'injection intra-musculaire se résorbe peut-être mieux, mais elle est plus douloureuse.

Ceci fait, il suffit d'élever le récipient à une hauteur variable : 1 mètre et demi suffit en général. VARNIER a montré qu'en élevant le réservoir à 2 mètres, une injection de 200 grammes, pratiquée avec le petit trocart de trousse met dix minutes à pénétrer.

Il est, le plus souvent, difficile d'injecter *au même point plus de 250 à 300 grammes de liquide :* à partir de cette dose, l'injection devient réellement pénible pour le patient. Il est donc préférable de ne pas dépasser ce chiffre, et, s'il y a lieu, de faire une autre piqûre plus loin. Dans un cas d'urgence, on pourrait faire plusieurs piqûres simultanées.

Les boules d'œdèmes ainsi produites se résorbent d'ordinaire assez vite : il est, du reste, fort utile d'y aider par un léger massage.

Injection intra-veineuse. — On peut faire l'injection d'eau salée dans toutes les veines superficielles des membres ; le plus souvent on choisit les veines du pli du coude, médiane céphalique, médiane basilique, ou encore la saphène interne, à la face interne du tibia, ou la saphène externe, au mollet.

Les mains de l'opérateur et la région seront soigneusement lavées ; le brossage au savon et à l'eau tiède, et le lavage à l'alcool suffisent dans les cas urgents.

Si les veines sont gonflées et très saillantes, on peut se passer de faire une incision et procéder par *ponction.* Le doigt étant appuyé au-dessus du point choisi sur le cordon veineux et servant à le fixer, l'aiguille Potain est introduite obliquement, de bas en haut, jusque dans la veine; on a eu soin préalablement de bien purger l'appareil d'air. Quand l'injection est terminée, l'aiguille est retirée, et la région soumise à une compression modérée.

Le plus souvent les veines sont peu apparentes, et il faut les découvrir au bistouri : une compression circulaire, exercée au-dessus, aide à les retrouver.

C'est la médiane céphalique que l'on choisit de préférence, mais la médiane basilique est d'ordinaire plus grosse, quelquefois seule visible, et il n'y a aucun inconvénient à s'adresser à elle, puisque l'on procède régulièrement, à ciel ouvert, et non à l'aveugle, comme dans certaines saignées.

Si la veine est bien apparente, l'incision lui sera parallèle (fig. 7); dans le cas contraire, il est mieux de faire une incision verticale, à un doigt en dedans ou en dehors du tendon du

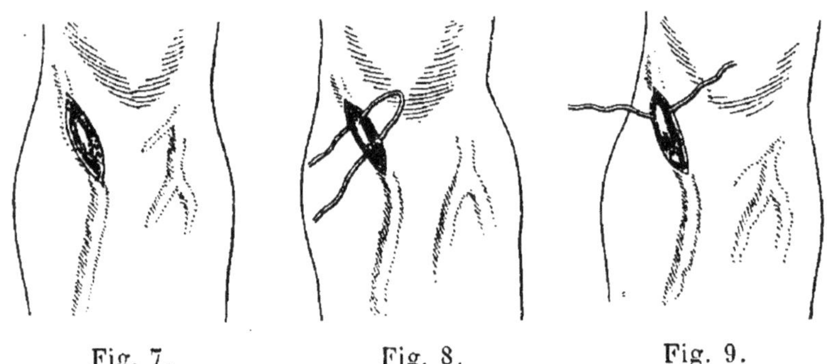

Fig. 7.   Fig. 8.   Fig. 9.

biceps : on *croise* de la sorte le segment veineux qu'on est certain de découvrir. C'est surtout chez les femmes grasses que ce premier temps offre parfois quelques difficultés.

Il est inutile, et peut-être nuisible de découvrir un segment veineux de plus de 1 centimètre à 1 centimètre et demi. On passe sous la veine un fil double (fig. 8), et on lie le bout inférieur (fig. 9) : le second fil reste sous le bout supérieur, libre ou retenu par une simple boucle d'attente.

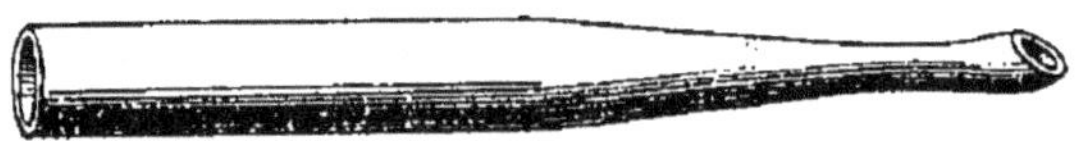

Fig. 10.
Canule d'Olivier.

Avec la pointe du bistouri ou des ciseaux, on ouvre le vaisseau en long, sur 4 à 5 millimètres, et l'opérateur, tenant avec une pince l'une des lèvres de l'ouverture, introduit la canule (fig. 10) :

si celle-ci est suffisamment enfoncée (de 1 et demi à 2 centimètres) et si l'incision veineuse est assez petite, elle sera obturée
suffisamment par la canule (fig. 11), et la
manœuvre en sera simplifiée ; sinon une
ligature maintiendra les parois veineuses
sur la canule.

Quand le liquide passe bien, on le voit
descendre dans le récipient, et l'on sent
au doigt un petit frémissement de la veine
qui ne trompe pas : si rien ne passe tout
d'abord, il suffit le plus souvent de retirer
un peu la canule, ou de l'incliner autrement, et de la diriger dans l'axe du bout

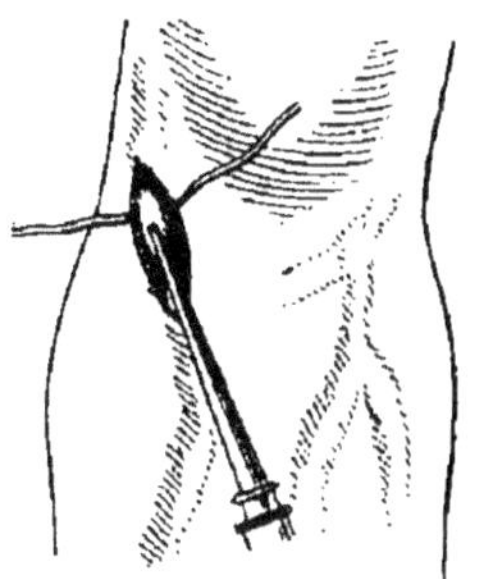

Fig. 11.

supérieur du vaisseau, pour que l'écoulement devienne régulier.

On règle la vitesse de pénétration par la
hauteur à laquelle le récipient est tenu
(fig. 12) : en général, il suffira de l'élever à
75 centimètres ou 1 mètre ; si l'on dispose
d'un aide intelligent, il peut, en élevant ou en
abaissant le flacon, faire varier l'écoulement,
suivant les désirs de l'opé-
rateur ; autrement, le récipient est posé sur la tablette
du lit, sur un meuble, ou
pendu au mur.

C'est au début surtout
que le liquide doit pénétrer
lentement : son irruption
produit une sorte de choc
dans la circulation, sur le
cœur, peut-être sur les
centres nerveux, et, même
avec une vitesse modérée,
les malades, qui ont leur
connaissance, témoignent

Fig. 12.
Injection intra-veineuse.

d'un certain malaise, d'une angoisse précordiale, qui se repro-
duit à la fin de l'injection, si elle a été abondante.

L'injection finie, on retire la canule, et on lie le bout supérieur de la veine avec le fil préalablement posé au-dessous d'elle : on peut exécuter tout seul ce dernier temps, et ne perdre que quelques grammes de liquide.

La petite plaie est ensuite réunie par un ou deux points de suture et recouverte d'une petite lamelle de gaze collodionnée et de ouate.

Faut-il refaire, au bout de quelques heures, une nouvelle injection ; on pourra ouvrir à nouveau la petite plaie, l'agrandir un peu, et découvrir le segment supérieur de la veine que l'on incise. Il arrive parfois qu'on y trouve un caillot. S'il se prolonge loin, c'est toujours de mauvais augure ; on répétera alors la petite incision notablement plus haut.

DE L'ANESTHÉSIE

Anesthésie générale. — Nous ne parlerons pas des diverses méthodes essayées et employées avec plus ou moins de succès, trois seules restent aujourd'hui : le chloroforme, l'éther et le bromure ou le chlorure d'éthyle, mais ces deux derniers anesthésiques comportent de rares indications spéciales, nous les verrons en dernier lieu.

Pour les deux premiers, les uns préfèrent le chloroforme à l'exclusion de l'éther et inversement ; c'est affaire individuelle. Il est cependant certaines indications dont il faudra tenir compte, indépendamment de toute préférence personnelle : L'éther est surtout employé lorsque l'opéré est dans un état de shock prononcé (après les grands traumatismes), lorsque l'opération doit être longue, chez les sujets anémiés, chez certains sujets à syncope facile, chez certains cardiaques (insuffisance aortique) ; mais il est absolument contre-indiqué chez les vieillards, les malades tousseurs, bronchitiques, ou atteints de bronchite aiguë ou de toute lésion de l'appareil respiratoire.

En outre, l'éther étant extrêmement facile à donner et à surveiller, le chloroforme demandant au contraire une indiscutable expérience, lorsqu'on ne peut pas disposer d'un aide assez instruit, il est préférable d'employer l'éther.

Enfin l'éther ne doit pas être donné la nuit, ou près du feu, à cause des dangers de sa facile inflammabilité. Dans les opération sur la face et le cou on pourra avoir recours à l'ingénieux appareil présenté par OMBRÉDANNE, à la Société de Chirurgie.

En dehors de ces indications spéciales, l'éther et le chloroforme pourront être employés selon les préférences individuelles. Si le premier met à l'abri de la syncope blanche du début, rare il est vrai mais impossible à prévoir, il donne au malade une respiration bruyante, un ronflement désagréable, des mouvements respiratoires larges et violents qui peuvent gêner l'opérateur ; enfin il occasionne une abondante sécrétion de la muqueuse respiratoire, entraîne la production de mucosités abondantes et souvent est cause de complications pulmonaires post-opératoires.

Ces réserves faites, nous ne voulons pas ici donner en détails les diverses façons d'obtenir l'anesthésie générale, souvent déjà décrites, on les trouvera en particulier bien exposées dans le « Manuel d'anesthésie chirurgicale » de TERRIER et PÉRAIRE. Nous n'indiquerons que le mode habituellement employé d'administration de l'anesthésique.

Chloroforme. — C'est la méthode des doses faibles et continues, sans intermittences, qui doit être préférée, sauf chez l'enfant qu'on a l'habitude de sidérer au début par une dose assez forte ; mais, il est bon de continuer ensuite comme chez l'adulte.

Le chloroformisateur, ayant à sa portée du chloroforme frais en abondance (60 grammes environ), des compresses ou des mouchoirs, un ouvre-bouche, une pince à langue, quelques tampons montés sur des pinces à forcipressure et au besoin une pile électrique ainsi qu'un ballon d'oxygène, s'inquiète de savoir si le malade porte des fausses dents qu'il fait enlever, et commence l'anesthésie.

Le visage peut être enduit de vaseline, mais un chloroformisateur attentif n'a pas besoin de cette précaution. Quelques gouttes (4 ou 5) de chloroforme sont versées sur une compresse pliée en plusieurs doubles, bombée et maintenue d'une main sur les côtés du nez, de l'autre sur le menton ; deux doigts sont placés derrière les deux angles de la mâchoire et soulèvent, poussent en avant le maxillaire inférieur, ce qui souvent suffit à empêcher la langue de tomber sur le larynx.

Lorsque les premières gouttes sont évaporées, l'opérateur verse une nouvelle dose semblable sur la compresse, qu'il retourne rapidement pour la maintenir toujours intimement appliquée sur le visage du malade.

Après une période d'excitation variable, et plus longue chez les nerveux et les alcooliques, l'anesthésie est obtenue ; ce qu'on reconnaît au relâchement musculaire complet, à l'insensibilité de la cornée et surtout à la respiration régulière et uniforme du malade.

Le chloroformisateur surveille surtout les mouvements du thorax et écoute la respiration du malade. Il doit ne se laisser détourner de cette surveillance par aucune distraction et se désintéresser complètement de l'intervention en elle-même.

Sur le degré d'anesthésie et l'état du malade, l'examen de la pupille ne donne que des renseignements peu précis. Cependant, si la pupille jusque-là contractée se dilate brusquement, il faut faire attention : ou bien le malade se réveille et il faut continuer le chloroforme, ou au contraire il a trop absorbé d'anesthésique et il faut lui donner de l'air.

La surveillance du pouls, utile pour l'opérateur au point de vue de la résistance du malade, n'est que d'un faible secours pour l'anesthésie ; c'est, *répétons-le, la respiration qui est tout.*

Si la respiration est gênée, bruyante, le malade « avale sa langue », il faut la pincer et la maintenir en avant sans traction violente.

Dès que la respiration se ralentit (à moins que le malade ne soit pris de vomissements), il faut lever la compresse, donner de l'air, surtout si les lèvres et les joues prennent une teinte bleuâtre et si le sang de la plaie coule noir. Si la respiration s'arrête, cesser le chloroforme et pratiquer immédiatement les tractions rythmées de la langue (faites sans violence et sans précipitation), et la respiration artificielle à l'aide des bras et des pressions sur le thorax (fig. 13 et 14).

Du reste, tous les accidents seront facilement évités si le chloroforme est donné comme nous l'avons indiqué à dose faible et continue, ce qui permet de maintenir l'anesthésie pendant une

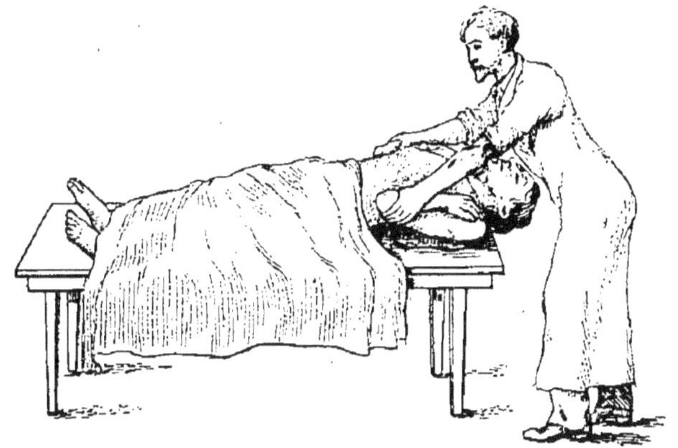

Fig. 13.
Respiration artificielle. Compression du thorax.

heure avec une dose moyenne de 25 à 30 grammes de chloro-

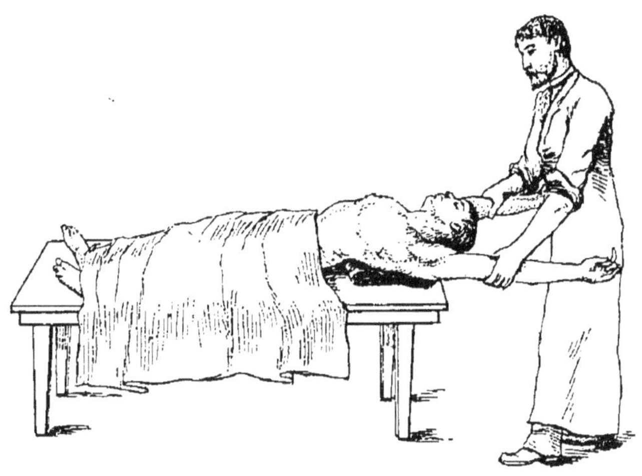

Fig. 14.
Respiration artificielle. Dilatation du thorax.

forme ; et surtout, si l'on surveille constamment la *respiration*, par l'œil (sur le thorax), et par l'oreille.

Cependant, rien ne peut faire prévoir ni annoncer la syncope brusque du début, celle qui survient sans prodromes au moment des premières aspirations.

Si cet accident grave survient, cesser le chloroforme, pratiquer la respiration artificielle sous toutes ses formes, flageller la face, appliquer de l'eau chaude sur l'épigastre. Si la respiration revient, à moins de contre-indications pulmonaires, il pourra être avantageux de remplacer le chloroforme par l'éther.

Il est enfin de toute nécessité pour le chirurgien de ne commencer l'intervention, sanglante ou non, que lorsque *l'anesthésie est absolument complète.*

Pour diminuer la période d'excitation ou éviter l'effet des réflexes, on a associé le chloroforme à divers anesthésiques : morphine, chloral, morphine et atropine, narcéine, sans avantages marqués et quelquefois avec inconvénients. Quelques chirurgiens commencent l'anesthésie par le bromure ou le chlorure d'éthyle que l'on remplace par le chloroforme dès que le malade se laisse aller.

Éther. — L'administration de l'éther est plus simple : une

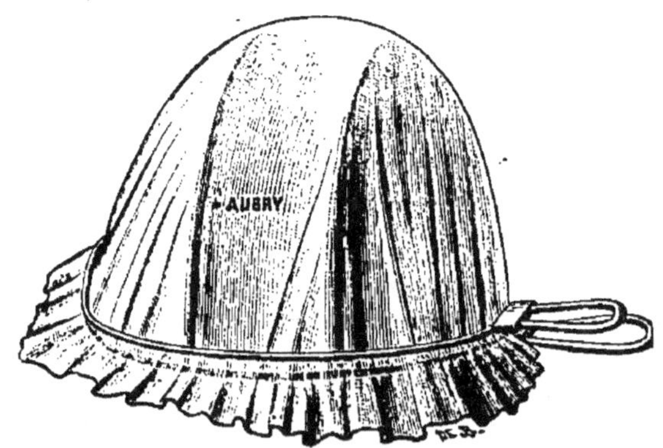

Fig. 15.
Masque de Julliard pour l'anesthésie par l'éther.

compresse est appliquée sur les yeux pour arrêter les vapeurs, une dose assez forte d'éther (FORGUE dit une cuillerée à soupe) est versée sur la flanelle du masque de JULLIARD (fig. 15), ou dans le sac de caoutchouc qu'on agite légèrement ; puis le masque est appliqué et retiré alternativement plusieurs fois pour habituer le malade et enfin mis définitivement contre le visage. Le malade se débat d'abord puis se calme ; on renouvelle la dose et l'anesthésie devient ordinairement complète alors.

Surveiller maintenant la face et la respiration, prêt à donner de l'air si la face se violace, si la respiration se ralentit. Renouveler de temps en temps la dose, mais peu à la fois et en donnant en même temps un peu d'air. Le plus souvent on donne trop d'éther, plus qu'il n'est nécessaire pour entretenir l'anesthésie complète.

Peu d'accidents immédiats à redouter : comme pour le chloroforme, la chute de la langue. On y remédie de même par le soulèvement de la mâchoire ou le pincement de la langue ; l'asphyxie, qu'il faut guetter pour lever le masque dès la première menace.

Bromure d'éthyle. — Dans certaines opérations très courtes (notamment le curettage des adénoïdes), l'administration du bromure d'éthyle suffit. C'est en général le procédé de la « sidération » qui est employé.

Le sujet, un enfant le plus souvent, est maintenu fortement, tout étant préparé d'avance pour l'intervention. Une première dose de 15 à 20 grammes est versée sur une compresse et mise près du visage mais non appliquée ; il faut habituer d'abord. Puis rapidement une seconde dose plus forte est mise sur la compresse qui est alors appliquée en cornet sur la bouche et le nez, *hermétiquement close* rapidement. Après une courte agitation, les muscles du cou se détendent, la tête peut être renversée.

Il faut alors cesser l'application du bromure pour ne plus la répéter ; le sommeil durera deux minutes environ, puis le malade se réveillera doucement. Il ne faut pas donner une seconde fois le bromure d'éthyle, des accidents mortels ont été signalés dans ces cas. Cet anesthésique ne peut donc être employé pour des opérations d'une certaine durée.

Chlorure d'éthyle. — Employé aussi pour les interventions de courte durée, le chlorure d'éthyle est administré à l'aide d'un cornet de compresse doublé à l'extérieur d'une lame de taffetas gommé qui déborde. On projette, à l'aide d'un flacon ordinaire, 5 à 6 centimètres cubes de chloréthyle au fond de la compresse, on applique le masque sur la figure *en le fermant hermétiquement*, et recommandant au patient de faire de grandes inspirations. Au bout d'une minute, on projette de nouveau 1 à 2 centimètres cubes, et l'on répète de minute en minute jusqu'à anesthésie complète. L'anesthésie obtenue dure cinq à dix minutes ; le réveil est très rapide.

Cocaïne intra-rachidienne. — Entre l'anesthésie générale obtenue par inhalation et l'anesthésie locale, existe un mode d'analgésie, en quelque sorte intermédiaire, obtenue par injection de cocaïne sous l'arachnoïde lombaire. BIER, SELDOWITSCH, TUFFIER[1], préconisent pour certaines opérations sur les membres inférieurs, le bassin et le périnée, chez des malades qui ne peuvent supporter l'anesthésie générale (maladies du cœur ou des voies respiratoires), l'injection de 1 à 2 centigrammes de cocaïne en solution à 1/100, dans l'espace sous-arachnoïdien lombaire. L'anesthésie obtenue est complète dans les membres inférieurs, la durée de l'anesthésie suffit à toute opération possible dans ces régions. Elle a paru d'abord inoffensive. On a cependant observé chez les malades, à la suite de ces injections, de la céphalée et des nausées pendant un ou plusieurs jours. Enfin certains accidents mortels ont arrêté l'enthousiasme naissant des adeptes de cette nouvelle méthode d'anesthésie.

TUFFIER put ainsi mener à bien plusieurs fois l'hystérectomie vaginale, et put même pratiquer certaines opérations sur l'abdomen.

L'injection de un ou de deux centigrammes de cocaïne en solution à 1/100 (une ou deux seringues de Pravaz de la solution) se fait suivant le manuel depuis longtemps connu de la ponction lombaire (QUINCKE, SICARD, etc.).

[1] TUFFIER. Anesthésie chirurgicale par l'injection de cocaïne sous l'arachnoïde lombaire. *Presse médicale*, 15 mai 1899, n° 91, p. 294 et *Société de chirurgie*, 29 novembre 1899, p. 905.

Il faut une aiguille longue de 8 à 10 centimètres et solide, à laquelle on adaptera la seringue de Pravaz, directement ou par l'intermédiaire d'un court tube de caoutchouc.

Le malade est couché sur un côté, *les cuisses fortement fléchies sur le bassin et les jambes sur les cuisses.* L'injection se fait dans l'espace intervertébral compris entre la 4ᵉ et la 5ᵉ lombaire ou entre la 5ᵉ et le sacrum (espace sacro-lombaire). On peut reconnaître à la palpation la base du sacrum et, remontant, sentir successivement ces deux endroits dépressibles. Si on ne sent pas, chercher les épines iliaques postérieures et inférieures, la ligne qui les réunit traverse la 5ᵉ lombaire; au-dessus ou au-dessous se trouve un des espaces.

Au niveau d'un de ces espaces (peu importe lequel), on sent l'apophyse épineuse correspondante, et on pique à un demi-centimètre en dehors de cette apophyse et au niveau de son angle inférieur. L'aiguille poussée en avant, un peu en dedans et en haut, rencontre, au bout d'un trajet variable avec l'épaisseur de la couche musculaire, le rebord osseux de la lame sus-jacente; il suffit alors d'incliner un peu la pointe en bas et en dehors pour pénétrer dans le canal vertébral. L'aiguille traverse alors les méninges, pénètre dans le confluent sous-arachnoïdien et vient buter contre la face postérieure des corps vertébraux; à ce moment, un léger mouvement de retrait la ramène dans le confluent. Le liquide céphalo-rachidien s'écoule, et s'il s'écoule avant qu'on ait touché la paroi antérieure du canal vertébral, il faut s'arrêter là.

Il suffit, après avoir laissé sortir 10 à 20 gouttes, de pousser doucement et lentement la solution de cocaïne maintenue à une température voisine de 37°, puis de retirer l'aiguille.

Bien entendu toute cette petite opération devra être faite suivant les règles aseptiques ordinaires au point de vue du liquide injecté, des instruments, des mains de l'opérateur, et de la peau de l'opéré.

L'anesthésie est complète après un nombre variable de minutes (5 ou 10 minutes), suivant les sujets et les régions à opérer.

Les accidents consécutifs signalés sont quelques nausées et

romissements, pendant la cocaïnisation ou dans la journée qui suit.

La solution de cocaïne que l'on emploie doit être stérilisée ; or on sait qu'il est impossible de porter une solution cocaïnée à une haute température sans lui faire perdre ses qualités anesthésiques, en outre la solution doit être absolument fraîche. Pour l'avoir stérile, il faut la préparer suivant la méthode pasteurienne [1] : Plusieurs passages de la solution au bain-marie pour lui faire supporter des températures ne dépassant jamais 60 degrés. On peut encore se servir, pour faire extemporanément la solution, du liquide céphalo-rachidien écoulé et recueilli dans un cristallisoir aseptique et chauffé à 37 degrés, on y dissout la quantité nécessaire de cocaïne. Ou bien encore on peut employer la solution physiologique artificielle, le sérum artificiel à 7 pour 1 000 ; dans ce sérum on fait dissoudre la quantité de cocaïne à employer, très peu de temps avant l'opération.

Anesthésie locale. — Nous ne pouvons nous livrer à l'énumération fastidieuse et inutile des nombreux procédés employés, on en trouvera une grande quantité dans le manuel déjà indiqué de TERRIER et PERAIRE. On emploie surtout aujourd'hui le *chlorure d'éthyle* et le *chlorhydrate de cocaïne*.

L'application du premier est des plus simples : projeter le jet de l'ampoule ouverte sur la région à inciser, jusqu'à ce que la peau soit devenue blanche.

Il faut éviter de se servir de cet analgésique en même temps que du thermo-cautère (pointes de feu), le chlorure d'éthyle étant facilement inflammable

On a préconisé récemment, surtout pour les muqueuses, un mélange de chlorure d'éthyle et de cocaïne [2].

Pour la *cocaïne*, RECLUS [3] a donné des règles précises qu'il faut suivre pas à pas.

---

[1] CADOL. Anesthésie par les injections de cocaïne sous l'arachmoïde lombaire, p. 78 et 81. Thèse Paris, 1900.

[2] BARDET. Chlorure d'éthyle cocaïné, *Société de thérapeutique*, séance du 13 janvier 1899.

[3] RECLUS. La cocaïne en chirurgie, 1896 et 1903, Masson et Cie.

N'employer que la solution stérilisée et fraîche à 1/100 ou même à 1/2 100. La stérilisation de la solution peut être obtenue sans diminution de son action analgésique, par l'immersion prolongée de tubes scellés contenant le liquide, dans de l'eau bouillante, ou par l'autoclave de 115 à 120 degrés (Hérissey et Reclus)[1].

Faire l'injection dans le derme même qui doit blanchir et se gonfler légèrement, ne jamais piquer l'aiguille après la première piqûre qu'en tissu déjà anesthésié, pousser l'aiguille lentement en pressant de façon continue le piston de la seringue, attendre quatre ou cinq minutes après l'injection pour inciser la peau; enfin anesthésier de même successivement les différents plans à inciser sans dépasser en tout 10 à 12 centigrammes, c'est-à-dire 10 à 12 seringues de Pravaz.

Le malade ne devra pas être à jeun et sera toujours couché; il

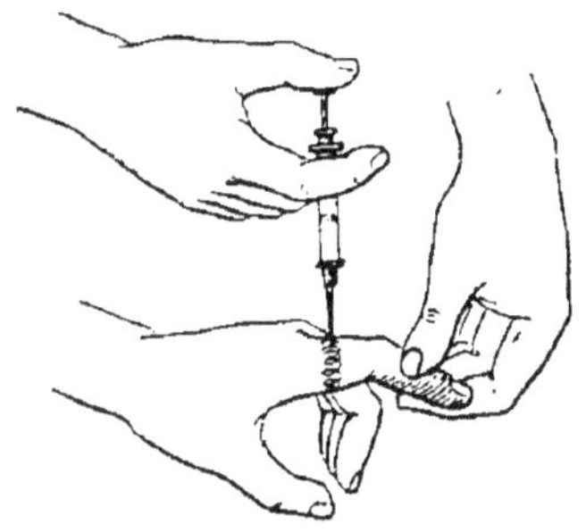

Fig. 16.

Injection circulaire de cocaïne à la base d'un doigt (Reclus).

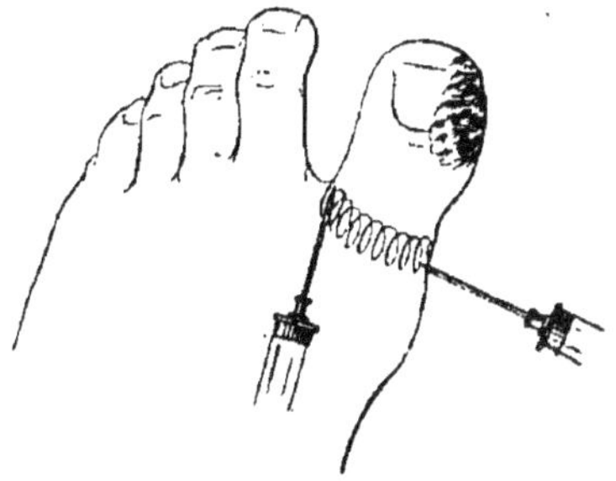

Fig. 17.

Injection circulaire de cocaïne à la base d'un orteil (Reclus).

est bon de lui faire prendre pendant l'opération de l'eau alcoolisée ou du café.

Quant à l'*anesthésie régionale* (injections circonférencielles de cocaïne à la racine des membres ou segments de membres pour insensibiliser les troncs nerveux eux-mêmes), elle ne paraît pas avoir donné de résultats satisfaisants en dehors des doigts.

[1] Hérissey. *Journal de Pharmacie*, 15 janvier 1898. — Reclus. *Bulletins de la Soc. de chirurgie*, 1901, p. 190.

L'anesthésie d'un doigt (fig. 16) pour incision d'un panaris, ou d'un orteil (fig. 17) pour la cure d'un ongle incarné s'obtient facilement ainsi.

Parmi les autres méthodes d'anesthésie locale, la *réfrigération* par un mélange à parties égales de glace et de sel marin est encore quelquefois employée; les pulvérisations d'éther ne le sont plus.

Les injections hypodermiques d'*eucaïne*, de *gaïacol*, de *gaïacyl* qui ont été expérimentées dans ces dernières années ne semblent pas présenter d'avantages suffisants pour les faire préférer à la cocaïne.

TEMPS NÉCESSAIRE A TOUTE OPÉRATION

Incisions. — L'incision peut se faire en tenant le bistouri de différentes façons décrites avec soin dans les traités ou manuels de petite chirurgie. Que l'on tienne l'instrument « comme une plume à écrire », « comme un couteau de table », ou « comme un archet », peu importe; c'est là affaire d'habitude personnelle.

Ce qui importe, c'est de faire franchement l'incision cutanée, d'une seule fois et non à petits coups répétés, en enfonçant la pointe au début et la relevant à la fin pour ne point faire à l'incision de « queues » inutiles et laides; c'est de couper perpendiculairement à la surface de la peau, de façon à éviter ces incisions en biseaux difficiles à suturer et qui se réunissent mal; c'est enfin de sectionner les plans profonds de la même façon et dans la même étendue que les téguments, afin d'utiliser toute l'étendue jugée nécessaire et de ne pas travailler au fond d'un cratère et sans y voir suffisamment clair.

Bien entendu les dimensions et les formes des incisions varient à l'infini et pour chaque opération, en général il vaut mieux faire grand. S'il s'agit d'évacuation (pus, kystes, etc.), on gagne du temps à inciser largement et on évite au malade les retours pénibles, fréquents avec les petites incisions. S'il s'agit de dissection ou d'opération profonde, l'opérateur voit mieux ce qu'il fait, le fait mieux par conséquent et plus vite, et ce n'est pas quelques points de sutures de plus qui compliquent l'opération.

L'incision se fait ordinairement avec un bistouri droit, ou un couteau à amputation, on ne se sert plus du bistouri à lame convexe. Elle se fait presque toujours de la superficie à la profondeur, l'incision de dedans en dehors, après ponction de la peau, est aveugle et dangereuse. L'incision sur sonde cannelée s'emploie peu. Enfin le thermocautère, sauf dans quelques cas très rares ne s'emploie plus comme instrument de section.

Donc pour inciser convenablement : tendre la peau de la main gauche à l'aide du pouce et des autres doigts écartés, agir de gauche à droite, appuyer franchement le bistouri et couper d'un seul trait.

Au fur et à mesure de l'incision des différents plans, les artères et les veines coupées seront prises dans des pinces à forcipressure, puis liées soit immédiatement, soit à la fin de l'opération.

Ligatures. — La ligature des vaisseaux coupés (pour la ligature des artères non sectionnées, voir le Traité de médecine opératoire de FARABEUF) se fait avec du catgut, ou de la soie, ou du fil de lin, de préférence avec le catgut, aujourd'hui qu'on en a de parfaitement aseptisé ; les fils non résorbables pouvant toujours s'éliminer plus tard, même aseptiques.

Il faut être deux pour faire cette ligature. L'aide prend la pince, l'opérateur le fil (ou inversement, mais il est plus sûr, si le vaisseau est de quelque importance, d'agir soi-même), ensuite « le fil est jeté par-dessus la pince d'abord tenue dans l'axe des vaisseaux, puis relevée perpendiculairement, ce qui fait glisser le fil jusqu'au delà des mors de l'instrument, pour peu que le ligateur s'y emploie avec le bout des doigts (fig 18). Il fait alors en dehors le premier demi-nœud qu'il enfonce profondément autour du vaisseau avant de le serrer, et termine à l'ordinaire [1]. » Si l'on emploie le catgut, il faut avoir soin de faire, immédiatement avant de serrer, deux demi-nœuds, afin de pouvoir faire le troisième et dernier ensuite sans que le fil se desserre (fig. 19).

[1] FARABEUF. Médecine opératoire, p. 24. — MASSON, 1893-95.

Pour les petites artères sous-cutanées, on se contente souvent de la *torsion*, il suffit pour cela de bien pincer l'artère dans

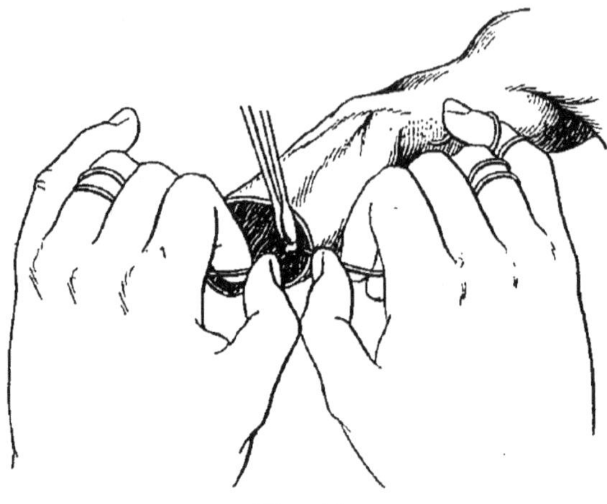

Fig. 18.

Manière de serrer le fil d'une ligature (d'après Farabeuf).

l'axe du vaisseau, de l'attirer légèrement au dehors et de tourner la pince sur elle-même sans tirer, jusqu'à ce que le bout du vaisseau se détache complètement.

On ne pratique plus aujourd'hui cette torsion sur une artère même de calibre moyen.

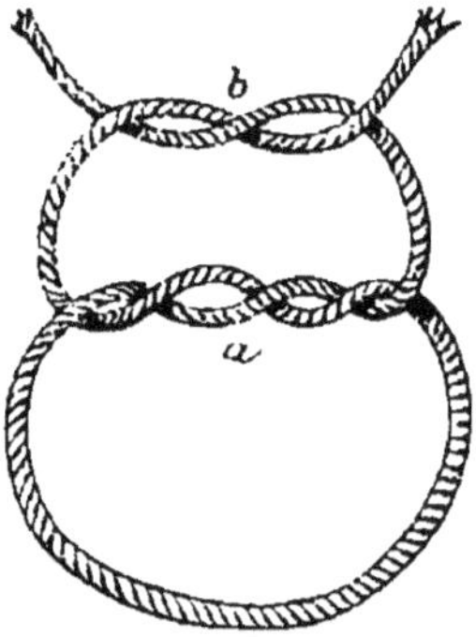

Si enfin l'artère à lier est profondément située, dans une région difficilement accessible, on peut se trouver dans l'impossibilité de placer l'anse du fil, ou bien ce dernier glisse lorsque la pince est enlevée ; il faut alors se résigner à laisser à demeure la pince pendant quarante-huit heures.

Fig. 19.

Nœud double surmonté d'un nœud simple.

Pour certains pédicules vasculaires, dans les opérations abdominales, il existe des ligatures plus compliquées, nous en parlerons au moment de ces opérations. Nous dirons quelques mots de l'angiotripsie, au chapitre *Artères*.

Sutures. — Les sutures se font avec des fils de différentes substances : crin de Florence, soie, catgut. fil de lin (QUÉNU), fils métalliques (argent, bronze d'aluminium).

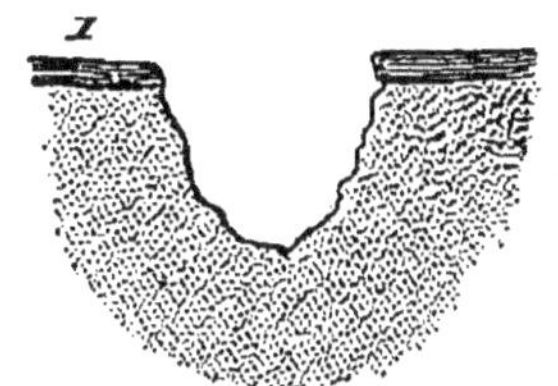

Les uns sont résorbables (catgut), les autres non et doivent être retirés s'ils sont sur la peau, ou tolérés indéfiniment s'ils sont dans la profondeur.

Les modes de suture sont extrémement nombreux, mais ceux que l'on emploie constamment sont, au contraire, en fort petit nombre. La suture à points séparés, la suture en surjet sont les deux principales.

A côté de ces deux principales sutures s'en trouvent un grand nombre de spéciales pour différents tissus et que nous étudierons aux opérations sur ces tissus (muscles, foie, intestin par exemple); ou destinées à un but déterminé (réfection de la paroi dans les hernies).

Fig. 20.
Suture à points séparés.

La *suture à points séparés* peut se faire à points égaux, ou se compose de deux sortes de points alternants : des longs, « suture d'appui, de rapprochement », et des courts, « suture d'affrontement » (fig. 20).

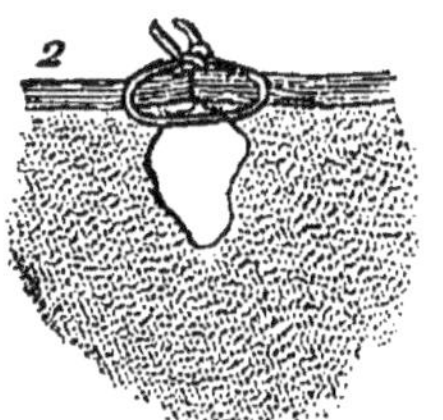

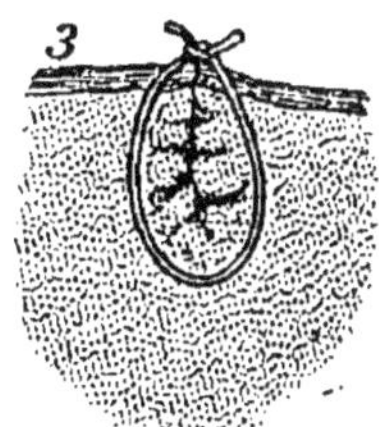

Fig. 21.
Suture en masse d'une plaie par un fil profond.

1, plaie profonde. — 2, suture défectueuse des bords laissant une cavité sous-jacente.
3, suture en masse.

La suture à points séparés n'a pas besoin d'être décrite, il faut simplement prendre soin, quelle que soit l'aiguille employée (REVERDIN, LAMBLIN, SEGOND, DOYEN, etc.), de traverser chaque

lèvre de la plaie assez près du bord et de bien affronter au
moment de serrer le fil.

Si la plaie est profonde,
il importe de ne pas suturer la peau au-dessus d'une
cavité qui se remplit de
sang et de sérosité ; il faut
dans ce cas faire une suture
profonde, ou, si la cavité
est peu grande, prendre,
dans quelques-uns des fils
cutanés la totalité des tissus pour accoler les plans
profonds aux superficiels
(fig. 21).

Lorsque, dans une plaie
large, les bords se rapprochent difficilement, quelques points à distance ren-
fonceront la suture.

Pour ces cas, REVERDIN
a proposé récemment un
mode de suture spécial dont la description est difficile à faire,
mais que l'on comprendra en se reportant
à la figure 22[1] donnée par REVERDIN lui-
même. Cette suture supprime l'inconvénient des grands fils placés à distance, qui
tendent fortement la peau et la coupent
lentement.

Fig. 22.
Suture d'Auguste Reverdin.

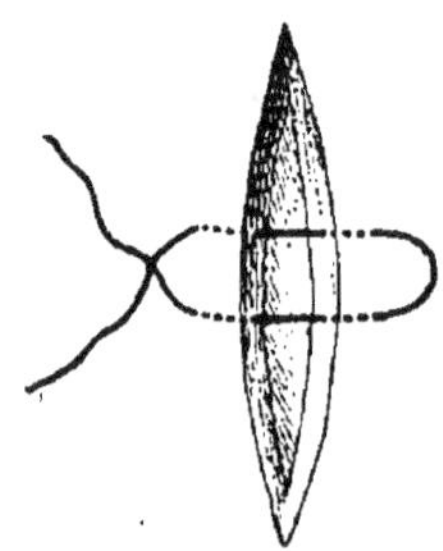

Fig. 23.
Point en U.

Dans la suture à points séparés, nous
pouvons faire rentrer le *point en U*, employé
dans certains cas où l'on désire un accolement large de surface. La figure ci-jointe
(fig. 23) le fait suffisamment comprendre.

Tous ces points de suture, lorsqu'ils sont placés sur la peau,

[1] A. REVERDIN. *Bulletins de la Société de chirurgie*, 2 mars 1898, p. 243.

doivent être enlevés lorsque la cicatrisation est assez avancée : huit jours, en général, suffisent. Cependant, lorsqu'on veut laisser le moins de traces possible et dans des régions où la cicatrisation se fait vite (face, prépuce, etc.), on peut les enlever au bout de cinq ou six jours. Dans les sutures larges, lorsque le fil commence à faire rougir et à couper la peau, il est bon de

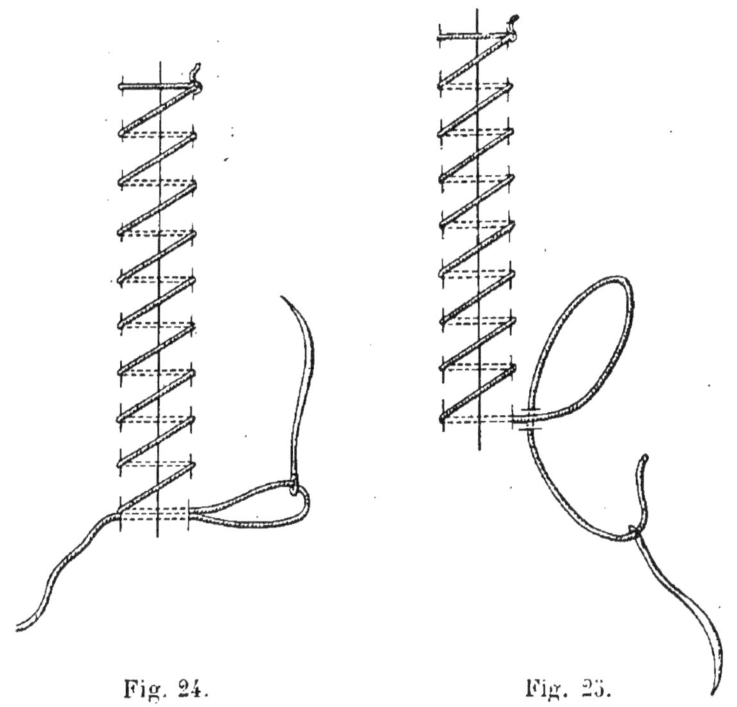

Fig. 24.

Suture en surjet simple arrêté par un nœud ordinaire.

Fig. 25.

Suture en surjet simple. Autre mode d'arrêt.

l'enlever sans attendre les huit jours. D'autre part, si le fil est bien supporté, il n'y a aucun inconvénient à le laisser beaucoup plus longtemps pour éviter de défaire des appareils qui recouvrent l'incision (résection du genou, etc.).

Pour enlever le point, il suffit de soulever légèrement le fil à l'aide d'une pince à disséquer, d'introduire doucement et à plat une branche de ciseaux dans l'anse et de sectionner ; une légère traction fait sortir le fil.

La *suture en surjet* est aussi fort connue, une simple figure la fait mieux saisir que toutes les descriptions (fig. 24 et 25). Il est bon de serrer à mesure modérément, et d'arrêter de temps en temps son surjet en passant le fil dans une boucle, afin d'empêcher le surjet de se desserrer ou de serrer trop et de froncer. Enfin, pour terminer, il suffit de ne pas serrer la dernière boucle et de faire avec elle et l'extrémité du fil un nœud ordinaire.

Le surjet peut se faire aussi à deux étages superposés, une suture étant faite à la façon ordinaire sur les tissus profonds ; au lieu d'arrêter le surjet à sa terminaison on continue avec ce même fil le surjet en sens inverse pour revenir, à un étage plus superficiel, à son point de départ. Il suffit alors, pour arrêter définitivement, de nouer le fil de départ au fil d'arrivée.

Agrafes. — La réunion de l'incision cutanée peut encore être obtenue à l'aide d'agrafes métalliques (P. MICHEL) [1].

« Supposons qu'il s'agisse d'une incision de laparotomie étendue de l'ombilic au pubis, un ou deux fils auront été posés pour relier le plan superficiel au plan musculo-aponévrotique suturé isolément.

« A l'aide de deux pinces à griffes ordinaires, un aide opère un affrontement aussi soigné que possible ; le chirurgien tient de la main gauche entre le pouce et l'index le *réservoir*, broche métallique dans laquelle sont enfilées les serre-fines en question: avec l'aide du troisième ou du quatrième doigt de cette main, il fait descendre les serre-fines vers l'extrémité de la boucle et les présente à la pince spéciale ».

Le réservoir peut aussi être commodément placé sur une des pinces d'affrontement tenue par la main gauche de l'opérateur (fig. 26).

« De la main droite, munie de cette pince, le chirurgien saisit la petite serre-fine par ses bords arrondis, l'enlève de la broche, la place sur la surface affrontée, et, par une pression modérée, là coude, pour faire entrer dans la peau les deux petits picots dont elle est munie et qui vont maintenir l'affrontement.

[1] Rapport de MICHAUX. *Bull. de la Soc. de chirurgie*, 1900, p. 561.

La résistance du métal soigneusement calculée fera le reste.

« Une fois pliée, l'agrafe ainsi constituée s'entr'ouvre légèrement sous l'influence d'une traction de 500 grammes, s'ouvre avec 750, et se redresse complètement avec une traction d'un kilogramme.

« Les serre-fines sont laissées en place pendant six à huit

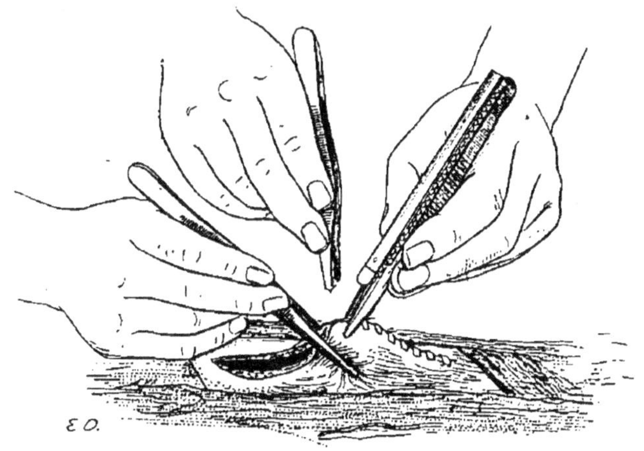

.Fig. 26.
Agrafes de Michel. Mise en place.

jours ; on les enléve ensuite, soit en les coupant sur le milieu avec des ciseaux, soit en les étirant avec deux pinces, ou mieux encore en les ouvrant avec une pince particulière qui en redresse l'angle.

« Stérilisées à nouveau, elles peuvent reservir et le Dr MICHEL a calculé qu'on pourrait les réemployer vingt à vingt-cinq fois avant qu'elles ne se brisent.

« Pour rendre plus pratique et plus rapide ce mode de suture, le Dr Paul MICHEL a confectionné une pince revolver qui se compose de trois parties : une pince, un magasin et un dispositif permettant d'amener successivement et automatiquement chaque agrafe entre les mors de la pince.

« Un bras mobile, inséré sur la branche droite de la pince, vient, par son extrémité libre, se caler contre une butée disposée sur la branche gauche ; en serrant les mors de la pince, ce bras mobile fait avancer le magasin, vient placer l'agrafe entre les deux mors de la pince ; une petite porte avec écluse s'ouvre, l'agrafe est saisie, le magasin se retire de lui-même ; il n'y a

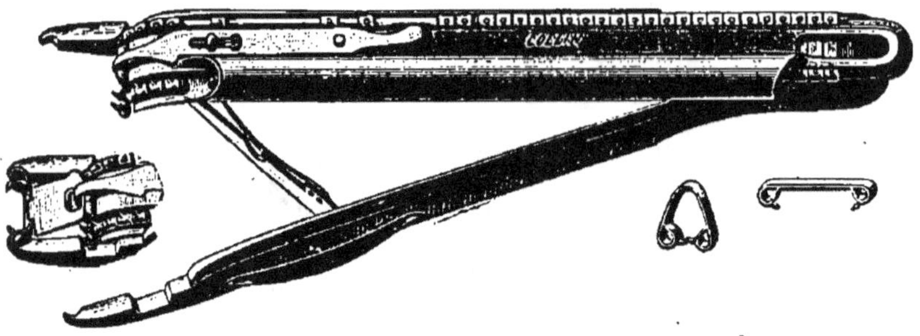

Fig. 27.
Pince revolver pour poser les agrafes de Michel.

plus qu'à serrer la griffe pour la couder et l'enfoncer dans les tissus.

« Je suppose le praticien seul, ayant à suturer une incision cutanée :

« De la main gauche armée d'une pince à griffes ordinaire, il affronte les téguments au niveau de l'extrémité de l'incision placée à sa gauche ; la main droite est armée de la pince revolver chargée, avec l'annulaire de cette main on repousse le bras mobile pour l'empêcher de rencontrer la butée ; la pince sert alors de pinces à griffes ordinaires.

« On opère l'affrontement, on avance la pince gauche pour assurer l'affrontement obtenu et contre elle on dépose l'agrafe en remettant le bras mobile en place ; il vient buter contre la butée, fait avancer le magasin ; la pince saisit la griffe, l'appareil se déclanche, on serre l'agrafe et on recommence plus loin. »

Suture intra-dermique. — Dans quelques cas, à la face, au cou, sur les épaules, dans le dos, surtout chez les femmes et les jeunes filles, il est utile de cacher la cicatrice résultant de l'ablation d'une tumeur, on emploie alors la suture intra-dermique. Pozzi [1], qui a introduit en France et modifié ce procédé de suture, en décrit deux modes opératoires : la suture à points séparés, la suture continue en surjet. Voici la description qu'en donne Pozzi.

Suture intra-dermique à points séparés. — Les deux lèvres de la plaie étant maintenues bien tendues on les traverse successivement avec une aiguille, en ayant soin de passer chaque fois dans l'épaisseur du derme, immédiatement au-dessous et le plus près possible de sa surface. Si l'on négligeait cette dernière précaution, on verrait, après avoir noué le fil, les deux lèvres se renverser en dehors et la plaie rester légèrement entr'-ouverte.

La suture intra-dermique à points séparés ne paraît guère pouvoir être utilement employée qu'avec du catgut très fin et dans des conditions exceptionnelles ; par exemple pour consolider une suture intra-dermique continue. Si l'on se servait de soie ou de tout autre fil non susceptible de se résorber, on serait obligé de le laisser en place et, vu la proximité de la surface de la peau, le nœud pourrait y faire une légère saillie et, ultérieurement, s'infecter.

Suture intra-dermique continue. — C'est le mode de suture qui est appelé à rendre le plus de services. Pozzi, Poncet et d'autres emploient la soie, Chalot [2], à l'exemple de Kendal Franks, préfère le catgut qu'il abandonne dans les tissus. Il est bon de se servir d'un fil très fin enfilé à des aiguilles de Hagedorn, petites et courbes. L'angle supérieur de la plaie doit être maintenu fixe et chacune des lèvres est à tour de rôle tendue et un peu renversée, à l'aide de deux pinces à disséquer dont l'une est tenue par le chirurgien et l'autre par son aide.

L'aiguille pénètre d'abord à un centimètre au-dessus de l'angle de la plaie, traverse toute la peau, ressort dans la plaie entraînant avec elle le fil jusqu'au niveau d'un nœud qui y est

[1] Pozzi. Traité de gynécologie, 1897, p. 64.
[2] Chalot. Chirurgie et médecine opératoire. Doin 1898, p. 23.

fait, pour pénétrer dans l'épaisseur d'une des lèvres, où elle suit un trajet intra-dermique de 3 à 4 millimètres. Elle ressort et elle est portée du côté opposé. On pique l'épaisseur de cette seconde lèvre à un niveau qui correspond exactement au point de sortie du fil sur l'autre lèvre (fig. 28).

On continue ainsi à traverser alternativement l'épaisseur du derme à droite, et à gauche, jusqu'à la partie inférieure de la plaie. Le trajet du fil dessine un zigzag qui rappelle celui d'un lacet de corset, les œillets étant ici représentés par les trajets intra-dermiques. Quand on est arrivé à la partie inférieure de la plaie on fait ressortir l'aiguille à 1 centimètre au-dessous de cet angle, en traversant l'épaisseur de la peau.

Il ne reste plus qu'à resserrer de haut en bas la suture en tirant successivement, avec un crochet, sur chacune des anses du surjet, à moins qu'on n'ait préféré serrer chaque point à mesure qu'il était placé. Lorsqu'on a achevé cette manœuvre, la plaie est réduite à la ligne d'incision, et le fil est complètement caché sauf aux deux extrémités. Il n'est généralement pas utile de placer des points séparés complémentaires intra ou extra-dermiques, pour éviter la béance ultérieure de la suture. Mais si on le croyait

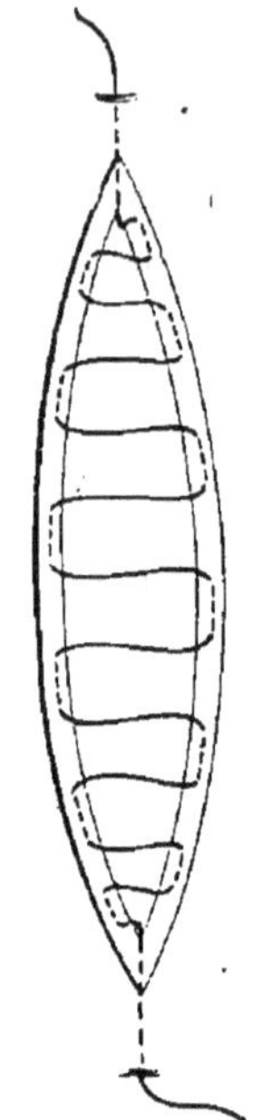

Fig. 28.
Suture intradermique.
(Pozzi.)

nécessaire on y aurait recours. On peut faire un nœud sur chacun des chefs du fil au niveau de la peau pour l'empêcher de glisser et de se relâcher.

Pour enlever le fil de la suture intra-dermique (ce qui se fait généralement au huitième jour), on attire un peu le chef supérieur de manière à amener à l'extérieur une partie cachée du fil, on sectionne à ce niveau et on n'a plus qu'à tirer sur le chef inférieur pour enlever facilement la totalité du fil.

OPÉRATIONS SUR LA PEAU ET LE TISSU CELLULAIRE
GREFFES ET AUTOPLASTIES

Les greffes et les autoplasties sont deux modes différents d'application d'une grande méthode, la transplantation de peau saine sur une surface cruentée fraîche ou bourgeonnnante. Pour marquer nettement la différence des deux variétés principales, on tend aujourd'hui à donner le nom de *greffes* aux procédés dans lesquels ce lambeau est complètement détaché, et celui d'*autoplastie* aux procédés qui laissent ce lambeau attaché par un pédicule à son lieu d'origine.

Greffes cutanées. — Les greffes cutanées, c'est-à-dire la transplantation de segments de peau *complètement détachés de leur lieu d'origine*, prennent la peau tantôt dans toute son épaisseur, tantôt dans une partie seulement (épiderme, épiderme et partie du derme).

Elles peuvent être humaines et prises sur le malade lui-même ou sur un autre sujet, ou bien animales. Ces dernières, bien qu'ayant donné des résultats, sont encore aujourd'hui peu employées. En tous les cas, quel que soit le lieu d'emprunt, la technique opératoire est la même.

Greffes épidermiques (A. REVERDIN). — Le manuel en est simple. REVERDIN recommande de les prendre à la face interne de la jambe au niveau de la surface osseuse du tibia ; la peau est là facile à tendre avec les doigts. On introduit dans la peau la pointe d'une lancette à saignée que l'on fait cheminer à un demi-millimètre de profondeur environ, parallèlement à l'os. La pointe vient sortir à 3 ou 4 millimètres du point d'entrée et le petit lambeau se coupe de lui-même complètement sur les bords de la lame, doucement poussée. La lamelle épidermique chargée sur la lancette est transportée sur les bourgeons charnus à l'aide d'une pointe d'aiguille, et étalée avec soin ; il faut veiller à ce qu'aucun des bords ne soit enroulé sur lui-même.

La plaie, sur laquelle sont placées les greffes, avait auparavant été simplement savonnée et nettoyée à l'eau bouillie ou à l'eau salée.

L'opération est répétée autant de fois qu'il est nécessaire pour recouvrir la plaie en partie ou en totalité, suivant son étendue.

Il importe de ne pas placer un pansement qui puisse adhérer, pour ne pas s'exposer à soulever et décoller les greffes aux pansements suivants. Il est bon d'employer du protective préalablement bouilli et appliqué directement sur la région.

Le pansement est laissé six à huit jours en place ; les greffes prises présentent à leur pourtour un liséré pâle, ou bleuàtre.

Greffes dermo-épidermiques (OLLIER-THIERSCH). — OLLIER en 1872[1] modifia le procédé en recouvrant la surface cruentée ou bourgeonnante de lambeaux larges (6, 8 et 10 centimètres), et comprenant toute l'épaisseur de la peau. Il voulait créer non plus des centres d'épidermisation, mais une véritable cicatrice nouvelle plus résistante et moins rétractile ; et pour cela, il découpe au bistouri ou au rasoir de longs lambeaux comprenant la plus grande partie ou la totalité du derme, et en recouvre, en une ou deux séances, la surface à cicatriser.

OLLIER revient sur les résultats obtenus par ses greffes en 1898[2] et montre que, à la longue, la peau de nouvelle formation s'agrandit, recouvre une surface plus grande que la greffe primitive, contrairement aux cicatrices obtenues par cicatrisation ordinaire.

THIERSCH en 1874[3], de son côté, modifie le procédé de Reverdin surtout en préparant la surface à greffer et en prenant dans les lambeaux une faible partie du derme. C'est ordinairement ces greffes que l'on emploie, soit seules, soit pour compléter le revêtement d'une plaie après un autoplastie.

Il faut d'abord choisir son moment et préparer avec soin la plaie à greffer. Les bourgeons charnus doivent être denses, épais, serrés, réguliers, sans anfractuosités.

---

[1] OLLIER. *Bull. de l'Acad. de méd.*, 1872, p. 242.

[2] OLLIER. *Bull. de l'Acad. de méd.*, mai 1898.

[3] THIERSCH. *Berlin. Klin. Wochenschr.*, 1874, n· 29.

On devra donc modifier la surface bourgeonnante suivant les besoins, par des cautérisations au nitrate d'argent, des pansements variés, etc.

Lorsque le bourgeonnement est régulier, on peut procéder à l'opération ; la plaie et la région où l'on prendra les lambeaux (partie antérieure de la cuisse ordinairement) sont lavées, savonnées la veille et recouvertes d'un pansement humide à l'eau bouillie simple ou salée, mais surtout sans antiseptique.

Thiersch a insisté sur ce point, et tous les opérateurs l'ont reconnu ensuite : les antiseptiques nuisent à la prise des greffes.

Le malade endormi, après nouveau nettoyage, la surface bourgeonnante est grattée au bistouri ou à la curette, aplanie et égalisée, les bourgeons charnus enlevés complètement jusqu'à la couche résistante sous-jacente. L'hémorragie produite est arrêtée

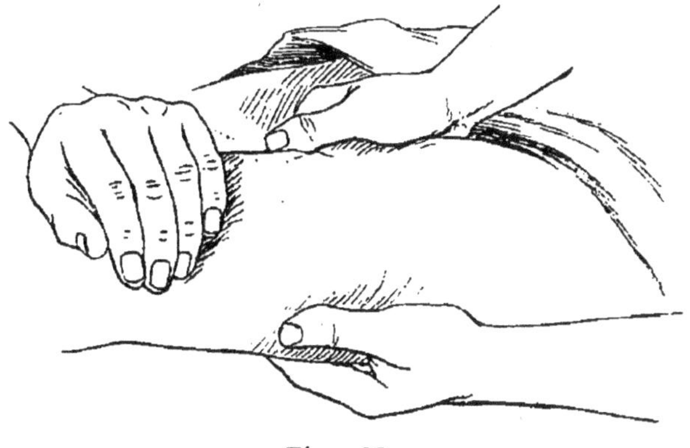

Fig. 29.

Greffes de Thiersch. Manière de tendre la peau.

par la compression exercée, par un aide, avec des tampons, pendant que le chirurgien procède à la taille des lambeaux. Ceux-ci sont pris d'ordinaire à la face antérieure de la cuisse, ou sur toute autre surface large où la peau est facile à tendre, les cicatrices non visibles et non nuisibles.

La peau est tendue par un aide et la main gauche de l'opérateur (fig. 29): celui-ci, de la main droite, à l'aide d'un rasoir d'histologiste placé sur une de ses faces, découpe par des mouvements rapides de va-et-vient une mince lamelle, prenant peu

de derme, large de 2 à 3 centimètres et longue de 7, 8, 10 et
15 centimètres, suivant les besoins (fig. 30). Afin de découper
plus facilement, d'empêcher le rasoir d'adhérer, il faut mouiller
la région avec une solution tiède, à 6 ou 7 p. 1 000, de chlorure
de sodium, et humecter de même la lame du rasoir. Après la

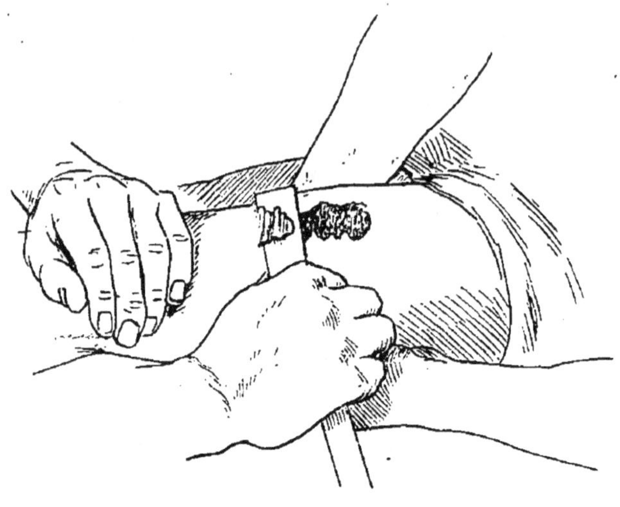

Fig. 30.
Greffes de Thiersch. Taille de la greffe.

section, la surface cruentée saigne peu et prend un aspect lisse
et brillant.

Cette première lamelle, laissée sur le rasoir, est transportée
sur la plaie avivée ; on l'y place à l'aide d'une sonde cannelée qui fixe une extrémité sur la plaie, pendant qu'on retire le
rasoir en le faisant doucement glisser (fig. 31). Si les bords sont
retournés, recroquevillés, on les étale à l'aide d'une aiguille ou
mieux du bec ou du dos de la sonde cannelée.

D'autres lamelles sont découpées de même et appliquées en
nombre suffisant pour recouvrir la plaie en totalité.

Il sera bon de laisser, entre les bandes prélevées sur la cuisse,
1 ou 2 centimètres de peau saine.

Aucun antiseptique ne sera appliqué sur la plaie recouverte
des greffes ; en outre, comme il est nécessaire que le pansement

n'adhère pas, le mieux sera de mettre directement sur les greffes soit une lame de protective bouillie, soit une lame d'étain bouillie, soit de la gaze stérilisée enduite de vaseline également

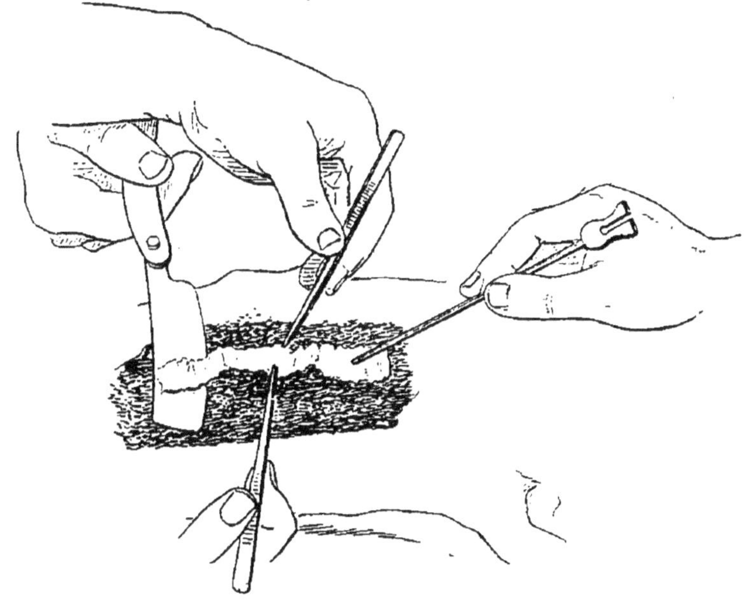

Fig. 31.
Greffe de Thiersch. Manière d'étaler la greffe.

stérilisée. Une bonne couche de ouate et une bande modérément serrée complètent ce pansement.

Sur les plaies résultant de la taille des greffes, un pansement aseptique ordinaire suffira.

Le pansement des greffes restera autant que possible sept ou huit jours en place. Au bout de ce temps, les greffes seront prises. Sur quelques-unes, l'épiderme se soulève et tombe, pour repousser rapidement ensuite. Quelques greffes peuvent se sphacéler, on les remplacera plus tard par d'autres, si la cicatrisation ne s'est pas complétée d'elle-même.

Greffes de peau entière à un seul lambeau (LE FORT). — Cette greffe peu employée, mais qui a, récemment, encore donné de bons résultats [1] consiste dans la taille d'un lambeau unique comprenant toute l'épaisseur de la peau, dépourvue cependant de la couche graisseuse qui la double. Le lambeau sera taillé et découpé au bistouri suivant les mêmes règles que pour les autoplasties (dimensions), mais complètement détaché, puis appliqué sur la plaie avivée ou récente, et maintenu par quelques points de suture.

Autoplasties. — Les autoplasties sont classées en trois méthodes d'importance fort différente. La *méthode française* ou de Celse, la *méthode indienne*, et la *méthode italienne*, de TAGGLIACOZZI, modifiée de nos jours et très employée aujourd'hui.

Méthode française. — C'est l'autoplastie par *glissement*. L'application la plus simple est le décollement plus ou moins

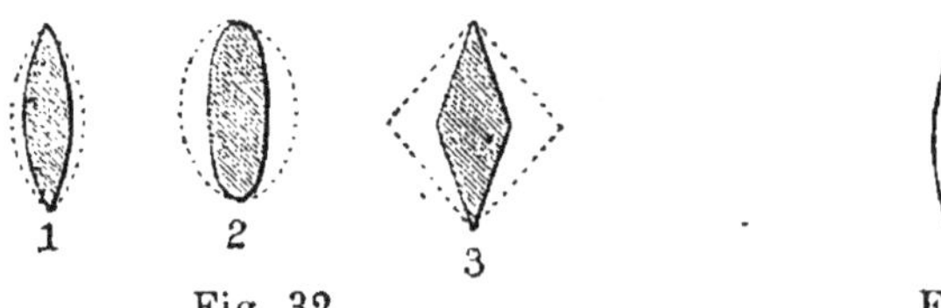

Fig. 32.

Autoplastie par glissement.
Décollement (méthode française).

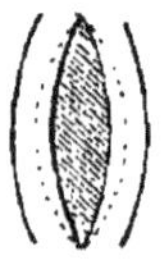

Fig. 33.

Incisions libératrices (méthode française).

étendu des bords d'une plaie (ablation de tumeurs) qui se rapprochent mal (fig. 32). Il faut avoir soin de décoller avec la

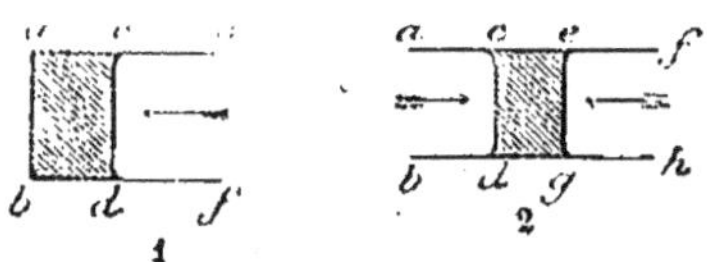

Fig. 34.

Autoplastie en tiroir (méthode française).

peau la couche cellulo-graisseuse afin de ne pas couper les vaisseaux nourriciers. La suture se fera par des points séparés, longs ou courts, ou par la suture de Reverdin (fig. 22).

[1] *Bulletins de la Société de chirurgie*, 1896, p. 558 et 567.

3.

A ces décollements peuvent être adjointes des incisions libératrices (fig. 33) que l'on suturera autant que possible dans toute leur étendue en accolant les bords dans un sens opposé à celui de l'incision.

Un exemple d'autoplastie par glissement est le procédé *en tiroir* de cheiloplastie (CHOPART) (fig. 34).

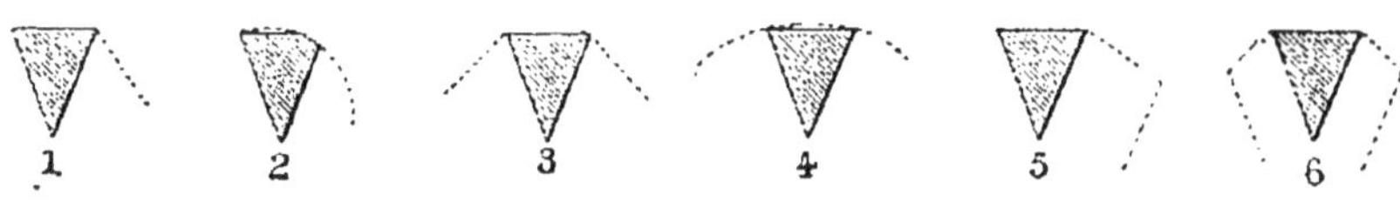

Fig. 35.

Tracés d'autoplastie par inclinaison (méthode française).

La mobilisation du lambeau peut encore se faire *par inclinaison* (fig. 35).

Méthode indienne. — Ici un véritable lambeau est taillé et découpé suivant les règles que nous verrons pour l'autoplastie italienne, ce lambeau est pris au voisinage de la plaie à recou-

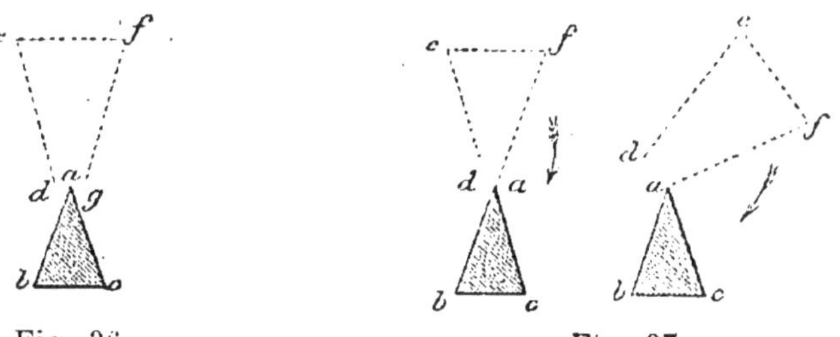

Fig. 36.   Fig. 37.

Autoplastie (méthode indienne).   Autoplastie (méthode indienne).

vrir et amené dans sa situation définitive par *torsion* sur son pédicule (fig. 36 et 37). L'exemple le plus connu de cette autoplastie est la rhinoplastie par lambeau frontal, ou encore l'autoplastie en cravate préconisée par BERGER [1] pour remédier aux cicatrices vicieuses du cou et que nous verrons avec les opérations qui se pratiquent sur le cou.

[1] P. BERGER. *Bull. de la Société de Chirurgie*, 1890, p. 170.

On peut rattacher à cette méthode les procédés de *renversement* de lambeaux cutanés, face cruentée en dehors, combinés
avec glissement ou torsion de lambeaux voisins venant recouvrir
(face cutanée en dehors) le lambeau renversé. Nous verrons
des exemples de ces autoplasties à double plan à propos de
l'extrophie de la vessie, de la rhinoplastie, de la cheiloplastie, etc.

Méthode italienne. — La méthode de TAGLIACOZZI primitive-
ment destinée à la rhinoplastie, puis oubliée, reprise et modifiée par RENEAUME (de la Garanne), en 1719, et surtout par CARL-
FERDINAND GRAEFE, en 1816, mais toujours pour la rhinoplastie,
après plusieurs alternatives d'oubli et de vogue, fut enfin re-
maniée et généralisée dans ses indications par les travaux de
BERGER[1] de SOCIN, de MAAS, de PONCET, etc.

C'est le manuel opératoire indiqué par BERGER que l'on emploie aujourd'hui.

La méthode est ainsi caractérisée par « l'idée de transporter
sur une partie éloignée du corps un lambeau pédiculé pris à
distance, lambeau qu'on isole de son point d'origine par section
de son pédicule au bout d'un certain temps nécessaire à son
adhésion, ce qui est bien le propre de la méthode italienne,
opposée en cela à la méthode indienne où le lambeau est taillé
au voisinage immédiat de la perte de substance ».

La méthode modifiée diffère de la méthode italienne proprement dite en ce que « dans cette dernière, le lambeau taillé à
l'avance n'est adapté à la surface qu'il doit recouvrir que quand
il est déjà recouvert de cicatrices sur ses bords et sa face profonde, tandis que dans l'opération nouvelle, c'est le lambeau
fraîchement taillé que l'on fixe aussitôt par la suture à la perte
de substance qu'il doit combler ».

Pour permettre au lambeau de prendre en sa nouvelle place,
il faut une immobilisation rigoureuse et une solidarité parfaite
de la partie à laquelle a été emprunté le lambeau et de celle sur
laquelle on l'a fixé, pendant le temps qui s'écoule entre l'opéra-

---

[1] BERGER. *Bulletins de la Société de chirurgie*, 1880 ; 17 mars 1888 ;
4 janvier, p. 30. *Congrès de chirurgie français*, 1889, etc.

tion et la section du pédicule. Cette immobilisation pendant
des jours et parfois des semaines est fort pénible par sa durée,
et « ce doit être une règle absolue de déterminer le choix du
lambeau de telle façon que la position qui nécessite son adaptation soit aussi naturelle que possible, afin qu'elle puisse être supportée ».

Lorsque la place du lambeau a été déterminée d'après ces données, il faut le dessiner sur un patron de Makintosh, découpé sur la plaie à recouvrir. Grâce à ce patron, on peut déterminer facilement le siège précis que doit occuper le pédicule du lambeau, la direction qu'il faut lui ménager pour que ce pédicule comprenne le plus grand nombre de vaisseaux nourriciers.

En général, le lambeau devra avoir, pour prévenir les inconvénients de la rétraction, un tiers ou au moins un quart de plus, dans tous les sens, que la plaie à recouvrir.

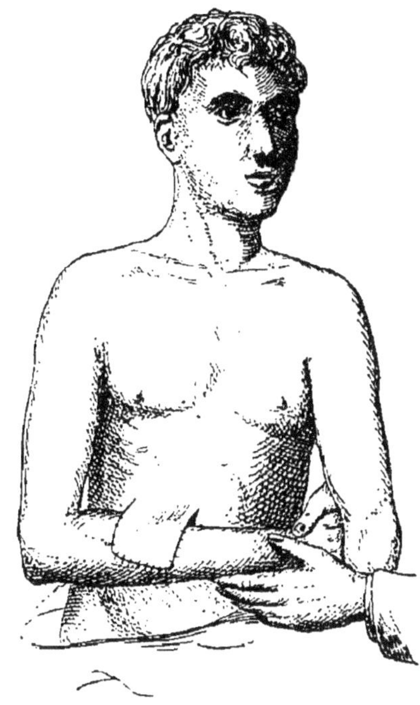

Fig. 38.
Autoplastie italienne; bras
(CHALOT).

Ces précautions prises, le malade endormi, on commence par aviver la perte de substance à combler, BERGER conseille d'*exciser au bistouri* la totalité des bourgeons charnus et même, quand on le peut, enlever tout le tissu fibreux de nouvelle formation sous-jacent à la couche des bourgeons, de manière à faire reposer le lambeau sur des tissus absoluments sains.

Cette précaution est importante, surtout quand l'autoplastie doit avoir pour but de corriger une attitude vicieuse maintenue par rétraction cicatricielle.

Cet avivement fait, le lambeau est disséqué. Un précepte important est de *comprendre dans la dissection la totalité du tissu cellulaire sous-jacent avec son pannicule adipeux et sa couche lamelleuse ;* vers le pédicule on peut même relever avec lui un peu de l'aponévrose superficielle. Tout au plus, est-il permis de rogner quelque peu la graisse exubérante sur les bords du lambeau, pour permettre l'adaptation plus exacte de ceux-ci aux bords de l'ulcère avivé.

Il faut éviter de placer des ligatures sur le lambeau ou sur la surface d'avivement ; les fils, même résorbables, sont autant de corps étrangers qui s'opposent à l'adhésion intime. L'hémostase doit être faite par compression, ou en plaçant sur les principaux vaisseaux des pinces qu'on enlève au bout de quelques instants.

La plaie résultant de la dissection du lambeau est alors réunie tout au moins dans la plus grande partie de son étendue. Puis le lambeau est placé sur la perte de substance et fixé par des sutures. Le lambeau, cependant, doit tenir en place de lui-même, les sutures ne doivent exercer aucune espèce de traction ou de tiraillement.

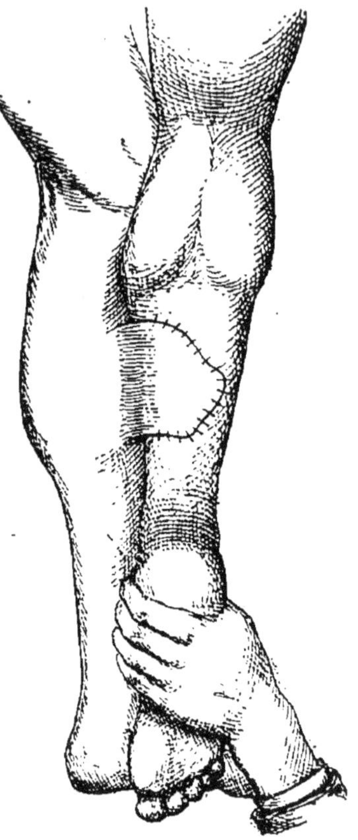

Fig. 39.
Autoplastie italienne ; jambe (CHALOT).

Les points de suture seront très nombreux, rapprochés de 5 en 5 millimètres, très superficiels et pas assez serrés pour couper les parties qu'ils étreignent, ni pour y arrêter la circulation, mais seulement autant qu'il le faut pour maintenir le contact.

Une attention toute particulière doit être donnée à la suture des angles où se produisent souvent de petites escarres.

BERGER rejette l'emploi des sutures profondes, capitonnages,

sutures de matelassier préconisées par MAAS ; l'adhésion de la
face profonde du lambeau, que l'on doit chercher à obtenir
promptement, est assurée par un certain degré de compression.

L'opération terminée et le pansement (aseptique ordinaire)

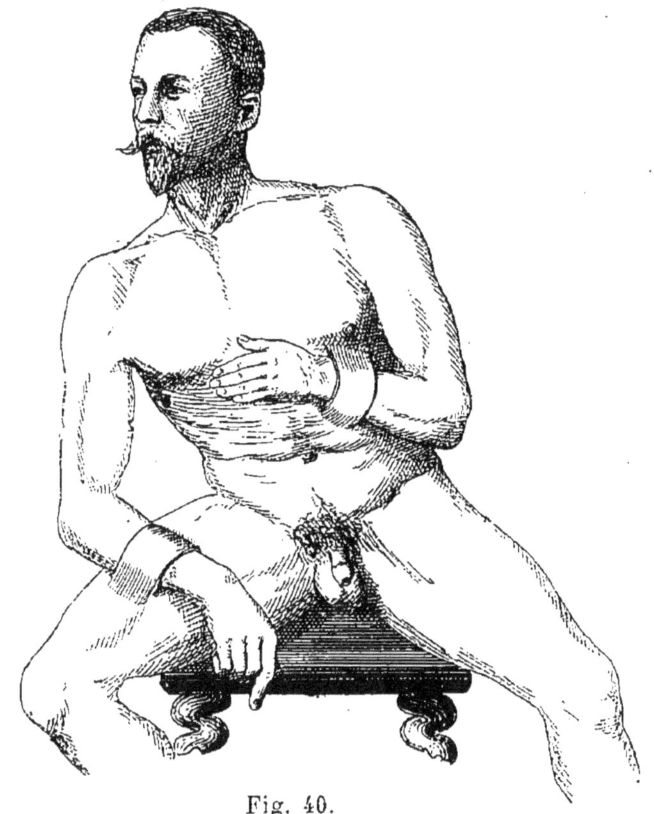

Fig. 40.
Autoplastie (méthode italienne). Procédé du Pont (CHALOT).

appliqué, il faut *immobiliser* complètement le membre et la
région environnante.

Quelquefois de simples bandes roulées suffiront. Il vaut mieux,
quelques jours auparavant, après avoir déterminé très exactement la position à donner aux membres, mouler sur les parties à immobiliser des attelles plâtrées formant des gouttières
ouvertes ou des valves qu'on peut enlever après dessiccation.

L'opération terminée, on les réapplique sur la région où elles retrouvent leur place, et on les rend solidaires par quelques tours complémentaires de bande plâtrée.

On peut aussi faire construire d'avance des gouttières et des appareils moulés, comme le faisait TAGLIACOZZI.

Le pédicule du lambeau sera coupé du douzième au vingtième jour après l'opération, suivant l'état des sutures et des plaies, selon le degré d'union des bords du lambeau avec la peau environnante et de sa face profonde avec la surface qu'elle recouvre. Cette section sera pratiquée en un seul temps ; on la faisait autrefois en deux ou trois temps espacés de deux jours d'intervalle, mais cette façon de faire occasionnait des douleurs, des hémorragies, des déplacements, sans aucun avantage réel.

La section faite, on perfectionne le résultat obtenu à l'aide de la partie exubérante du pédicule, et on achève, autant que possible, la suture de la plaie d'emprunt.

Dans certains cas, le lambeau peut comprendre deux pédicules au lieu d'un, formant ainsi une sorte de *pont* sous lequel est introduit le membre (main) (fig. 40), qui porte la plaie à recouvrir.

La section des pédicules se fait ensuite en deux séances successives, éloignées de cinq à six jours.

CHAPITRE II

OPÉRATIONS SUR LES OS

Nous comprendrons dans ce chapitre la technique générale des opérations faites sur les os des membres, réservant aux chapitres des membres supérieur et inférieur les opérations osseuses spéciales à ces régions et les modifications qu'elles nécessitent dans la technique générale, renvoyant en outre aux chapitres traitant du crâne, de la face, du thorax, du rachis, les opérations osseuses spéciales à ces régions. Enfin, nous nous occuperons au chapitre *Articulations* des opérations pratiquées sur les extrémités articulaires des os (résections articulaires, etc.).

Nous avons donc, en somme, à exposer les règles générales que l'on doit appliquer pour briser, couper, suturer ou perforer un os long ; c'est-à-dire étudier successivement :

1° L'ostéoclasie ;

2° L'ostéotomie et la résection diaphysaire d'un os long;

3° La suture et la prothèse osseuse ;

4° La trépanation, l'évidement d'un os long, l'extraction des séquestres ;

5° La greffe osseuse.

Ostéoclasie. — L'ostéoclasie est manuelle ou instrumentale.

Manuelle, elle ne peut guère être pratiquée que chez l'enfant. Le membre est saisi des deux mains, les pouces se joignant le long du membre et parallèlement à l'os à briser. Une flexion continue ou par petites secousses brise l'os.

On peut encore appuyer la partie située entre les mains, celle où doit siéger le trait de fracture, sur le genou ou sur le bord d'une table.

L'ostéoclasie *instrumentale* se fait avec des appareils puissants dont il existe plusieurs modèles, le manuel opératoire se réduit à la manœuvre de l'appareil qu'il faut connaître. Voici cette manœuvre pour les principaux ostéoclastes, exposée par CHALOT[1].

Appareil de Rizzoli. — Après avoir garni de couches de coton épaisses la face postérieure et les faces latérales, ainsi que la partie antérieure de la cuisse, engager le membre dans les deux anneaux en cuir de l'appareil (fig. 41) et les placer de telle façon que l'arc métallique de la vis de pression corresponde au milieu du fémur.

Disposer l'arc dans le sens transversal, puis tourner la vis de pression jusqu'à ce qu'on perçoive un craquement sec. L'os s'infléchit plus ou moins avant de se rompre suivant son degré d'élasticité.

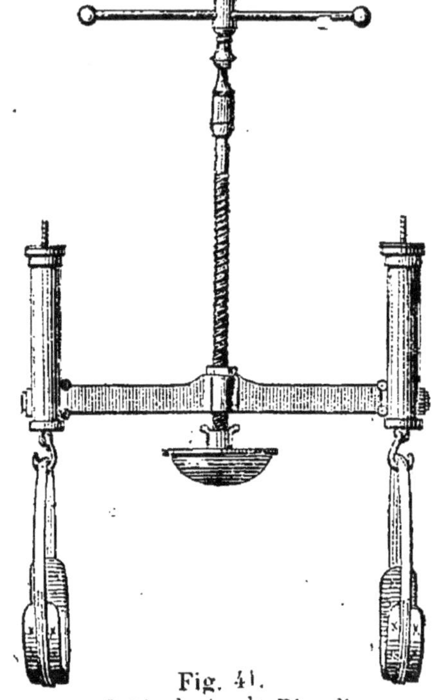

Fig. 41.
Ostéoclaste de Rizzoli.

Appareil de Collin. — Sur une grande table, poser la planche qui supporte tout l'appareil.

Si c'est le membre gauche ou le membre droit qu'on désire fracturer de dehors en dedans, placer le creux du jarret sur la barre transversale d'acier, de telle sorte que la vis compressive à deux hélices et à plaque terminale corresponde à la face interne de la cuisse.

[1] CHALOT. Chirurgie et médecine opératoires. Doin, 1898, p. 189.

Appliquer sur la face externe de la cuisse la demi-gouttière contre-pressive, placer la plaque terminale *exactement au-des-*

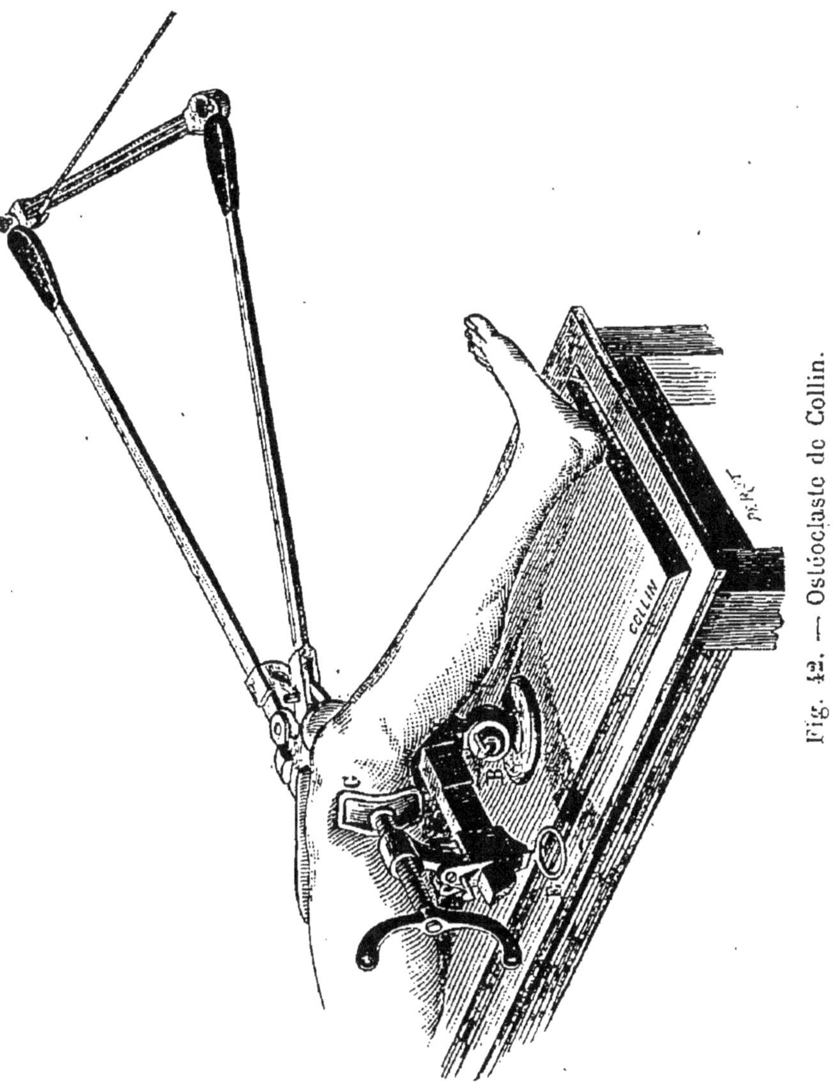

Fig. 42. — Ostéoclaste de Collin.

sus du tubercule du grand adducteur, et serrer la cuisse très fort, au moyen de la vis, entre cette plaque et la demi-gouttière externe, après qu'un aide a porté la jambe en rotation interne et qu'il la maintient solidement dans cette position.

La cuisse et le membre étant bien immobilisés, appliquer immédiatement au-dessus de la tubérosité externe, c'est-à-dire sur la partie osseuse sus-jacente au ligament latéral externe, et non sur l'interligne articulaire, la plaque de puissance qui est adossée à l'extrémité du levier interne, seul levier mobile.

Pendant que le premier aide continue à empêcher la rotation du membre en dehors, saisir les poignées du levier mobile et du levier fixe, et les rapprocher peu à peu, par un mouvement continu ou par saccades. Un second aide favorise le rapprochement en tirant au fur et à mesure sur la corde qui est enroulée à trois tours aux moufles.

A un moment donné, ordinairement lorsque la distance entre les deux poignées est de 20 à 30 centimètres, on entend un craquement sec, violent, unique, caractéristique; quelquefois pourtant le craquement est plus ou moins sourd et l'on ne constate la fracture que par la mobilité anormale.

Dès le craquement ou la mobilité anormale, cesser le rapprochement des poignées et les écarter de nouveau, afin d'éviter les lésions du périoste et des parties molles qu'entraînerait la disjonction des fragments.

Appareil de Robin. — A une extrémité de la table, placer la planche de l'appareil; la fixer solidement au-dessous du bout de la table avec la vis du petit système à étau qui est annexée à la planche; puis incliner cette dernière en bas et en avant en calant son extrémité supérieure.

Sur la planche, étaler une large et longue lame de cuir qui déborde en haut, pour amortir les angles de la brisure de la planche et surtout en bas pour protéger les téguments de la face postérieure du genou.

Le sujet étant couché sur le dos, poser le membre en extension sur la lame de cuir, de façon que les condyles dépassent à peine ou affleurent le bord de la table et que la fesse se loge dans l'échancrure supérieure de la planche. Si celle-ci était trop longue, on rabattrait une partie sous l'autre.

Recouvrir la face antérieure et les faces latérales de la cuisse

avec la grande gouttière d'acier, qui est garnie dans sa concavité d'une lame de cuir.

Sur la gouttière, serrer les deux colliers d'acier, en les fixant
à la planche au moyen des quatre écrous qui les accompagnent
et qu'on fait tourner rapidement avec la manivelle. La constric-

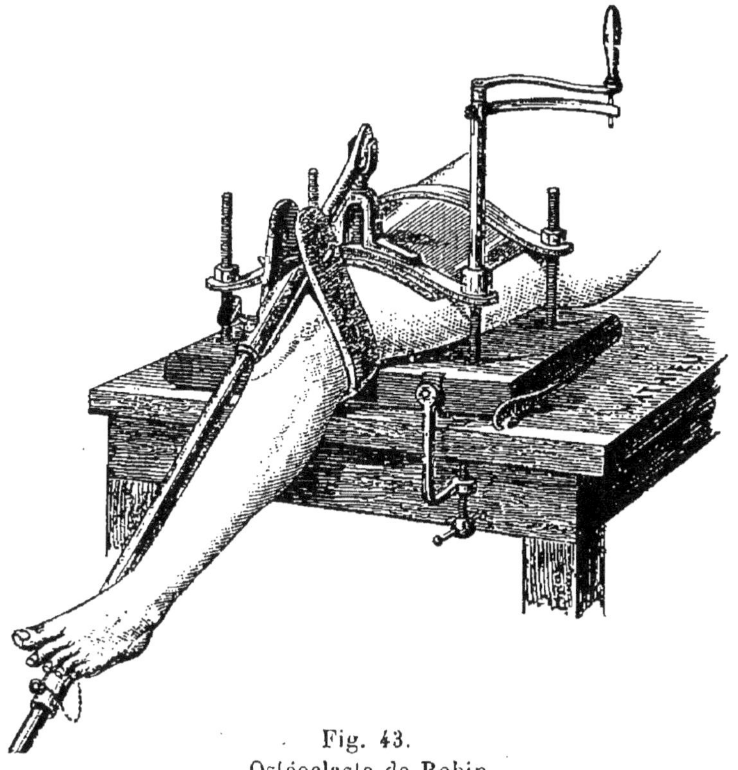

Fig. 43.
Ostéoclaste de Robin.

tion doit être énergique afin que la cuisse soit parfaitement
fixée et que, par suite le résultat de l'ostéoclasie soit précis.
Sans cette précaution, qui n'offre du reste aucun danger, malgré l'aplatissement considérable des parties molles la fracture
se ferait vers le milieu de la gouttière dans un sens oblique,
d'arrière en avant et de bas en haut.

Engager le collier de puissance en cuir sous la face postérieure
même des condyles fémoraux.

Introduire le levier dans le collier, appuyer son extrémité supérieure dans la mortaise du chevalet du premier collier d'acier, raccourcir le collier le plus possible, pour obliquer convenablement le levier de bas en arrière en utilisant les trous et les œilletés des extrémités du collier qu'on fixe sur le curseur du levier.

Saisir l'extrémité du levier et lui imprimer en le relevant des secousses successives, plutôt que des secousses brusques, jusqu'à ce qu'on perçoive le craquement caractéristique de la fracture. Celle-ci se produit toujours au niveau du premier collier d'acier.

Dégager le membre, ce qu'on obtient rapidement et d'un seul coup en tournant la vis placée sur un côté de la planche.

Ostéotomie. — Nous ne verrons ici que les règles générales d'une ostéotomie ou d'une résection (ostéotomie segmentaire) d'un os long, renvoyant aux chapitres spéciaux pour les diverses ostéotomies (genu valgum, cals vicieux du cou-de-pied, ankylose de la hanche, etc.).

La section ou la résection de la diaphyse d'un os long peut se faire dans deux conditions fort différentes : ou bien l'os est brisé (pseudarthrose) et le but de l'opération est de dégager les fragments, de les aviver ou d'en réséquer les extrémités pour les coapter avec ou sans suture ; ou bien il n'y a pas de solution de continuité, l'os est déformé par processus pathologique ou par fracture vicieusement consolidée ou encore sa direction est viciée par une ankylose de l'articulation sus-jacente. Dans ce cas il s'agit, soit de sectionner l'os d'un trait (ostéotomie linéaire), soit de supprimer un segment de forme variable (résection).

Hémostase provisoire. — Avant tout, dans ces opérations souvent délicates, il importe de ne pas être gêné par l'écoulement sanguin, long et difficile à arrêter lorsqu'il vient de la section osseuse. Aussi est-il utile d'appliquer une ligature préalable sur le segment du membre sus-jacent, après avoir refoulé le sang du segment inférieur.

Cette hémostase s'obtient au moyen de la bande d'Esmarch (fig. 44) : une bande de caoutchouc ou de tissu caoutchouté est

régulièrement enroulée autour du membre maintenu en l'air,
de l'extrémité vers la racine ; il est inutile de serrer beaucoup,

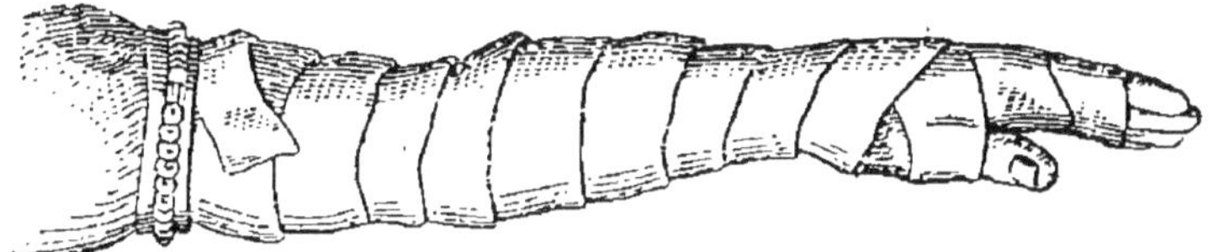

Fig. 44.
Bande et tube d'Esmarch.

il suffit d'appliquer. La bande enroulée jusqu'au-dessus de la
zone opératoire, on enroule fortement autour du membre un
tube de caoutchouc (fig. 45) ou la
bande de Nicaise (fig. 46), et on fixe
soit par les anneaux et le crochet,
soit par un nœud, soit par un clamp
pinçant les deux bouts tordus sur
eux-mêmes. Il suffit alors de dérou-

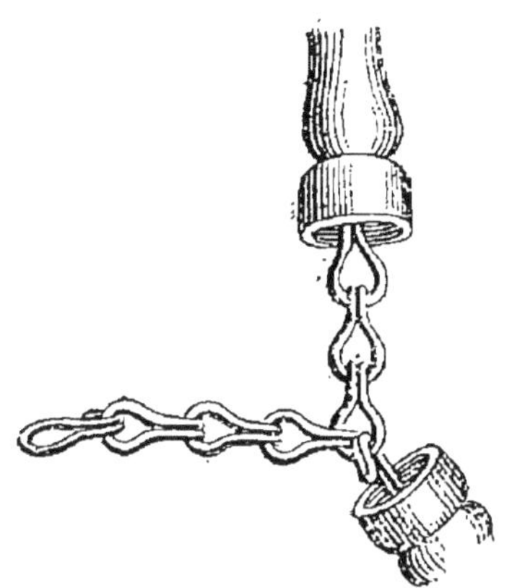

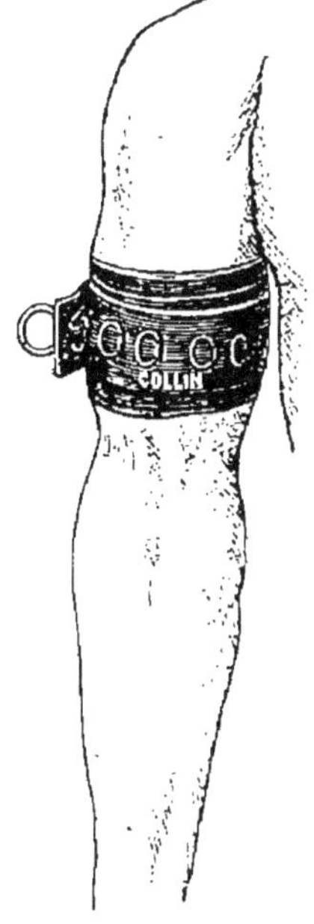

Fig. 45.   Fig. 46.
Chaînes d'arrêt du tube d'Esmarch.   Bande de Nicaise.

ler, de haut en bas, la bande de caoutchouc que l'on a eu soin
de ne pas prendre sous le lien qui doit rester.

Il faudra, bien entendu, avoir soin de faire bouillir toutes les parties de l'appareil, mais il est bon de ne nettoyer la région à opérer qu'après son application et lorsque la bande caoutchoutée a été enlevée.

L'opération terminée, ce lien constricteur sera enlevé, soit après, soit avant les sutures et l'application du pansement.

Lorsqu'on est certain, d'après la région, le genre d'opération (résection du genou), de n'avoir pu sectionner un vaisseau de volume moyen, capable de saigner de façon dangereuse, on place les sutures profondes et superficielles, puis on applique un pansement modérément serré, et on met l'appareil d'immobilisation avant de desserrer le lien.

Si, au contraire, on craint la possibilité d'une section artérielle pouvant saigner beaucoup, c'est-à-dire provenir de vaisseaux autres que les vaisseaux osseux ou périostiques, il est préférable d'enlever la bande lorsque la plaie est encore largement ouverte, de comprimer fortement tous les tissus pendant cinq à dix minutes à l'aide de compresses aseptiques pour faire cesser l'hémorragie capillaire toujours très abondante après l'application de la bande, puis de faire l'hémostase habituelle, les sutures, etc.

Pseudarthrose. — Une incision cutanée est faite parallèlement à l'os ou au grand axe du membre, dans une région où l'os est abordable sans qu'on ait à traverser trop de parties molles et où on n'ait pas à craindre de léser de gros troncs vasculaires ou nerveux. Les aponévroses incisées, les muscles sont écartés et l'os mis à découvert. On se trouve alors en présence soit d'une pseudarthrose flottante, dont les fragments sont éloignés l'un de l'autre et séparés ou réunis par des tissus fibreux ou fibro-musculaire ; soit d'une pseudo-diarthrose ou d'une pseudo-synosthose, dont les bouts osseux sont en contact sur une surface plus ou moins large.

Dans la *pseudarthrose flottante,* on incise, écarte ou résèque le tissu fibreux intermédiaire, on coupe les faisceaux musculaires qui peuvent être interposés ; ou bien l'on fend, suivant la direction de ses fibres, un muscle interposé pour en faire sortir le fragment qu'il renferme.

Dans la *pseudarthrose non flottante* on résèque, au ras des bouts osseux, le tissu fibreux intermédiaire.

Dans les deux cas, les deux extrémités osseuses étant ainsi dégagées et visibles dans le fond de la plaie, il faut les dénuder, les aviver, puis les tailler pour les coapter.

Suivant le conseil d'OLLIER [1], on fera alors sur chaque extrémité une incision cruciale pour diviser le périoste, de manière que cette membrane puisse être relevée et détachée en lambeaux réguliers, de la pointe du fragment vers la base. Le périoste est

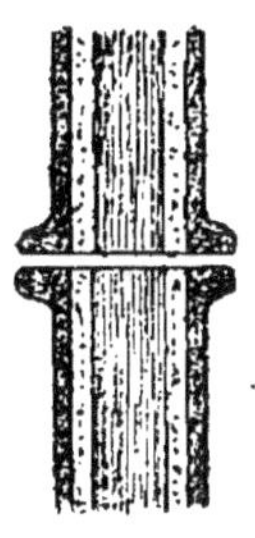

Fig. 47.

Refoulement du périoste qui recouvrait l'extrémité osseuse (OLLIER).

détaché à la rugine tranchante en rasant l'os de près, mais il faut bien se garder de le détacher des parties molles environnantes.

Dans la *pseudarthrose flottante*, il suffira de sectionner, à la scie, la pointe osseuse irrégulière de chaque fragment, pour avoir deux surfaces qui se correspondent, entourées d'un bourrelet périostique constitué par les deux collerettes rapprochées par leur face ostéogène et que l'on suturera au catgut (fig. 47).

La résection des bouts devra être faite au minimum afin d'augmenter le moins possible le raccourcissement du membre.

Dans la *pseudarthrose non flottante*, le périoste ayant été incisé, ruginé et écarté de façon à bien mettre à nu les deux extrémités osseuses, si celles-ci ont chevauché, si elles se rapprochent difficilement, de même que si dans la pseudarthrose flottante les bouts tendent, par la traction musculaire, à s'écarter l'un de l'autre; il pourra être utile de tailler les deux bouts osseux de façon à les rendre applicables l'un à l'autre, avec ou sans suture ou enchevillement. Suivant la forme et la disposition des fragments, un aide maintenant successivement chaque fragment à l'aide d'un davier d'Ollier ou de Farabeuf, l'opérateur taillera les os, à la scie ou au ciseau, d'après un des procédés indiqués. Souvent, du reste, les rétractions musculaires s'opposant à la descente du

---

[1] OLLIER. Traité des résections, t. I, p. 538.

fragment inférieur malgré des fortes tractions à l'aide d'un davier spécial (TUFFIER) (fig. 48), on sera obligé de réséquer l'un des fragments au ras de l'autre, puis de les tailler pour les coapter.

Si les bouts sont épais, et taillés en biseau, on fera la *section*

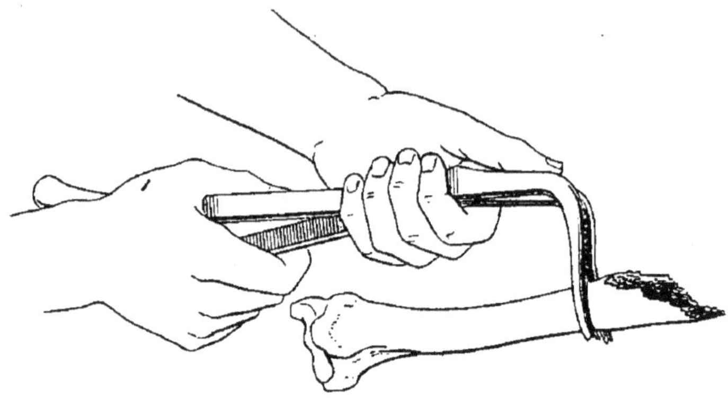

Fig. 48.
Traction sur le segment inférieur au moyen d'un levier coudé
(TUFFIER).

oblique dans le sens du biseau et l'on aura soin, suivant le conseil d'OLLIER, de tailler sur l'un des os une encoche, pour empêcher le glissement de l'autre en lui fournissant un appui (fig. 49).

L'aide chargé de tenir le segment inférieur du membre joue ici, comme l'indique HENNEQUIN[1] un rôle considérable. C'est lui qui, par ses manœuvres, montre à l'opérateur ce qu'il doit faire pour arriver à la coaptation des fragments.

D'autres fois les extrémités osseuses seront taillées en coin (ostéotomie *cunéiforme*; (BERGER[2]) ; le fragment supérieur figurant un V saillant destiné à s'engager dans le V rentrant que représente le fragment inférieur avivé (fig. 50). Cette variété est particulièrement indiquée dans les fractures en bec de flûte.

L'ostéotomie pourra être *trochléiforme*, les extrémités étant

[1] HENNEQUIN. *Revue de chirurgie*, 1892, p. 671.
[2] BERGER. *Revue de Chirurgie*, 1887, p. 853.

arrondies à la scie à chantourner (fig. 51) ; ou *conique* (fig. 52),

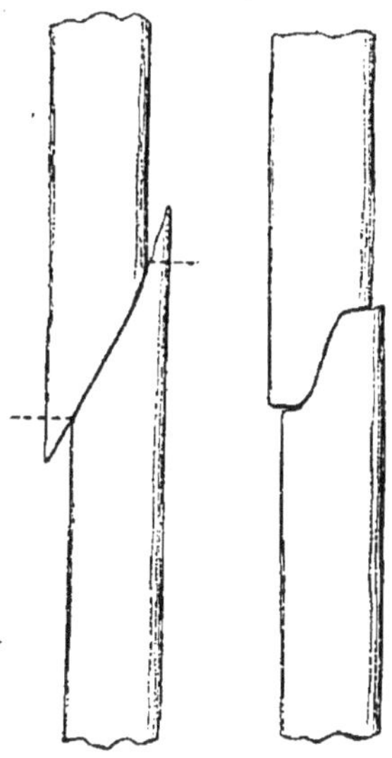

Fig. 49.

Ostéotomie pour pseudarthrose;
adaptation des extrémités.

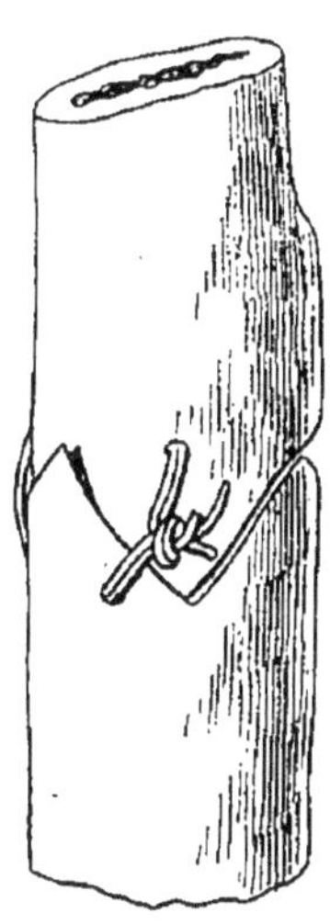

Fig. 50.

Ostéotomie cunéiforme et suture
osseuse (BERGER).

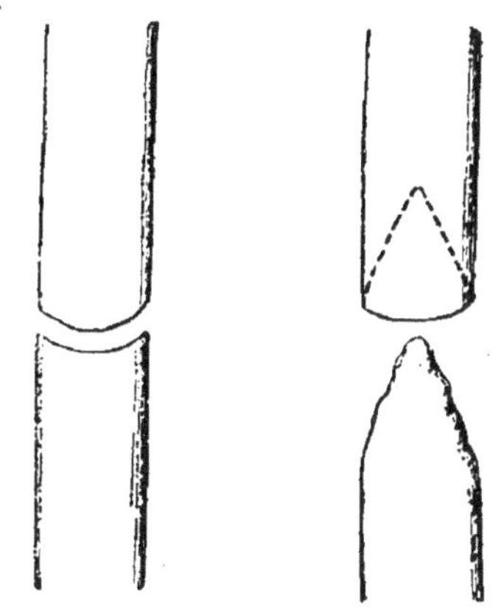

Fig. 51.

Ostéotomie
trochléiforme.

Fig. 52.

Ostéotomie
conique (à ténon).

comme le fit ROUX, comme l'a recommandé DELORME (procédé de l'enclavement ou du tenon)[1]. Le fragment inférieur est taillé au ciseau en un tenon un peu conique bien régulier. Le fragment supérieur creusé suffisamment pour admettre à frottement 2 cent. 1/2 à 3 centimètres du tenon inférieur.

La coaptation obtenue, les fragments seront laissés en contact s'ils n'ont aucune tendance à s'écarter,

[1] DELORME. Académie de médecine, 24 août 1894.

ou réunis au contraire suivant l'un des procédés que nous verrons plus loin ; puis le périoste et les parties molles sont suturées, le pansement appliqué et le membre immobilisé dans un
appareil plâtré ou soumis à l'exten-
sion continue, suivant la région.

**Cals vicieux, difformités et
déviations par ankyloses.** —
L'ostéotomie est ici linéaire ou segmentaire, et c'est dans le second cas
une véritable résection diaphysaire.

L'*ostéotomie linéaire* peut être
transversale ou oblique, elle se pratique à la scie ou au ciseau ; la scie
est à chaine, cutellaire, plane à dos
mobile ou à lame tendue (scie de
Farabeuf). Les instruments les plus
employés sont les ciseaux et les ostéotomes de Macewen (fig. 53), de
Farabeuf (fig. 54), de Hennequin
(fig. 55), le ciseau à tranchant on-
dulé de Hennequin-Berger (fig. 56 et
57) et la scie à arbre ou rectiligne par
tension (Farabeuf) (fig. 58 et 59). La
scie à arbre est employée lorsque l'os est facilement découvert et
superficiel. La scie à chaine ou la scie de Gigli, si l'os est pro-

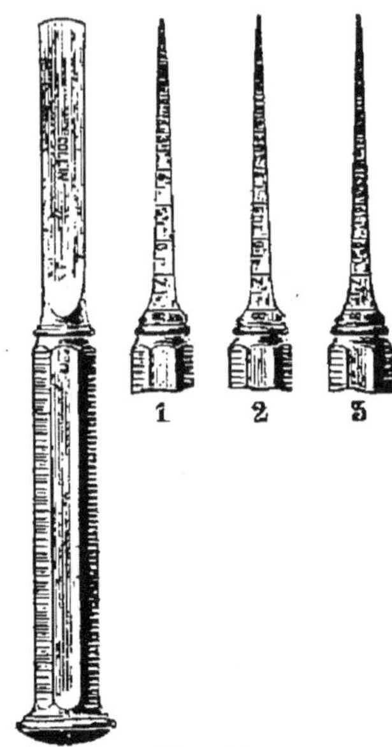

Fig. 53.
Ciseaux gradués de
Mac Ewen.

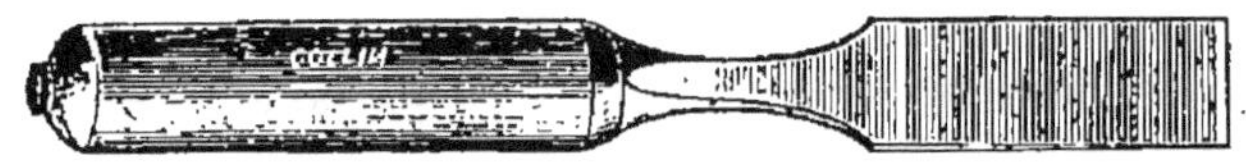

Fig. 54.
Ciseau à lame mince, de Farabeuf.

fond, peut-être utile, mais dans ce cas c'est l'ostéotome que l'on
prend de préférence.

Le maillet sera de bois dur (MACEWEN), de bois et de plomb
ou d'acier. Le maillet d'acier nous parait plus simple, et le plus
facile à manier.

Le membre à opérer repose sur un coussin de sable mouillé recouvert de compresses aseptiques, ou, à défaut de sable, sur une alèze pliée en plusieurs épaisseurs.

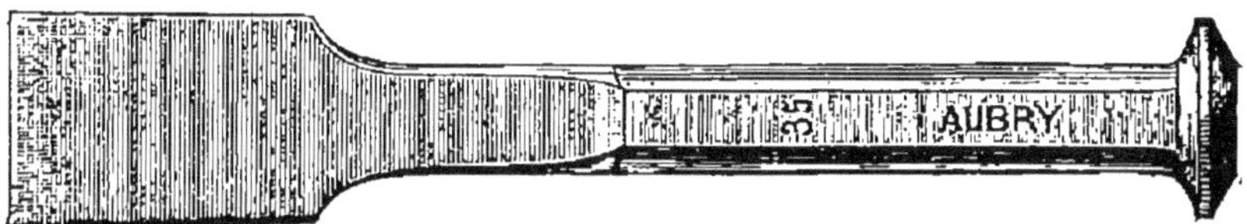

Fig. 55.
Ostéotome de Hennequin.

Ostéotomie linéaire. — Ici, la bande d'Esmarch n'est pas nécessaire. Après incision des parties molles, pour la simple sec-

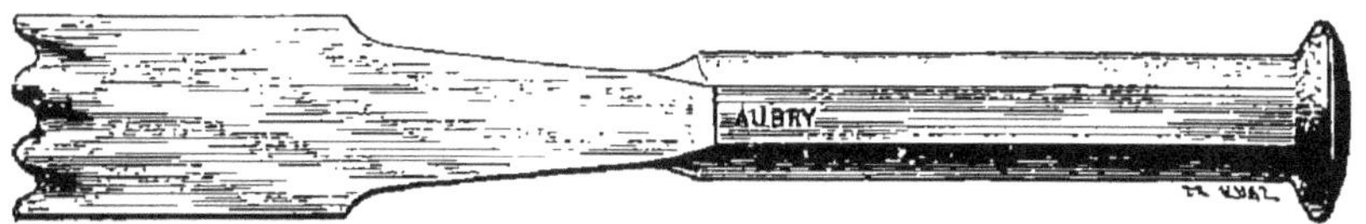

Fig. 56.
Ciseau de Hennequin-Berger pour ostéotomie (droit).

tion osseuse il est inutile ordinairement de détacher le périoste, cependant HENNEQUIN conseille de l'inciser afin de tracer d'avance le chemin que devra suivre le ciseau.

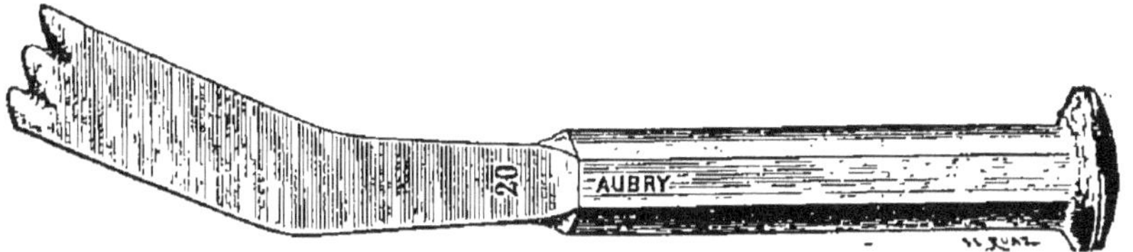

Fig. 57.
Ciseau de Hennequin-Berger pour ostéotomie (coudé).

Alors l'os est coupé au ciseau ; FARABEUF[1] expose ainsi la manière de pratiquer cette section :

[1] FARABEUF. Médecine opératoire, 8e éd., p. 940.

« Tenir ferme à pleine main, le tranchant appuyé sur la ligne d'entaille, le ciseau doit mordre sans glisser d'un dixième de millimètre. Engagé, il faut qu'il pénètre dans la *direction*

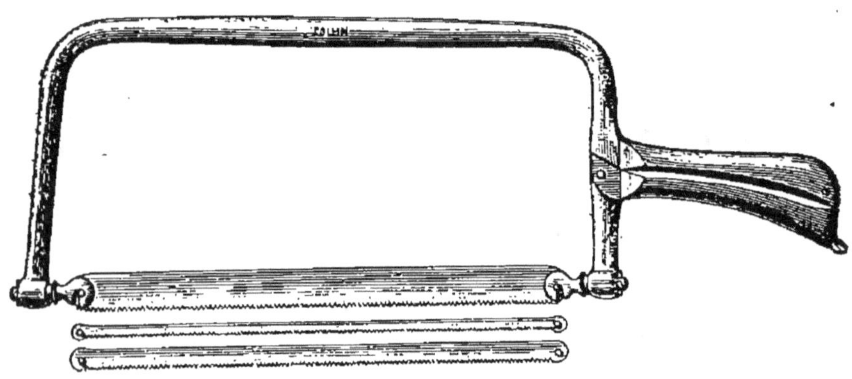

Fig. 58.
Scie à lames tournantes, de Farabeuf.

voulue, par conséquent, qu'il reste *obéissant à la main.* C'est dire qu'il ne doit pas cesser de rester mobile dans l'entaille qu'il fait, sans s'y enclaver. Donc, après chaque coup de maillet,

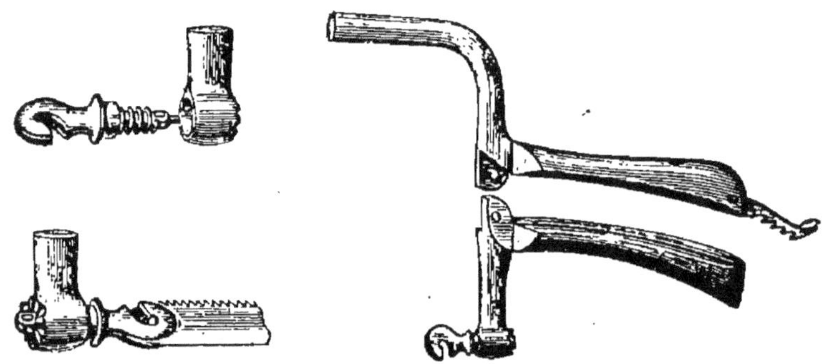

Fig. 59.
La scie de Farabeuf démontée.

la main gauche ébranle le ciseau, non pas dans le sens de son épaisseur, ce serait inefficace et dangereux, mais dans le sens de la largeur, comme pour couper l'os avec ses bords. Ne jamais frapper à tour de bras ; donner bien d'aplomb de *petits coups*

4.

secs d'un *maillet lourd ; mobiliser le ciseau après chaque coup ;* tels sont les bons préceptes. »

Ordinairement, si l'os est un peu épais, le ciseau qui taille plutôt qu'il ne coupe, s'enclave et ne peut plus avancer, il faut alors prendre un numéro moins épais, qui continue jusqu'à ce qu'il soit arrêté à son tour. Il y a ainsi trois numéros successifs et décroissants dans la série des ostéotomes de Macewen (fig. 53).

Si l'os est large, plusieurs sections seront nécessaires, le ciseau étant trop étroit ; il faudra porter son attention à bien faire toutes ces incisions dans le même plan. Ceci est facile si l'on voit ; difficile, si la section se fait au fond d'une plaie étroite, comme pour le genu valgum.

Ordinairement on n'opère pas au ciseau la section totale de l'os, mais lorsqu'on juge qu'il ne reste plus qu'une lame peu résistante, on achève l'opération par une ostéoclasie manuelle faite lentement et sans à-coup, de manière à ne pas léser les parties molles. Cette manœuvre a l'avantage de ne pas exposer le ciseau à blesser, dans la profondeur, un organe important ou les muscles voisins.

Cette ostéotomie linéaire peut se faire en deux directions principales : elle est transversale ou oblique.

Transversale. — Elle se fait comme nous venons de le voir, le trait de section étant dirigé perpendiculairement à l'axe de l'os.

Oblique (ou longitudinale). — Elle fait avec l'axe de l'os un angle plus ou moins aigu. « C'est, dit HENNEQUIN[1], la seule à employer dans les cas où on veut rendre en tout ou en partie à un levier raccourci, déformé ou non, sa longueur normale au moyen de l'extension continue. » Elle offre les avantages suivants, dans les cals vicieux du membre inférieur surtout : facilité de glissement du fragment inférieur sous l'influence d'une traction continue, surfaces de contact très étendues, facilitant la réunion par cal osseux.

[1] HENNEQUIN. *Revue de chirurgie*, 1892, p. 192.

Pour la pratiquer, après incision des parties molles linéaire ou en H avec volets rabattus, ou en U, on décolle, comme le conseille HENNEQUIN, le périoste suivant la ligne oblique décidée

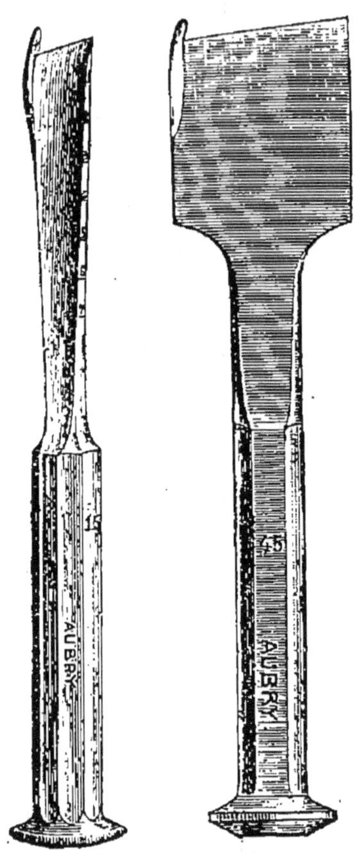

Fig. 60.
Ostéotomes à onglet
de Hennequin.

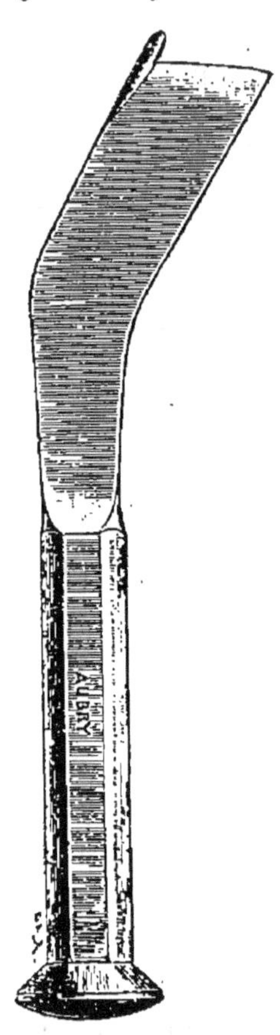

Fig. 61.
Ostéotome coudé à onglet
de Hennequin.

d'avance d'après la forme du cal et de la déviation, ou on le laisse intact avant d'attaquer l'ostéotomie. HENNEQUIN conseille de ne pas entamer l'os par l'une des extrémités de la ligne que suivra l'instrument, afin d'éviter la production d'éclats, d'esquilles, de fissures, mais à une certaine distance de ces points, qui ne

seront sectionnés qu'après qu'une grande partie de la ligne
intermédiaire aura été divisée. Alors les deux points extrêmes
seront sectionnés par l'angle de l'ostéotome tenu très incliné.
HENNEQUIN a fait construire un ostéotome à onglet (fig. 60 et
61) destiné à protéger les parties molles environnantes lorsqu'on veut sectionner complètement au ciseau et ne pas terminer
par ostéoclasie.

La section terminée, et les os suturés ou non suivant le degré
de tendance au déplacement, les parties molles recousues et le
pansement placé; on appliquera, pour cette ostéotomie destinée à produire un allongement, un appareil à extension continue.

Ostéotomie segmentaire ou résection diaphysaire. —
On a proposé un certain nombre de résections différentes destinées à corriger les déviations dues à des cals vicieux ou à des
ankyloses vicieuses, ou encore destinées à raccourcir un os trop

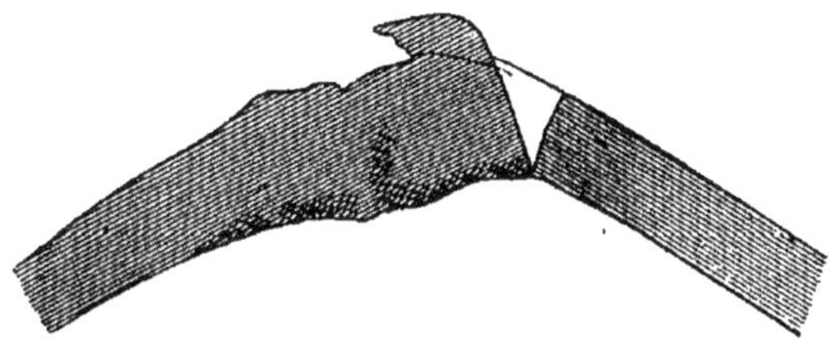

Fig. 62.
Résection cunéiforme (FARABEUF).

long sur deux os parallèles, etc., d'où les résections à forme dis-
coïde, concavo-convexe, biconcave, etc., etc. Les plus usitées sont
les résections *cunéiforme* et *trapézoïde*, les autres pourront se
faire du reste suivant les mêmes principes et nous n'indiquerons
que le manuel opératoire de l'ostéotomie cunéiforme ou trapézoïde. La technique en est indiquée par FARABEUF, dans son livre
de médecine opératoire ; nous ne pouvons mieux faire que de la
citer.

Après application de la bande d'Esmarch, incision suffisante
de la peau, écartement des muscles, la saillie osseuse est attaquée

à la scie lorsqu'elle est facilement découverte, au ciseau à défaut
de la scie.

« Le ciseau n'enlève pas un coin osseux tout d'une pièce

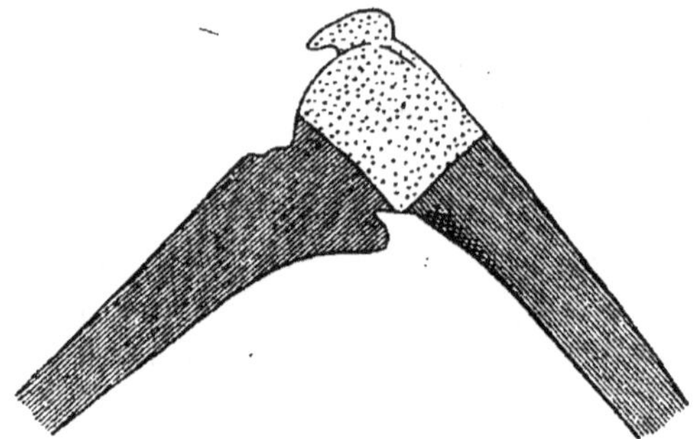

Fig. 63.
Résection trapézoïdale (FARABEUF).

tant s'en faut. Il trace d'abord, en coupant successivement de-
ci et de-là, une entaille étroite et peu profonde. Il reprend
ensuite les talus de ce petit fossé pour l'élargir et le creuser.

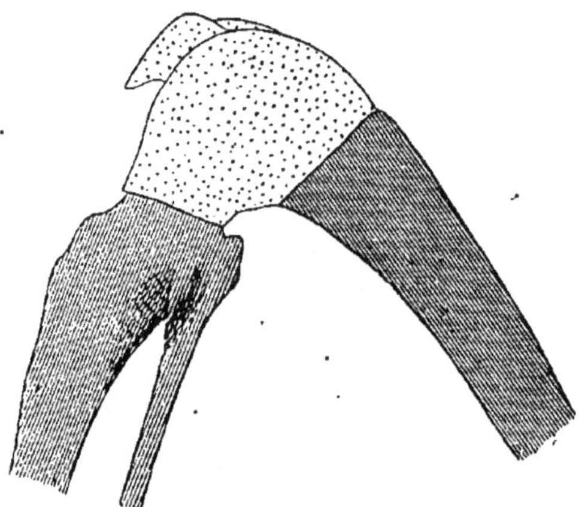

Fig. 64.
Résection trapézoïdale (FARABEUF).

Le travail est long, difficile et aléatoire, on termine rarement
les sections cunéiformes au ciseau, sans fracturer la table profonde de l'os, qui forme alors une esquille ascendante ou des-

cendante assez longue pour s'opposer au redressement et blesser les parties molles. »

Pour calculer la largeur de la base du coin, Farabeuf conseille la règle suivante : la déviation angulaire figure un compas d'ouverture variable, « il faut que vos deux traits de scie soient perpendiculaires, l'inférieur à la branche inférieure du compas, le supérieur à la branche supérieure. »

A la scie, la section est plus simple et la direction du trait plus facile à donner. Si l'on craint de léser des organes importants en achevant la section à la scie, on peut terminer chaque section par une ostéoclasie. Le deuxième trait de scie sera donné pendant qu'un davier fixera le coin scié d'un côté déjà.

Le coin, ou le trapèze coupé de la même façon, enlevé, le membre est redressé, les surfaces de sections retouchées au ciseau si besoin, puis le tout terminé comme dans l'ostéotomie linéaire.

Nous verrons du reste ultérieurement les applications particulières, suivant les régions, de ces diverses ostéotomies et résections.

Suture osseuse. — La réunion osseuse comprend plusieurs procédés :

1° La ligature simple ;
2° La suture, simple ou unie à la ligature ;
3° L'enchevillement ;
4° La prothèse osseuse.

Ligature. — Dans une pseudarthrose, après une ostéotomie ou une résection, les os étant rapprochés, on veut les réunir pour empêcher tout déplacement.

Pour cela, un fil peut être passé autour des fragments sans les traverser, si la solution de continuité est oblique; c'est la ligature simple. Le fil peut être une soie ou un catgut, mais ces substances tiennent mal; c'est ordinairement un fil métallique qui convient. De tous les métaux, l'argent est le plus employé; malléable, facile à désinfecter, non oxydable, il est suffisamment résistant si on ne le prend pas trop mince.

Le fil est passé autour de l'os à l'aide d'une aiguille mousse ou d'une pince, ou de l'aiguille à ressort qu'a fait faire Tuffier[1] (fig. 65) et qui fait spontanément le tour de l'os sans perdre le contact osseux ; puis, il est serré et tordu sans violence. Mais pour que la ligature tienne il est bon de pratiquer au ciseau, à la gouge, à la pince gouge, ou à l'aide d'une lime (Tuffier) (fig. 66), deux encoches en deux points diamétralement opposées de l'os et non situés sur le même plan perpendiculaire à l'os (fig. 67). Le fil accroché aux encoches est alors placé obliquement par rapport à l'axe osseux et dans un sens contraire à celui de la fracture (fig. 68 et 69).

La ligature simple pendiculaire à l'os peut être double, les deux anses étant réunies par deux fils longitudinaux, c'est la ligature de Dollinger (fig. 70).

En général il est préférable de traverser les fragments, à moins qu'ils ne soient trop fragiles, et de faire une suture, souvent complétée par une ligature.

Fig. 65.
Aiguille à ressort pour ligature osseuse, de Tuffier.

Suture. — Pour faire la suture il faut d'abord percer des trous dans les fragments osseux, puis passer des fils dans ces trous et les lier suivant différents modes.

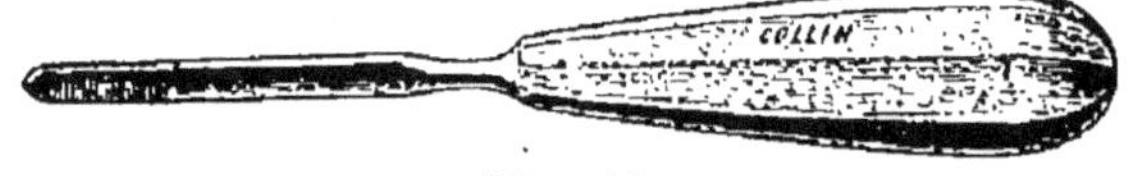

Fig. 66.
Lime pour tailler une encoche osseuse (Tuffier).

Les trous se percent à l'aide de perforateurs variés dont nous

<hr>

[1] Tuffier. *Bulletin de la Société de Chirurgie*, 1899, p. 952. *Presse méd.*, 1900, octobre p. 293. Dujarier, Thèse de Paris, 1900, p. 30.

citons plusieurs modèles : le perforateur simple de Champion-

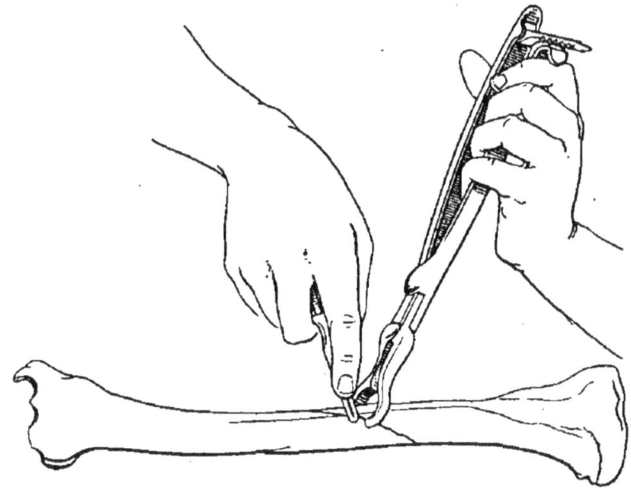

Fig. 67.
Manière de faire une encoche osseuse avec la lime (TUFFIER).

nière (fig. 71), le perforateur de Lannelongue, le perforateur de

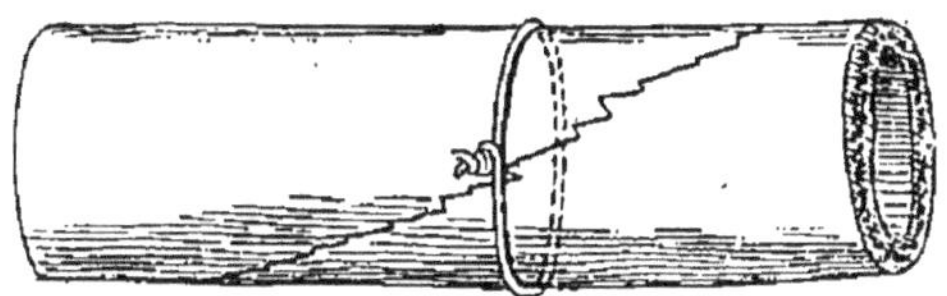

Fig. 68.
Ligature osseuse simple, insuffisante.

Collin (fig. 72), celui de Hennequin (fig. 73). A l'aide de ces

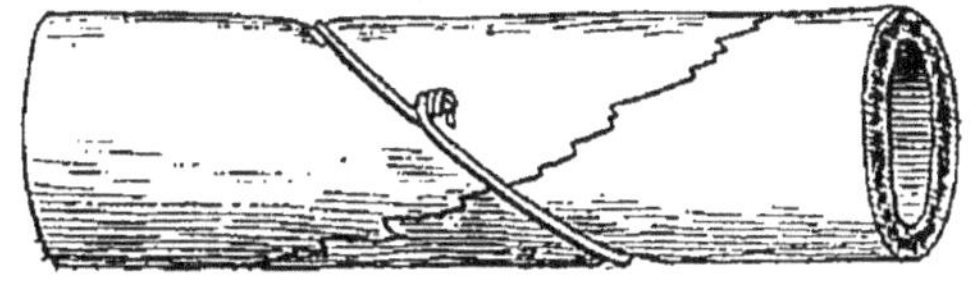

Fig. 69.
Ligature osseuse avec encoches.

instruments manœuvrés à la main ou avec une manivelle, le trou est fait doucement, obliquement par rapport à la surface osseuse vers la surface de fracture ou au contraire perpendiculairement à l'os et le traversant de part en part.

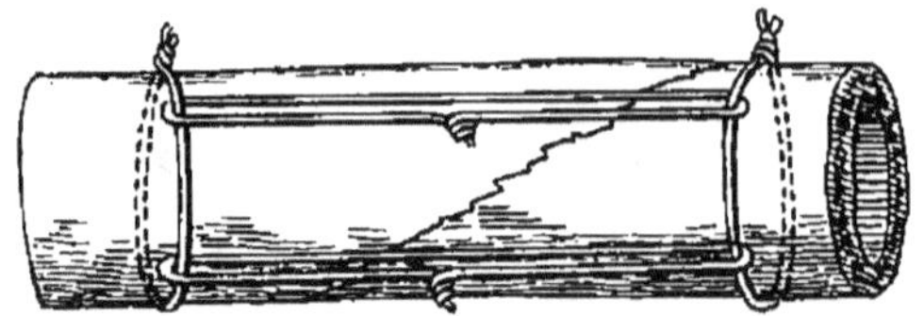

Fig. 70.
Ligature osseuse de Dollinger.

Si le fil ne prend que le tissu compact, il faut faire plusieurs sutures (au moins deux), sans quoi les fragments restent mobiles l'un sur l'autre (fig. 74). Si le fil traverse les deux fragments de part en part (fig. 75), un seul fil suffit.

Pour passer ce fil, les perforateurs sont munis d'un orifice ou

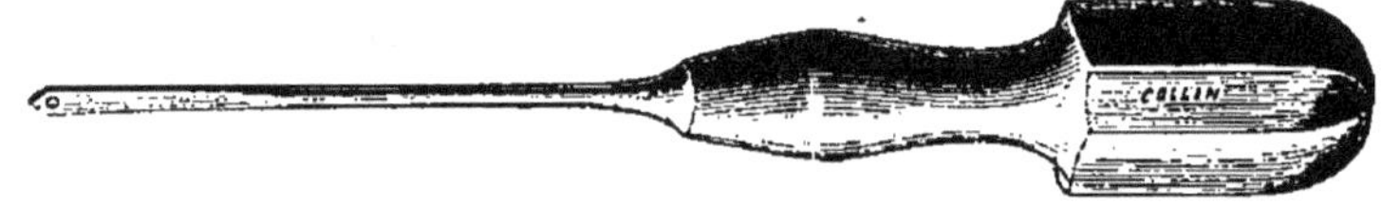

Fig. 71.
Perforateur à os de Championnière.

d'une encoche qui permet de l'attirer à travers les trous, après qu'ils ont été percés.

Les trous ayant été percés d'après la disposition de la suture que l'on veut exécuter, le ou les fils sont passés, puis serrés jusqu'à contact complet des fragments, et enfin tordus.

Autrefois on comptait soigneusement le nombre de tours de torsion afin de détordre facilement plus tard lorsqu'on devait enlever le .fil. Aujourd'hui on laisse ordinairement le fil, à demeure, perdu dans les tissus. Si un accident infectieux survient, si le fil n'est pas toléré, il faudra inciser de nouveau plus tard pour l'extraire.

Outre la suture simple que nous avons vue tout à l'heure, on

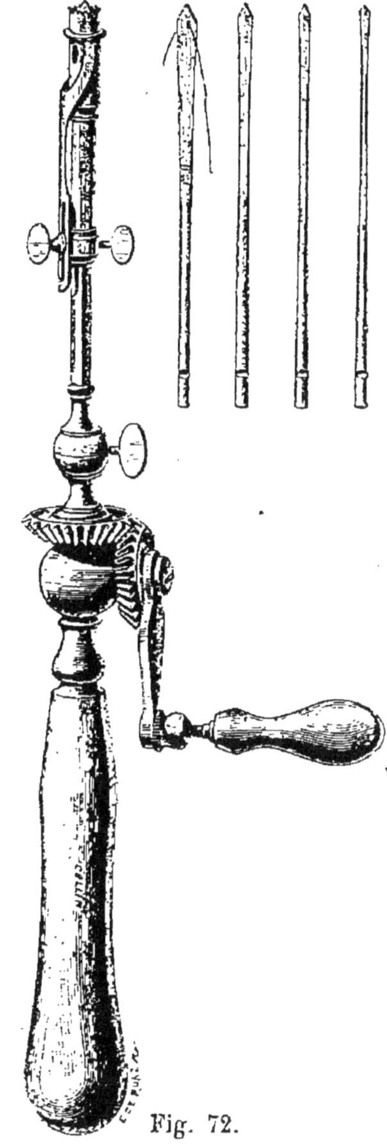

Fig. 72.

Perforateur Collin pour suture
osseuse.

en a préconisé un grand nombre d'autres, dont nous indiquerons les plus employées :

Dans la suture de HENNEQUIN [1], les extrémités *taillées en biseau* sont traversées une ou deux fois, perpendiculairement ou obliquement, par un fil métallique double formant boucle d'un côté. Les deux chefs du fil sont tordus sur eux-mêmes seulement dans l'intérieur du canal osseux, puis les bouts séparés sortant sont écartés en sens contraire de façon à contourner l'os de chaque côté, à l'étreindre dans un cercle dont chaque chef forme la moitié de la circonférence (fig. 76).

Chaque chef est alors introduit dans la boucle, chacun dans une direction opposée, et les extrémités libres sont, après forte traction, tordues plusieurs fois sur elles-mêmes.

La suture de SENN est du même genre, mais les deux chefs du fil sont passés deux fois chacun autour de l'os, de façon à faire deux cercles métalliques au lieu d'un (fig. 77).

La suture de LEJARS [2] ou suture en cadre, consiste à percer

[1] HENNEQUIN. *Revue de Chirurgie*, 1892, p. 659.
[2] LEJARS. Chirurgie d'urgence, p. 707.

« deux trous perpendiculaires au plan de la fracture et très rapprochés de ses extrémités ; on prend une anse de fil d'argent et dans chacun des orifices on fait passer l'un des bouts, c'est le premier temps (fig. 78).

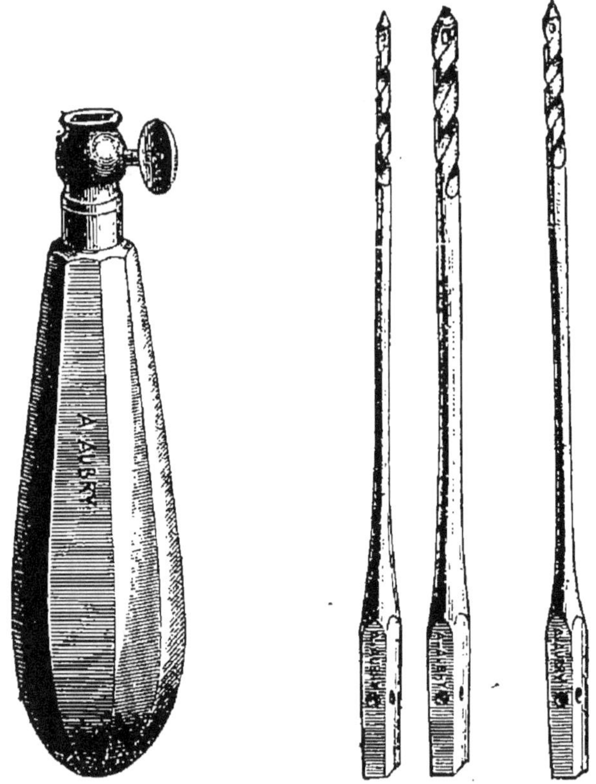

Fig. 73.
Perforateur de Hennequin.

« L'anse médiane est alors coudée, recourbée au contact de l'os et ramenée en arrière et au-dessous de lui, jusqu'aux points d'émergence inférieure des deux bouts libres du fil (fig. 79). Ces deux bouts libres passent en arrière et au-dessous d'elle, la chargent pour ainsi dire et, à leur tour, sont infléchis sur l'os et ramenés en avant et au-dessus de lui. C'est le second temps.

Enfin (troisième temps) chacun d'eux glisse en sens inverse

sous les courbures de l'anse, à son émergence supérieure, puis
on les rapproche et on les tord (fig. 80). »

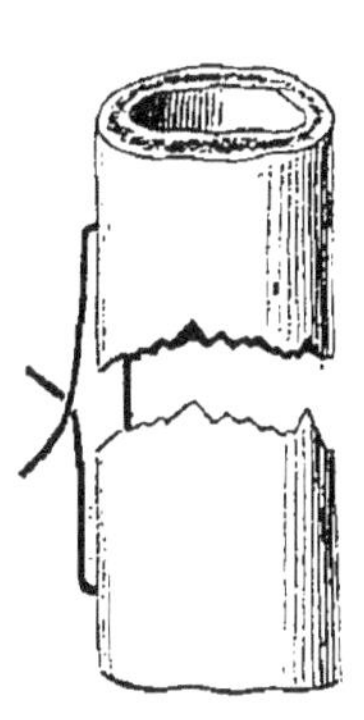

Fig. 74.
Suture osseuse
insuffisante.

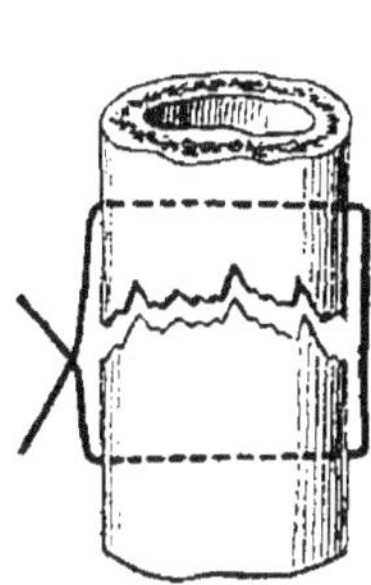

Fig. 75.
Suture osseuse
simple.

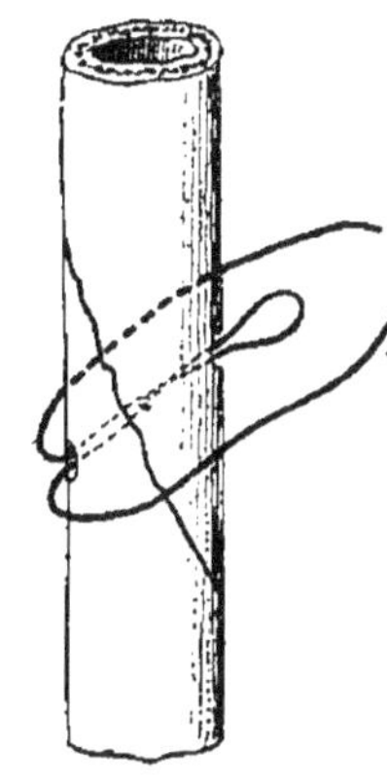

Fig. 76.
Suture osseuse double
de Hennequin.

Du reste il faut bien savoir qu'en général ces ligatures et
sutures sont fort difficiles à appliquer, que l'on tourne difficilement autour des os et que le plus souvent on fera comme on
pourra, copiant au mieux un des modèles de suture.

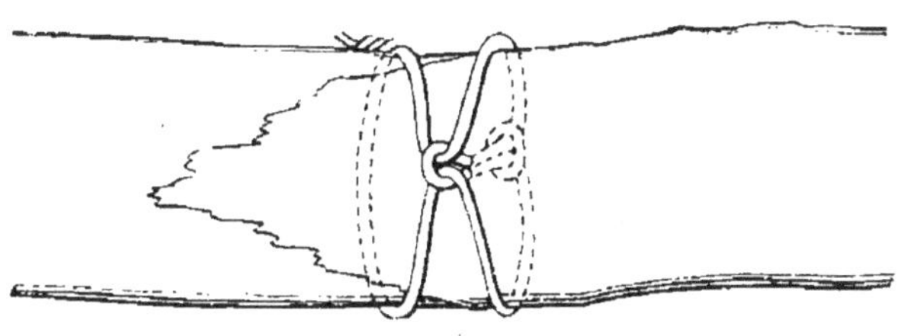

Fig 77.
Suture de Senn.

La suture terminée, le fil tordu et coupé, la portion tordue
sera martelée, aplatie sur l'os et recouverte de périoste
suturé.

Enchevillement. — On peut encheviller de deux façons : soit
remplacer le fil précédent par une tige rigide, les deux os en-

cloués sont unis; soit fixer une tige dans le canal médullaire de l'un et l'engainer ensuite dans l'autre.

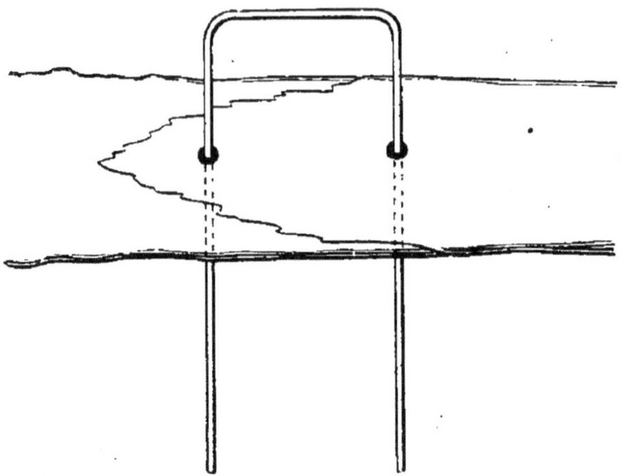

Fig. 78.
Suture de Lejars (1ᵉʳ temps).

L'enchevillement transfragmentaire peut se faire avec des clous

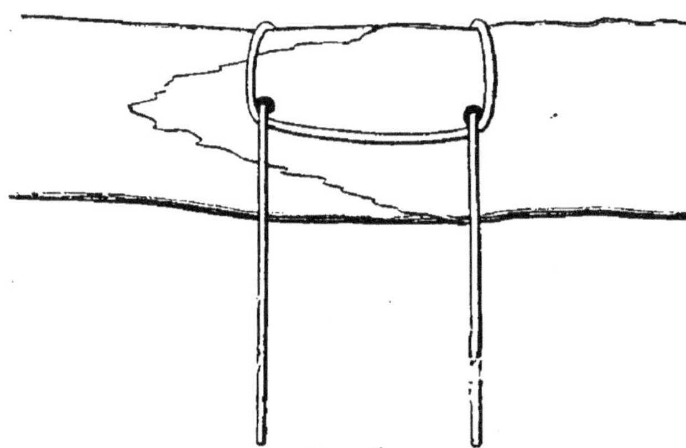

Fig. 79.
Suture de Lejars (2ᵉ temps).

ou des vis métalliques (fig. 81) (acier, argent, plomb, etc.), ou avec des tiges d'ivoire ou d'os. Aujourd'hui, on se sert surtout de

5.

chevilles d'ivoire préparées d'avance, bouillies et conservées dans l'alcool, ou d'os. Les chevilles d'os peuvent être faites d'*os frais*

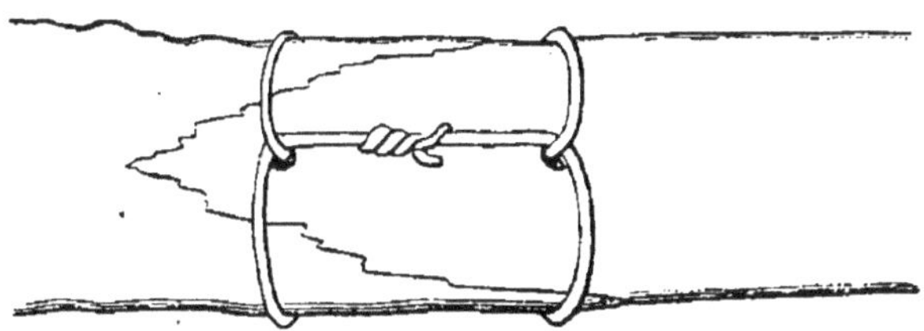

Fig. 80.
Suture de Lejars (3ᵉ temps).

récemment taillées, dégraissées dans l'éther, et bouillies pendant trois quarts d'heure dans l'eau phéniquée forte ou autoclavées et enfin conservées dans l'alcool.

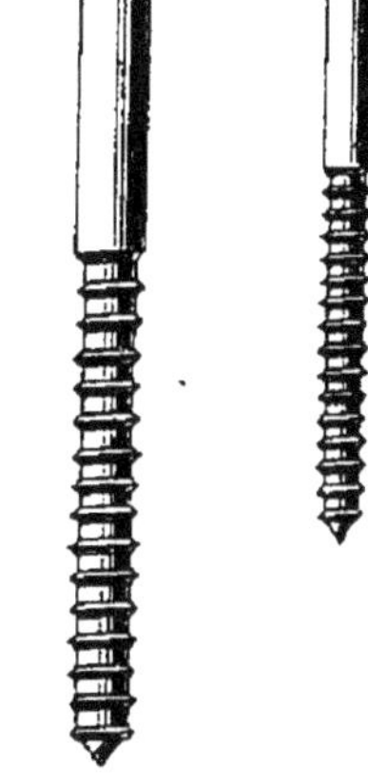

Fig. 81.
Vis d'acier argenté, grandeur naturelle, pour enchevillement (LANE).

On peut aussi les faire en *os décalcifié*, préparé comme nous le verrons plus loin (voir greffes osseuses), mais elles ne peuvent servir à l'enchevillement des pseudarthroses, elles sont molles et flexibles et ne pourraient servir de tuteur. On les emploie surtout comme greffes pour combler des cavités osseuses ou remplir un intervalle trop grand, entre deux fragments éloignés qu'on ne peut suturer, espérant ainsi activer l'ostéogenèse des débris de périoste pour reproduire le segment d'os manquant, que l'on sera peut-être plus tard obligé de suturer s'il se reforme.

Les chevilles s'emploient surtout dans les cas de sections transversales ou de fractures en rave. Le tuteur osseux choisi est enfoncé dans le canal médullaire du fragment supérieur, puis emboîté dans l'inférieur (fig. 82). Mais cette seconde partie de l'opération est délicate, car le fragment inférieur repousse l'os dans le supérieur. QUÉNU propose, pour obvier à cet inconvénient, de fixer provisoirement la tige osseuse dans le fragment supérieur par une cheville transversale. Souvent, une suture métallique est utile pour maintenir le tout en place.

Ces chevilles d'ivoire et d'os se résorbent lentement et agissent surtout comme moyen fixateur; elles n'ont pas d'influence directe sur l'otéogenèse.

Après l'enchevillement, le périoste est suturé et les parties molles sont recousues comme d'habitude.

L'enchevillement est en général d'un emploi difficile, et c'est ordinairement la suture métallique qui sera préférée, comme d'application plus aisée.

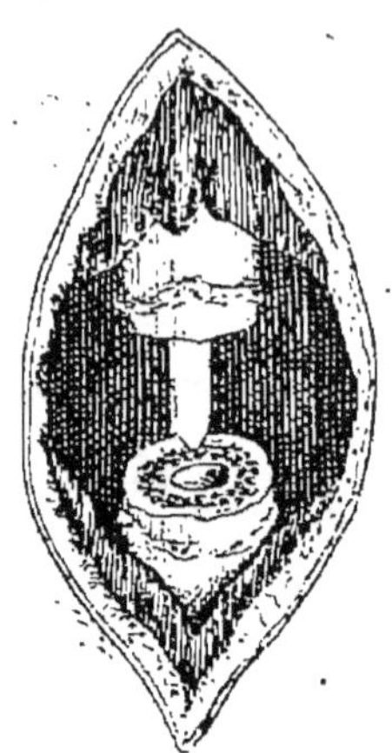

Fig. 82.
Enchevillement osseux.

Prothèse osseuse. — La prothèse osseuse consiste à immobiliser les fragments à l'aide de plaques fixées à la face externe de l'os et qui peuvent ou non en faire le tour.

SENN (fig. 83) emploie des anneaux ou cylindres d'*os de veau décalcifié* engainant les fragments.

Depuis longtemps QUÉNU, THIRIAR, SCHWARTZ, et récemment encore POTARCA (de Bucharest) ont essayé les plaques métalliques en aluminium ou en nickel. La plaque, stérilisée comme les instruments, est fixée à l'aide de vis enfon-

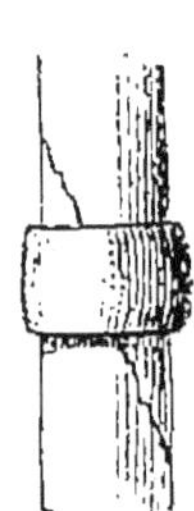

Fig. 83.
Engainement dans un anneau d'os décalcifié (SENN).

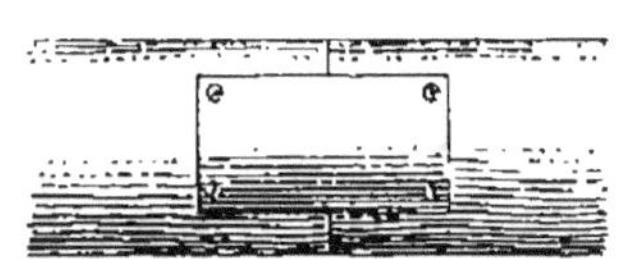

Fig. 84.
Prothèse métallique (POTARCA).

cées dans l'os (fig. 84). Pour cela, on sculpte à l'aide du ciseau et de la rugine, sur une des faces des fragments juxtaposés, une place suffisante pour l'adaptation d'une *plaque métallique* longue en moyenne de 2 centimètres et demi sur 1 centimètre de large.

Nous avons vu ailleurs que ces plaques sont difficilement supportées et sont peu employées.

On peut rapprocher de ces plaques les *agrafes de Jacoël* [1] (fig. 85) que l'on place en creusant avec une vrille des trous de

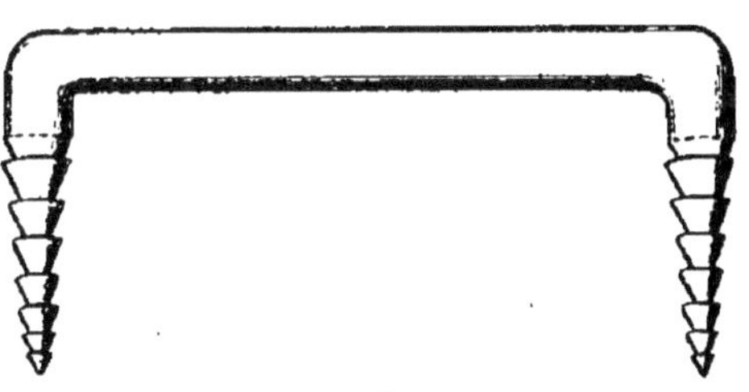

Fig. 85.

Agrafe osseuse de Jacoël.

dimension moindre que la griffe, et enfonçant ensuite l'agrafe à petits coups de marteau.

Trépanation et évidement d'un os long.— Indiquée dans l'ostéomyélite aiguë, pour les abcès osseux, la *trépanation* a pour but d'ouvrir le canal médullaire d'un os long. Les parties molles sont incisées au point malade, suivant l'axe de l'os et en un lieu qui permette d'atteindre l'os en traversant le moins de parties molles possibles, et d'éviter les gros troncs vasculo-nerveux. L'anatomie permet seule de bien choisir le lieu de l'incision.

Les parties molles écartées et l'hémostase faite (si la bande d'Esmarch n'a pas été mise, et il est important de ne pas s'en servir surtout dans les cas aigus, voir *Thérapeutique chirurgicale*), l'opérateur incise le périoste suivant la même ligne et le décolle à la rugine sur une étendue suffisante pour la brèche jugée nécessaire. La couche compacte est perforée à l'aide d'un trépan à os, d'une vrille ou d'un perforateur, ou mieux encore et plus simplement à la gouge (fig. 86) et au marteau.

Le canal médullaire ouvert, il est généralement nécessaire d'agrandir la première ouverture, ce que l'on fait facilement avec la gouge à main de Legouest, ou une pince-gouge ou encore

---

[1] Dujarier et Jacoel. *Société anatomique*, 1901, p. 651.

à la gouge et au maillet; enfin la cavité est généralement grattée et nettoyée à la curette tranchante (fig. 87).

Si l'abcès est étendu, ou si dans une inflammation osseuse chronique il est nécessaire d'ouvrir largement, il faut pratiquer l'*évidement* de l'os, soit en prolongeant de même peu à peu l'ouverture déjà pratiquée, soit, comme le conseillent FORGUE et RECLUS, en découpant d'un trait continu, à la scie du polytriteur (malheureusement difficile à maintenir aseptique), des bandes osseuses par deux sections parallèles. Aux deux limites de la bande, on fait sauter à coups de ciseau les deux petits côtés; d'un effort d'élévation, on peut enlever d'une pièce le couvercle osseux de la cavité.

Extraction des séquestres.
— C'est de la même façon qu'on ira à la recherche d'un séquestre et, qu'ayant mobilisé celui-ci, on pourra l'extraire en un ou plusieurs morceaux sans qu'il soit nécessaire d'ouvrir en entier la cavité qui le contenait. On peut ainsi enlever par une extrémité de la dia-

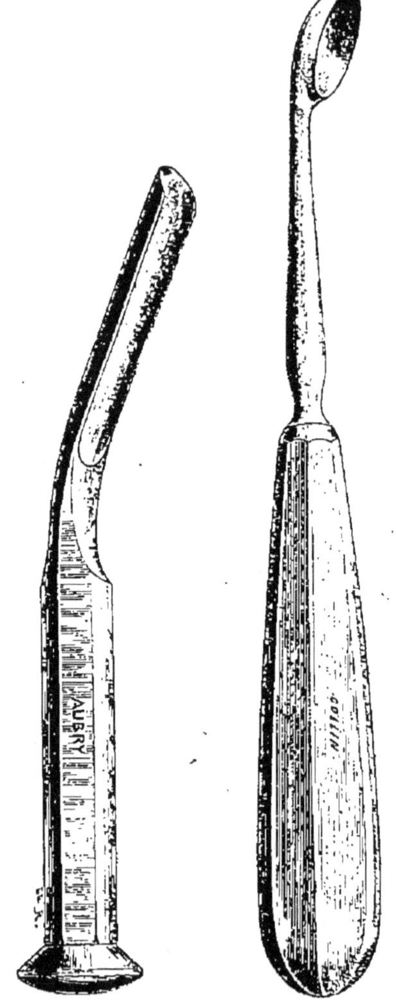

Fig. 86.
Gouge coudée de
Hennequin.

Fig. 87.
Curette de
Volkmann.

physe d'un os long largement ouvert, un long séquestre représentant l'ancienne diaphyse, nécrosée et engainée dans un os de nouvelle formation.

La cavité vidée, curettée et nettoyée, il suffit de la bourrer de
gaze aseptique, légèrement tassée pour arrêter le suintement
sanguin, ou d'avoir recours à un des procédés de réparation que
nous allons maintenant étudier.

Greffe osseuse et remplissage des cavités osseuses. —
Il n'est pas question ici des résections temporaires applicables
au crâne ou à la face et dont nous parlerons en étudiant ces
régions, mais des moyens propres à combler un intervalle entre
deux segments osseux (pseudarthroses), ou à remplir, pour la
fermer, une cavité osseuse résultant d'un évidement ou de
l'extraction d'un séquestre, et éviter ainsi la longueur de la
réparation laissée à elle-même.

Un certain nombre de moyens différents ont été tentés avec
des succès variables :

1º Mobilisation d'un lambeau osseux laissé adhérent aux parties molles, véritable ostéoplastie ;

2º Greffes d'os vivant ;

3º Greffes d'os mort ;

4º Obturation par corps étrangers et plombage des os.

*1º Mobilisation d'un lambeau ostéo-cutané. Ostéoplas-
tie.* — NEUBER, à la clinique d'ESMARCH, et JULIUS ALDOFF propo-
saient de combler la cavité osseuse à l'aide des parties molles et
de la peau bordant la brèche, en décollant au besoin les parties
molles, mais on arrive ainsi difficilement à recouvrir les parois.

OLLIER [2] conseille de détacher de la face antérieure du tibia un
lambeau ostéo-cutané qu'on déplacera de manière à l'introduire
dans le fond de la cavité. « Dans ce but, on mobilisera complètement une des parois osseuses avec la scie ou le ciseau et on le
taillera en un ou deux lambeaux selon la disposition des parois.
Le détachement de fragments osseux multiples qu'on laisserait
partiellement adhérents et qu'on repousserait vers le centre de
la cavité, pourrait aussi réussir ; mais en raison de l'asepsie

<hr>

[1] NEUBER ET J. ALDOFF. *Société médicale* de Berlin, 22 janvier 1890.

[2] OLLIER. Traité des Résections, t. III, p. 472.

souvent imparfaite dont sont susceptibles ces parties autrefois envahies par la suppuration, on risquerait de les voir se nécroser. »

LUCKE[1] a comblé des pertes de substance du fémur en repoussant dans la cavité des lambeaux osseux pris sur l'os lui-même et détachés avec le ciseau.

BIER[2], sous le nom de *nécrotomie ostéoplastique*, fait sur la longueur de la face interne du tibia, d'un épiphyse à l'autre, une incision comprenant toute l'épaisseur des téguments y compris

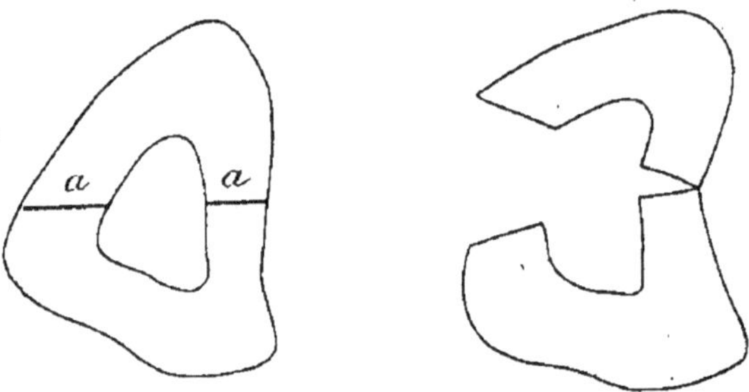

Fig. 88.
Ostéoplastie de Bier (thèse de Bélissent).

le périoste, puis à ses deux extrémités deux autres incisions très petites, perpendiculaires à la direction de la première et se portant en dehors. Avec le ciseau et le maillet, et sans relever le lambeau cutané, il pratique sur la face interne du tibia une fente longitudinale (*a*) qui ouvre le canal médullaire (fig. 88) et permet de fendre également sa paroi opposée. Il ne reste plus qu'à donner un coup de ciseau en haut et en bas pour mobiliser ce grand volet ostéo-cutané et le transformer en une sorte de couvercle qu'on soulève avec la gouge faisant levier. Le canal médullaire ainsi ouvert est débarrassé des sequestres, du pus, et nettoyé, puis le couvercle est rabattu et la plaie cutanée suturée. En haut et en bas on laisse un drain pénétrant dans le canal médullaire.

[1] LUCKE. *Centralblatt für Chirurgie*, 1889, p. 885.
[2] BIER. *Arch. f. Klin. Chir.*, 1892, p. 121.

Curtillet[1] a publié deux succès obtenus par cette méthode. Schulten[2] et Forgue[3], modifient le procédé en enlevant complètement une bande osseuse comme pour une séquestrotomie

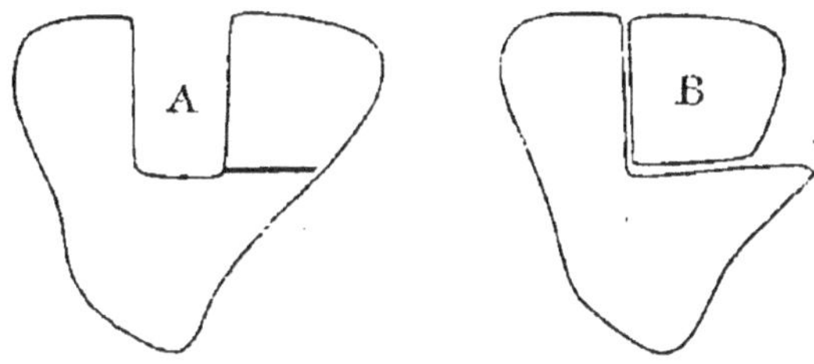

Fig. 89.

Ostéoplastie de Schulten et Forgue (thèse de Bélissent).

ordinaire, puis ils taillent dans la paroi osseuse restante (fig. 89), à l'aide du ciseau, un pont osseux (B) qu'ils refoulent dans la cavité (A) contre la paroi opposée, en ménageant le périoste.

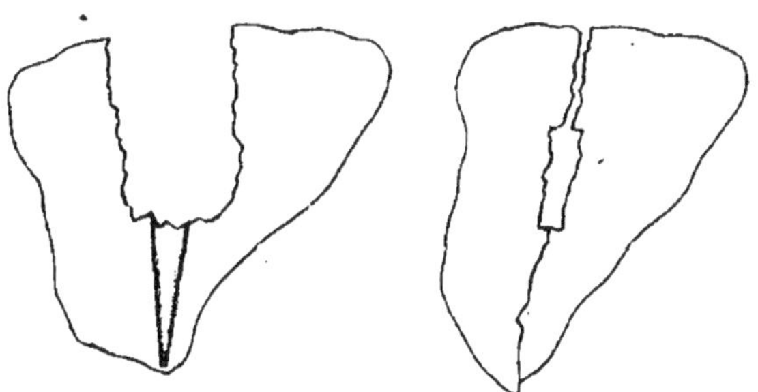

Fig. 90.

Ostéoplastie de Jaboulay (thèse de Breuil).

C'est analogue, du reste, à ce qu'avait déjà conseillé Ollier, et ce que recommande Jaboulay[4] qui cherche ainsi à « rétrécir la surface circulaire du tibia pour la rendre moins ample que

[1] Curtillet. *Gazette des Hôpitaux*, 4 avril 1895, n° 41, p. 401.

[2] Schulten. Congrès des chirurgiens du Nord, 1893.

[3] Forgue et Reclus. Thérapeutique chirurgicale, t. I, p. 618.

[4] Jaboulay. *Archives provinciales de Chirurgie*, 1894 et Thèse de Breuil, Lyon, 1894.

ne l'est sa couverture cutanée », et cela en mobilisant une des parois de la brèche osseuse sans la détacher des téguments (fig. 90), pour la refouler dans la cavité, combler celle-ci et rétrécir l'os.

2° *Greffes d'os vivant*. — OLLIER classe ces greffes de la façon suivante :

a. *Greffes autoplastiques*, dans lesquelles le transplant est pris sur le sujet lui-même, dans une autre région du corps.

b. *Greffes homoplastiques*, dans lesquelles le transplant est sur un sujet différent, mais de la même espèce.

c. *Greffes hétéroplastiques*, où le transplant vient d'un sujet d'espèce différente.

Pour OLLIER, les troisièmes disparaissent rapidement et les deux premières peuvent réussir. Cependant quelques exemples existent de greffes hétéroplastiques prises et persistantes (RICARD) [1], et les expériences de MOSSÉ [2] sur les animaux montrent que ces greffes peuvent prendre et se vasculariser.

D'autre part, souvent les greffes autoplastiques elles-mêmes se résorbent.

Pour pratiquer les greffes autoplastiques ou homoplastiques on pourra prendre des *greffes massives*, un seul morceau d'os remplissant la cavité. Elles sont moins bonnes et plus difficiles à obtenir que les *greffes fragmentaires* (MAC EWEN) dans lesquelles le transplant est divisé en petits fragments qu'on dissémine ou qu'on entasse dans le lieu où l'on veut reconstituer une colonne osseuse. Il faut avoir soin de conserver le périoste sur ces fragments d'os. OLLIER conseille de donner aux fragments les dimensions suivantes : 2 centimètres de long sur 1 centimètre de large et 6 à 8 millimètres d'épaisseur.

En tous cas, on sait que ces greffes finissent par se résorber et n'agissent pas en reformant l'os lui-même, mais d'abord comme pièce de soutien, puis par « action de présence », en irritant le périoste et activant l'ostéogenèse.

Ces greffes seront prises soit sur la crête du tibia du même sujet

[1] RICARD. *Gazette des Hôpitaux*, 3 février 1891, n° 14, p. 121.

[2] MOSSÉ. Académie de médecine, octobre 1895.

ou d'un sujet rachitique, soit sur un os provenant d'une amputation récente, à condition qu'il soit sain.

Le moment le meilleur pour appliquer ces greffes fragmentaires est, d'après PONCET[1], pendant la période de réparation, alors que les bourgeons charnus sont de bonne nature, vasculaires et rosés.

Il est indispensable, pour que ces greffes soient tolérées, que l'opérateur ait soin de se conformer aux règles de l'asepsie la plus rigoureuse.

3° *Greffes d'os mort* — La difficulté de se procurer les greffes d'os vivants, leur rôle de simple excitant ont fait tenter de les remplacer par de l'os mort plus facile à avoir, à préparer, à aseptiser. SENN est le premier qui ait essayé l'os décalcifié, étudié depuis par BUSCARLET.

Les fragments ou chevilles d'os décalcifié, préparés comme nous l'indiquons, sont tassés dans la cavité comme les fragments d'os vivant.

Pour préparer les *chevilles d'os décalcifié*, on taille dans le tissu compact de la diaphyse du fémur ou du tibia d'un bœuf très frais, des bâtonnets de longueur et d'épaisseur variées, en ayant soin d'enlever le périoste et le tissu spongieux. Le tout est fait le plus proprement possible. On immerge alors ces chevilles dans de l'acide chlorhydrique à 10 p. 100 en flacon fermé, et l'on change le liquide tous les jours.

Une à quatre semaines sont nécessaires pour la décalcification absolue, huit jours suffisent en pratique. La décalcification est suffisante lorsqu'une épingle traverse l'os de part en part.

On enlève alors l'acide en lavant à l'eau et en plongeant dans une solution faible de potasse caustique, puis on immerge les chevilles dans une solution de sublimé à 1 ou 2 p. 100 pendant quarante-huit heures. On les conserve ensuite, tant que l'on veut, dans une solution saturée d'éther iodoformé.

Pour se servir de ces chevilles décalcifiées, on les essuie avec une compresse de gaze aseptique, on les plonge dans l'alcool

---

[1] PONCET. Congrès de Chirurgie français, 1886.

pour enlever l'excès d'éther et d'iodoforme, puis on les laisse dans le sublimé à 1/2000 ou dans l'eau phéniquée faible [1].

4° Obturation par corps étrangers et plombage des os. — L'os vivant ou mort ne servant que pendant un temps limité, étant destiné à disparaître, on a recherché à le remplacer par des corps étrangers plus faciles à se procurer [2] : éponge, gaze, coton, soie, catgut, moelle de sureau. Mais les résultats sont peu encourageants, malgré un beau succès communiqué par DIEUZAIDE [3], et obtenu avec de la gaze iodoformée.

On a aussi cherché à combler les cavités osseuses par des substances coulées dedans [4], comme pour le plombage des dents. DREESMANN a employé une pâte préparée à l'aide d'eau phéniquée à 5 p. 100 et de plâtre.

La cavité osseuse, vidée et curetée, est d'abord stérilisée. Pour cela on la remplit d'huile d'olive que l'on fait chauffer en y plongeant et y maintenant quelques instants la pointe rouge du thermocautère. Puis on essuie et on verse le plâtre.

MAYER emploie l'amalgame de cuivre des dentistes. E. MARTIN, la gutta-percha.

La grande difficulté réside dans l'impossibilité de la stérilisation absolue de la cavité osseuse et de la substance employée, aussi le plus souvent ces amalgames et ces ciments sont-ils éliminés tôt ou tard.

De tous ces procédés, ceux auxquels on s'adressera de préférence pour combler l'intervalle des fragments ou les cavités osseuses, sont les greffes osseuses vivantes ou mortes, et, dans certains cas spéciaux, les ostéoplasties.

[1] BUSCARLET. Thèse de Paris, 1891.

[2] DUPLAY et CAZIN. *Semaine méd.* 1892, p. 298 et *Archives gén. de méd.* nov. 1892.

[3] DIEUZAIDE (DE LECTOURE) XXIe Congrès de l'Assoc. franç. pour l'avanc. des sciences. Paris, 15 septembre 1892.

[4] HEYDENREICH. Le plombage des os, *Semaine méd.*, février 1895, n° 7, p. 53.

CHAPITRE III

OPÉRATIONS SUR LES ARTICULATIONS, LES MUSCLES, LES TENDONS

ARTICULATIONS

Les opérations que l'on peut pratiquer sur les articulations sont :

La *ponction* articulaire.

L'*arthrotomie*, qui est l'ouverture de l'articulation.

L'*arthrectomie* ou *synovectomie*, qui est l'extirpation des parties molles constituant l'articulation : synoviale et ligaments, sans toucher aux os.

Les *résections* typiques et atypiques (grattage, évidements) qui consistent dans « l'extirpation d'une portion du squelette (extrémités osseuses articulaires dans le cas particulier) sans sacrifice notable des parties molles » (FARABEUF).

L'*arthrodèse* ou ankylose opératoire d'une articulation sans sacrifier les extrémités osseuses.

Enfin les *désarticulations*.

Il est évidemment impossible de décrire en général le manuel opératoire de ces opérations, celui-ci variant avec chaque articulation. C'est donc en décrivant la chirurgie opératoire des régions et des membres que nous en parlerons.

Seules la *ponction* et *l'arthrotomie* peuvent être décrites ici, le manuel étant le même dans ses grandes lignes, et le siège de la ponction ou de l'incision étant facilement déduit des connaissances anatomiques et du manuel des autres opérations articulaires. Nous renvoyons donc pour les arthrectomies, résections et arthrodèses aux régions où se pratiquent ces opérations.

Pour les désarticulations, nous ne pouvons faire mieux que

de renvoyer au livre de FARABEUF où ces opérations sont décrites avec le soin et la précision que l'on connaît.

Quelques principes ou plutôt conseils généraux pourraient être donnés pour les résections articulaires, nous ne pourrions encore ici, au point de vue opératoire, que copier les « généralités » écrites sur ce sujet par FARABEUF dans son précis de manuel opératoire (p. 683, 4° édition, 1893-1895).

Quant aux soins consécutifs à l'opération, ils varient avec chaque résection, avec le but que l'on se propose, et ils devront être indiqués plus loin pour chacune d'elles.

Ponction articulaire. — Indiquée dans les hémarthroses récentes et dans certaines arthrites séreuses (voir *Thérapeutique chirurgicale*), la ponction n'est applicable qu'à certaines articulations peu profondes (épaule, coude, poignet, genou, tibio-tarsienne) et est rendue simple par là distension des culs-de-sac de la synoviale.

Le lieu choisi est, en général, le cul-de-sac le plus saillant et le plus superficiel. En présence d'un sujet pusillanime, une pulvérisation au chloro-éthyle suffira pour anesthésier la peau ; il est rare qu'on ait besoin d'endormir le malade.

L'articulation entière est savonnée, frottée, lavée à l'éther et à l'alcool comme pour une résection, les mains de l'opérateur sont de même nettoyées avec le plus grand soin ; une faute d'asepsie peut en effet transformer l'épanchement en abcès.

Toutes ces précautions étant prises, l'opérateur refoule de la main gauche la synoviale distendue de façon à la faire saillir au maximum à l'endroit désigné, et perfore d'un seul coup les parties molles périarticulaires à l'aide d'un trocart assez gros (n° 3 ou n° 4 de l'appareil Dieulafoy), jusqu'à ce qu'il sente la pointe libre dans l'articulation. Il est inutile, après ce que nous avons dit, de rappeler que les différentes pièces du trocart (aiguille, gaine, armature pour le tube en caoutchouc) doivent avoir été bouillies ou flambées au préalable.

L'aiguille retirée, le liquide s'écoule grâce à l'aspiration et au refoulement provoqué par la main gauche. En cas d'arrêt brusque indiquant l'oblitération de la lumière de la canule, la mobilisation de celle-ci, avec l'introduction d'un mandrin, rétabliront l'écoulement.

L'articulation vidée, un pansement aseptique, sera appliqué, sans collodion, et recouvert d'un pansement ouaté compressif qui sera laissé en place six à huit jours suivant la nature et l'abondance de l'épanchement.

Des mouvements seront alors commencés et le traitement achevé par quelques séances de massage.

Arthrotomie. — L'ouverture d'une articulation (arthrites séreuses, purulentes, corps étrangers) peut se faire avec anesthésie locale cocaïnique si une seule incision est nécessaire sans recherches prolongées, et surtout si l'état du malade rend dangereuse l'anesthésie générale.

Les précautions de nettoyage du malade, des mains et des instruments et objets de pansement devront être complètement prises, même pour une arthrite manifestement purulente.

L'ouverture peut se faire par *une seule incision*, en cas de corps étranger ou d'hydarthrose simple, mais plus souvent par des *incisions multiples*.

Le siège de l'incision ou des incisions est indiqué dans chaque articulation par les notions d'anatomie (régions superficielles, éloignées des troncs vasculo-nerveux, position déclive nécessitée par le drainage), la direction sera parallèle aux tendons qui entourent l'articulation.

Au genou par exemple, où l'arthrotomie est fréquente, ce sont les côtés de la rotule qui sont choisis, ordinairement le côté externe, si l'incision est unique. En tous cas l'incision doit être large pour permettre une évacuation facile, la plaie de la synoviale doit être aussi étendue que celle des téguments, ce qui n'est pas toujours très facile, cette membrane étant souple, mobile et fuyante.

Le plus souvent, à l'incision principale, on ajoutera d'autres incisions destinées à faciliter l'évacuation et à multiplier le drainage dans tous les points.

Au genou, une longue incision de chaque côté de la rotule, à un centimètre environ de son bord, ouvre l'articulation fémorotibiale et le cul-de-sac sous-tricipital, ou deux incisions de chaque côté, une sur le cul-de-sac et une au niveau de la rotule.

Les incisions seront faites lentement plan par plan, la synoviale sera tendue à l'aide de pinces à griffes, ou de pinces de Kocher afin d'être plus facilement incisée. L'hémostase sera faite complètement avant l'ouverture de la synoviale.

L'articulation ouverte, si l'écoulement se fait difficilement, s'il existe des fausses membranes ou du pus épais, un lavage à l'eau bouillie sera nécessaire ; puis des drains seront placés dans toutes les ouvertures et fixés au bord de la plaie par un point de suture ou à l'aide d'une épingle traversant le drain. Il est *au moins inutile* d'appliquer aucune suture rétrécissant les incisions.

Les drains doivent-ils traverser de part en part l'articulation ? C'est affaire d'appréciation personnelle et surtout du degré de gravité de l'arthrite. Le drainage est ainsi mieux assuré, mais ne doit pas être maintenu longtemps sous cette forme, car il rend plus difficile le retour des mouvements après guérison.

Nous avons expliqué ailleurs qu'en tous cas le drainage ne sera maintenu que le temps jugé strictement nécessaire et que la mobilisation de l'articulation et le massage des muscles devront être commencés dès que la disparition des douleurs et la chute de la température, s'il y en avait, le rendront possible.

Après l'opération, un pansement sec aseptique simple sera appliqué et renouvelé tous les jours, tant que l'écoulement du liquide sera abondant. Enfin, dans les pansements consécutifs, à moins d'indications fournies par l'existence de concrétions et de fausses membranes, avec persistance de la fièvre, on s'abstiendra de lavages intra-articulaires. Peu à peu les drains seront raccourcis et diminués de calibre jusqu'à suppression complète, le plus tôt possible.

MUSCLES

Le médecin aura à suturer des muscles sectionnés dans une plaie accidentelle ou opératoire, ou rompus sous la peau in-

tacte ; il aura encore à faire la cure d'une hernie musculaire.
Nous avons donc à étudier :

1° La suture musculaire ou musculo-tendineuse ;

2° La cure de la hernie musculaire.

Suture. — La difficulté de la suture tient ici à la friabilité du
tissu musculaire strié et à ce que les sutures doivent être
appliquées dans le sens même des fibres contractiles. Aussi
les points séparés affrontant les surfaces mises en contact n'ont-
ils quelque chance de tenir que s'ils n'opèrent aucune traction,
si le muscle est complètement relâché.

Dans une *plaie récente*, avec une section nette, la suture
simple à points séparés, au catgut, à la soie ou au fil de lin,
aidée au besoin de quelques points en U embrassant une certaine épaisseur de tissus, suffit ordinairement, à condition de
placer, après suture de la peau, le membre dans la position de
relâchement du muscle blessé, et de l'y maintenir à l'aide d'attelles ou d'appareils plâtrés sui-
vant la région blessée.

En cas de *section* ou de *rupture
ancienne*, s'il a fallu libérer et
allonger les faisceaux musculaires
rétractés, l'affrontement est difficile, il y aura des tiraillements
sur les fils et des précautions spéciales devront être prises.

Delorme [1], dans un cas semblable, tint la conduite suivante :
« Je dégageai avec des ciseaux les
fibres musculaires (du moyen adducteur) qui, après s'être recour-

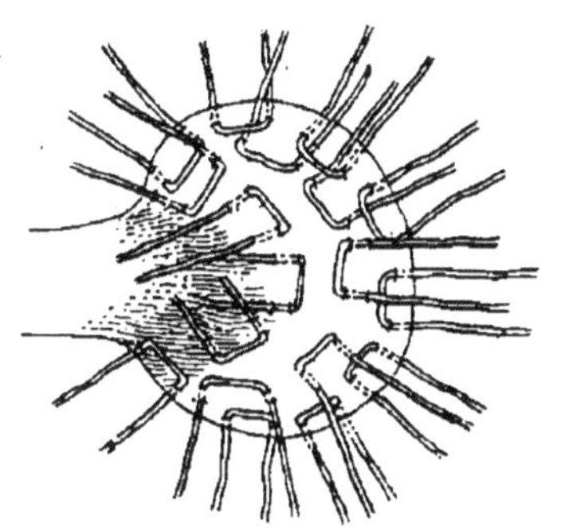

Fig. 91.

Suture d'une rupture musculaire (Delorme).

bées en demi-cercle, s'inséraient sur une corde fibreuse, et par
de nombreuses sutures de soie, disposées en étages (fig. 91), je
les fixai sur la corde et à la gangue fibreuse très résistante qui
l'entourait, les sutures les plus profondes étant assujetties

---

[1] Delorme. *Bull. de la Soc. de Chir.*, 1897, p. 250.

moins bas que les moyennes, les moyennes moins bas que les superficielles et ces dernières aussi près que possible des insertions fémorales. »

Dans une rupture ancienne du quadriceps fémoral (et c'est ici une suture musculo-tendineuse), en présence d'une rétraction considérable du muscle, Championnière[1] utilisa le procédé suivant : Il place dans le triceps, au-dessus de la rupture, un gros fil d'argent double faufilé dans le muscle, perpendiculairement aux fibres musculaires. Deux gros fils d'argent parallèles sont passés dans la rotule et vont tourner, dans le muscle, autour de cette barrière (fig. 92). Puis, ces deux fils sont bien serrés et tendus d'un point fixe osseux (la rotule), au point fixe musculaire (la barrière d'argent).

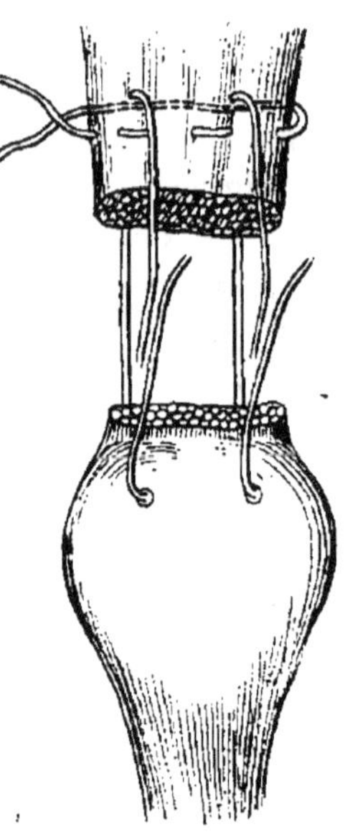

Fig. 92.
Suture métallique de L.-Championnière.

Dans l'intervalle des fils métalliques tous les débris tendineux et musculaires sont réunis entre eux par des catguts placés avec soin. Ces parties ne subissent pas de traction.

La cicatrisation s'est faite, et au bout de sept mois la radiographie a montré les fils rompus, alors que la fonction était complètement recouvrée.

Championnière indique alors que, pour assurer la permanence des fils, il faudrait employer des fils de platine.

Anastomoses musculo-tendineuses. — Ces anastomoses sont faites entre muscles paralysés et muscles sains, dans le but de rétablir la fonction du muscle paralysé (paralysie infantile). Elles ont été surtout appliquées au traitement du pied bot paralytique.

[1] Championnière. Académie de médecine, 1898, 29 mars, et *Gazette des Hôp.*, avril 1898, p. 400.

Nous n'avons pas à indiquer ici les règles qui doivent guider

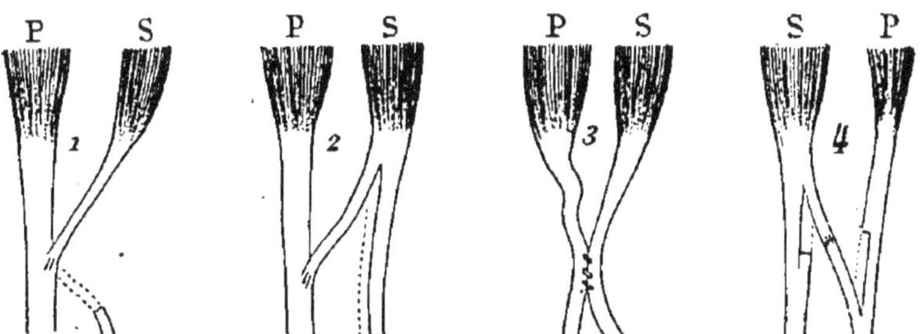

Fig. 93.

Schéma indiquant les variétés d'anastomoses musculo-tendineuses.

1, Nicoladoni. — 2, Drobnick. — 3, Parrish. — 4, Milliken.

dans le choix des muscles et tendons à anastomoser entre eux [1].

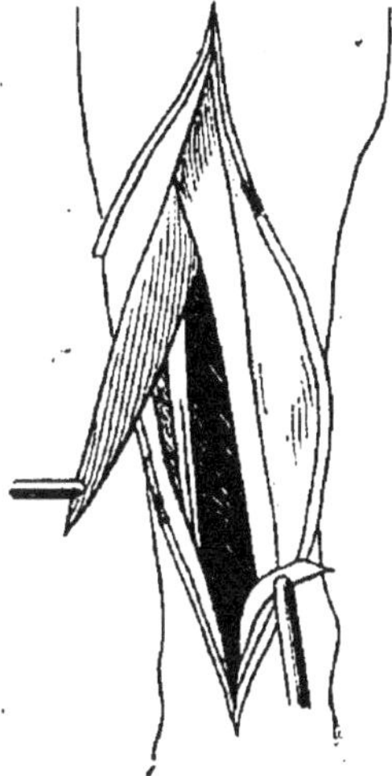

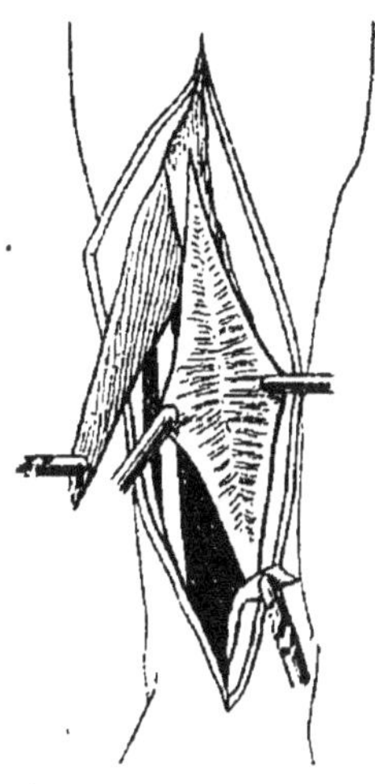

Fig. 94.	Fig. 95.

Anastomose musculo-tendineuse. Le muscle extenseur propre du pied est coupé à la terminaison de ses fibres musculaires (Le Roy des Barres).

Le muscle jambier antérieur paralysé est divisé en deux lames écartées (Le Roy des Barres).

mais seulement à montrer la façon dont se fait cette anastomose.

[1] Voir *Thérapeutique chirurgicale*, Ricard et Launay, 1903, p. 869.

Les tendons peuvent être unis entre eux de diverses façons (fig. 93) : transplantation d'un muscle entier sain sur un tendon paralysé (NICOLADONI), transplantation partielle du muscle sain dédoublé sur le muscle paralysé (DROBNICK), implantation périostique d'une portion dédoublée du tendon actif (LANGE), anastomose d'un tendon actif au tendon paralysé sans section

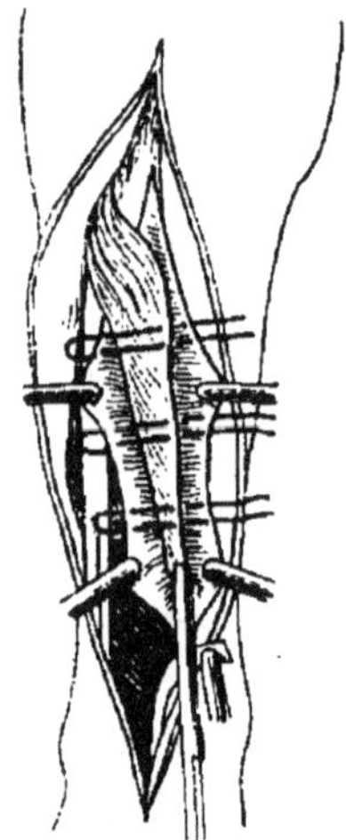

Fig. 96.

Le bout musculaire de l'extenseur propre est inclus dans le muscle jambier et suturé par des points en U (LE ROY DES BARRES).

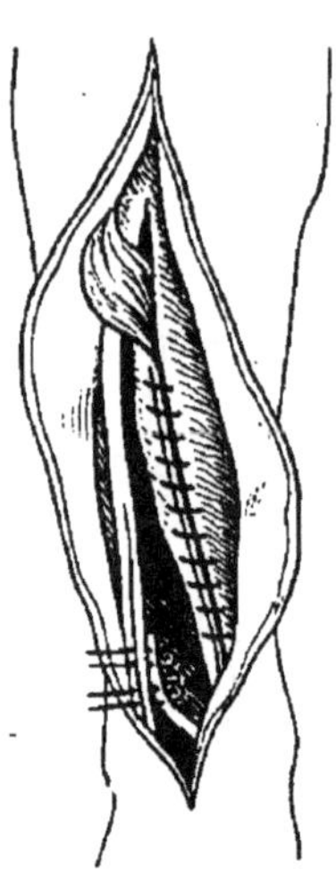

Fig. 97.

Un surjet referme la gouttière du jambier par-dessus l'extenseur propre. Le tendon coupé de l'extenseur propre est suturé au tendon de l'extenseur commun (LE ROY DES BARRES).

tendineuse (PARRISCH), anastomose des tendons par greffe partielle ou réciproque (MILLIKEN).

Les surfaces tendineuses à unir doivent être avivées avec soin et unies sur une longue surface. Si le tendon paralysé est épais, on le fend en long pour y inclure le tendon actif bien avivé (fig. 94 et 95). Si le tendon passif est mince, on peut y pratiquer une boutonnière à travers laquelle passe le tendon actif.

L'anastomose doit être faite en plaçant le membre en hypercorrection.

Les sutures, en catgut, seront disposées en U pour accoler

muscles et tendons (fig. 96), et un surjet refermera la gouttière de dédoublement du muscle paralysé qui sert à loger le tendon actif (fig. 97).

Hernie musculaire. — Après incision de la peau pour découvrir la portion herniée, puis incision de l'aponévrose si

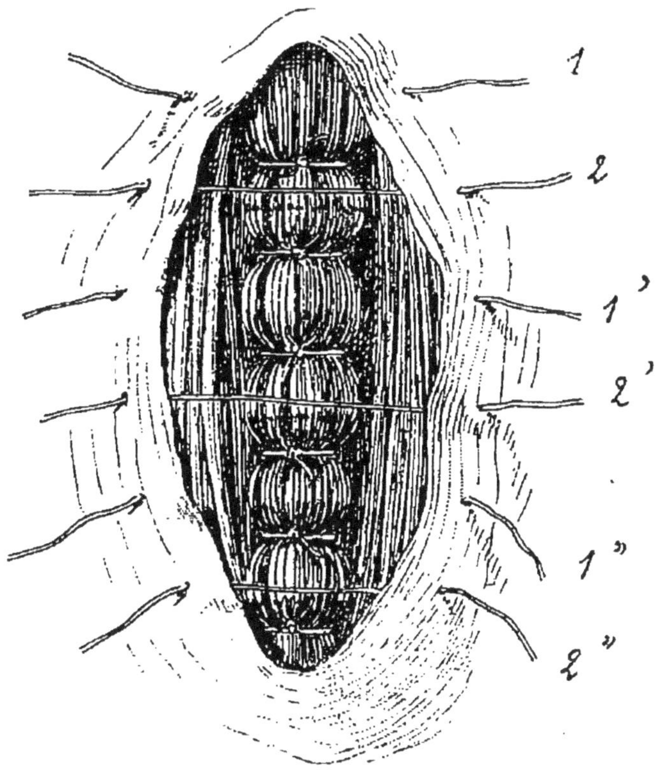

Fig. 98.
Sutures d'une hernie musculaire (CHOUX).

celle-ci n'est qu'amincie et non rompue, on peut simplement, comme l'ont fait entre autres SELLERBEK, HARTMANN [1], réduire la portion herniée et rapprocher les bords de la solution de continuité de l'aponévrose « par une série de points en capiton

[1] HARTMANN. *Revue de Chirurgie*, juin 1893.

faits avec de la soie et chargeant le muscle au passage ». Puis suturer la peau sans drainage par une série de crins, profonds et superficiels, « les profonds rechargeant au passage la suture aponévrotique ».

Mais des récidives se sont produites et, pour les éviter, Choux[1] propose un procédé beaucoup plus compliqué (fig. 98) :

1° Incision large de la peau suivant le grand axe du muscle pour bien observer la lésion dans toute son étendue ;

2° Résection large du faisceau musculaire hernié, qui sera lié à ses deux extrémités par un gros fil de catgut ;

3° Suture musculaire par six à huit points séparés avec un gros catgut ou un fil de soie. Cette suture doit rapprocher les deux lèvres de la gouttière formée par la résection large du faisceau hernié et comprendra dans son épaisseur une notable partie du muscle. Ces fils, placés perpendiculairement à la direction des fibres musculaires, sont destinés à opérer une constriction circulaire ;

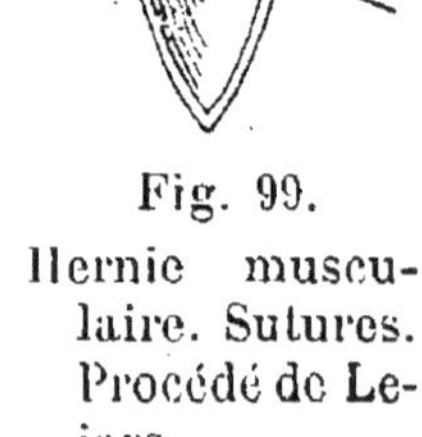

Fig. 99.
Hernie musculaire. Sutures. Procédé de Lejars.

4° Suturer l'aponévrose, en avivant les lèvres de la solution de continuité, par des points superficiels et des profonds qui comprennent en même temps les fibres musculaires les plus superficielles ;

5° Suture des téguments et immobilisation pendant trois semaines environ.

Dans ce procédé, la résection de la portion musculaire herniée est certainement utile, mais la multiplicité des sutures intra-musculaires ne l'est pas autant, croyons-nous. Il suffira, après la résection, de suturer indépendamment le muscle et l'aponévrose par quelques points, puis la peau. Ou bien on pourra employer le procédé décrit par Lejars[2] (fig. 99) : « Une

[1] Choux. *Revue de Chirurgie*, juin 1893.

[2] Lejars. Traité de chirurgie. Duplay-Reclus, 2e édit., t. I, p. 771.

incision longitudinale, *longue*, découvre la tumeur ; l'aponévrose est incisée, si, comme le fait est fréquent, elle est simplement amincie, ou, s'il en est autrement, la déchirure aponévrotique est élargie ; à la base de la portion herniée du muscle, on passe une série de fils, en anses transversales, qu'on lie sur l'un des côtés : on excise en coin tout ce qui dépasse du corps charnu, et un surjet réunit les bords de la brèche musculaire. Ceci fait, d'autres anses de catgut ou de soie traversent les lèvres de l'aponévrose, à 1 centimètre et demi ou 2 centimètres du niveau de l'incision et les rapprochent en les adossant : un dernier surjet achève de les réunir sur leur tranche. »

Un repos prolongé est nécessaire à la suite de ces opérations.

TENDONS

Après section ou rupture, on *suture* les tendons et cette suture peut être *directe* ou *indirecte* ; lors d'écartement trop grand ou d'impossibilité de retrouver un des bouts, on pratique l'*anastomose tendineuse* ; dans certains cas de rétraction, avec ou sans rupture, il peut être nécessaire *d'allonger* un tendon ; enfin contre des rétractions musculaires, la section du tendon ou *ténotomie* est utile. Nous avons ainsi à passer en revue :

La suture tendineuse, directe et indirecte.

L'anastomose tendineuse.

L'allongement des tendons.

La ténotomie.

Suture des tendons. — **Suture directe**. — Les tendons à suturer sont des tendons simples formés d'un seul faisceau ou plan de fibres, ou des tendons composés de plusieurs lames (quadriceps fémoral, par exemple).

Pour les tendons simples, si plusieurs tendons ont été sectionnés, chacun d'eux doit être suturé à part ; ce sera toujours une très mauvaise pratique, même si les tendons coupés agissent sur le même organe, de lier en masse les bouts sectionnés des deux côtés et de les attacher ainsi ensemble.

Un tube d'Esmasch est placé sur le membre, loin de la région à opérer.

Les tendons mis à nu par une incision appropriée ou par agrandissement de la plaie déjà existante, on trouvera toujours facilement le bout périphérique, fixe, de ces tendons; mais le bout central, celui qui tient au muscle, est rétracté dans sa gaine et remonté plus ou moins vers l'insertion du muscle.

La recherche du ou des bouts supérieurs est toujours un peu difficile. La gaine séreuse ouverte, on peut, avec une pince à griffes, remonter à la recherche de ce bout et l'atteindre ainsi; il peut être nécessaire pour cela d'agrandir l'incision dans le sens du tendon. Si l'essai précédent a échoué, le massage, ou plutôt la compression du muscle lui-même, faite de l'insertion supérieure vers la section, peut abaisser le bout supérieur et permettre de la saisir; cette compression sur le corps charnu est faite, soit par les mains d'un aide, soit à l'aide d'une bande roulée de la racine du membre vers son extrémité.

Pour certaines régions, à la paume de la main par exemple, l'anastomose des tendons entre eux ou leur union par des lames séreuses dépendant des gaines peut, ainsi que l'a indiqué Félizet [1], rendre de grands services : Il suffit de porter, dans l'extension forcée, les doigts voisins de celui dont le tendon est sectionné. « En étendant les doigts voisins, vous avez attiré les tendons et avec eux les tractus fibro-séreux qui ont ainsi abaissé et amené sous vos yeux le bout supérieur du tendon coupé. »

Le ou les bouts supérieurs étant trouvés et maintenus par une pince ou un fil les traversant, la suture directe est pratiquée si elle est possible (plaies et ruptures récentes), par un des procédés que nous allons exposer et à l'aide de fils non résorbables; puis, après ablation de la ligature du membre, hémostase de la plaie, la gaine séreuse est refermée avec soin et les téguments suturés. Le pansement est fait de telle sorte que les tendons suturés soient placés dans leur position de moindre tension, et le muscle est maintenu dans cette situation au besoin par une gouttière plâtrée, ou au moins par des attelles ou une gouttière de fil de fer.

---

[1] Félizet. *Bulletin de la Société de Chirurgie*, 1893, p. 610.

La mobilisation ne sera commencée qu'au bout de douze à quinze jours, doucement et progressivement.

Les procédés de sutures diffèrent suivant le volume et la résistance du tendon, et par conséquent la facilité d'y passer et d'y faire tenir des fils.

Pour un gros tendon, des points séparés longitudinaux ou la suture de Le Dentu sont bons. Celle-ci consiste (fig. 100) à tra-

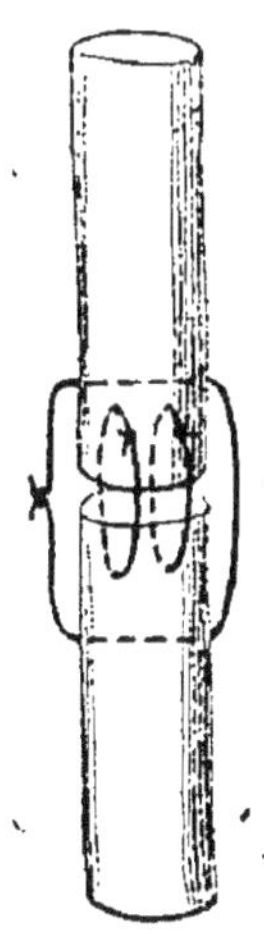

Fig. 100.

Suture tendineuse. Procédé de Le Dentu.

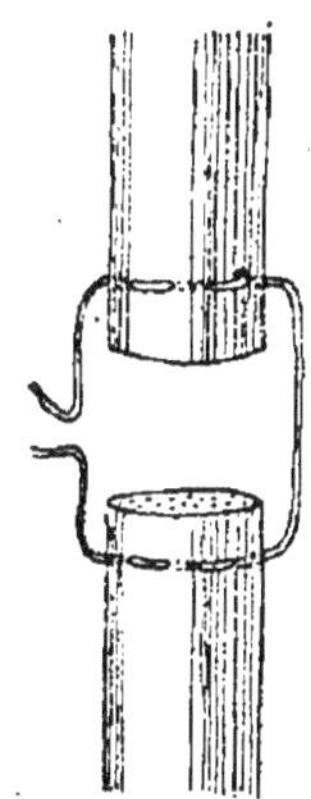

Fig. 101.

Suture tendineuse. Procédé de Wölfler.

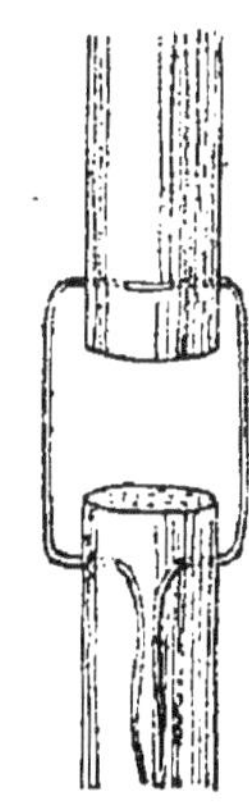

Fig. 102.

Suture tendineuse. Procédé de Le Fort.

verser d'abord les deux bouts perpendiculairement à la direction des fibres, et à distance de la section, par une anse de fil (suture d'appui) ; puis deux fils traversent les bouts longitudinalement près des bords coupés (sutures d'affrontements).

Si le tendon est plat et grêle, les fils coupent et dissocient les fibres, il vaut mieux alors rapprocher les bouts par des anses transversales traversant chaque bout d'un bord à l'autre en deux ou trois fois par une sorte de faufilage (fig. 101 et 102) ou simplement sans faufiler, en traversant chaque bout obliquement d'un bord à l'autre (TILLAUX) (fig. 103).

Enfin si les bouts de tendons effilochés et dissociés ne permettent pas le passage des fils, le procédé de SCHWARTZ peut être

employé : appliquer sur chaque bout du tendon une ligature circulaire formant comme un collier (fig. 104) ; passer en deçà de
chaque collier un fil qui, serré, s'appuie sur les deux fils circulaires et ne peut ainsi sectionner le tissu.

Le procédé employé par V. GIUDISEANDRA [1] (de Rome) pourra
aussi être utilisé, dans ce cas. Il transfixe le tendon sur la ligne

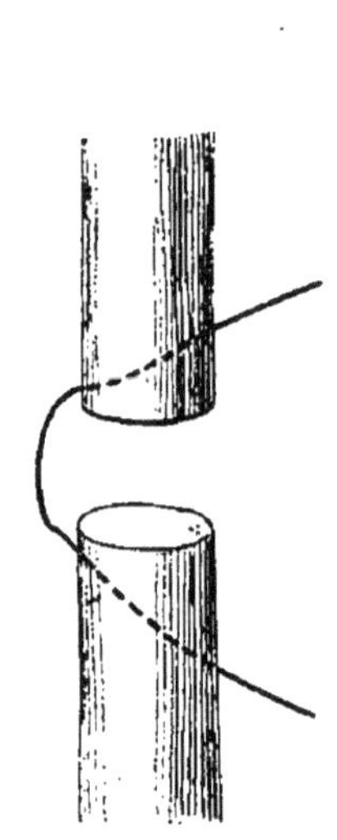

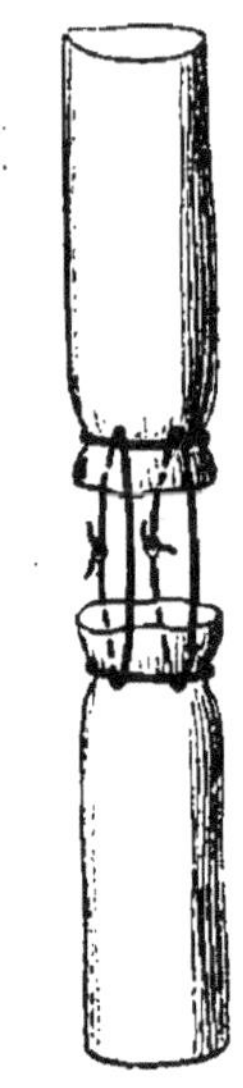

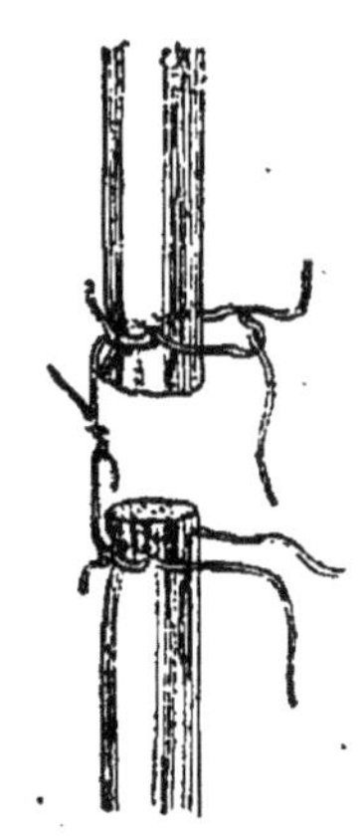

Fig. 103.
Suture tendineuse.
Procédé de Til-
laux.

Fig. 104.
Suture tendineuse.
Procédé de E.
Schwartz.

Fig. 105.
Suture tendineuse.
Procédé de Giu-
diseandra.

médiane à l'aide d'un double fil, dont il coupe l'anse ensuite. Le
tendon est ainsi traversé par deux fils passant par la même
ouverture (fig. 105).

On lie les bouts du fil situés à droite sur le bord droit du tendon au moyen d'un double nœud, de façon à enserrer la moitié
de l'épaisseur des tendons sans exercer une trop grande pression. Puis on lie de la même manière les bouts du fil situés à
gauche du tendon.

<hr>

[1] GIUDISEANDRA. *Semaine médicale*, 1896, 7 octobre, p. cxcviii.

6.

Enfin pendant que l'aide a soin de bien affronter les surfaces de section, l'opérateur réunit au moyen d'un double nœud, sur chaque bord du tendon reconstitué, un des fils du moignon supérieur avec un des fils du moignon inférieur. Il ne reste plus qu'à couper les bouts de fil libres.

Le tendon est-il composé de plusieurs lames (quadriceps fémoral, par exemple), il sera bon d'en suturer séparément les différents plans.

POIRIER, dans un cas semblable (fig. 106), sutura d'abord le muscle crural remis en place, puis ramena au contact les bandes tendineuses des vastes interne et externe et les réunit par un point de suture au-dessus de la rotule et aux bords du tendon du droit antérieur. Enfin le tendon du droit antérieur fut recousu par cinq points.

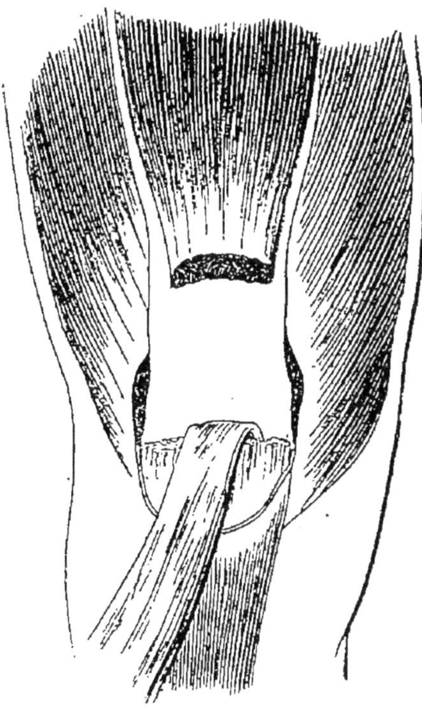

Fig. 106.

Rupture du tendon du quadriceps fémoral. Schéma (P. POIRIER).

LEJARS passa d'abord dans les deux bouts, à environ 1 centimètre de leur tranche, un fil de soie et le passa transversalement, mais en le faufilant dans leur épaisseur ; ceci fait il s'assura que les deux bouts pouvaient être ramenés au contact et avant de nouer sur le côté le gros fil d'appui faufilé, il rapprocha par un surjet de soie plus fine les bords postérieurs de la rupture (1er plan). Alors (2e plan) il serra son fil d'appui. Enfin, il compléta l'affrontement par un autre surjet qui adossa les bords antérieurs de la rupture (3e plan).

Suture indirecte. — Si, dans une section ou rupture ancienne, les deux bouts trouvés ne peuvent être mis en contact il faut les unir par un intermédiaire.

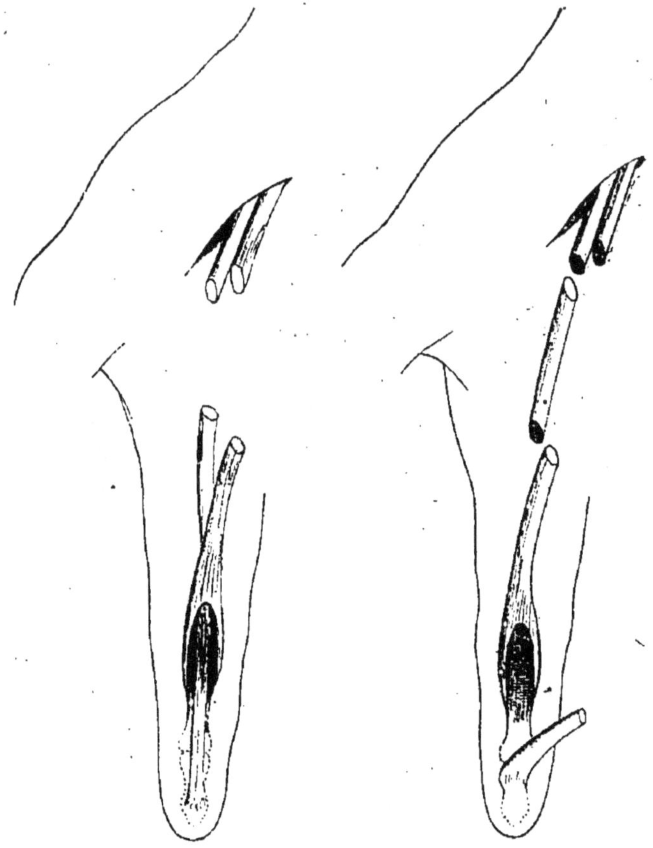

Fig. 107.
Greffe tendineuse (ROCHET).

Pour cela on peut employer la *suture à distance*, le *dédoublement du tendon* ou la *greffe tendineuse*.

Dans la *suture à distance* (GLÜCK, SENN) on emploie une tresse de fils tendue entre les deux bouts, et fixée sur chacun d'eux grâce au lien circulaire de la ligature de Schwartz.

La *greffe tendineuse* s'exécute à l'aide d'un segment de tendon pris sur un animal, ou sur un tendon du blessé lui-même.

La greffe animale (Assaky, Fargin [1]) est difficile à réaliser de façon aseptique et plus compliquée que les autres procédés de suture indirecte.

La greffe autochtone (Rochet [2]) est applicable aux régions à tendons multiples et voisins, assez larges pour qu'on puisse sans danger en prélever un segment suffisant (Bouglé [3]) (fig. 107).

Le *dédoublement* du bout supérieur du tendon permet d'abaisser un lambeau à la rencontre du bout inférieur (fig. 108). Dans ce cas il est bon de suturer non seulement les deux bouts à affronter, mais encore l'extrémité inférieure du tendon dédoublé ; pour éviter la séparation spontanée du lambeau de dédoublement sous l'influence des tractions même légères.

Nous avons vu plus haut (sutures musculaires, p. 93) comment Championnière avait pu réaliser une suture musculo-tendineuse à distance sur un tendon complexe à l'aide de fils d'argent.

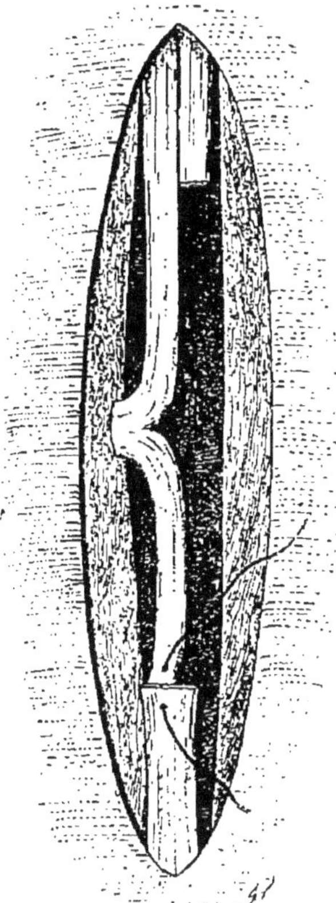

Fig. 108.

Suture tendineuse indirecte.
Dédoublement (Czerny).

Anastomoses tendineuses.
— Lorsque, dans une section ou rupture ancienne, le bout central ne peut être retrouvé ou est trop éloigné, on peut suturer le bout périphérique à un tendon

---

[1] Fargin. Thèse de Doctorat, 1885.
[2] Rochet. *Gazette hebdomad.*, 20 juillet 1891.
[3] Bouglé. *Bulletin de la Soc. de Chir.*, 1901, p. 201.

voisin agissant dans le même sens (tendon du long biceps et du coraco-brachial et court biceps au bras, tendons fléchisseurs ou extenseurs des doigts).

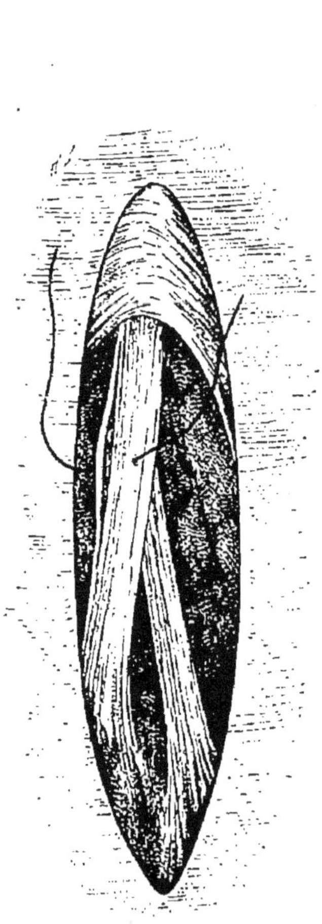

Fig. 109.

Anastomose tendineuse. Procédé de Tillaux et Duplay.

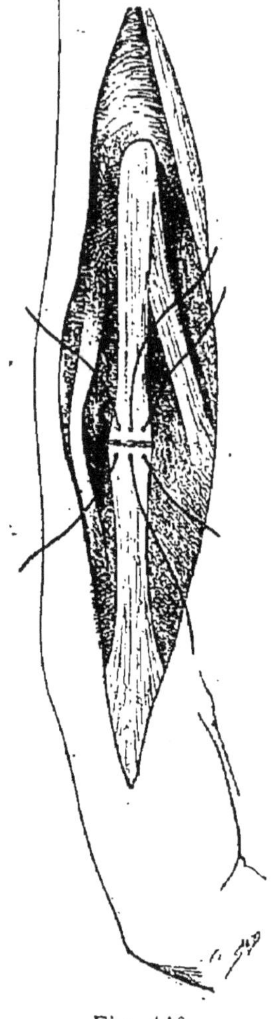

Fig. 110.

Anastomose tendineuse. Procédé de Schwartz.

L'anastomose se fait en avivant le bout périphérique à suturer et en l'insinuant entre les lèvres d'une boutonnière faite, dans le sens des fibres, sur le tendon pris pour l'anastomose (fig. 109) (TILLAUX, DUPLAY), ou bien (SCHWARTZ) en dédoublant dans le sens de son épaisseur le tendon pris pour soutien, coupant à son extrémité périphérique une des lames ainsi obtenues, et suturant cette lame au bout du tendon isolé (fig. 110).

Allongement des tendons. — Dans certains cas de rétraction tendineuse où la section simple (Ténotomie) donnerait un trop grand écartement, on a cherché à allonger le tendon.

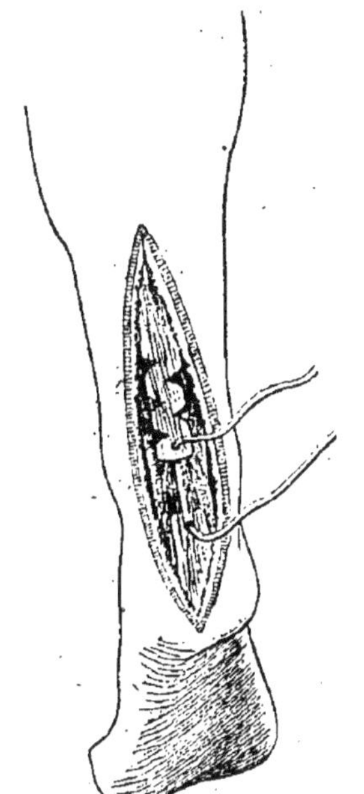

Fig. 111.

Allongement du tendon d'Achille par incisions en accordéon (PONCET).

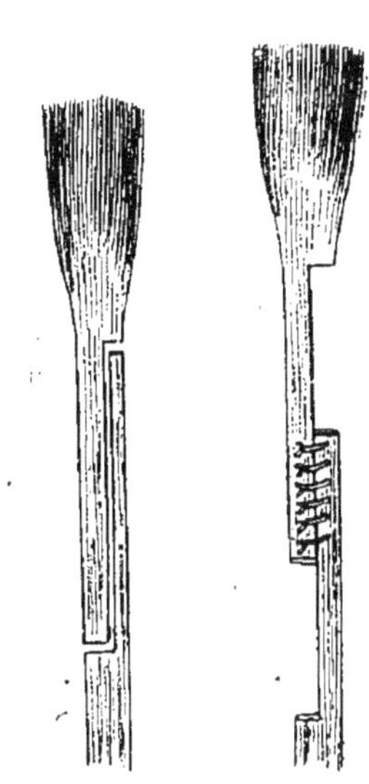

Fig. 112.

Allongement musculaire de Bayer.

PONCET y est arrivé sur le tendon d'Achille en sectionnant celui-ci sur ses bords « en accordéon » (fig. 111).

L'allongement peut être obtenu par dédoublement du tendon, section des deux lames, résultant du dédoublement, à leurs extrémités opposées, glissement de ces lames l'une sur l'autre jusqu'à allongement suffisant et enfin suture latérale ou terminale de ces lames [Bayer (de Prague), Chalot, Prioleau. J.-L. Faure) (fig. 112).

Kirmisson[1] recommande dans le même but un procédé simple employé aussi par Nélaton : la section très oblique du tendon d'Achille ; « après rétraction du bout supérieur du tendon, la pointe des deux fragments reste en contact et assure la réunion ».

Ténotomie. — Employée comme adjuvant dans les redressements des membres, la section des tendons peut se faire par deux procédés : ténotomie sous-cutanée, ténotomie à ciel ouvert.

La première avait été faite avant l'antisepsie pour éviter les infections, et comme elle expose à tous les dangers des opérations aveugles, elle ne devra être préférée que s'il est absolument nécessaire d'avoir une cicatrice petite et peu visible. En général, c'est la ténotomie à ciel ouvert qui sera choisie.

Ténotomie sous-cutanée. — La section sous-cutanée se fait à l'aide des ténotomes, l'un boutonné à son extrémité, l'autre pointu (fig. 113).

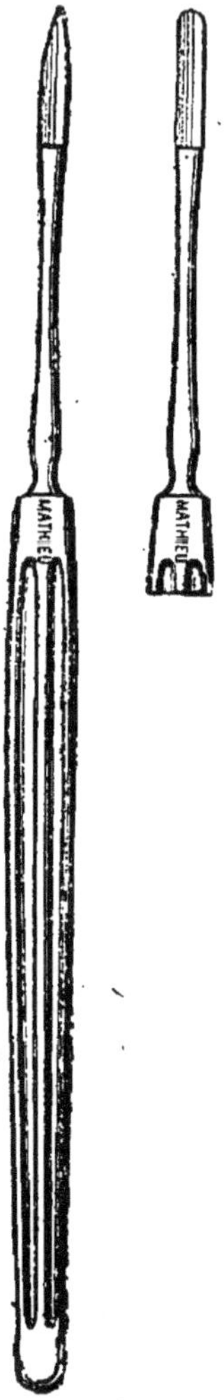

A 1 centimètre ou 2 du bord du tendon à sectionner, le plus éloigné des organes dangereux de la région (vaisseaux et nerfs), faire avec le ténotome pointu une incision suffisante pour passer sa lame et pousser celle-ci, couchée à plat, jusqu'au tendon. Retirer alors le ténotome pointu et le remplacer par le bou-

Fig. 113.
Ténotomes
pointu et mousse.

* Kirmisson. *Bull. de la Soc. de Chir.*, 1898, p. 141.

tonné glissé de même à plat sous la peau jusqu'au tendon, insinuer ce deuxième ténotome entre la peau et le tendon jusqu'à ce qu'il atteigne l'autre bord de celui-ci. Relever la lame de façon à appliquer le tranchant contre le tendon et sectionner en appuyant sur le muscle tendu le plus possible, et sans se servir de mouvements de scie. Couper ainsi jusqu'à section complète et écartement des bouts du tendon. Retirer le ténotome, de nouveau couché à plat.

Cette opération expose à la blessure de veines ou de nerfs ; elle est d'autant plus dangereuse qu'on ne voit absolument pas ce que l'on fait.

Ténotomie à ciel ouvert. — Inciser la peau sur le tendon à couper et dans la direction de celui-ci. Disséquer et mettre à nu le tendon en ouvrant sa gaine celluleuse. Isoler le tendon sur ses bords et à sa face profonde à l'aide de la sonde cannelée. Laisser cette dernière sous le tendon qu'elle soulève et sectionner au bistouri, transversalement ou obliquement suivant le but cherché, en tendant le muscle au maximum.

Lorsque la section est achevée et les bouts écartés, suturer la gaine celluleuse et la peau.

Appliquer un pansement aseptique ordinaire, et placer un appareil plâtré pour maintenir la correction, à moins que la déviation n'ait plus de tendance à se reproduire et qu'on préfère commencer immédiatement la mobilisation.

CHAPITRE IV

OPÉRATIONS SUR LES VAISSEAUX ET LES NERFS

ARTÈRES ET VEINES

Nous avons déjà étudié (p. 30) les ligatures des artères et des veines sectionnées. Pour les ligatures dans la continuité, dont les indications sont du reste peu nombreuses, nous ne pouvons transcrire ici, *in extenso*, les descriptions du livre de FARABEUF auquel on se reportera.

En dehors de la ligature (voy. chap. I), et de la forcipressure à demeure qui devra être maintenue quarante-huit heures, l'hémostase peut être obtenue par l'*angiotripsie*, et, sur les gros vaisseaux, par la *suture*.

Angiotripsie. — Pour pratiquer l'hémostase de pédicules épais, ligaments larges dans l'hystérectomie vaginale, épiploon dans la cure des hernies, on peut avoir recours à de puissantes pinces écrasantes, dont les nombreux modèles dérivent du *vasotribe* de Doyen (fig. 114). La puissance de l'instrument est énorme et permettrait d'exercer une pression de 800 à 1 200 kilos. Le point comprimé est réduit à une très faible épaisseur ; il est néanmoins prudent de placer à ce niveau une ligature de fil très fin ; ce qui diminue singulièrement la valeur de ce procédé d'hémostase.

Suture artérielle. — Cette suture a surtout été faite dans le cas de plaie longitudinale ou oblique ; cependant on a aussi cherché à obtenir l'abouchement bout à bout des deux fragments d'une artère complètement divisée, ou portant une plaie transversale qui nécessite cette section complète.

Suture circulaire. — Les auteurs qui ont tenté cette suture

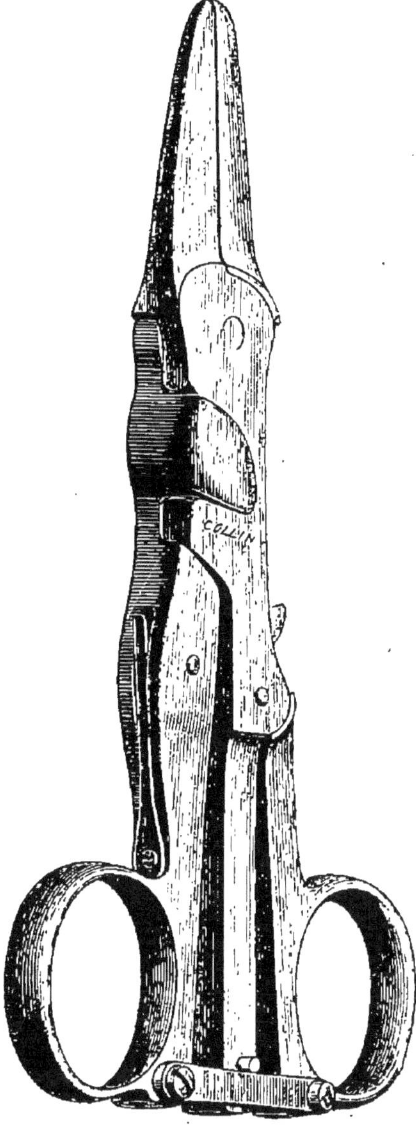

Fig. 114.

Angiotribe de Doyen.

bout à bout d'une artère sectionnée, GLUCK [1], HOR-ROCH [2], JASSINOWSKY [3], DEL-BET [4], JABOULAY [5], MURPHY [6], KUMMEL [7], GRASSO [8], BOUGLÉ [9], ont employé ordinairement le procédé de l'invagination. Le plus souvent ils ont bien obtenu l'hémostase, mais presque toujours la perméabilité du vaisseau n'a pu être conservée. Cependant MURPHY et KUMMEL disent avoir obtenu quelques succès, soit sur les animaux, soit sur l'homme.

[1] GLUCK. *Arch. für Klin. Chir.*, 1883, vol. XXVIII, p. 548.

[2] HORROCH. *Allg. Wiener. Med. Zeitung*, 1888, n° 22, p. 263.

[3] JASSINOWSKY. *Inaug. Dissert.* 1889, Dorprat; *Langenbeck's Archiv.* 1891.

[4] DELBET. *Bullet. de la Soc. de Chirurgie*, 1899, p. 563.

[5] JABOULAY ET BRIAU *Lyon médical*, 1896, p. 97, t. LXXXI.

[6] MURPHY. *Medical Record*, 1897, 16 janvier, p. 73 et Analyse in *Presse medicale*, 26 juillet 1897, p. 41.

[7] KUMMEL. *Klinische therapeutische Wochenschrifft*, n° 47, p. 1086.

[8] GRASSO. *Clinica Chirurgica*, 1900, n° 77.

[9] BOUGLÉ. *Bull. de la Soc. Anat.*, 1900, p. 764, *Archiv. de méd. expér.*, 1901, n° 2, p. 205.

Voici comment on peut procéder, d'après MURPHY : l'hémostase provisoire est obtenue sur chaque bout par la pression légère d'une pince à forcipressure dont les mors sont enveloppés de tubes de caoutchouc (drains). Puis, ayant rapproché les bouts, on invagine le supérieur dans l'inférieur ; dans ce but on se sert d'aiguilles courbes et rondes (les aiguilles de Hagedorn et les aiguilles fines de Reverdin font des plaies trop larges),

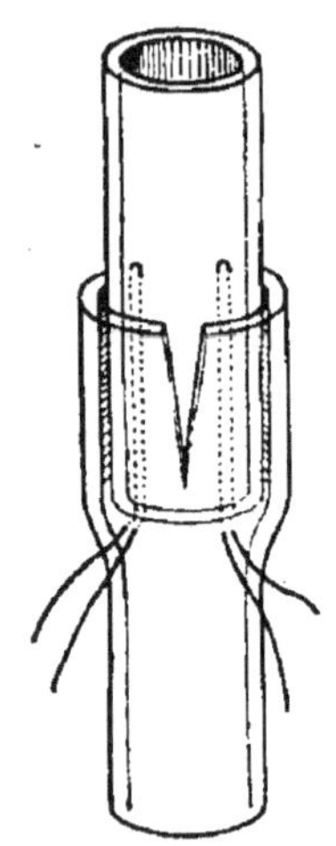

Fig. 115.

Suture artérielle circulaire. Procédé de J.-B. Murphy.

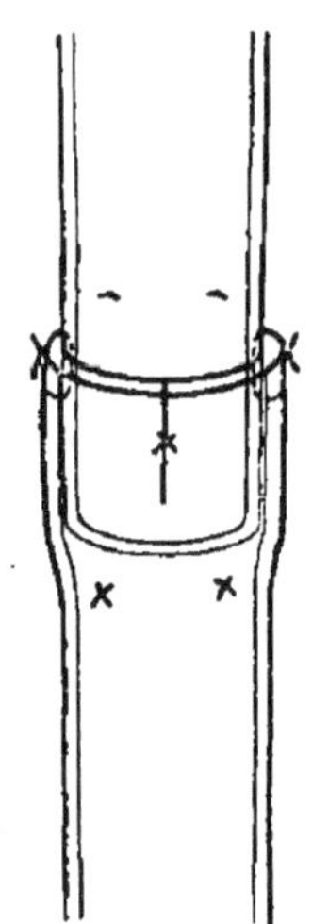

Fig. 116.

Suture artérielle circulaire. Procédé de J.-B. Murphy.

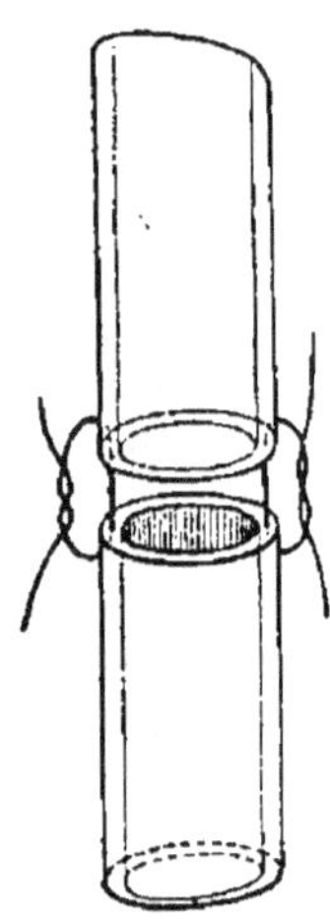

Fig. 117.

Suture artérielle circulaire. Procédé de Bouglé.

enfilées de fil fin de soie, lin ou catgut. Le fil est d'abord passé dans l'épaisseur du bout supérieur (central), sans traverser toutes les tuniques, ne prenant autant que possible que les deux externes ; il est mis comme un point en U dont les deux bouts libres se dirigent en bas et sont munis chacun d'une aiguille, l'anse de l'U étant très étroite (fig. 115). Trois fils sont ainsi implantés sur le bout supérieur, près du bord coupé et disposés autour du vaisseau. Puis chaque bout du fil muni de son aiguille vient ensuite traverser, de l'intérieur vers l'extérieur, la paroi entière du bout inférieur (périphérique), à 1 centimètre environ du bord de la section. Le bout supérieur est alors engainé dans l'inférieur ; à l'aide, s'il en est besoin, d'un débridement du bout inférieur engainant, n'allant pas jusqu'au point de pénétration des fils (fig. 115). L'invagination faite, les trois fils sont noués et la suture est complétée par quelques points d'affrontement unissant le bord sectionné du bout inférieur (engainant) à la paroi du bout supérieur, dont on ne traversera qu'une partie de l'épaisseur (fig. 116).

Les sutures terminées, il ne reste qu'à supprimer les pinces qui assuraient l'hémostase provisoire, en commençant par celle du bout inférieur ou périphérique, puis à suturer la gaine vasculaire.

Si le sang suinte par les orifices des fils, une légère compression maintenue quelques minutes l'arrête facilement.

BOUGLÉ réussit à conserver le calibre normal de vaisseaux (carotides du chien), par simple accolement bout à bout, sans invagination, à l'aide de points séparés *non perforants* placés circulairement (fig. 117).

La **suture simple, longitudinale**, a été appliquée et suivie de succès sur les animaux et sur l'homme. Elle est plus facile à exé-

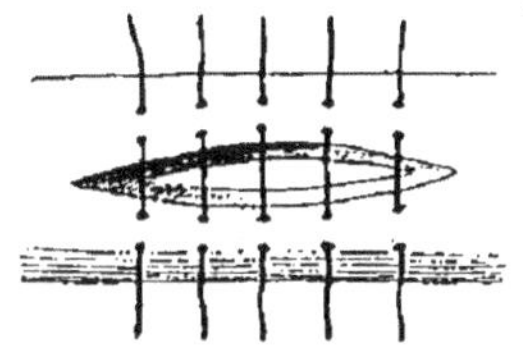

Fig. 118.

Suture artérielle par points non
perforants (schéma).

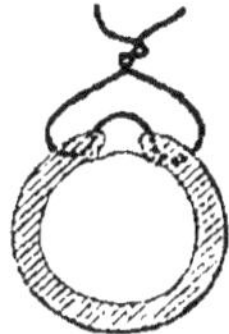

Fig. 119.

Suture artérielle par point
non perforant.

cuter que la suture circulaire et le maintien de la perméabilité du vaisseau a été souvent observé.

Outre les auteurs précédemment cités qui firent également des sutures longitudinales, d'autres ont publié des observations de sutures faites avec succès chez l'homme : HEIDENHAIN, VON ZOEGE-MANTEUFFEL, SABANEJEFF, ISRAEL, CARNAGGIO, SEGGEL et à la Société de chirurgie, GÉRARD-MARCHANT (juillet 1898). RICARD (mai 1899), WIART (mars 1903), LAUNAY (décembre 1903).

Pour faire ces sutures, l'hémostase étant obtenue au-dessus et au-dessous par des pinces caoutchoutées peu serrées ou par la compression digitale dans la plaie, si elle est possible ; on place des fils à la façon des points de Lembert sur les parois intestinales, points non perforants (fig. 118 et 119), si possible, accolant tunique externe à tunique externe. Les points perforants ont, du reste, été employés sans inconvénients. On peut employer des points séparés modérément serrés, ou de préférence un surjet juste assez serré pour maintenir l'affrontement.

La gaine vasculaire est suturée comme précédemment. S'il se fait un suintement sanguin par les orifices des points de suture on l'arrête par une légère compression.

Bien entendu ces sutures ne doivent être faites que sur de grosses artères qu'il peut être dangereux de lier (carotides primitives, sous-clavières, iliaques).

Suture veineuse. — La suture latérale veineuse n'est applicable qu'aux très grosses veines (veine-cave inférieure, veines iliaques primitives, troncs veineux brachio-céphaliques).

L'hémostase provisoire est obtenue par pression au-dessus et au-dessous ou par forcipressure des lèvres de la plaie à l'aide de plusieurs pinces ; dans ce cas les sutures seront placées en enlevant successivement chaque pince.

On peut ici, comme pour les artères, passer les fils séparés « à la Lembert » (RICARD), ou comme le conseillent MAX SCHEDE et LEJARS, traverser toute l'épaisseur de la paroi à quelques millimètres des bords de la plaie, en se servant soit de points séparés, soit d'un surjet.

Il faut, aussi, se servir d'aiguilles fines, rondes, enfilées d'un fil fin de soie, lin ou catgut ; les trous percés par les aiguilles de Reverdin ou de Hagedorn sont trop grands.

Enfin quelques points fermeront la gaine adventice pour parfaire l'hémostase.

Extirpation d'anévrismes artériels et artério-veineux. — Cette opération délicate ne peut être réglée de façon précise, les difficultés variant avec la forme de l'anévrisme, sa situation

régionale, ses connexions avec les organes environnants et surtout les veines collatérales et les nerfs englobés dans ses parois.

Lorsqu'il sera possible, la bande d'Esmarch sera d'abord
placée, sinon (aisselle, racine de la cuisse, cou), un fil temporaire peut être posé au-dessus de l'anévrisme sur l'artère mise
à nu comme pour une ligature. Ce fil, tenu soulevé pendant
la durée de l'opération, arrêtera le cours du sang et sera supprimé à la fin.

Une longue incision parallèle à l'axe du membre dépassera en
haut et en bas l'étendue de la tumeur et l'opérateur se dirigera
d'abord vers le bout supérieur de la poche, s'efforçant d'y découvrir l'artère (et la veine en cas d'anévrisme artério-veineux),
pour la lier et la couper entre deux ligatures, le plus près possible de la poche afin de réséquer le minimum d'artère. Le bout
supérieur lié, on devra chercher et lier de même le bout inférieur.

Cependant ce sont là des règles qu'on ne pourra toujours
suivre et l'on devra quelquefois commencer par disséquer la
poche sur une certaine étendue pour libérer et écarter des troncs
nerveux adhérents. Ces nerfs devront d'abord être découverts
dans un point où ils sont libres, pour être suivis de ce point et
disséqués dans les parois de la tumeur.

Quant à la veine satellite de l'artère, il faut s'efforcer de la
respecter, sauf si elle est déjà oblitérée. D'ailleurs, on a souvent
été obligé d'en réséquer une partie très adhérente à la poche.
sans qu'il en soit résulté d'accident grave (anévrismes poplités).

Enfin, les nerfs disséqués, la poche mise à nu et les vaisseaux
afférents et efférents principaux liés, il faut disséquer la tumeur
en rasant ses parois. pinçant, coupant et liant les collatérales
qui en partent ou y aboutissent.

Si cette dissection est rendue trop pénible par l'ampleur ou
l'irrégularité de la poche, on pourra ouvrir celle-ci, la vider de
ses caillots, et tendre les parois à l'aide des doigts introduits à
l'intérieur, pour en suivre plus facilement les contours et reconnaître mieux les vaisseaux collatéraux.

Il pourra être bon, après ces opérations pénibles et longues,
nécessitant des dissections étendues, et s'accompagnant de suin-

tement sanguin persistant, de maintenir un petit drain pendant quarante-huit heures.

L'opération terminée, il sera nécessaire, après le pansement fait, d'envelopper le membre entier dans une épaisse couche d'ouate afin de le réchauffer ; de le placer dans une position un peu élevée, pour faciliter le retour du sang veineux ; et d'éviter avec soin tout contact résistant avec la peau, par crainte de la production de plaques de sphacèle sur ces membres dont la nutrition est mal assurée pendant les premiers jours.

VAISSEAUX ET GANGLIONS LYMPHATIQUES

Les opérations sur les dilatations ou tumeurs des vaisseaux lymphatiques, *varices lymphatiques, lymphangiomes kystiques ou non*, seront étudiées avec les régions où se rencontrent ces affections (cou, lèvres, langue, périnée, organes génitaux externes, région inguinale).

Il en est de même pour l'extirpation des *adénites tuberculeuses* et des tumeurs ganglionnaires (cou, aisselle, aine).

NERFS

Nous avons à étudier successivement les diverses *sutures nerveuses*, directes et indirectes : *l'élongation des nerfs*, les sections et résections : *névrotomie* et *névrectomie*.

La *résection intra-durale des racines rachidiennes postérieures*, employée contre quelques cas de névrites graves, sera mieux placée avec les opérations sur le rachis, puisqu'elle nécessite l'ouverture préalable du canal rachidien.

Sutures des nerfs. — La suture peut être *primitive*, faite immédiatement après l'accident, ou *secondaire*, à plus ou moins longue distance, ou même *tertiaire* (voy. *Thérapeutique chirurgicale*) si l'engainement de la suture dans la cicatrice ou le développement d'un renflement névritique, ou un défaut de réunion ont empêché les effets de la suture secondaire.

Primitive, la suture est ordinairement simple et peut se faire bout à bout.

Le plus souvent il est inutile d'aviver les surfaces de section encore fraîches, sauf les cas dans lesquels les bouts sont arrachés.

Dans les sutures *secondaires*, après mise à découvert des deux bouts, réunis ou non par une cicatrice fibreuse, il faut toujours réséquer le renflement névritique qui termine le bout supérieur jusqu'à ce qu'on rencontre le nerf sain sur la coupe. Cette résection sera faite au bistouri, de préférence aux ciseaux qui écrasent toujours un peu. Le bout inférieur sera de même avivé, mais on ne réséquera que la portion terminale dure et fibreuse, il n'y a pas de ce côté à chercher de nerf sain (fig. 120).

L'*avivement* peut être fait soit transversalement, les deux bouts étant coupés perpendiculairement à l'axe du nerf, soit obliquement en sens inverse pour les deux bouts (fig. 121), soit enfin en coin, le bout inférieur étant taillé en coin de façon à pénétrer dans un V creux taillé dans le bout supérieur (fig. 122).

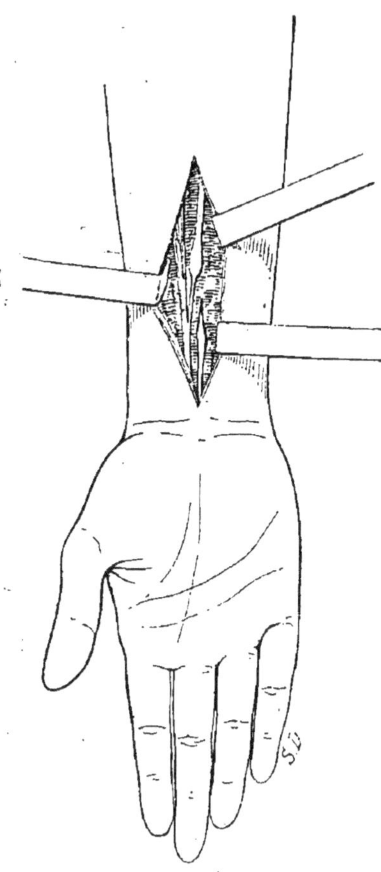

Fig. 120.

Section du nerf médian au-dessus du poignet. Renflements des deux bouts (d'après TILLAUX).

Les deux dernières formes d'avivement n'ont évidemment d'utilité que s'il est possible d'amener bout à bout les deux segment des nerfs.

Plaies récentes. — Donc dans une plaie récente, l'hémostase étant faite soit directement, soit à l'aide d'une bande d'Esmarch, les bouts nerveux seront bien découverts, en agrandissant si besoin l'incision cutanée. Les segments nerveux. repérés s'il existe plusieurs nerfs coupés, sont maniés délicatement à l'aide d'une fine pince à griffes qui ne saisit que leur gaine d'enveloppe, puis suturés bout à bout, suivant un des procédés que nous allons indiquer, après avivement s'il y a lieu.

La suture faite, il est bon de constituer autour du nerf une gaine isolante en suturant le tissu conjonctif, afin d'éviter l'englobement dans la cicatrice. Puis le membre est placé, après suture des plaies, dans la position de moindre tension du nerf et immobilisé.

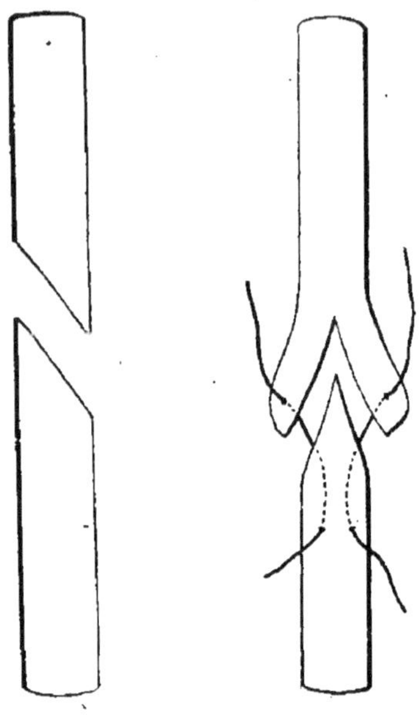

Fig. 121.
Suture nerveuse.
Avivement
oblique.

Fig. 122.
Suture nerveuse.
Avivement en
V (Bruxs).

Plaies anciennes. — En présence d'une section ancienne, une longue incision faite sur le trajet connu des nerfs, après une dissection plus ou moins difficile suivant la région, a découvert les bouts nerveux et leurs renflements (fig. 120).

L'application de la bande d'Esmarch facilite cette recherche.

La résection de la cicatrice, et du ou des renflements, est faite et laisse les segments plus ou moins écartés l'un de l'autre.

Si le rapprochement est possible grâce à de légères et douces tractions sur le bout supérieur, à une *élongation* modérée et à certaines positions des membres, on fera la suture bout à bout comme dans les plaies récentes.

7.

Si l'écartement est trop grand, il faudra avoir recours à l'un des procédés de *suture à distance* que nous exposons plus loin.

La suture faite, il sera bon, comme précédemment, d'engainer le nerf dans une gaine conjonctive, ou même, si on le peut, dans un tube d'os décalcifié, plutôt que dans des greffes de Thiersch, comme on l'a fait[1].

Puis, la peau suturée, le membre sera toujours immobilisé dans la position de moindre tension du nerf, à l'aide soit de gouttières de fil de fer, soit de gouttières plâtrées.

L'électrisation des muscles innervés et les mouvements ne seront commencés qu'environ quinze jours après la suture.

Procédés. — Les procédés de suture sont de deux espèces : suture bout à bout et suture à distance.

Suture bout à bout. — Signalons seulement la *suture indirecte* réunissant les fragments par la seule gaine du nerf, le névrilème, ou par le tissu conjonctif (BAUDENS, HUETER) (fig. 123). On sait aujourd'hui que, à condition d'être propre, il n'y a pas d'inconvénient à traverser le nerf lui-même par un ou plusieurs fils et le contact est ainsi mieux établi.

La *suture directe* (NÉLATON) consiste à traverser chaque segment nerveux à quelques millimètres de la section, et de part en part, à l'aide d'une ou de plusieurs anses de fil (selon l'épaisseur du nerf) et à nouer ce fil (fig. 124).

Il suffit de serrer modérément le fil pour maintenir les segments bout à bout, sans chercher un affrontement exact impossible à réaliser.

Cette suture directe suffit sur les nerfs petits et moyens, mais sur les gros troncs il est préférable d'employer une suture plus complexe. Dans ce but on unira à la suture directe la suture indirecte névrilemmatique (TILLMANNS), ou mieux on pratiquera la suture de MICKULICZ (analogue à celle des tendons), composée d'un ou deux fils d'appui implantés à longue distance

---

[1] GLEISS. Beiträge zur Nervennaht. *Zeil. f. Klin. chir.*, 1893, p. 387.

dans le nerf et de fils d'affrontements au bord de la section
(fig. 125).

Ces sutures sont faites avec de fines aiguilles rondes, droites

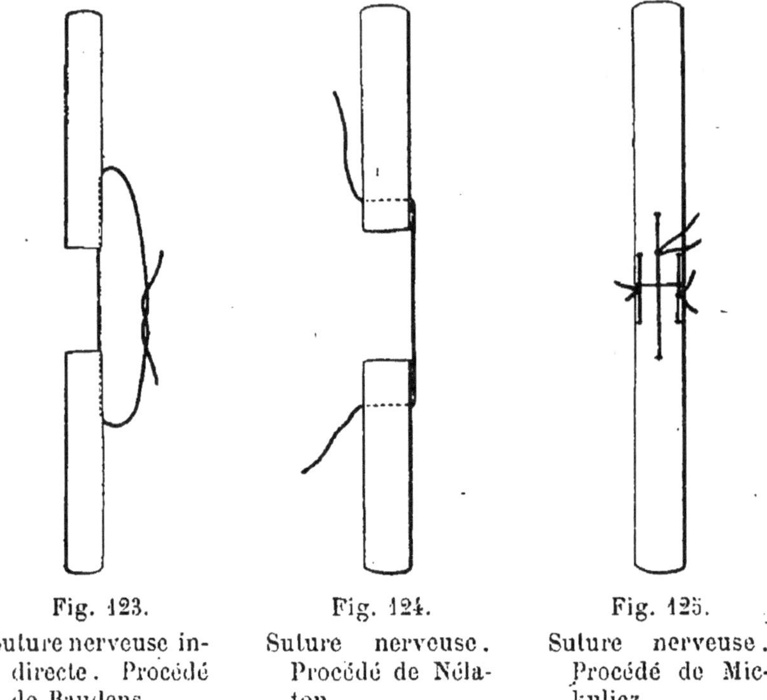

Fig. 123.

Suture nerveuse in-
directe. Procédé
de Baudens.

Fig. 124.

Suture nerveuse.
Procédé de Néla-
ton.

Fig. 125.

Suture nerveuse.
Procédé de Mic-
kulicz.

ou courbes (aiguilles de couturières), ou avec de petites aiguilles
de Hagedorn, ou enfin avec une petite aiguille de Reverdin, munies de fil fin de catgut.

Réunion à distance. — Lorsqu'il existe entre les segments
un écartement trop grand pour pouvoir être comblé par une
légère élongation, il faut employer d'autres procédés.

Pour pouvoir choisir parmi ces procédés, rappelons-nous que
le bout périphérique est toujours voué à la dégénérescence,
même si la suture est immédiate; que la continuité anatomique
(et non histologique) est nécessaire pour que les bourgeons
cylindraxiles qui partent du bout central puissent être conduits

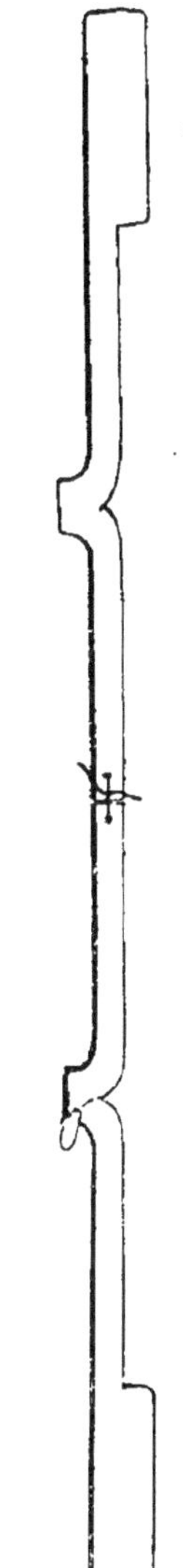

Fig. 126.
Suture nerveuse
par dédouble-
ment (Letié-
vant).

vers les régions innervées par le nerf, mais que cette continuité peut être rétablie par n'importe quelle substance, celle-ci ne pouvant servir que de trait d'union entre les segments, et de conducteur aux nouveaux filets nerveux. Ces principes enlèvent donc de son importance, en médecine opératoire, à la question de la *greffe nerveuse*; le segment nerveux vivant placé comme intermédiaire, étant voué à la dégénérescence en tant que nerf coupé, et ne pouvant plus servir comme les autres intermédiaires, que de conducteur mécanique, sans du reste paraître, jusqu'ici du moins, faciliter la régénération.

Nous ne ferons donc que signaler la *transplantation* d'un segment nerveux pris sur un animal (Phillippeaux et Vulpian, Glück), qui complique, sans avantage, le manuel opératoire de la réunion à distance. Il en est de même pour les procédés de *dédoublement* ou *d'autoplastie à lambeau* (Letiévant), à un ou deux lambeaux, analogues à ceux que nous avons signalés pour les tendons et qui comblent l'intervalle à l'aide d'un lambeau ou de deux lambeaux nerveux taillés aux dépens des deux segments de nerfs (fig. 126).

Nous ne retiendrons donc que les procédés de *suture à distance* et nous dirons un mot des *anastomoses nerveuses*.

Suture à distance (Glück, Tillmanns, Van Lair, Assaky). Cette suture est simple : avivement des deux segments et résection des renflements, puis réunion soit par une tresse ou un faisceau de catguts, soit plus simplement par plusieurs anses de catgut, en nombre variable suivant les dimensions du tronc nerveux et serrées de façon à tendre modérément le nerf.

Il faut ensuite constituer une gaine conjonctive à l'ensemble de la suture ou mieux encore, si l'on a à sa disposition des tubes d'osséine préparés (comme pour les greffes d'os décalcifié), engainer le tout dans un de ces tubes. On ne fixera bien entendu les fils au second bout qu'après les avoir fait passer dans la lumière du tube.

On met ainsi à profit la *suture tubulaire* de Van Lair, qui consiste à introduire les deux bouts nerveux dans la lumière du tube et à les suturer par du catgut aux bords de ce tube; mais les bouts des nerfs sont plus sûrement unis par la suture à distance au catgut.

Anastomoses nerveuses. — Dans certains cas, il est impossible de retrouver le bout central d'un nerf, ou l'intervalle entre les bouts est trop grand même pour une suture à distance. On a essayé alors l'anastomose nerveuse ou greffe par une inoculation.

Ou bien, on anastomose le bout périphérique du nerf coupé avec un nerf voisin de fonctions analogues (mixte, moteur, sensitif), ou bien on opère par croisement.

Dans le premier cas, il est d'abord nécessaire de créer une plaie au nerf encore intact, car pour qu'il puisse y avoir régénération dans le segment périphérique, il est de toute nécessité que ce segment soit en contact ou en continuité avec le bout central d'un faisceau nerveux sectionné, d'où bourgeonneront les cylindraxes nouveaux.

Par conséquent il faudra, sur le nerf sain, pratiquer une encoche en coupant quelques fibres, puis, après avivement, introduire dans cette encoche le bout périphérique à régénérer (fig. 127).

Cette opération a l'inconvénient grave de léser une portion d'un nerf encore sain, et d'exposer à des désordres dans le territoire innervé par ce nerf.

Le croisement (LETIÉVANT, TILLMANNS) consiste à suturer les bouts périphériques de deux nerfs voisins à des bouts centraux qui ne leur correspondent pas (fig. 128).

Soit deux nerfs coupés de telle sorte que l'écartement entre les segments de chacun d'eux soit trop grand pour permettre une suture bout à bout. Un tronc nerveux principal est facilement reconstitué à l'aide des deux bouts les plus longs accolés sans traction. Quant aux deux bouts trop courts, ils sont anas-

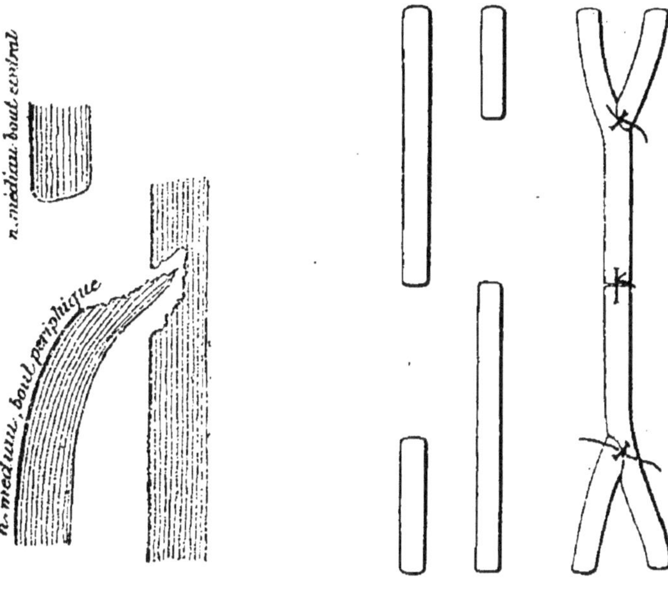

Fig. 127.

Anastomose latérale d'un tronçon nerveux périphérique sur un nerf voisin (CHALOT).

Fig. 128.

Suture par entre-croisement
(LETIÉVANT, TILLMANNS).

tomosés comme précédemment avec le tronc principal, le bout central afin d'aider à la régénération, le bout périphérique afin de pouvoir être régénéré.

Élongation. Névrotomie. Névrectomie. — Ces trois opérations nécessitent d'abord la découverte du nerf, analogue à celle d'une artère pour sa ligature. L'incision des téguments, la dissection des parties molles et la mise à nu du tronc nerveux cherché se feront d'après les règles établies pour les ligatures des artères des mêmes régions, la direction et les dimensions de l'incision étant réglées par la situation anatomique et les rapports de ce nerf.

Du reste pour un certain nombre de troncs nerveux sur lesquels se fait le plus souvent la névrectomie, il existe des procédés d'accès, plus ou moins nombreux suivant la complexité de la région, et que nous devrons étudier en même temps que ces régions : ainsi pour le trijumeau dans la névralgie faciale (Face).

Ces temps préliminaires étant exécutés, et le nerf mis à nu on pourra l'élonger, le couper ou en réséquer une portion ; cependant nous avons vu ailleurs (*Thérapeutique chirurgicale*, p. 189) que la section simple ou névrotomie n'est jamais d'aucune utilité. Nous décrirons donc l'*Élongation*, et la résection d'un segment nerveux que l'on nomme *névrectomie* ou *neurectomie*.

L'*Élongation* doit se faire sur une portion saine du nerf, en un endroit ni dur ni hypertrophié. Elle est obtenue à l'aide de un ou deux doigts, passés en crochets sous le nerf, le soulevant et opérant des tractions douces et progressives. Mais ce procédé est aveugle et on ne peut ainsi régler les tractions qui sont trop fortes et peuvent rompre le nerf, ou trop faibles et restent sans action.

Si l'on ne possède pas de crochet élongateur, le soulèvement sur le doigt, ou sur un instrument mousse (sonde cannelée, pince, etc.) sera poussé jusqu'à ce qu'on sente que le tissu du nerf cède sous la traction et que le cordon nerveux élongé retombe flasque et sinueux dans la plaie.

Mieux vaut se servir d'un des crochets munis d'un cadran indicateur, véritable dynamomètre, de Gillette, Nicaise, Mathieu et soulever le nerf sur le crochet. On opérera une traction variable suivant l'épaisseur du nerf, en moyenne 20 à 30 kilogrammes pour le sciatique, 8 à 9 kilogrammes pour des nerfs comme le

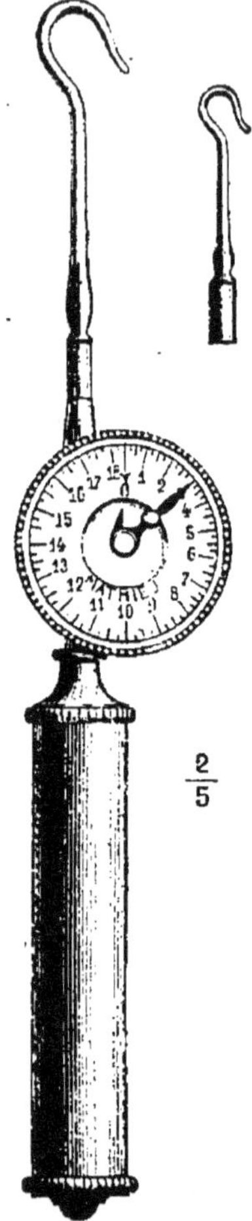

$\dfrac{2}{5}$

Fig. 129.
Élongateur de
Mathieu.

médian, le tibial postérieur, le cubital. L'élongation terminée,
on replacera le nerf et suturera les parties molles sans drainer.

Pour la **névrectomie**, il suffira, après découverte du nerf, de
trancher franchement et nettement au bistouri, et non aux ciseaux, le nerf soulevé sur le doigt ou sur une pince, et d'en
supprimer totalement un segment long de plusieurs centimètres,
au moins trois ou quatre, si l'on veut éviter les inconvénients
de la névrotomie simple (cicatrisation du nerf, récidives).

Dans certaines régions, à la face surtout, pour les nerfs con-
tenus dans les canaux et gouttières des os, pour les branches du
trijumeau notamment, on a joint à la névrectomie, l'arrachement du bout central, nous en parlerons à propos des opérations
sur les branches du trijumeau ou sur les ganglions nerveux
(voy. Face).

DEUXIÈME PARTIE

TECHNIQUE PARTICULIÈRE AUX RÉGIONS

CHAPITRE PREMIER

CRANE ET ENCÉPHALE

Nous devons étudier successivement la technique des manœuvres nécessitées pour le traitement d'une fracture de la voûte du crâne : relèvements d'esquilles, d'une embarrure, nettoyage d'une fracture par arme à feu, etc., et l'hémostase des divers vaisseaux ouverts.

Nous étudierons ensuite le manuel de la trépanation classique en un point quelconque, non brisé, du crâne, avec ouverture et traitement de la dure-mère, suivie d'exploration de l'encéphale en un point quelconque, à la surface et dans la profondeur, pour ouvrir un abcès ou extirper une tumeur.

Sachant ouvrir la boîte cranienne de façon à faire une perte de substance définitive ou temporaire, suivant les indications (voy. *Thérapeutique chirurgicale*) ; sachant ouvrir les méninges et explorer le cerveau ou le cervelet, arrêter une hémorragie, il nous faut également apprendre les divers points où il peut être indiqué de faire porter l'opération, et les repères nécessaires pour déterminer ces points sur le crâne revêtu de ses parties molles.

Comme dans notre *Thérapeutique chirurgicale*, nous placerons dans ce chapitre, l'étude de la mastoïde, ne voulant pas faire un chapitre des opérations portant sur les organes des sens et qui relèvent des spécialités ophtalmologique, et oto-rhino-laryngologique.

Devant cependant parler des opérations de chirurgie nécessitées par certaines maladies de ces organes, nous les intercalerons dans les régions auxquelles ils se rattachent : la mastoïde avec le crâne ; l'orbite, le nez et le sinus de la face, avec la face ; le larynx avec le cou.

Nous décrirons donc la trépanation simple de l'apophyse mastoïde et les opérations qui en dérivent : évidement pétro-mastoïdien ; ouvertures cranienne, cérébrale et cérébelleuse, par voie mastoïdienne; traitement de la thrombo-phlébite du sinus latéral.

Enfin nous terminerons ce chapitre par l'étude de quelques opérations se rapportant à des affections congénitales du crâne et dont nous avons étudié les indications dans la Thérapeutique chirurgicale : encéphalocèle, craniectomie pour microcéphalie, ponctions et drainages ventriculaires pour hydrocéphalie. Nous renvoyons aux « opérations sur le cou et sur le rachis » l'étude des sympathicectomies et des ponctions lombaires dont nous avons parlé à ce propos.

Nous avons donc à étudier :

1º Fractures de la voûte du crâne et hémostase ;

2º Technique des trépanations et manœuvres consécutives ;

3º Localisation des trépanations ;

4º Trépanation mastoïdienne et opérations complémentaires :

5º Malformations.

FRACTURES DE LA VOUTE DU CRANE ET HÉMOSTASE

Les indications des interventions dans les fractures de la voûte se trouvent dans les fractures avec plaie dans lesquelles existe soit une fracture comminutive avec ou sans enfoncement (traumatisme ordinaire ou par arme à feu), soit l'enfoncement d'une lame large ou embarrure, soit une fissure à bords irréguliers et écartés, laissant suinter du sang et salie par les cheveux, la terre, etc. Cette indication se retrouve dans les fractures sans plaie, lorsqu'il existe un enfoncement net et bien constaté, qu'il s'accompagne ou non de symptômes fonctionnels du côté de l'encéphale.

En dehors de ces cas où la paroi cranienne est nettement fracturée, peuvent exister des indications tirées des signes d'une compression surtout due à un hématome ; c'est une trépanation classique sur crâne intact qui est alors nécessaire, avec localisation spéciale ; nous verrons cela plus loin.

Les précautions d'asepsie et de nettoyage sont ici les mêmes qu'ailleurs, nous ne les répétons pas.

Esquilles. — La tête ayant été *complètement rasée* et nettoyée comme d'ordinaire, on peut faire l'hémostase préalable à l'aide d'un lien de caoutchouc qui entoure la base du crâne au-dessus des oreilles.

S'il existe une plaie, celle-ci est agrandie et modifiée de façon à bien exposer la région. S'il n'y a pas de plaie, on taille un lambeau semblable à celui que nous décrirons par la trépanation classique.

L'hémostase des parties molles est obtenue par le pincément de toute l'épaisseur du bord du ou des lambeaux ; ceux-ci sont relevés ou rabattus à l'aide de la rugine qui gratte l'os de près, en laissant le périoste adhérent aux parties molles.

Le foyer de fracture exposé et nettoyé à l'aide de tampons de gaze, il faut soulever les esquilles, enlever celles qui s'enfoncent et ne tiennent plus à rien, laisser et redresser celles qui tiennent encore à l'os voisin. Ainsi que le fait remarquer LEJARS [1], il y a souvent deux couches d'esquilles : une superficielle que l'on extrait d'abord à l'aide de pinces, ou de ciseaux si elles sont enchevêtrées, imbriquées et fixées par leurs bords ; puis une profonde, esquilles de la table interne, plus nombreuses et adhérentes à la dure-mère. Il faut avoir grand soin de ne pas faire basculer ces esquilles en les enlevant, de peur de blesser la dure-mère ou la substance nerveuse (fig. 130).

Souvent l'orifice existant est trop petit pour permettre l'ablation de ces esquilles profondes sans les faire basculer. Il faut alors agrandir l'orifice à l'aide d'une pince-gouge, ou, si l'on peut, briser l'esquille profonde à l'aide d'une pince coupante.

Lorsque ces esquilles sont suffisamment mises à l'air, on les

[1] LEJARS. Chirurgie d'urgence, 2e édit. 1900, p. 38.

extrait en les soulevant horizontalement avec une pince qui les
saisit par deux bords et en leur milieu, en même temps que de
l'autre main on détache doucement la dure-mère avec une rugine.

Si la fracture est due à un projectile *d'arme à feu*, l'intervention
est la même, mais l'ablation des esquilles est facilitée par l'ori-

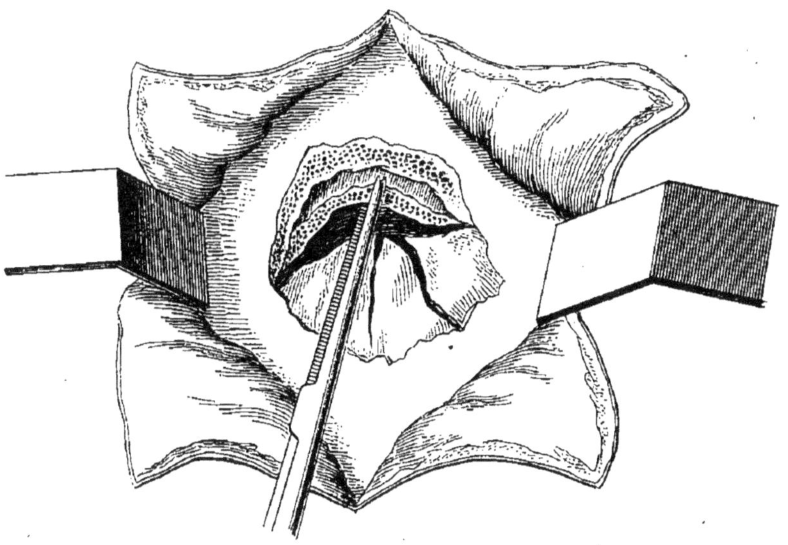

Fig. 130.
Extraction à la pince des esquilles profondes de la table interne
(d'après LEJARS, *Chirurgie d'urgence*).

fice d'entrée du projectile. L'agrandissement de cet orifice se
fera à la pince-gouge, on enlèvera ensuite, outre les esquilles,
tous les corps étrangers et débris que l'on rencontrera, et le
projectile lui-même, s'il se trouve sous la main.

Avant d'étudier la conduite à tenir ensuite pour arrêter une
hémorragie, nettoyer les plaies profondes, drainer et refermer,
nous devons voir comment on se comporte en présence d'un
enfoncement large, puis d'une fissure.

Embarrure. — Le relèvement des lambeaux cutanés, fait
comme précédemment, amène ici sur l'enfoncement d'une large

lame qui a basculé par un de ses bords insinué sous l'os voisin intact, et comprimant les plans profonds.

Il ne faut pas saisir cette lame par un bord pour tâcher de l'extraire en la faisant basculer, cette manœuvre serait très dangereuse pour le cerveau. Il faut d'abord relever horizontalement la lame. Pour cela, il suffit le plus souvent d'introduire la pince-gouge sous un des bords du trou cranien et d'agrandir par là cet orifice ; on dégage ainsi un des bords de la lame enfoncée, que l'on peut saisir et extraire en la faisant glisser.

Si cette manœuvre est impossible parce qu'on ne peut introduire la branche profonde de la pince-gouge, on peut entamer avec prudence le bord de l'os brisé à l'aide du maillet et du ciseau tenu obliquement ; ou encore employer le procédé suivant indiqué par LEJARS (*loc. cit.*, p. 40).

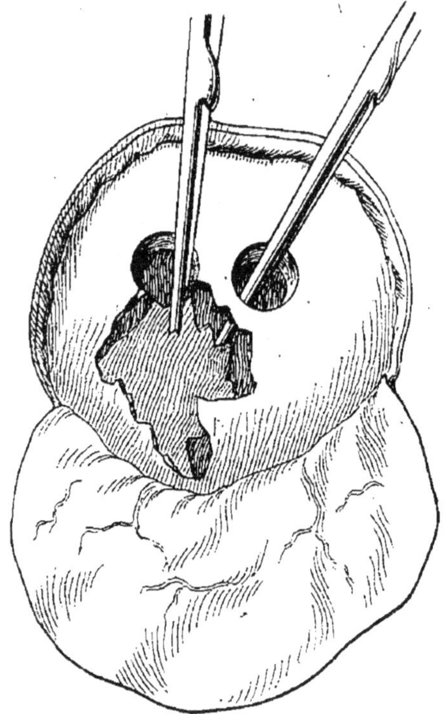

Fig. 131.
Extraction d'une embarrure.

« Vers le milieu d'un des bords et à quelques millimètres de la brèche, on fraise (voy. plus loin : Trépanation) un premier orifice, en face ou sur le côté adjacent on fraise un second trou qui empiète un peu sur la brèche ; il devient alors aisé de relever en soutenant : le fragment est saisi d'un côté par une pince qui le maintient, pendant qu'un élévateur glisse au-dessous de lui, le libère et le soulève » (fig. 131).

La lame relevée ne sera remise en place que si elle tient

encore un peu par un bord, ou si elle peut se replacer sans le moindre danger de nouvel enfoncement ; si non elle sera supprimée.

Fissure. — Lorsque, dans les conditions que nous avons exposées ailleurs (*Thérapeutique chirurgicale*), il sera indiqué d'intervenir pour une fissure de la voûte cranienne, la région ayant été

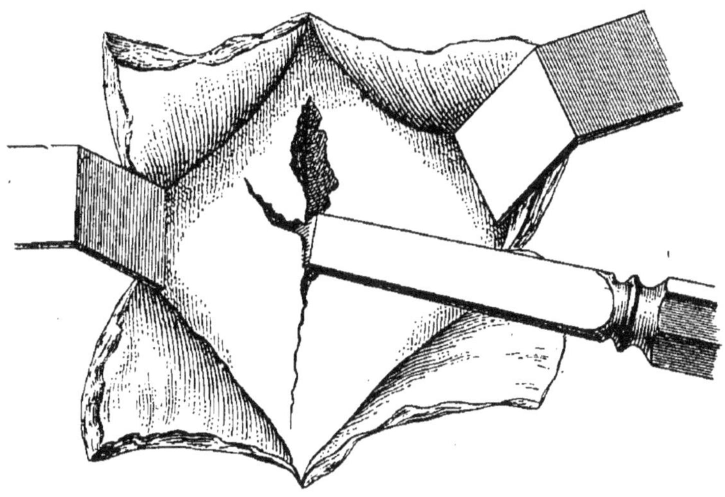

Fig. 132.
Évidement, au ciseau, d'une fissure de la table externe
(d'après LEJARS, *Chirurgie d'urgence*).

mise à découvert comme précédemment, les bords de la fissure seront attaqués au ciseau, obliquement, de façon à enlever de minces lamelles successives sur chaque bord (fig. 132). Puis, la fente ouverte, il suffira d'agrandir suffisamment l'ouverture à la pince-gouge pour enlever, comme dans les autres cas, les esquilles et lamelles profondes.

Hémostase. — Pendant ces manœuvres, l'hémostase du cuir chevelu est obtenue par pincement du bord, mais le sang peut suinter ou jaillir soit de l'os (du diploé), soit plus profondément d'un vaisseau dure-mérien, ou enfin si la dure-mère est ouverte, d'un vaisseau pie-mérien à la surface de l'encéphale.

Diploé. — L'hémorragie du diploé est rarement asséz abondante pour inquiéter ; souvent une compression à l'aide de gaze maintenue quelques instants suffit à l'arrêter. Si non il est possible d'écraser le bord qui saigne dans les mors d'un davier ou d'une pince-gouge ; ou, comme le conseillent CHAMPIONNIÈRE et TERRIER[1], de placer sur la surface saignante de la cire phéniquée, ou de la paraffine stérilisée, ou un des mastics d'Horsley :

        a. Vaseline. . . . .)
        Paraffine. . . . .) ââ 50 grammes.
        Acide phénique   5   —
    et *b*[2]. Cire ordinaire une partie.
        Huile d'amandes douces, six parties ;
        Acide salicylique, 1 p. 100 ;
    stérilisé d'avance.

Bien entendu cire, vaseline et paraffine auront été au préalable stérilisées à l'autoclave.

Dure-mère. — Lorsque, sous l'os, on trouve un hématome extra-dure-mérien, après avoir évacué les caillots et nettoyé la cavité, il faut chercher le vaisseau dure-mérien qui saigne : c'est le plus souvent l'*artère méningée moyenne*, quelquefois un *sinus veineux*.

Si le jet est visible, une pince bien placée arrête facilement le sang sur les bouts qui saignent, un fil est alors passé au-dessous de chaque bout, à travers la dure-mère, avec une aiguille fine de Reverdin (ou tout autre aiguille), et lié ; il est en effet impossible ici le plus souvent de poser une ligature classique au bout de la pince.

S'il n'était pas possible de passer le fil, on n'aurait qu'à laisser la pince à demeure.

Si un *sinus* est nettement déchiré et visible, un doigt placé sur le point qui saigne fait cesser provisoirement l'écoulement sanguin. Puis, le plus souvent, l'hémostase définitive sera obtenue par *compression*, soit (LISTER, CHAMPIONNIÈRE) en bourrant la ca-

---

[1] TERRIER ET PERAIRE. Opération du trépan, 1896, p. 222.
[2] *In* thèse Auvray, 1896, p. 212.

vité avec du catgut tassé dont il faut une grande quantité (plusieurs mètres), soit en y tassant doucement et méthodiquement des lanières découpées dans de la gaze stérilisée. Avec le catgut, il n'y aura plus à s'occuper du tampon qui se résorbe. Avec la gaze, on devra enlever doucement et lentement le tampon au bout de quarante-huit heures, replaçant d'autres lanières moins serrées si un léger suintement se produit alors.

Cependant la *suture* d'un sinus est possible, SCHWARTZ[1] a placé deux fils sur une brèche du sinus latéral faite au cours d'une trépanation ; l'hémorragie fut arrêtée sauf un léger suintement par l'orifice des fils, qui fut tari facilement par compression.

SCHWARTZ conseille de recourir à cette suture, possible malgré la rigidité des tuniques fibreuses, lorsque les autres moyens applicables aux sinus ne peuvent être utilisés, quand il s'agit d'un endroit où il n'y a pas de point d'appui pour le tampon.

Cependant ces cas sont rares, et comme d'autre part les anastomoses nombreuses des sinus entre eux ne font pas craindre pour la circulation veineuse l'oblitération de l'un quelconque d'entre eux, on aura le plus souvent recours à la compression.

Enfin, il est des cas dans lesquels on ne voit ni jet artériel ni plaie veineuse. « Dans ces conditions, conseille LEJARS, il faut procéder sans hâte et méthodiquement, tamponner une partie de la cavité, pour bien examiner l'autre, s'efforcer de pincer tout ce qui saigne, sans trop s'inquiéter de savoir exactement ce qui saigne. De fait, même dans les cas les plus nets d'hématomes sous-duraux, ce n'est pas toujours l'artère méningée moyenne qui donne : c'est parfois une des veines qui l'accompagnent ou encore une veine dure-mérienne, une veine ou une artère de l'écorce. Le tamponnement reste une précieuse ressource, s'il est bien fait. »

Pie-mère et substance cérébrale. — Enfin si la dure-mère déchirée laisse écouler du sang, si son aspect bleuâtre et bombé indique un hématome profond (voy. *Thérapeutique chirurgicale*), on devra inciser cette membrane comme nous le verrons plus

---

[1] SCHWARTZ. Xe Congrès de chirurgie français, octobre 1896.

loin, en évitant ou liant les vaisseaux qu'elle supporte, évacuer les caillots profonds et faire encore l'hémostase soit des vaisseaux pie-mériens, soit des vaisseaux cérébraux qui saignent.

La *ligature* est ici fort difficile, le pincement des vaisseaux d'abord, le placement du fil ensuite est le plus souvent impossible dans ces tissus très friables, en outre, pour la même raison la *forcipressure à demeure* ne peut guère être utilisée.

L'*eau chaude* (40°), les solutions d'antipyrine et de cocaïne ont aussi été proposées, ou le thermocautère ; cependant mieux vaut encore la *compression* par tamponnement de la cavité à l'aide de lanières de gaze doucement tassée et maintenue quarante-huit heures en place.

Il est probable que les solutions d'adrénaline pourraient rendre des services.

Drainage. — Si des mèches de compression ont été placées sous la dure-mère, cette membrane sera simplement rabattue sur elles sans sutures ; puis, plaçant l'extrémité des mèches entre le crâne et le lambeau cutané, on suturera ce dernier en laissant dépasser la gaze en un point déclive.

Si la compression n'a pas été nécessaire, que la dure-mère soit intacte ou qu'on l'ait suturée au catgut, un drain sera toujours placé sous les téguments, et maintenu pendant deux ou trois jours seulement si aucune infection ne se déclare.

Les pansements devront toujours être faits avec les plus grandes précautions d'asepsie, afin d'éviter une infection secondaire de la plaie, infection particulièrement fréquente et particulièrement dangereuse.

TECHNIQUE DES TRÉPANATIONS. MANŒUVRES CONSÉCUTIVES

Quel que soit le point où portera la trépanation, qu'il soit indiqué par une cicatrice, une douleur fixe ou une des localisations que nous étudierons au chapitre prochain, le manuel opératoire de l'ouverture crânienne peut se faire suivant un certain nombre de procédés applicables partout; cette ouverture comporte plusieurs temps successifs :

1° Incision des parties molles;

2° Ouverture du crâne;

3° Incision de la dure-mère;

4° Exploration de l'encéphale, ouverture d'abcès, extirpation de tumeurs, etc., etc.;

5° Traitement de la dure-mère;

6° Sutures superficielles et drainage.

Nous ne parlerons pas de l'hémostase qui a été complètement étudiée dans le précédent chapitre.

Ces temps peuvent être·exécutés en une seule séance ou en deux avec quelques jours d'intervalle. Ceci ne change en rien le manuel opératoire proprement dit. Nous n'avons pas à nous occuper ici des indications des procédés à employer (voir *Thérapeutique chirurgicale*).

1° Incision des parties molles. — Une discussion sur le tracé de l'incision offre peu d'intérêt; il faut voir clair sur une large surface et ne pas être gêné par les lambeaux rabattus; l'incision courbe à concavité regardant la base du crâne sera pour cela préférable à l'incision cruciale.

Elle taille un lambeau bien nourri par un pédicule que l'on fait large ou étroit à volonté en éloignant ou rapprochant les extrémités de la courbe; elle est facile à tracer, elle permet au lambeau de se rabattre vers le cou et la face, sans gêner.

Le malade est préparé de la veille : la tête rasée complètement, lavée, savonnée et enveloppée d'un pansement humide à l'eau stérilisée.

La veille, on peut si l'on veut, tracer au nitrate d'argent les points de repère nécessaires pour déterminer le lieu de la trépanation, les lignes que nous étudierons plus loin. Sinon, on peut le faire immédiatement avant l'opération, le malade étant endormi et avant le nettoyage définitif, avec de la teinture d'iode ou du nitrate d'argent.

Puis le malade est endormi, au chloroforme de préférence à l'éther, et sans qu'il soit nécessaire de faire au préalable une injection atropo-morphinée, comme le veut Horsley.

Si l'on craint de ne plus trouver les repères exacts après rabattement du lambeau, on peut tracer sur l'os à travers les parties molles, à l'aide d'une pointe de bistouri fortement appuyée, le lieu sur lequel devront porter les recherches.

La tête repose sur un coussin de sable, recouvert de compresses aseptiques ; après nettoyage définitif comme d'habitude, l'incision courbe précédente est menée autour du centre recherché, de façon à circonscrire une large surface.

Le bistouri appuie à fond jusqu'à l'os, incisant le périoste en même temps ; puis, une rugine soulève soit le bord seul du lambeau de façon à découvrir un espace suffisant pour découper la lame osseuse dans une craniectomie temporaire, soit la totalité du lambeau qui se rabat autour de sa base lorsqu'on veut enlever complètement la portion d'os découpée.

2° Ouverture du crâne. — L'ouverture cranienne peut être définitive, l'orifice pratiqué étant laissé ouvert ; ou temporaire, lorsqu'on referme cet orifice à l'aide d'une ostéoplastie.

Dans le premier cas, on peut commencer par forer un orifice petit, et agrandir l'ouverture : soit *progressivement* par les bords (agrandissement progressif) (Chipault) ; soit *de façon discontinue* (Chipault), en forant plusieurs trous éloignés les uns des autres et les réunissant par section des ponts osseux laissés entre eux.

Dans le second cas, on peut procéder comme dans le premier, et combler la perte de substance par apport d'une greffe prise ailleurs ; ou enlever une lamelle osseuse plus ou moins grande de façon à pouvoir la remettre en place à la fin de l'opération.

Trépanation définitive. — Dans la trépanation définitive, ou bien un orifice est créé à l'aide d'instruments variés : trépans, tréphines, fraises, etc. ; ou bien la trépanation est faite progressivement au ciseau.

Ouverture du crâne. — Nous ne pouvons indiquer la manœuvre des très nombreux instruments perforateurs employés :

le trépan ordinaire, le ciseau, la fraise, sont plus souvent utilisés.

Le *trépan* (fig. 133), connu de tous, est « un vilbrequin dont la mèche se compose de deux pièces principales : 1° d'une tige perforatrice ou pyramide qui, agissant comme un foret, creuse la table externe de l'os au centre de l'ouverture voulue, au début de l'opération, pour servir ensuite de pivot à la mèche pro-

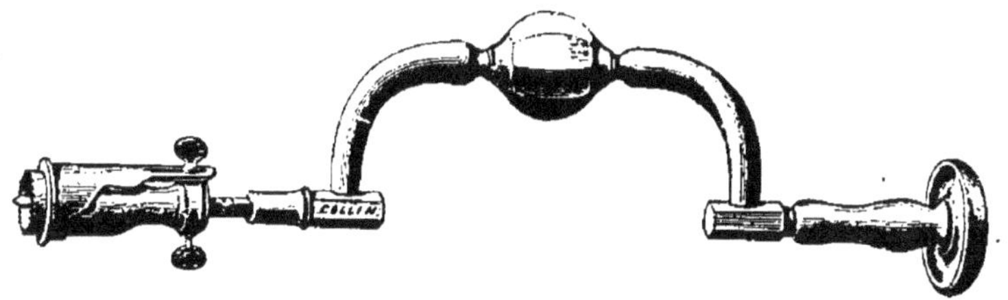

Fig. 133.
Trépan ordinaire.

prement dite ou couronne; 2° d'un tube cylindrique d'acier trempé et taillé en scie par un bout, d'où le nom de couronne. Cette pièce, apte à découper une rondelle d'os pourvu qu'on la fasse tourner sur un axe immuable, se monte sur la tige ou pyramide et s'y fixe à la hauteur que l'on veut. La couronne porte à l'extérieur une bague mobile ou curseur annulaire que l'on fixe à la hauteur que l'on veut et qui limite la pénétration » (FARABEUF, 1895, p. 985).

Tout étant prêt et le lambeau relevé, le point choisi étant reconnu, « l'opérateur place d'abord le curseur limitatif de la pénétration à une distance en rapport avec l'épaisseur qu'il suppose à l'os trépané. Mais il reste en deçà du nécessaire probable, remettant à plus tard de donner un ou deux millimètres de liberté de plus à la scie. Puis, ayant fait saillir la pyramide de quelques millimètres, il l'applique au point voulu, bien perpendiculairement à la surface et tourne dans le bon sens déterminé d'avance par l'examen de la denture de la couronne. L'instrument ne doit pas vaciller. La tête du malade est donc tenue immobile sur un coussin ferme, et bien dirigée. La main gauche de l'opérateur tient la palette ».

« La main droite après avoir posé la pointe de la pyramide sur le centre désigné, ayant saisi la boule, tourne jusqu'à ce que la couronne ait elle-même atteint la surface osseuse et tracé sa voie à une profondeur suffisante pour pouvoir se passer désormais de l'axe fourni par la pyramide. Il faut à ce moment renfoncer celle-ci, qui jusqu'à présent débordait, sans quoi elle pénétrerait dans le cerveau. On la fait remonter à plusieurs centimètres, c'est-à-dire que l'on fait descendre la couronne d'autant, afin de faire place dans sa cavité au petit piton à vis conique que dès à présent on implante dans le trou central creusé par la pyramide.

« Aussitôt que l'on soupçonne que l'on approche de la dure-mère, il faut regarder, nettoyer la rainure et la sonder avec un stylet délicat. Si à la première exploration on constate que le travail est loin d'être terminé, et ce doit être, on place le curseur

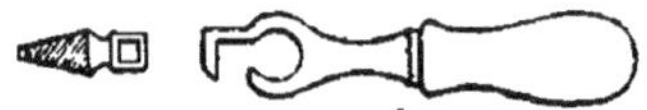

Fig. 134.
Tire-fond indépendant.

limitatif en conséquence, mais toujours avec prudence. En général, à cause de l'inégale épaisseur de tous les points de la rondelle, la section est accomplie d'un côté avant de l'être tout autour. Un peu d'inclinaison du trépan remédie à la chose. Enfin la rondelle ne tenant plus guère, on l'ébranle avec un crochet qui s'adapte au piton vissé (fig. 134) et l'on rompt les dernières fibres osseuses. Il faut alors décoller la pièce mobilisée de la dure-mère sous-jacente et pour ce faire la soulever légèrement, dans tous les sens successivement, jusqu'à ce qu'elle se détache » (FARABEUF, *loc. cit.*, p. 988).

Le tire-fond n'est pas indispensable et l'on peut soulever la rondelle détachée à l'aide d'une pince de Kocher dont un mors est introduit dans l'orifice central et l'autre dans la rainure.

Il est inutile de régulariser le bord de la perforation à l'aide du couteau lenticulaire classique puisque, toujours aujourd'hui, on doit agrandir ce premier orifice. Pour la régularisation de la perforation définitive, la pince-gouge suffira.

Il existe, comme pour la couronne du trépan, plusieurs dimensions de *fraises* que l'on choisira suivant les besoins, la *fraise* dont on se sert aujourd'hui est celle qu'a construite Collin,

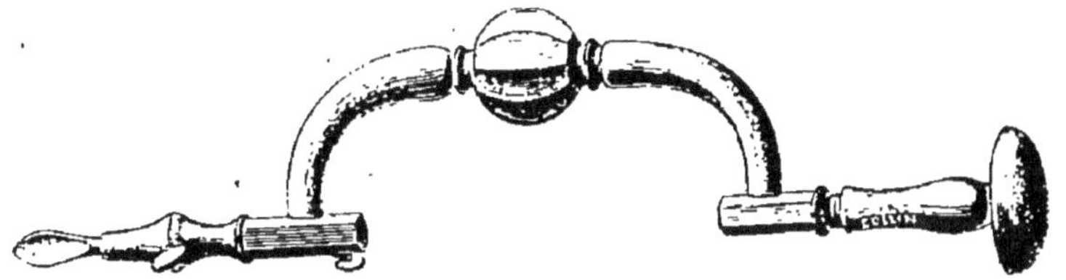

Fig. 135.

Trépan de Doyen avec le perforateur.

sur les indications de Doyen. La perforation est commencée par le perforateur à lame concave (fig. 135) qui pénètre jusqu'au diploé, puis le perforateur est remplacé par une des fraises (fig. 136 et 137) qui « peut être maniée, soit avec un vilebrequin,

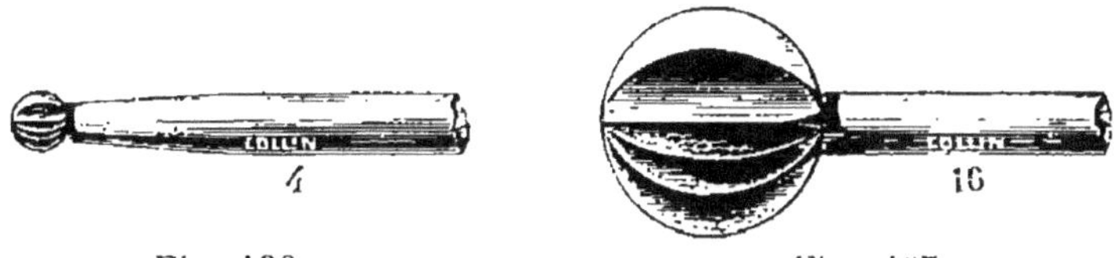

Fig. 136.   Fig. 137.

Fraises du trépan de Doyen.

comme les anciennes couronnes de trépan, soit mieux avec un moteur électrique relié à cet instrument délicat par un cordon souple à billes, d'une résistance extrême. Nos fraises offrent cette particularité qu'à la vitesse de 3 000 tours à la minute elles atteignent la dure-mère sans la blesser. Leur forme sphérique ne permet d'ailleurs pas de pénétrer tout à coup trop avant, comme il arrive si souvent avec les couronnes ordinaires du trépan » (Doyen[1]).

La *gouge* ou le *ciseau* (fig. 138) peuvent aussi être employés : on leur reproche l'ébranlement produit dans l'encéphale.

[1] Doyen. IXe Congrès français de chirurgie, Paris, 1895, p. 736.

« Nous avons eu recours à la gouge et au maillet pour la trépanation et nous avons réussi sans difficulté à faire de larges brèches osseuses en très peu de temps, en ménageant bien les parties saines voisines. Nul instrument ne nous paraît laisser plus de liberté à l'opérateur, et ne lui permet mieux de s'assurer à tout instant des effets obtenus. L'ébranlement central produit par une gouge bien tranchante et de petits coups de maillet bien secs est presque nul, etc. » (TERRIER et PÉRAIRE [1].)

POIRIER se sert d'un ciseau spécial à tête large (fig. 138).

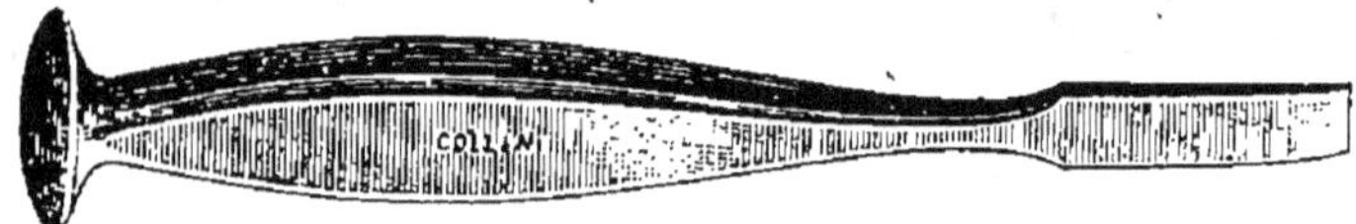

Fig. 138.
Ciseau à tête large (POIRIER).

La gouge doit être tenue à plat parallèlement à la surface crânienne ; on enlève d'abord à petits coups la table externe, puis le diploé.

Dès que la lame vitrée aura été entamée, on tâchera d'y introduire une spatule de façon à séparer les méninges de la surface interne du crâne. Cette spatule devra être maintenue par un aide entre la dure-mère et l'os, pendant que le chirurgien fera agir largement la gouge et le maillet sans crainte d'accidents.

Agrandissement. — Un orifice creusé, il existe, pour l'agrandir, deux moyens : circonscrire le lambeau osseux que l'on veut enlever par plusieurs trous creusés comme précédemment et couper les ponts osseux qui les réunissent (agrandissement discontinu), ou agrandir progressivement par ses bords le premier orifice.

L'*agrandissement progressif* peut se faire en enlevant successivement plusieurs rondelles osseuses ou creusant plusieurs trous sécants ou tangents ; les trous successifs seront faits avec les

[1] TERRIER ET PÉRAIRE. L'opération du trépan. Alcan, 1895, p. 215.

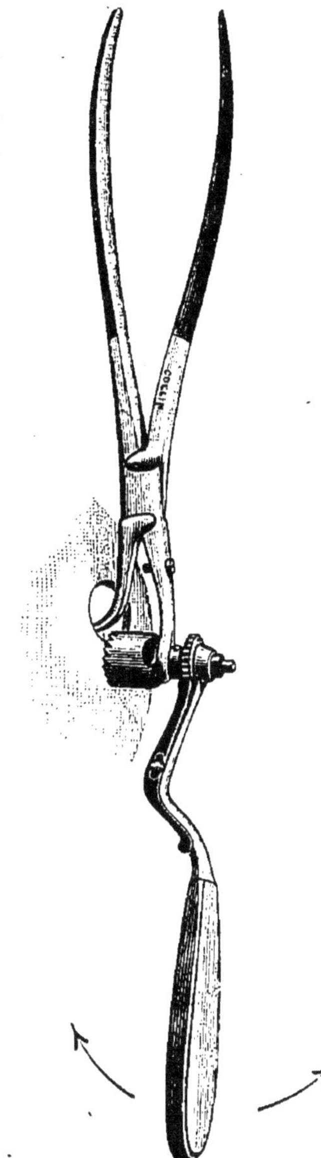

Fig. 139.
Pince-trépan de Farabeuf.

instruments précédents ou mieux avec la pince trépan de Farabeuf (fig. 139), dont la manœuvre se comprend facilement ; ou encore avec le craniotome de Poirier.

Ou bien on enlèvera successivement sur tout le pourtour du premier orifice des fragments irréguliers et petits jusqu'à ce que l'orifice soit assez large. Ce morcellement se fait avec les diverses pinces-gouges de Championnière, de Lannelongue (fig. 140), de Mathieu (fig. 141), de Collin, etc. (fig. 142 et 143).

La dure-mère sera décollée au fur et mesure avec une spatule dont il existe plusieurs modèles (fig. 144 et 145) ou avec l'instrument lui-même.

L'agrandissement discontinu est obtenu en plaçant à distance les uns des autres plusieurs orifices primitifs que l'on réunira en coupant l'os intermédiaire, de façon à libérer la lame qu'ils circonscrivent.

Les ponts intermédiaires peuvent être coupés avec les pinces-gouges ou avec la pince emporte-pièce de Doyen (fig. 146) ou encore le ciseau à épaulement (fig. 147). On peut employer aussi dans ce but une des scies à main dont il existe de nombreuses formes (fig. 148, 149, 150), ou une scie circulaire mue par un

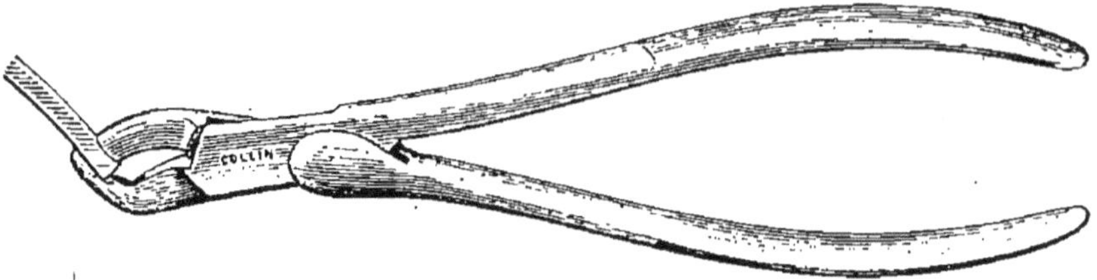

Fig. 140.
Pince emporte-pièce de Lannelongue.

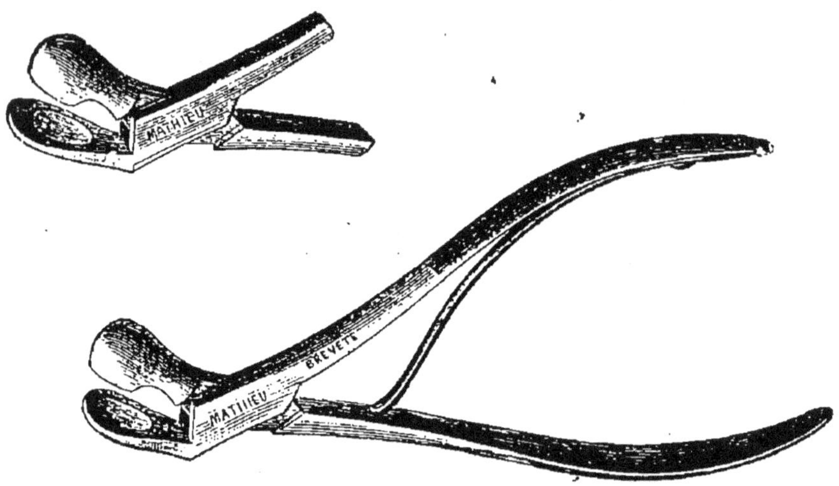

Fig. 141.
Pince emporte-pièce de Mathieu.

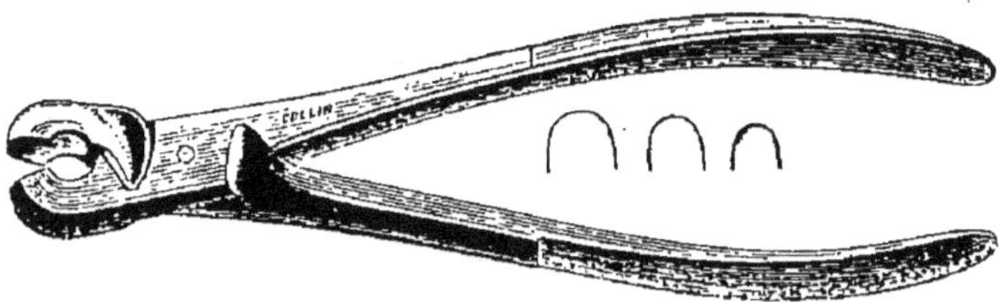

Fig. 142.
Pince-gouge (Collin).

moteur mécanique ou électrique que l'on a bien rarement à sa
disposition.

A ces procédés se rattache celui de Jaboulay [1] (trépanation

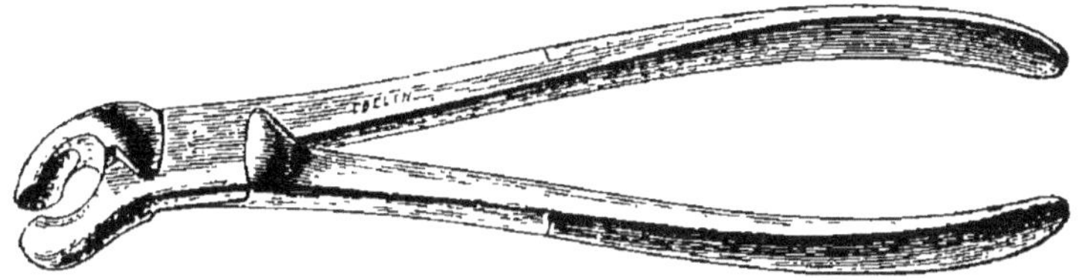

Fig. 143.
Pince-gouge courbe.

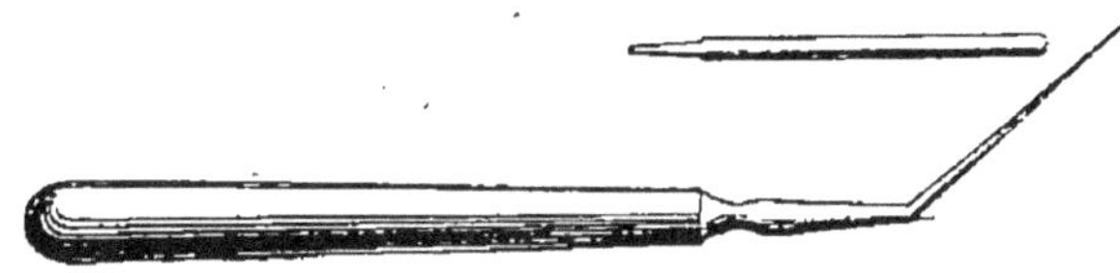

Fig. 144.
Spatule de Horsley.

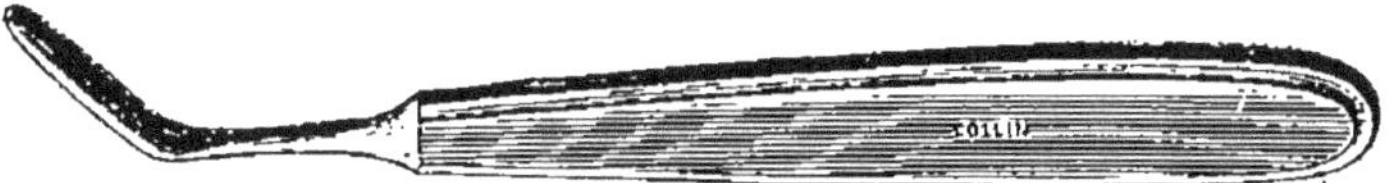

Fig. 145.
Décolle dure-mère de Poirier.

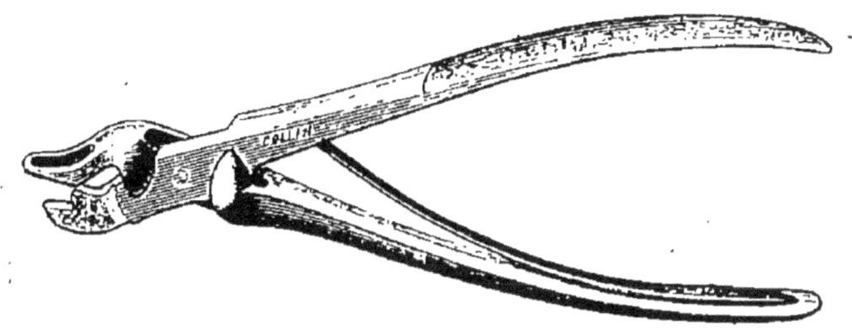

Fig. 146.
Pince emporte-pièce de Doyen.

bilinéaire avec travée intermédiaire) qui borde une lamelle

[1] JABOULAY. *Archives provinciales de chirurgie*, 1893, p. 188.

osseuse par deux rangées de couronnes et coupe obliquement, à
la pince de Liston, le pont osseux ainsi délimité. Il réapplique

Fig. 147.
Ciseau avec onglet.

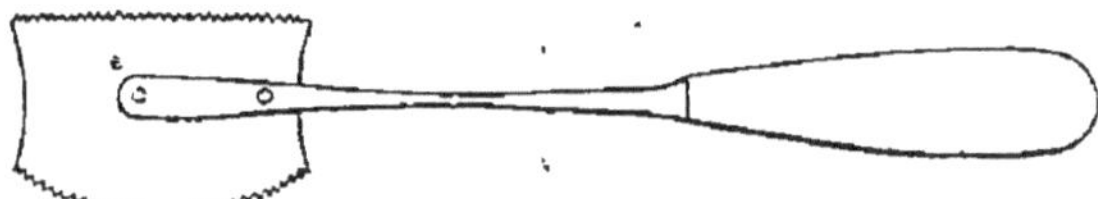

Fig. 148.
Scie de Robert et Collin.

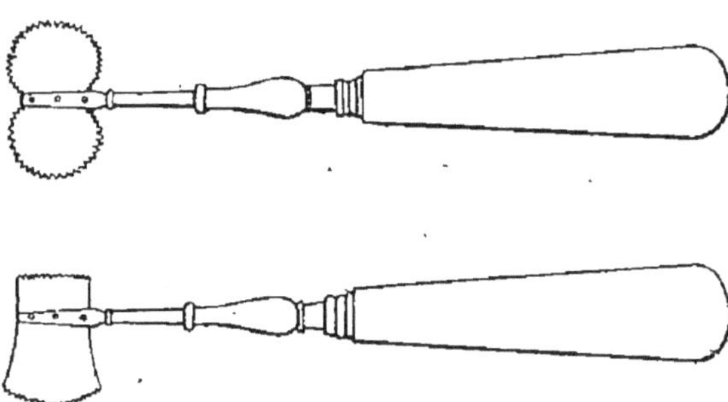

Fig. 149.
Scies de Hey.

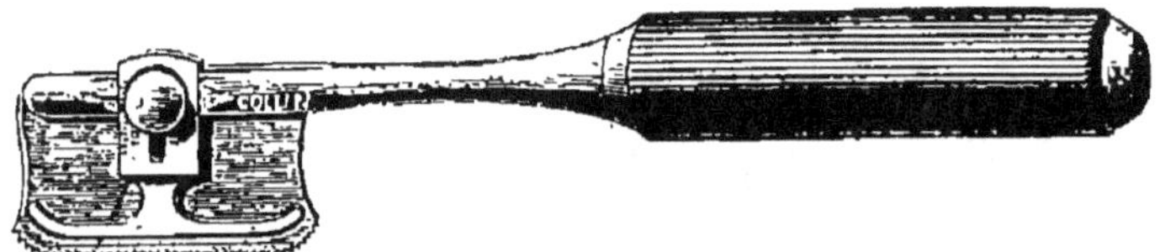

Fig. 150.
Scie avec curseur gradué.

ensuite la lamelle pour diminuer les dimensions de l'orifice
définitif (fig. 151).

Ouverture temporaire. — Ostéoplasties. — L'oblité-

ration de l'orifice a d'abord été cherchée pour éviter la hernie
de l'encéphale; nous avons vu que celle-ci est le plus souvent
due à l'infection, elle n'est pas à craindre avec les orifices
petits. Il est donc inutile de pratiquer la réimplantation de
simples rondelles du trépan, et ce n'est que dans le cas de

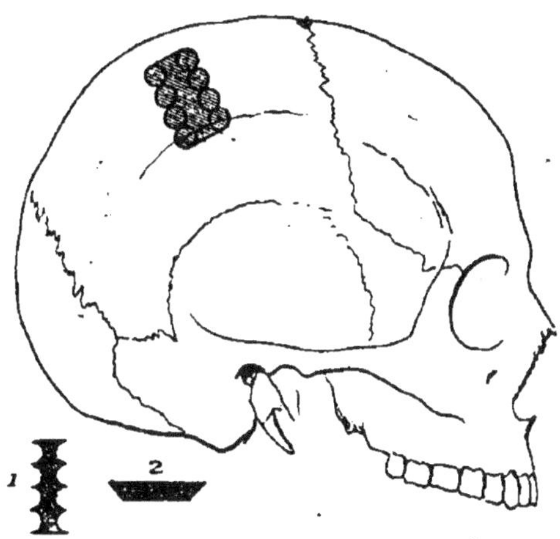

Fig. 151.
Procédé de Jaboulay. Trépanation bilinéaire.
1 et 2 représentent la travée intermédiaire dont les bords sont taillés en biseau.

vastes pertes de substance osseuse qu'il peut être utile d'oblitérer.

Deux circonstances bien différentes peuvent se présenter :
ou bien, pour enlever une tumeur ou une lésion inflammatoire
osseuse, il a fallu réséquer une large portion d'os qu'on ne peut
songer ni à conserver ni à réimplanter, et il faut alors chercher
ailleurs les éléments de l'*ostéoplastie;* ou bien l'os est sain et
l'ouverture large du crâne a été faite dans un but explorateur
ou curatif, mais on a décidé qu'il n'y a pas intérêt à maintenir
la décompression, ce qui est rare. Alors la lame osseuse réséquée devra être conservée adhérente aux parties molles, puis
appliquée de nouveau, c'est une *résection* ou *craniectomie temporaire.*

Dans le premier cas, les éléments de l'ostéoplastie peuvent

être empruntés au sujet lui-même : autoplastie, ou à un sujet différent ou d'espèce différente : hétéroplastie, ou même consister en corps inertes.

Prothèse cranienne. — Nous ne pouvons que signaler cette dernière méthode qui consiste à introduire entre la dure-mère et l'os les plaques métalliques, des plaques de celluloïde, de liège, de caoutchouc, etc., etc. Ces divers procédés n'ont donné que de mauvais résultats, comme ailleurs du reste (voir *Opérations sur les os*). Ces corps étrangers, même aseptiques, sont mal supportés et finissent tôt ou tard par s'éliminer avec suppuration, ou nécessitent l'ablation ultérieure par une opération complémentaire. Au Congrès de Chirurgie allemand de Berlin, en 1895, un certain nombre de chirurgiens les ont employés (von Eiselsberg, A. Fraenkel, Czerny) et ont constaté ces inconvénients.

Hétéroplastie. — La greffe osseuse peut être faite à l'aide d'os emprunté chez un animal et cet os peut être employé décalcifié, ou tel qu'il a été pris sur l'animal.

L'*os décalcifié* se prépare comme nous l'avons déjà dit (voy. p. 86, *greffes osseuses*) et ne peut, comme ailleurs, servir que de guide à l'ossification venant d'ailleurs ; il est peu employé pour l'ostéoplastie cranienne.

L'*os frais* a été greffé plusieurs fois avec succès, les expériences de Mossé sur les animaux ont montré que ces greffes pouvaient prendre et persister. Mac Ewen, Gerstein, Ricard ont notamment utilisé l'omoplate d'un lapin ou une portion de l'os iliaque d'un chien et la greffe a pris et a persisté longtemps.

Dans ce but, le mieux est d'enlever l'os que l'on a décidé de prendre comme on ferait une opération chirurgicale chez l'homme, en s'astreignant aux mêmes précautions aseptiques, en dépouillant l'os de toutes les parties molles qui le recouvrent et le plongeant dans l'eau stérilisée à la température de 35 à 40° jusqu'au moment de l'application. L'extirpation de l'os de l'animal devra du reste être faite immédiatement avant l'opération sur l'homme. Il sera bon de tailler la lame de la greffe un peu plus large que la perte de substance à combler, afin qu'elle n'ait aucune tendance à s'enfoncer dans le crâne.

Autoplastie. — Empruntée au sujet lui-même, la greffe peut être prise aux dépens d'une portion quelconque du squelette, le tibia généralement, ou aux parties du crâne voisines de la trépanation. SEYDEL, LENNANDER [1], CZERNY [2] ont transplanté dans la brèche osseuse un lambeau ostéo-périosté, taillé sur la face interne du tibia à l'aide de la scie ou du ciseau. Mais ce procédé ne peut s'appliquer qu'à des perforations peu étendues et est rarement utile.

Au contraire les procédés d'autoplastie utilisant des pièces osseuses craniennes peuvent être fort utiles. OLLIER [3] a proposé depuis longtemps « de découper des lambeaux ostéo-cutanés et de tailler avec une scie fine ces lambeaux de manière à produire un ἀποση-παρνισμος. Par une section parallèle, on détache la plus grande épaisseur de la paroi cranienne qu'on laisse adhérer au péricrâne et à la peau. Il faut avoir soin seulement que la scie ne dépasse pas la table interne. On achève ensuite la trépanation et l'on réapplique le lambeau ostéo-cutané sur l'oüverture ».

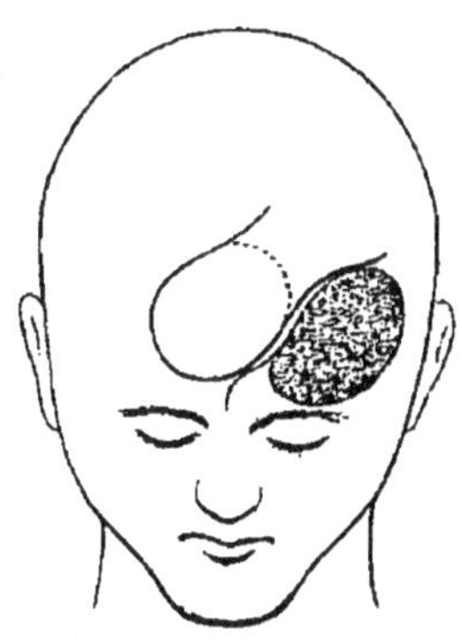

Fig. 152.

Autoplastie par glissement, de Kœnig.

Du même genre est le procédé d'*autoplastie par glissement* de KŒNIG [4] qui consiste, étant donnée une perte de substance osseuse du crâne recouverte de ses parties molles intactes, à tailler deux lambeaux à pédicules opposés (fig. 152), l'un compre-

---

[1] In Chipault. Chirurgie opératoire du système nerveux. T. I, 1894, p. 172.

[2] XXIVᵉ Congrès de la Société allemande de chirurgie, 1895 et *Semaine méd.*, 1895, p. 175.

[3] OLLIER. Traité des Résections, 1891, t. III, p. 760.

[4] KŒNIG. *Centralblatt. f. Chirurgie*, Leipzig, 1890, n° 27, p. 497.

nant les parties molles qui recouvrent l'orifice, l'autre contenant,
outre les parties molles, une coque osseuse taillée comme dans
le procédé d'OLLIER, et qui ne peut être découpée sans être brisée
en plusieurs pièces. Les deux lambeaux taillés et relevés sont
croisés, l'un prenant la place de l'autre, de façon à recouvrir
l'ouverture cranienne avec la coque osseuse découpée.

Résections temporaires. — Le procédé d'OLLIER que nous
avons exposé est en réalité une résection temporaire.

CHALOT[1] taille au ciseau un lambeau trapézoïde laissé adhérent
aux parties molles et le soulève en le brisant au bord laissé

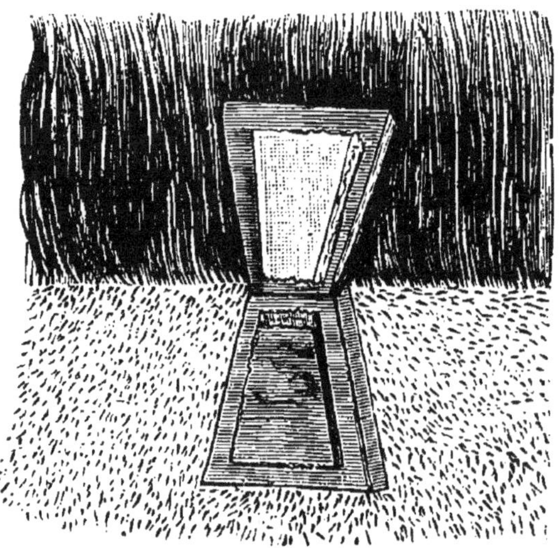

Fig. 153.
Résection temporaire de la voûte cranienne. Procédé de Chalot.

adhérent, au moyen du ciseau manœuvré comme levier, ainsi
que le montre la figure 153. Il faut rappeler, toutefois, que la
tête doit être complètement rasée.

WAGNER[2], taillant un lambeau arrondi à concavité inférieure,
incise jusqu'au périoste et, après rétraction, coupe le périoste et

<hr>

[1] CHALOT. Chirurgie opératoire, 1886. Doin, p. 239.
[2] WAGNER, *Centralblatt. f. Chirurgie*, Leipzig, 1889, n° 47, p. 833.

taille de même au ciseau ou à la scie circulaire la lame osseuse, sauf au niveau du pédicule du lambeau. La base de la lame osseuse correspondant à ce pédicule est entamée au ciseau par les côtés, puis fracturée en soulevant la plaque osseuse, et le lambeau ostéo-cutané est rabattu en entier.

Les modifications apportées à ces procédés sont nombreuses.

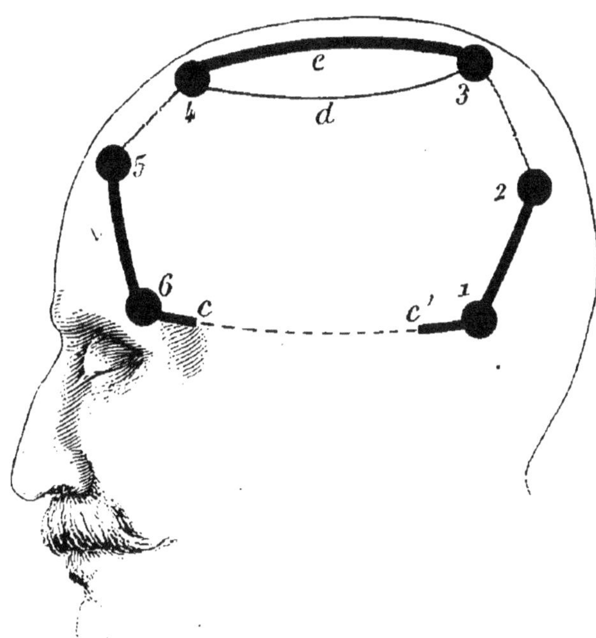

Fig. 154.
Hémicraniectomie temporaire. Tracé du lambeau osseux (DOYEN).

En somme, la technique consiste à découper un lambeau de parties molles comme pour une trépanation très large, mais sans relever ce lambeau. Laisser rétracter les parties molles et n'inciser qu'alors le périoste au ras de la peau rétractée. Découper le long de l'incision le pourtour du lambeau osseux par un des moyens connus, au ciseau, à la scie ou en pratiquant plusieurs perforations au trépan ou à la fraise, et réunissant les perforations par section des ponts osseux (fig. 154). La section des ponts peut se faire à l'aide d'une des pinces-gouges ou emporte-pièces, ou avec des mortaiseuses dentées actionnées par un moteur électrique (Doyen).

On peut encore délimiter deux côtés obliques d'un lambeau osseux trapézoïdal en creusant, après réclinaison des parties molles, deux travées perforantes faites au trépan et agrandies comme d'habitude; ces deux travées comprennent entre elles un lambeau osseux (fig. 155) qui sera réappliqué, et qui est détaché à la gouge et au maillet en biseautant (Chipault).

Dans tous les cas, on ménagera sur tout le pourtour ou sur quelques points seulement du poutour un plan oblique dù au biseautage des bords, afin qu'une fois réappliqué, le lambeau osseux trouve un point d'appui et ne s'enfonce pas dans le crâne (fig. 156). Lorsque le pourtour de la lame osseuse est découpé, par un des procédés précédents, sauf

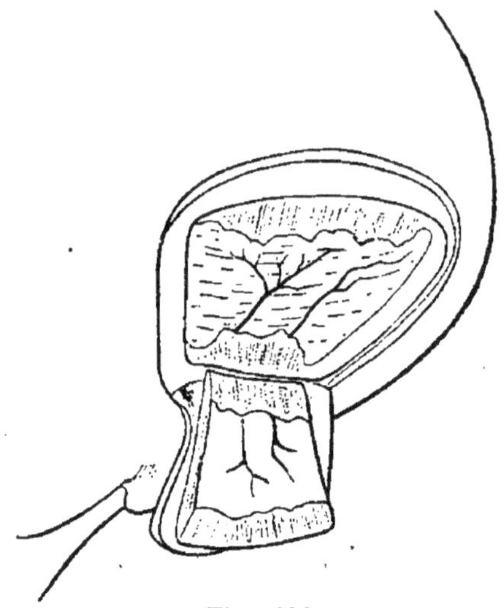

Fig. 155.
Craniectomie temporaire. Procédé de Chipault.

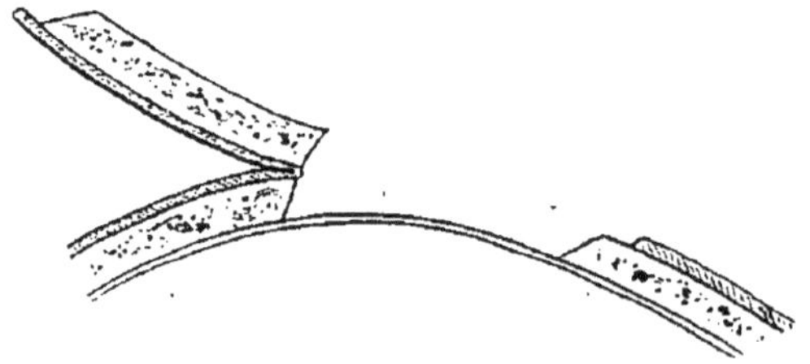

Fig. 156.
Craniectomie temporaire. Schéma de la taille des lambeaux.

au niveau de sa base, on brise cette base en l'attaquant latéralement de chaque côté au ciseau et en achevant par brisement dù au soulèvement forcé, à l'aide d'un ciseau employé comme levier.

Si, après avoir rabattu le lambeau, on veut drainer, on le fait par les orifices faits d'avance, ou sinon, on échancre un des bords du lambeau osseux.

Nous avons vu du reste ailleurs (*Thérapeutique chirurgicale*) que les indications de ces résections temporaires sont encore aujourd'hui fort restreintes.

3° Incision de la dure-mère. — Le crâne ouvert, si les lésions sont extra-durales (tumeurs, hématomes, abcès), elles seront traitées comme il est indiqué (voir *Thérapeutique chirurgicale*), puis, les parties molles seront suturées après drainage.

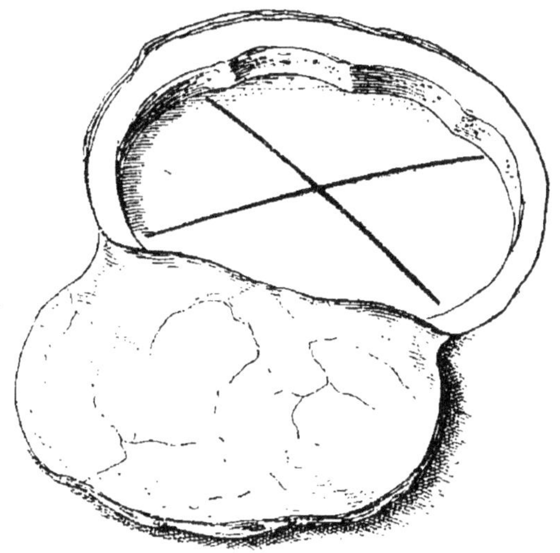

Fig. 157.
Incision cruciforme de la dure-mère.

Si au contraire, pour des raisons que nous n'étudierons pas ici, tirées surtout des localisations et de l'aspect (forme, couleur, battements) de la méninge, on a décidé d'ouvrir celle-ci pour aller plus loin, on pourra le faire soit de façon discontinue, pour explorer, par des incisions verticales et légèrennent incurvées faites entre les vaisseaux vus; soit complétement de façon à inciser largement. Alors, ou bien la membrane est incisée en croix (fig. 157), les branches de celle-ci correspondant aux angles

de l'ouverture pour ménager le plus de place possible ; ou bien
l'incision copie la forme de l'ouverture osseuse (fig. 158) en

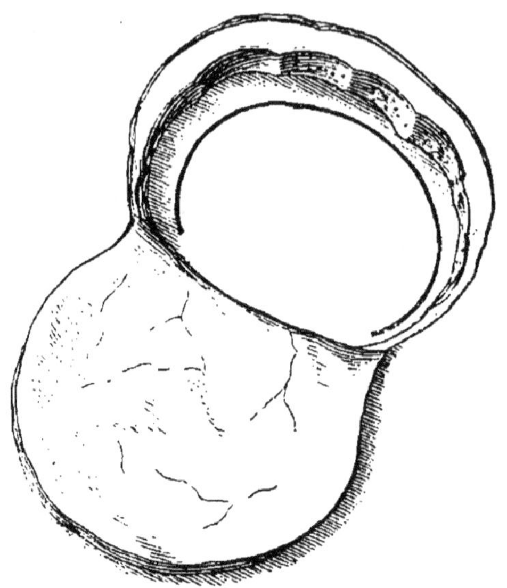

Fig. 158.
Incision circulaire de la dure-mère.

restant à un centimètre en dedans d'elle, pour pouvoir suturer
ensuite si on le veut.

Les vaisseaux seront pincés et liés comme nous l'avons dit en
traitant de l'hémostase (page 131).

4° Exploration de l'encéphale. — La dure-mère ouverte, il
peut arriver que l'on découvre immédiatement une lésion, abcès,
tumeur. etc., facile à traiter par le drainage ou l'extirpation. Il
ne restera alors qu'à tamponner légèrement à la gaze pour arrêter l'hémorragie s'il y a lieu, puis à fermer complètement ou
non la dure-mère. Ou bien, explorant pour une lésion supposée
corticale et ne trouvant rien, on ne veut pas aller plus loin, se
contentant de la décompression, et nous verrons tout à l'heure
comment il convient de se comporter. Ou bien enfin, croyant à
une lésion (abcès ou tumeur) profonde, on a résolu d'explorer la

substance nerveuse elle-même. Nous devons voir les moyens dont on dispose dans ce but.

La *vue* montre d'abord si la coloration est changée (jaune, livide), si les battements existent, s'il y a tendance à la hernie; le tout faisant présumer une lésion profonde.

Le *palper* peut montrer un changement de consistance indiquant le siége d'une tumeur sous-corticale.

Si aucun de ces signes n'existe, il reste l'exploration profonde par les *ponctions*. Celles-ci peuvent être faites avec l'aiguille de la seringue de Pravaz, ou celles de l'appareil Dieulafoy. La ponction peut être simple ou aspiratrice. Mais souvent l'aiguille, avec ou sans aspiration, ne donne pas d'indication suffisante; elle se bouche facilement par la substance nerveuse ou par du pus épais, aussi l'on préfère généralement explorer à l'aide d'un fin bistouri droit, d'un ténotome, ou d'un couteau de de GRÆFE, enfoncé perpendiculairement à la surface du cerveau, au niveau des circonvolutions et non des sillons, en évitant autant que possible les vaisseaux pie-mériens. Une incision suffisante peut même permettre d'introduire le petit doigt pour explorer.

On peut ainsi ouvrir, après une ou plusieurs incisions exploratrices, un abcès profond qui sera immédiatement vidé et drainé. On peut rencontrer une tumeur qui, bien limitée, pourra être enlevée; diffuse, pourra peut-être être curettée. Mais la conduite devient alors variable suivant le chirurgien, l'état du malade, l'étendue des lésions, et aucune règle ne peut plus être donnée.

Signalons seulement dans ces explorations et ouvertures profondes, lors d'extirpation de tumeurs, la possibilité d'un accident toujours mortel et assez rapidement : l'ouverture des ventricules. L'écoulement abondant et rapide de liquide céphalo-rachidien se produit alors et le malade meurt immédiatement ou quelques heures après. Cet accident a particulièrement été signalé dans l'extirpation des kystes hydatiques du cerveau.

5° Traitement de la dure-mère. — Suivant les lésions trouvées et les opérations pratiquées, il peut être indiqué de suturer la dure-mère, complètement ou en ménageant un orifice pour une mèche profonde. Cette suture sera faite au catgut à l'aide d'un surjet plutôt qu'avec des points séparés.

Ou bien il est indiqué de laisser flottants les lambeaux de la dure-mère après hémostase.

Ou encore, lorsqu'on veut agir par décompression longtemps prolongée et éviter l'ossification possible par la dure-mère, on peut employer le procédé indiqué par BEREZOWSKI[1] et qu'ont appliqué CHIPAULT, TUFFIER[2], SCHWARTZ[3].

Enlever complètement la dure-mère correspondante à l'ouverture ; ou, comme l'indique TUFFIER, la réséquer en laissant une collerette de 1 centimètre et suturer cette collerette au périoste du bord de la perte de substance, ce qui a l'avantage d'arrêter le suintement sanguin du diploé et de laisser au contact du cerveau « au lieu des bords osseux souvent irréguliers et menaçants, une surface lisse physiologique. »

6º Drainage et sutures superficielles. — Le drainage sera profond (cérébral) ou superficiel ; il est indiqué presque toujours. Il est fait soit avec des mèches de gaze, soit avec des drains de caoutchouc dont on évite le contact avec la surface corticale.

Les sutures des parties molles, prenant toute l'épaisseur des lambeaux pour être hémostatiques, ne présentent rien de particulier. Le périoste n'est pas suturé spécialement, sauf pour obtenir l'immobilisation du lambeau osseux dans les résections temporaires.

LOCALISATION DES TRÉPANATIONS

L'indication du lieu où doit porter la trépanation peut être tirée d'un symptôme cranien extérieur, il n'y a alors aucune mensuration à faire, il faut simplement savoir s'écarter de points particulièrement dangereux, tels surtout les sinus longitudinal supérieur et latéral avec leur jonction au pressoir d'Hérophile

---

[1] BEREZOWSKY ET CHIPAULT. *Académie de médecine*, avril 1899.

[2] TUFFIER. *Bulletin de la Société de Chirurgie*, avril 1899, p. 428.

[3] SCHWARTZ. *Bulletin de la Société de Chirurgie*, juillet 1899, p. 755.

9..

(sinus découverts ou accessibles de GÉRARD-MARCHANT), et les branches de l'artère méningée moyenne.

Dans d'autres cas, les vaisseaux seront au contraire directement recherchés par une trépanation. Il nous faut donc déterminer les points de repère de ces vaisseaux.

Ailleurs, le chirurgien sera guidé par des contractures ou des paralysies répondant à une des localisations corticales connues et dont il s'agira de découvrir le centre. La figure 159 rappel-

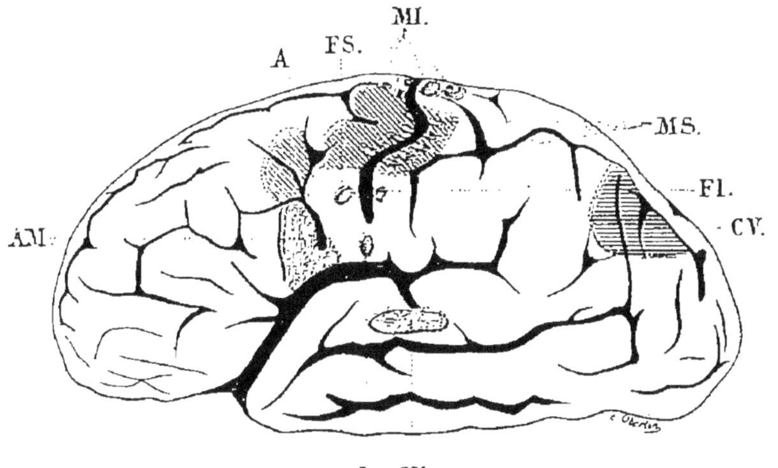

Fig. 159.

Principales localisations cérébrales de la face externe.

AM, aphasie motrice. — A, agraphie. — FS, facial supérieur. — Fl, facial inférieur. — MI, membre inférieur. — MS, membre supérieur. — CV, cécité verbale. — SV, surdité verbale. — L, hypoglosse.

lera ces localisations dont nous ne pouvons donner ici une description détaillée.

Il nous faut donc rechercher les lignes et points de repère qui permettront de tracer sur le crâne revêtu de ses parties molles les scissures principales de Rolando et de Sylvius, afin de pouvoir échelonner sur elles ou autour d'elles les centres connus.

Enfin dans d'autres cas, surtout pour les abcès, ce n'est plus un centre que l'on cherche, mais une région que l'on veut découvrir et explorer, notamment le lobe temporo-sphénoïdal ou le cervelet ; nous devons savoir en quels points devront porter les ouvertures craniennes pour arriver à ce but.

Nous avons donc à déterminer des repères suffisants pour trouver à travers les parties molles et le crâne osseux :

1º Les vaisseaux dure-mériens accessibles ;

2º Les principaux centres corticaux ;

3º Les régions frontale, temporale, cérébelleuse,

1º Vaisseaux. — Le sinus longitudinal supérieur suit la ligne sagittale, de la bosse nasale à la protubérance externe, et, augmenté des lacs sanguins, occupe une largeur de 3 centimètres environ. Ainsi que l'indique Poirier[1] on devra donc, pour ne pas l'atteindre dans une trépanation, s'éloigner de au moins 1 centimètre et demi de la ligne médiane.

Le pressoir d'Hérophile correspond à la protubérance externe, qu'il entoure sur une étendue d'environ 1 centimètre et demi (Gérard-Marchant).

Le sinus latéral (6, fig. 160) n'est accessible que dans sa portion horizontale, de la protubérance externe ou *inion* à la base de l'apophyse mastoïde, c'est surtout à propos de cette région que nous aurons à nous en occuper.

L'artère méningée moyenne entre dans le crâne par le trou petit rond et traverse l'étage moyen de la base du crâne dans un sillon osseux. Elle se divise en deux branches principales pendant ce trajet, et ces deux branches montent l'une en avant, l'autre en arrière, contre la paroi cranienne. C'est la recherche de ces deux branches, surtout de l'antérieure, qui importe dans les hémorragies extra-durales.

La *branche antérieure* parcourt un sillon le long de l'extrémité de la petite crête du sphénoïde, puis sur le pariétal qu'elle aborde par son angle antéro-inférieur.

C'est à ce niveau que doit porter la ligature lorsqu'on recherche directement l'artère par une trépanation. Elle chemine alors, dit Gérard-Marchant, en moyenne à cinq millimètres en arrière de la suture coronale.

[1] Poirier. Topographie cranio-cérébrale, Paris, 1890.

I.   9...

La *branche postérieure* se ramifie sur l'écaille du temporal et la partie postérieure du pariétal.

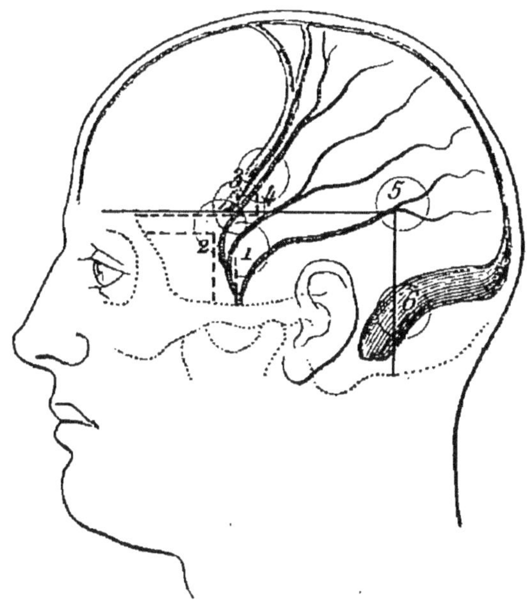

Fig. 160.

Localisation des trépanations pour vaisseaux (CHIPAULT).

1° Branche antérieure de méningée moyenne : 1, procédé de Poirier. — 2, procédé de Vogt. — 3, procédé de Krönlein. — 4, procédé de Jacobson.

2° Branche postérieure de méningée moyenne : 5, procédé de Krönlein.

3° Sinus latéral : 6,

Voici quelques procédés indiqués pour la recherche de ces branches :

JACOBSON (4, fig. 160) : Trépaner à 4 ou 5 centimètres en arrière. et au-dessus de l'apophyse orbitaire externe.

VOGT (2, fig. 160 et 161) : Trépaner à l'intersection d'une horizontale située à deux travers de doigt au-dessus de l'arcade zygomatique et d'une verticale passant à un travers de doigt en arrière de la branche montante du malaire.

KRÖNLEIN (3, fig. 160 et 162) : Trépaner sur une ligne horizontale prolongeant le rebord orbitaire supérieur, à 3 ou 4 centimètres en arrière de l'apophyse orbitaire externe pour la branche antérieure ; et au point d'entre-croisement de cette horizontale avec une verticale passant immédiatement derrière la mastoïde pour la branche postérieure (5, fig. 160 et 162).

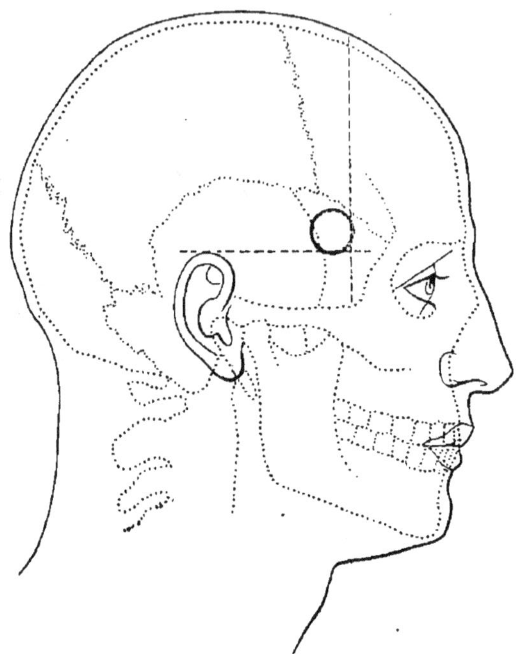

Fig. 161.
Méningée moyenne. Procédé de Vogt.

Poirier (1, fig. 160) : Sur l'apophyse zygomatique, à égale distance du bord postérieur de l'apophyse montante du malaire et du conduit auditif, élever une perpendiculaire, et trépaner sur cette perpendiculaire à 5 centimètres au-dessus de l'apophyse zygomatique.

Gérard-Marchant : La branche postérieure est à 83 millimètres en arrière de l'apophyse orbitaire chez l'homme, à 76 millimètres chez la femme, croisée sur son trajet par l'axe vertical de la mastoïde.

Steiner : Branche antérieure : tracer une ligne de la glabelle à la pointe de l'apophyse mastoïde ; en son milieu élever une perpendiculaire qui coupe, sur l'angle antéro-inférieur du pariétal, l'horizontale passant par le sommet de la glabelle.

Branche postérieure : à l'intersection de cette horizontale et de la verticale passant en avant de l'apophyse mastoïde.

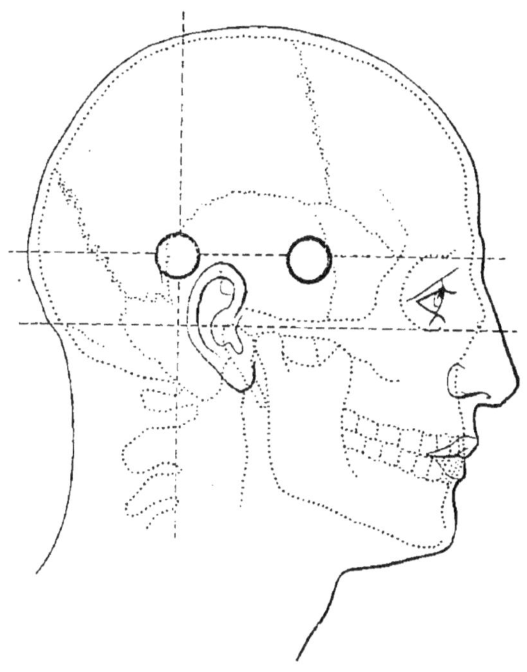

Fig. 162.

Méningée moyenne. Procédé de Krönlein.

Enfin Chipault donne un repère que nous ne pouvons indiquer avant d'avoir exposé son système de topographie cranio-cérébrale.

2° Centres corticaux. — Ainsi que nous l'avons vu (fig. 159) les centres principaux sont groupés autour de la scissure de Rolando et le tracé de cette ligne sur le crâne permettra de découvrir par la trépanation, le point que l'on sait correspondre au centre cherché.

Malheureusement, le tracé exact de cette ligne sur le crâne revêtu de ces parties molles est fort difficile ; les procédés proposés depuis Broca, en France et à l'étranger, sont très nombreux et il ne serait ni facile ni utile de les exposer tous ici. On trouvera cette exposition et la critique des procédés dans les ouvrages suivants :

Poirier, *Topographie cranio-cérébrale*, Paris, 1890; Chipault, *Chirurgie cranio-cérébrale*, Paris, 1894 ; Terrier et Péraire, *Opération du trépan*, Paris, 1895; Broca et Maubrac, *Chirurgie cérébrale*, Paris, 1896.

Des divers procédés proposés pour tracer les lignes rolandique,

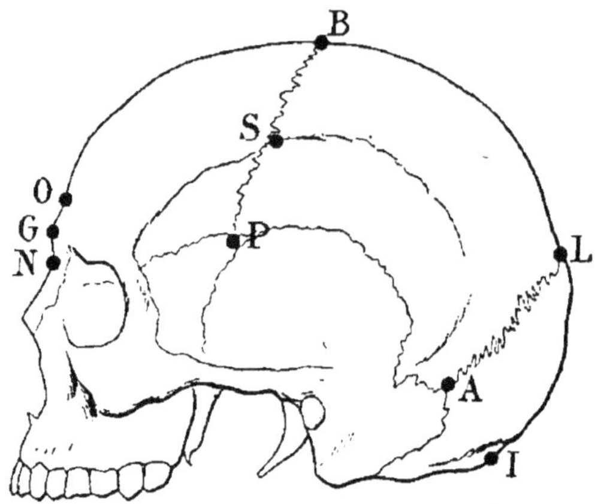

Fig. 163.

Points ostéologiques craniens.

N, nasion. — G, glabelle. — O, ophryon. — B, bregma. — L, lambda. — I, inion.
S, stéphanion. — P, ptérion. — A, astérion.

et sylvienne, les uns indiquent des chiffres absolus pris à partir d'un point de repère plus ou moins facile à déterminer sur le vivant. Ceux-là ne tiennent pas compte des variations individuelles dans la forme du crâne et dans les rapports de l'encéphale avec la boîte osseuse, ni des variations suivant l'âge. Les autres cherchent à donner des chiffres proportionnels en fractions de distances prises sur des lignes déterminées par les repères palpables du crâne. Ces derniers devraient indiquer des données applicables à tous les crânes; mais outre qu'ils nécessitent souvent des calculs, ou des tracés géométriques assez compliqués, ou l'emploi d'appareils peu pratiques, ils ne concordent pas entre eux et laissent des écarts sensiblement égaux à ceux des procédés à chiffres fixes.

Enfin nous avons dit maintes fois que la trépanation aujourd'hui ne consiste jamais dans l'ouverture étroite du crâne à l'aide d'une simple rondelle de trépan, mais doit toujours comporter une ouverture large du crâne, enlevant une surface de 4 à 5 centimètres de côté au moins.

Une détermination approximative, donnant même un écart possible de 1 à 2 centimètres, est donc le plus souvent suffisante, et ceci nous permettra de n'indiquer que quelques procédés simples pour déterminer les lignes précédentes.

Les mensurations nécessaires partent toutes de points de repères fixes qu'il faut connaître sur le crâne, la figure 163 rappelle la situation et le nom de ces différents points.

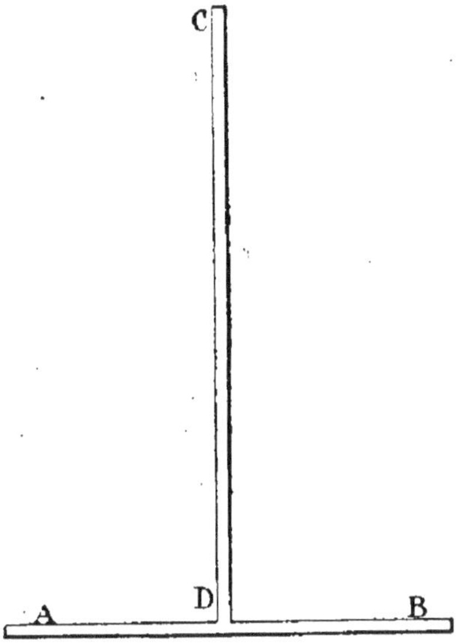

Lorsqu'on cherchera à tracer sur le crâne les lignes rolandique ou sylvienne, il sera utile de ne pas s'en rapporter à une seule mensuration, mais d'employer d'abord un des procédés indiqués, puis de contrôler le résultat par un ou deux des autres procédés.

La ligne rolandique, la plus utile de toutes, se trace en déterminant successivement ses points extrêmes supérieur et inférieur, ou en déterminant seulement son point supérieur et traçant la direction de la ligne à l'aide de l'angle qu'elle fait avec la ligne sagittale, ou encore en la conduisant à un repère inférieur et mesurant sur cette ligne une longueur déterminée.

Fig. 164.
Équerre flexible de P. Broca.

Point rolandique supérieur. — Un des procédés souvent employé et suffisamment précis, malgré les critiques qu'on lui a faites, est celui de Broca-Championnière[1] : « L'extrémité supérieure du sillon de Rolando sera rencontrée en arrière du bregma, à 55 millimètres. »

Pour déterminer le bregma, on se sert de l'équerre flexible de Broca, formée de deux lames d'acier souple (fig. 164); au sommet de l'équerre et un peu en arrière est une petite tige de bois (tourillon) que l'on introduit dans le conduit auditif externe.

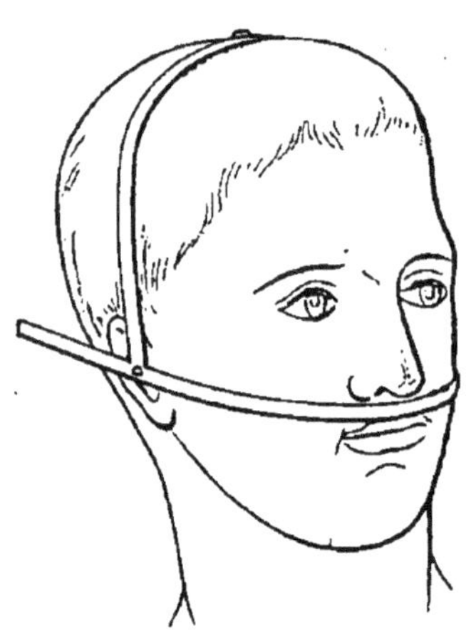

Fig. 165.

Mise en place de l'équerre
de P. Broca.

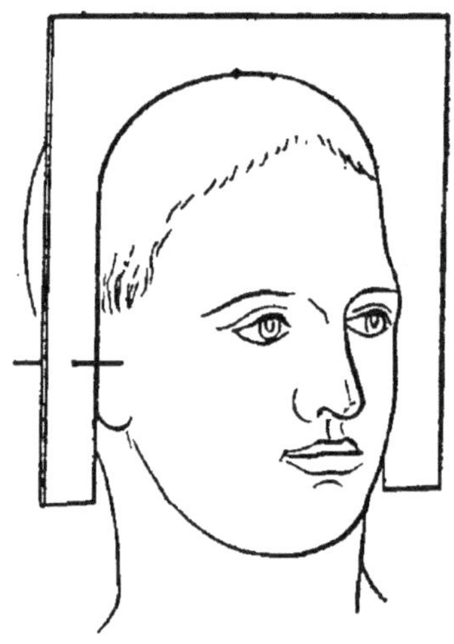

Fig. 166.

Détermination du bregma. Procédé de Championnière.

La branche horizontale est repliée sous la sous-cloison du nez, la branche verticale repliée sur le sommet du crâne indique le plan auriculo-bregmatique et le bregma pris sur le bord postérieur de la lame (fig. 165).

L'extrémité supérieure rolandique est à 5 centimètres et demi derrière ce point.

Si l'on n'a pas sous la main l'équerre flexible, Championnière conseille de placer à cheval sur la tête un ruban métrique perpendiculaire au plan du regard horizontal, ou mieux d'échan-

<hr>

[1] Championnière. La trépanation guidée par les localisations cérébrales, Paris, 1878, p. 107.

crer une feuille de carton de façon à pouvoir la placer à cheval
sur la tête, de traverser ce carton par une tige horizontale
(un crayon) à la hauteur de l'œil, de placer cette tige dans la
direction du regard horizontal, en maintenant exactement la
feuille de carton au niveau des deux méats auditifs. Le bregma
est au croisement de la ligne sagittale et du carton (fig. 166).

La ligne sagittale est elle-même facile à déterminer en tendant un ruban du point nasal à l'inion (voy. fig. 163).

POIRIER conseille de mesurer à partir du point ou sillon nasal
la moitié de la distance naso-inienne et d'y ajouter 2 centimètres,
ou encore de mesurer sur la ligne sagittale 18 centimètres à
partir du sillon naso-frontal, là est l'extrémité supérieure du
sillon de Rolando.

Point rolandique inférieur. — CHAMPIONNIÈRE (fig. 167) :
mener du bord postérieur de l'apophyse orbitaire externe (AOE),

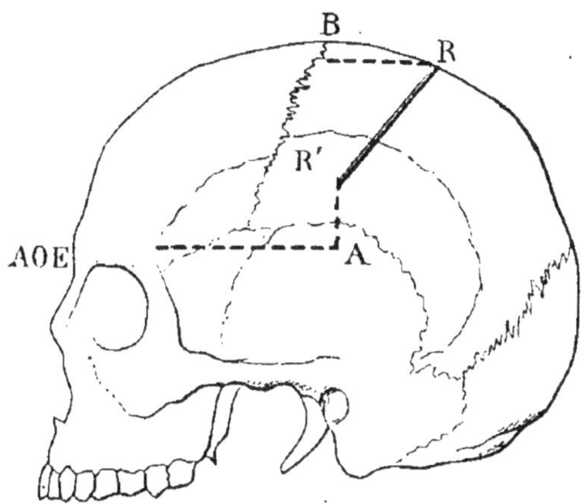

Fig. 167.

Détermination de la ligne rolandique.

RR', procédé de Broca-Championnière.

au point où la base de cette apophyse se recourbe pour se continuer avec la crête temporale de l'os frontal, une ligne horizontale de 7 centimètres, et élever à l'extrémité postérieure (A) de
cette horizontale une perpendiculaire de 3 centimètres (AR').

Ou encore, joindre le point supérieur à un autre situé au milieu de l'arcade zygomatique et compter 9 centimètres du point supérieur (Lejars).

Poirier : Élever sur l'acade zygomatique une perpendiculaire passant juste au-devant du tragus, dans la dépression péri-auriculaire, et compter à partir du trou auditif 7 centimètres sur cette perpendiculaire.

A côté de l'extrémité inférieure du sillon de Rolando, il est facile

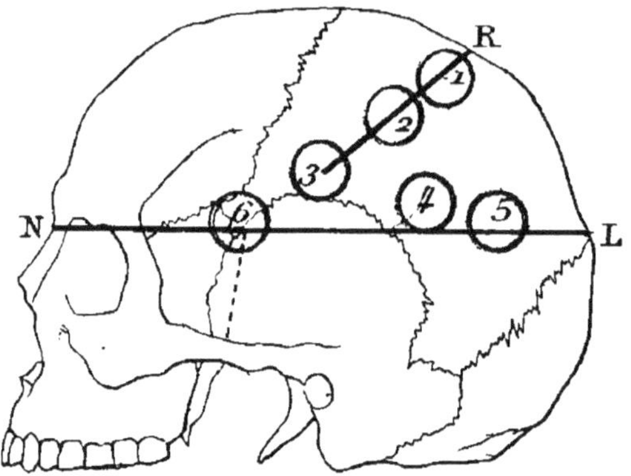

Fig. 168.

Topographie cranio-cérébrale. Procédé de Poirier.

N, L, ligne naso-lambdoïdienne. — R, ligne rolandique. — 1, membre inférieur. — 2, membre supérieur. — 3, face et langue. — 4, lobule du pli courbe. — 5, centre visuel. — 6, Artère méningée moyenne.

de déterminer, par le procédé de Broca, la troisième circonvolution frontale ou circonvolution de Broca (langage articulé) : mener une horizontale partant du même point de l'apophyse orbitaire externe que pour la recherche du point rolandique inférieur par le procédé Championnière, prendre 5 centimètres sur cette ligne et élever à son extrémité postérieure une verticale de 2 centimètres.

La **ligne sylvienne**, moins importante, peut s'obtenir de la façon suivante :

Tracer une ligne horizontale (naso-lambdoïdienne), allant du fond de l'angle naso-frontal à un centimètre au-dessus du lambda (fig. 168). Le lambda se reconnaît par le toucher le plus souvent, en tous cas il est situé à 7 centimètres au-dessus de la protubérance occipitale externe (inion) facile à reconnaître elle-même lorsqu'elle n'est pas très saillante, en tendant, par un mouvement de flexion de la tête, le ligament cervical postérieur qui s'y insère.

La ligne naso-lambdoïdienne (fig. 168) passe au-dessus du méat auditif, elle passe par la 3e circonvolution frontale, puis suit la scissure de Sylvius, passe au-dessous du lobule du pli courbe et aboutit à la suture pariéto-occipitale (POIRIER).

Pour CHAMPIONNIÈRE, la scissure de Sylvius passe à 5 centimètres au-dessus de l'arcade zygomatique, son extrémité antérieure, au niveau du pterion, se trouvant à 3 centimètres en arrière de l'apophyse orbitaire externe.

Ces repères suffiront, en général, pour trouver la zone rolandique et disposer à son niveau les centres de localisation connus. Voici cependant en outre quelques procédés de recherche d'ensemble des différents points et lignes, publiés dans ces dernières années.

MASSE (Congrès de Rome, 1894) trace deux lignes (fig. 169), l'une supérieure et antéro-postérieure (méridien cranien), passant par l'ophryon, le bregma et l'inion ; l'autre horizontale (équateur cranien), passant par l'ophryon, au-dessous de l'attache cranienne du pavillon de l'oreille et au-dessus de l'inion. Sur ces lignes, après recherches, l'auteur a déterminé des nombres fractionnaires décimaux qui expriment les relations constantes qui existent entre ces lignes et les segments de cercles qui les coupent soit directement, soit par prolongement.

Il suffit de connaître ces nombres fractionnaires pour pouvoir déterminer avec exactitude, à l'aide de simples mensurations faites avec un ruban métrique, sur des têtes de différentes formes et de différentes dimensions, la direction des scissures de Rolando et de Sylvius.

Il faut prendre les 53/100 du méridien cranien à partir de l'ophryon pour déterminer la situation exacte de l'extrémité supérieure du sillon de Rolando.

On trouve la direction de ce sillon en déterminant un point sur l'équateur cranien au 42/100 de la distance qui sépare l'ophryon de l'inion. Sur la ligne rolandique ainsi tracée, l'extrémité inférieure du sillon de Rolando se trouve, de haut en bas, au 66/100 de la ligne totale.

La scissure de Sylvius coupe l'équateur cranien au 31/100 de la distance qui sépare horizontalement l'ophryon de l'inion.

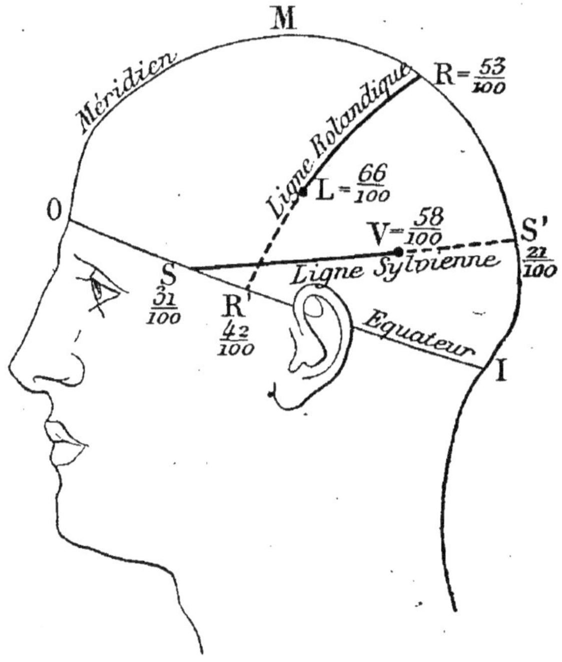

Fig. 169.
Procédé de Masse.

On trouve la direction générale de la portion rectiligne de la scissure de Sylvius en déterminant sur le méridien cranien un point situé sur le prolongement de cette ligne, qui se trouve au 79/100 du méridien cranien mesuré à partir de l'ophryon ou 21/100 de l'inion.

L'extrémité postérieure de la portion rectiligne de la scissure de Sylvius se trouve, en moyenne, au 58/100 de la ligne sylvienne mesurée de bas en haut et d'avant en arrière.

Lannelongue et Mauclaire (VIII⁰ Congrès de Chirurgie français,

Lyon, 1894) ont déterminé des repères sur des crânes d'enfants de 2 à 14 ans.

La ligne d'opération est la *ligne courbe horizontale apophyso-orbito-sus-protubérantielle*. Elle part de l'angle supéro-externe de l'orbite et de la partie moyenne de l'apophyse ; elle aboutit en arrière sur la ligne sagittale, au-dessus de la protubérance occipitale externe.

Dans la pratique il suffit de prendre l'apophyse zygomatique comme repère d'horizontalité.

La branche antérieure de l'artère méningée moyenne répond approximativement à l'union du 1/10 antérieur avec les 9/10 postérieurs de la ligne.

L'extrémité supérieure de Rolando est, chez l'enfant brachycéphale, à un centimètre et demi en arrière du point mi-sagittal. L'extrémité inférieure de Rolando se trouve en cherchant le point de jonction du 1/5 antérieur avec les 4/5 postérieurs de la ligne, et élevant une perpendiculaire de hauteur égale à ce 1/5.

Pour déterminer le pied de la 3e circonvolution frontale, il faut au niveau du point de jonction du 1/6 antérieur avec les 5/6 postérieurs de la ligne, élever une perpendiculaire de hauteur égale à ce 1/6.

Pour déterminer le pli courbe il faut, à l'union des 2/3 antérieurs avec le 1/3 postérieur de la ligne, élever une perpendiculaire ayant ce même 1/3 en hauteur.

CHIPAULT [1] (fig. 170) commence par tracer la ligne médiane naso-iniaque et par marquer les points « sagittaux » correspondant à ses 45/100 (point pré-rolandique), à ses 55/100 (point rolandique), à ses 70/100 (point sus-lambdoïdien ou sylvien), à ses 80/100 (point lambdoïdien), à ses 95/100 (point sus-iniaque).

Le chiffre centimétrique correspondant dans un cas donné à ces points est absolument simple à trouver : il suffit de multiplier la longueur naso-iniaque trouvée par le chiffre correspon-

---

[1] CHIPAULT. Chirurgie opératoire du système nerveux, 1894, t. I, p. 119.

dant au point cherché, 55 s'il s'agit du point rolandique, 70 s'il s'agit du point sus-lambdoïdien, etc., et de considérer les deux derniers chiffres du total comme des décimales. Soit, par exemple, 30 comme distance naso-iniaque trouvée sur un sujet. La distance du nasion au point rolandique sera, chez lui, $30 \times 55 = 16,50$.

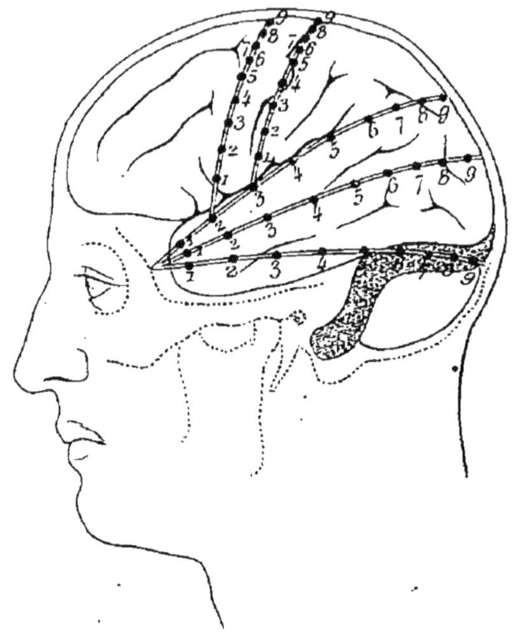

Fig. 170.
Cranio-topographie. Procédé de Chipault.

Les points sagittaux fixés, du bord supérieur du tubercule rétro-orbitaire, qui va être le centre de la construction, menons des lignes divergentes allant aboutir sur la ligne sagittale, la première au point sus-lambdoïdien, la deuxième au point lamb-doïdien, la troisième au point sus-iniaque (fig. 171).

La première ligne suit la scissure de Sylvius (ligne sylvienne), la deuxième répond au sillon parallèle temporal (ligne parallèle) ; la troisième coupe dans sa partie antérieure le lobe temporal et se superpose dans sa partie postérieure au sinus latéral (ligne temporo-sinusale).

Sur la première ligne (ligne sylvienne), construisons-en deux autres : l'une partant de la jonction du 2ᵉ et 3ᵉ dixième de cette ligne et allant aboutir sur la ligne médiane au point prérolandique. Cette ligne correspond dans ses 2/3 supérieurs au sillon prérolandique.

La deuxième ligne, partant de la sylvienne à la jonction de

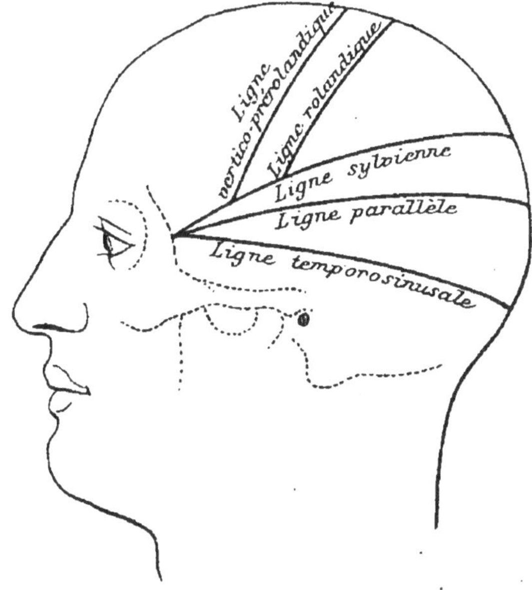

Fig. 171.

Lignes déterminées par le procédé de Chipault.

ses 3ᵉ et 4ᵉ dixièmes, va aboutir en haut au point rolandique, elle suit la scissure de Rolando (ligne rolandique).

La division de chacune de ces lignes en dixièmes permettra de préciser sur chacune d'elles la position exacte des principaux points anatomiques et physiologiques de l'endocrâne.

3° **Régions : lobe temporal, cervelet.** — Surtout dans les cas d'abcès consécutifs aux ostéites de la base du crâne [1], en

---

[1] Voy. Thérapeutique chirurgicale, RICARD et LAUNAY, 1903.

dehors de toute localisation fonctionnelle, et par suite de l'union
des signes encéphaliques diffus et de la lésion causale, on sera
amené à trépaner les loges craniennes antérieures (lobe frontal,
abcès consécutifs aux sinusites frontales), moyenne (lobe temporal, abcès consécutifs aux otites), postérieure ou cérébelleuse
(cervelet, abcès consécutifs aux otites).

Pour le **lobe frontal**, c'est en passant à travers la paroi profonde du sinus, déjà ouvert en avant, qu'on pénétrera dans le
crâne, et il n'y a là aucune mensuration particulière à déterminer.

Pour pénétrer au niveau du **lobe temporal** ou **temporo-sphénoïdal**, deux grandes voies sont possibles : la *voie mastoïdienne*
après trépanation de l'apophyse, nous ne pouvons l'étudier
qu'après cette trépanation, ce que nous ferons au chapitre suivant.

La *voie directe* comporte plusieurs procédés, classés par Broca
et Maubrac en procédés pré- et sus-auriculaires et sus-mastoïdiens.

Procédé pré-auriculaire (Mac Bride et Miller). — Trépaner à 12 millimètres au-dessus et en avant du méat.

Procédés sus-auriculaires. — Trépaner au-dessus du
méat : à 19 millimètres (Hare, Ball), 25 millimètres (J. Lloyd),
30 millimètres (Poirier), 50 millimètres (Macewen).

Procédés sus-mastoïdiens. — Ouvrir à 32 millimètres au-
dessus et en arrière du méat (Barker et Gowers), à 40 millimètres au-dessus et 30 ou 40 en arrière du méat (Th. Stoker), etc.
Bergmann trace une ligne allant du méat à la protubérance
externe et à 4 centimètres en arrière du méat élève une perpendiculaire de 4 à 5 centimètres.

Ces divers procédés, bien que fort différents, mènent tous dans
la loge temporale, qui est large, mais en des points non déclives
et peu propices au drainage. Nous avons vu ailleurs (*Thérapeutique chirurgicale*) que, avec Broca, Picqué, etc., nous préfé-
rions, pour ouvrir les abcès temporaux, la voie mastoïdienne
que nous verrons plus loin.

Quant au **cervelet**, il répond à l'occipital, au-dessous de la ligne courbe supérieure. Le lieu classique de sa *trépanation directe* se trouve sur l'écaille de l'occipital, au milieu de la ligne qui joint la pointe de la mastoïde à la protubérance occipitale externe.

La loge cérébelleuse peut aussi être ouverte par *voie mastoïdienne*, nous l'étudierons après la trépanation mastoïdienne, au chapitre suivant.

Mais les opérateurs ont trouvé trop étroite la voie classique, occipitale, pour aborder le cervelet et ont proposé des ouvertures plus larges utilisant les procédés de craniectomie temporaire que nous avons étudiés.

Ainsi Ch. Remy et A. Jeanne [1] ont proposé, mais non exécuté sur le vivant, un procédé de résection cranienne temporaire, avec résection de la branche horizontale du sinus latéral et de la tente du cervelet, procédé qui met à nu le lobe occipital et les faces supérieure et postérieure du cervelet.

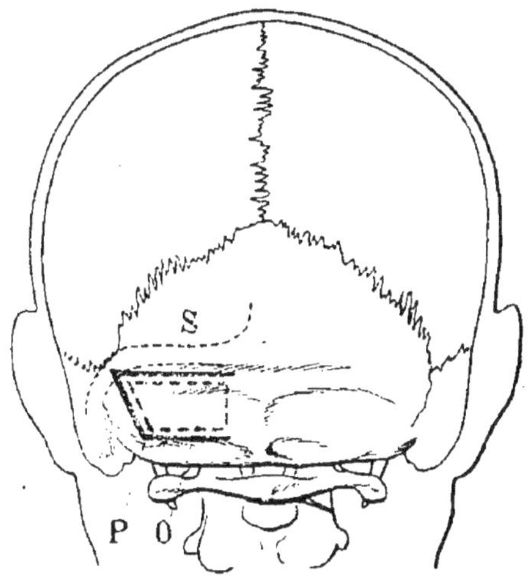

Fig. 172.

Craniectomie occipitale. Procédé de Picqué-Mauclaire.

S, sinus latéral. — P, incision cutanée.
0, section osseuse.

Picqué et Mauclaire [2] ont aussi expérimenté sur le cadavre, mais non employé encore sur le vivant, une craniectomie occipitale ou mieux mastoïdo-occipitale temporaire, qui mène par une large voie sur la face postérieure du rocher et sur le sinus en même temps que sur les collections

[1] *Bulletin de la Société anatomique*, 1898, p. 12.

[2] *Congrès de Chirurgie français*, 1898, Paris ; et *Société de Chirurgie*, 1898, p. 1094.

les plus profondes, c'est-à-dire les collections antéro-internes. Il
permet, en résumé, l'exploration de toute la fosse cérébelleuse.

« Tracer deux larges lambeaux, l'un superficiel cutanéo-musculaire, l'autre sous-jacent ostéo-périostique (fig. 172). Tous deux sont rectangulaires à grand axe transversal, commençant en avant au niveau de la suture mastoïdo-occipitale. Pour aborder le cervelet bien des auteurs conseillent de faire un lambeau cutané à base supérieure. Nous préférons placer le pédicule en dedans :

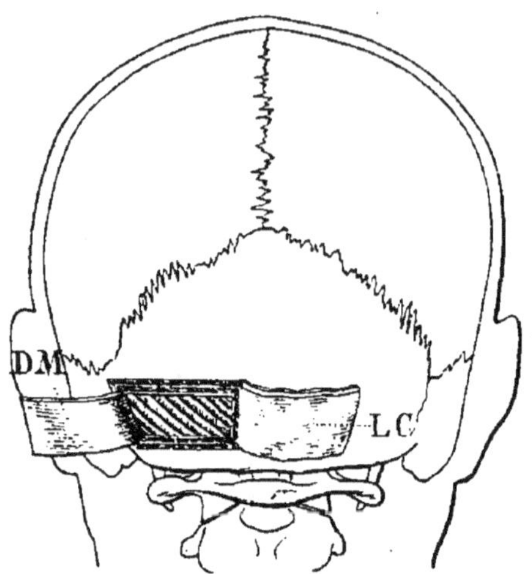

Fig. 173.— Procédé de Picqué-Mauclaire.
LC, lambeau ostéo-cutané. — DM, lambeau
de dure-mère.

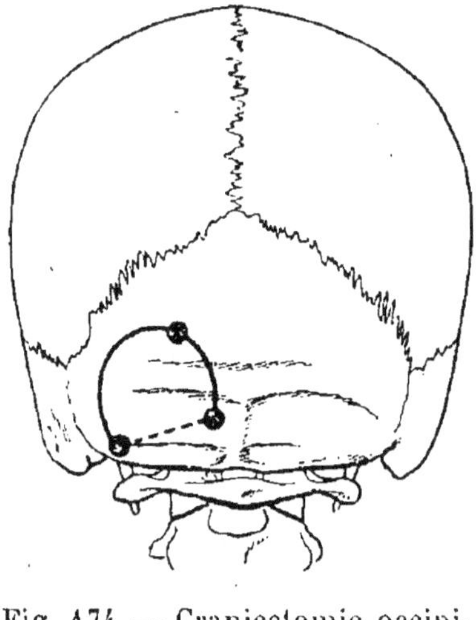

l'irrigation du lambeau nous paraît devoir être suffisante, bien que l'on coupe perpendiculairement quelques artères. En haut le lambeau se tient à près d'un centimètre de. la ligne courbe occipitale supérieure, c'est-à-dire de la portion horizontale du sinus latéral. Chez l'adulte, le petit axe de ce rectangle, fait à la pince-gouge, présente environ 3 centimètres de hauteur ; le grand axe, transversal, offre environ 7 centimètres ; la charnière osseuse est faite aux dépens du petit côté interne un peu

Fig. 174. — Cranicctomie occipitale. Procédé de Doyen.

pédiculisé, sans que la peau soit sectionnée jusqu'au bout, ce qui fixe un peu le lambeau. Cette large fenêtre étant pratiquée, on peut facilement décoller la dure-mère et explorer le sinus latéral. Puis la dure-mère étant incisée vers le pédicule et rabattue en avant sur la mastoïde comme pour aplatir le sinus latéral (fig. 173), on explore le cervelet au niveau de sa partie postérieure et au niveau de sa partie antérieure » (Pic-QUÉ et MAUCLAIRE[1]).

DOYEN[2], appliquant son procédé de craniectomie temporaire au cervelet, indique la formation d'un lambeau ostéo-cutané à pédicule inférieur, taillé comme nous l'avons indiqué en étudiant la craniectomie temporaire (fig. 174) ; ce lambeau dépasse en haut la ligne courbe occipitale supérieure de 2 à 3 centimètres. Trois trous, percés à la fraise et disposés comme l'indique la figure, suffisent pour la section du volet osseux.

TRÉPANATION MASTOIDIENNE ET OPÉRATIONS COMPLÉMENTAIRES

Les diverses opérations qui peuvent être indiquées sur l'apophyse mastoïde ou par la voie mastoïdienne (voy. *Thérapeutique chirurgicale*) sont :

1º La trépanation mastoïdienne simple, ou ouverture de l'antre pétro-mastoïdien ;

2º L'ouverture large de l'antre et de la caisse, ou évidement pétro-mastoïdien ;

3º L'ouverture de la cavité cranienne par la voie mastoïdienne dans le but d'ouvrir et de drainer les abcès intra-craniens temporaux et cérébelleux. Nous avons déjà étudié les procédés permettant d'aborder ces abcès directement, sans passer par l'apophyse ;

4º Les opérations nécessitées par la thrombo-phlébite du sinus latéral consécutive à l'otite moyenne.

1º Ouverture de l'antre. Trépanation mastoïdienne

[1] XIIº Congrès de Chirurgie, Paris, 1898, p. 123, 162, 163.

[2] MARCOTTE. Hémicraniotomie temporaire de Doyen. Thèse Paris, 1896.

simple. — On sait que pour ouvrir et drainer un abcès mastoïdien, il ne suffit pas d'ouvrir quelques cellules de l'apophyse, il faut absolument arriver à l'antre, confluent des cellules, et chemin par lequel l'infection, venue de la caisse du tympan à travers l'aditus ad antrum, arrive aux cellules mastoïdiennes.

Cette cavité principale siège à l'union du rocher et de la mastoïde, et correspond à la partie supéro-postérieure du conduit auditif externe. L'aditus, après l'antre, longe cette paroi du conduit pour s'ouvrir dans la voûte de la caisse du tympan (attique) (fig. 175).

On sait d'autre part que l'apophyse mastoïde se trouve, par sa face profonde, en rapport en arrière avec le sinus latéral et le cervelet, en haut avec le cerveau. Enfin, au-dessous de l'aditus passe le nerf facial qui, ayant traversé la caisse du tympan à la partie supérieure de sa face labyrinthique dans l'aqueduc de Fallope, passe au-dessous de l'aditus pour descendre vers le trou stylo-mastoïdien (fig. 176).

Il faudra donc éviter tous ces écueils dans l'ouverture de l'antre.

Deux circonstances différentes peuvent se présenter : avec ou sans abcès sous-cutané, l'apo-

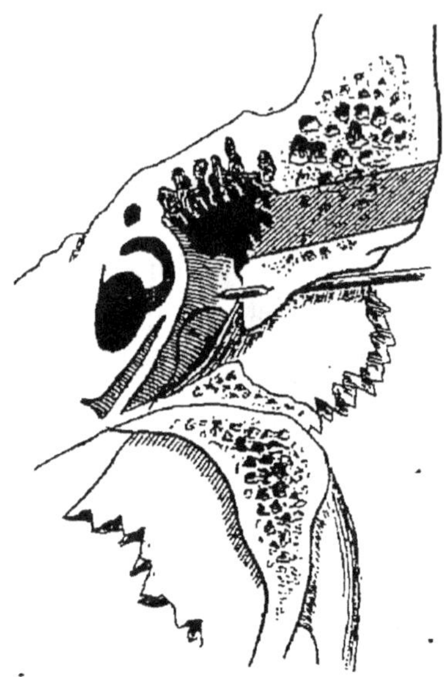

Fig. 175.

Coupe horizontale du temporal montrant l'antre et l'aditus, et le trajet de la trépanation mastoïdienne (d'après FARABEUF).

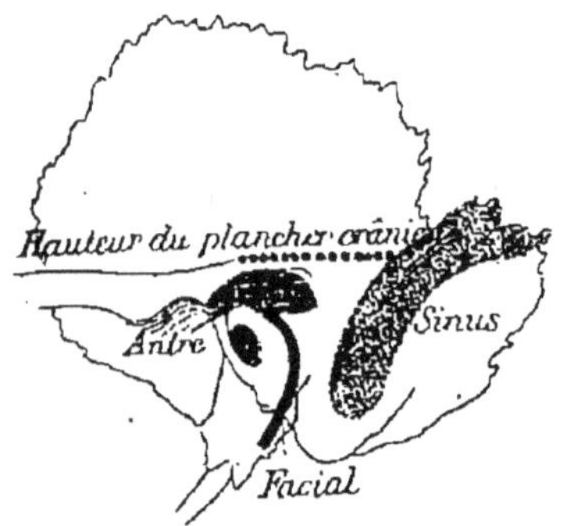

Fig. 176. — Rapports profonds de l'apophyse mastoïde.

physe peut être trouvée nécrosée, noirâtre, friable et facile à entamer à la curette ; ou au contraire, avec ou sans fistule, l'os est de consistance soit normale, soit augmentée, l'apophyse étant éburnée.

Lorsque l'os est friable, on l'enlève prudemment à la curette, par lamelles, en même temps que les fongosités et les bourgeons charnus.

On pourra quelquefois alors apercevoir en arrière une membrane bombée bleuâtre, c'est le sinus latéral qu'il faut éviter d'ouvrir.

Si, du reste, cet accident arrivait, produisant une abondante hémorragie de sang veineux, le tamponnement tel que nous l'avons déjà indiqué (voy. hémostase dans la trépanation) suffirait à tarir l'écoulement, ce tamponnement serait laissé en place au moins quarante-huit heures.

Si des lamelles osseuses résistantes restaient, surplombant la cavité ainsi creusée, il faudrait les abattre prudemment à la gouge, pour niveler et régulariser la cavité mastoïdienne aboutissant à l'antre.

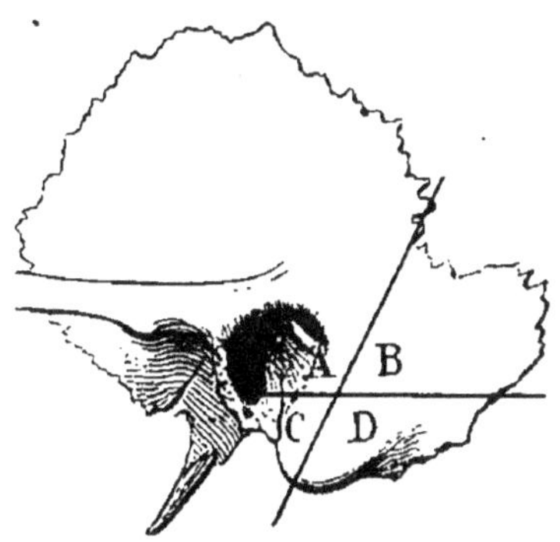

Fig. 177.

Division de l'apophyse mastoïde en quatre segments.

A, région de la trépanation.

Lorsque l'os est résistant, il faut creuser à l'aide de repères fixes une cavité qui aboutira à l'antre ; que l'apophyse elle-même soit formée de cellules larges ou étroites, ou qu'elle soit dure, épaisse et presque sans cellules.

Afin d'éviter les accidents opératoires, il faut creuser en un point bien déterminé, qui siège dans le segment antéro-supérieur de l'apophyse, divisée en quatre segments par deux lignes qui la coupent, une verticale et l'autre horizontale (RICARD) (fig. 177).

Dans cette région, c'est en avant et en haut qu'il faudra chercher l'antre.

Les deux segments postérieurs correspondent au sinus latéral,

sauf pour le supérieur une petite surface en rapport avec le
cervelet, et pour l'inférieur une partie concourant avec le quadrant antéro-inférieur à former la pointe de la mastoïde.

L'incision de la peau
a été conseillée de diverses
formes ; cela a peu d'importance, il faut avoir du jour
et c'est ce que donne l'incision courbe à concavité
antérieure, siégeant dans le
sillon rétro-auriculaire ou
mieux à 1 centimètre en
arrière de ce sillon, dépassant en haut l'insertion du
pavillon, allant en bas jusqu'à la pointe de la mas-
toïde (fig. 178). Les incisions
angulaires formant lambeau
sont inutiles et donnent des
cicatrices beaucoup plus
visibles.

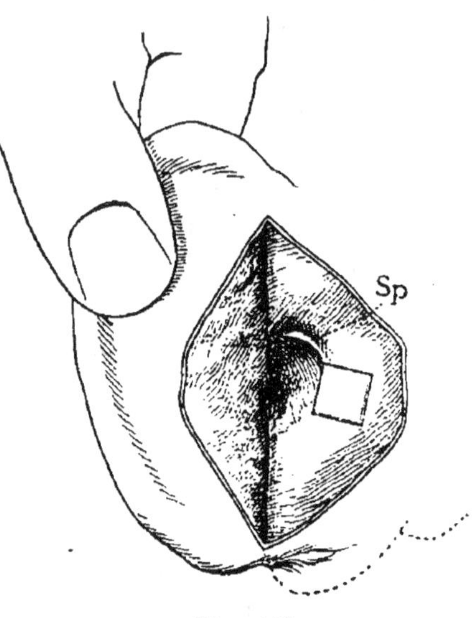

Fig. 178.
Incision cutanée.

Sp, spina supra meatum.

La région rasée et net-
toyée, l'incision est menée
du premier coup jusqu'à l'os, périoste compris, et pour cela un
bistouri à pointe rabattue (bistouri à résection) est commode.
Puis à l'aide d'une rugine courbe rasant l'os lentement, le pé-

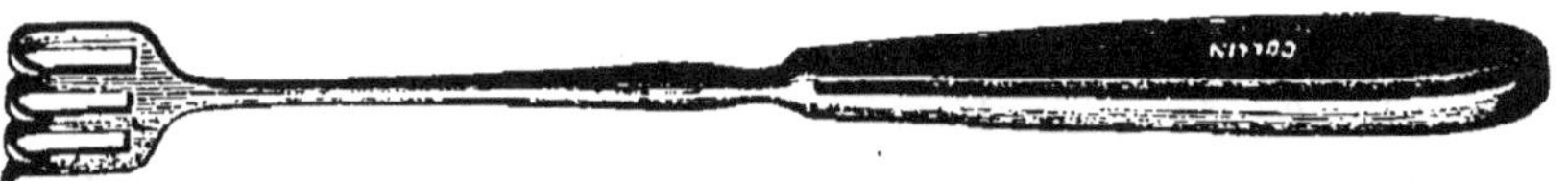

Fig. 179.
Écarteur de Volkmann.

rioste est récliné avec les parties molles en avant et en arrière
sur toute la longueur de l'incision ; en avant jusqu'au conduit
auditif osseux dont il faut mettre à nu les bords postérieur et
supérieur en décollant le conduit membraneux, en arrière jusqu'aux limites de la mastoïde.

Le pavillon de l'oreille est récliné en avant par les doigts d'un aide (fig. 178) ou par un écarteur de Volkmann (fig. 179).

L'os dénudé, il faut l'examiner et reconnaître les divers points de l'apophyse. Pour attaquer l'os, on se servira d'une gouge ou d'un ciseau étroit (1 centimètre de largeur de lame au maximum chez l'adulte) et d'un maillet. Les perforateurs divers, les trépans et fraises utilisés pour le crâne, sont ici incommodes, et souvent dangereux, parce qu'ils ne permettent pas de *voir*, à mesure, ce que l'on fait.

Deux modes sont utilisés, en général, pour la ***trépanation***. Tantôt, dans le segment indiqué, on enlèvera copeaux par copeaux la corticale compacte de l'os, en dédolant avec la gouge, jusqu'à ce qu'on ouvre les cellules et que, creusant une sorte de puits se rétrécissant peu à peu, on aboutisse à l'antre dans la partie antérieure et supérieure du quadrant indiqué (fig. 177).

Tantôt on cherche directement l'antre, en incisant l'os franchement avec le ciseau ou la gouge.

Farabeuf[1] conseille, comme repère et guide dans l'opération, de placer « un poinçon… dans l'angle que formeraient les parois postérieure et supérieure, si le conduit (auditif externe) était carré » ce poinçon frappe « à coup sûr au-dessus du seuil (de l'aditus) où est le facial » (fig. 175). Enfoncé de façon à percer l'os, ce poinçon « ouvre l'arrière de l'attique, c'est-à-dire l'aditus ad antrum ». « Si vous voulez ouvrir l'antre largement, sans détruire la paroi du conduit, creusez un puits de 10 millimètres de diamètre parallèle au poinçon qui vient d'ouvrir l'attique et l'aditus, ou au simple stylet-repère que vous appliquerez de temps en temps dans l'angle arrondi, que forment le plafond et la paroi postérieure de la première moitié du conduit auditif, angle qui vise l'aditus.

« Perforateur, gouge ou ciseau-frappé, faites pénétrer lentement votre instrument : si vous portiez la pointe en bas vous iriez au facial ; en haut, dans le crâne ; en arrière vers le sinus ; en avant dans l'aditus, ce qui ne drainerait pas suffisamment l'antre. »

---

[1] Farabeuf, Médecine opératoire, 4ᵉ édit., 93-95, p. 991.

On peut du reste fort bien ouvrir l'antre en se repérant directement sur l'os. La surface osseuse de l'apophyse mise à nu et les bords postérieur et supérieur du conduit auditif dégagés, « on se souvient que l'antre est situé vers l'angle postéro-supérieur du conduit, un peu en arrière d'une éminence osseuse, située sur le bord même du conduit, qu'on appelle *spina supra meatum* (Sp. fig. 178 et 180).

C'est donc en arrière du conduit et au niveau de la *spina* que l'on devra trépaner. On voit admirablement ces deux points de repère si l'on a eu soin de dénuder complètement l'apophyse à la rugine. Après cette rugination, on met une sonde cannelée dans le conduit membraneux, puis sur le bord du conduit osseux on cherche l'épine avec l'ongle.

« La limite d'action supérieure est marquée par la ligne temporale (crête osseuse située un peu au-dessus du bord supérieur de l'orifice externe du conduit, ligne qui est le prolongement de la racine postérieure de l'apophyse zygomatique. Cette ligne est toujours facile à sentir chez l'homme, elle répond à la suture de la portion mastoïdienne et de la portion écailleuse du temporal), la limite antérieure par le bord du conduit dont il faut se tenir éloigné, à la surface, d'un demi-centimètre au moins, parce que, le conduit se dirigeant en arrière, on ne manquerait pas de l'atteindre dans la profondeur si l'on ne gardait cette distance (fig. 178).

« La limite d'action inférieure n'a pas une grande importance puisqu'on sait que dans bien des cas les cellules vont jusqu'à la pointe de l'apophyse et dans les cas d'apophyse éburnée où le système cellulaire est réduit à l'antre, on ne perdrait que sa peine à aller trop bas.

« La limite postérieure serait très importante à connaître d'une façon précise parce que dans les régions profondes, à la partie postéro-supérieure du processus mastoïdien, se trouve un organe important, limitant l'antre en haut et en arrière et dont la blessure doit être évitée : c'est le sinus latéral.

« Malheureusement, la situation du sinus est éminemment variable : tantôt il est situé sur les confins supérieurs de l'antre et en est séparé par de la substance compacte, épaisse ; tantôt il est très voisin de cette cellule et descend très bas vers la pointe de l'apophyse.

« Les anatomistes (Schwartz, Zuckerkandl, Ricard) ont montré qu'on court le minimum de danger en limitant en arrière

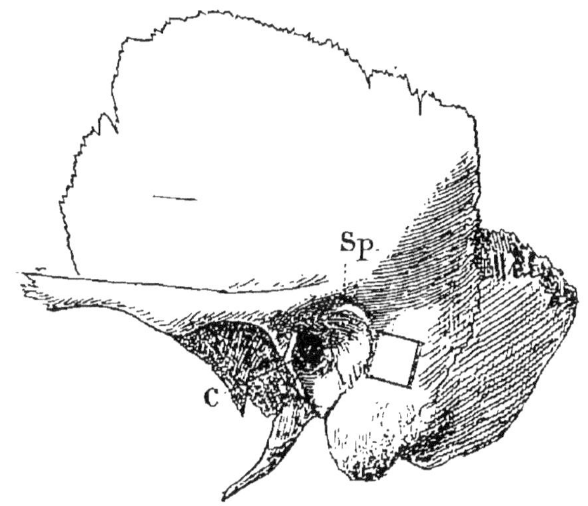

Fig. 180.
Siège de la trépanation mastoïdienne.

le champ opératoire à un peu moins de un centimètre et demi en arrière du conduit.

« D'abord on applique le ciseau à 5 millimètres en arrière de la moitié supérieure du bord postérieur du conduit, bien parallèlement à ce conduit, et par petits coups secs de maillet, on l'enfonce de 2 à 3 millimètres, en le maintenant solidement de la main gauche pour bien limiter sa pénétration. On continue par le trait supérieur, bien horizontal, au niveau de la *spina supra meatum* (fig. 180).

Le troisième trait sera l'inférieur, situé à 1 centimètre au-dessous du précédent chez l'adulte, à 5 millimètres chez l'enfant, et lui aussi bien horizontal, bien perpendiculaire au premier. Après quoi il reste à faire sauter le petit carré de corticale en sectionnant le bord postérieur qui est le bord dangereux : pour y parvenir, on incline la lame vers le conduit, de façon à tailler un léger biseau, mais sans réaliser le parallélisme à la surface de l'apophyse (fig. 181) » (BROCA et LUBET-BARBON [1]).

La corticale enlevée on creuse vers l'angle supéro-antérieur du carré et l'on trouve l'antre soit immédiatement soit après un trajet de 1 ou 2 centimètres. Si le tissu spongieux est friable, une fine curette est commode pour continuer le creusement du puits.

L'antre ouvert, si le but de l'opération était seule-ment cette ouverture (voy. les indications dans notre traité de *Thérapeutique chi-rurgicale*), qu'on ait ou non trouvé du pus, sans faire de lavages, après avoir essuyé la cavité avec des mèches de gaze stérilisée, on tamponne le trou avec la même gaze, on réduit l'incision cutanée par quel-

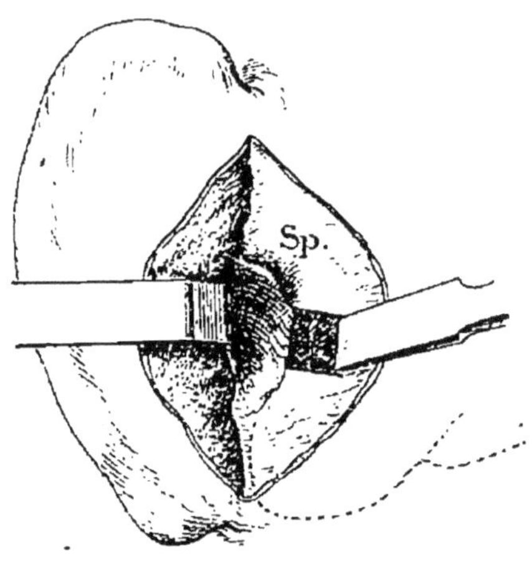

Fig. 181.
Trépanation de l'apophyse mastoïde.

ques points de suture et on place le pansement. La plaie se fer-mera lentement après arrêt de la suppuration, en espaçant de plus en plus les pansements.

Pendant l'opération, la dureté de l'os peut augmenter les dif-ficultés ; il faut savoir surtout arrêter l'hémorragie diffuse, peu abondante mais continue qui voile la plaie. Pour cela il faut de temps en temps s'arrêter et tamponner fortement avec des lanières minces de gaze tassée par la sonde cannelée, et main-tenir ce tamponnement quelques minutes.

2° **Ouverture de l'antre et de la caisse.** — L'ouverture large de la caisse du tympan peut se faire en abattant la portion supérieure du conduit auditif externe dans sa partie profonde, portion supérieure (appelée mur de la logette) qui ferme l'attique

---

[1] BROCA et LUBET-BARBON. Les suppurations de l'apophyse mas-toïde, 1895, p. 135 et 136.

(ou sus-cavité tympanique) en dehors. C'est la première opération proposée par STACKE, mais elle est peu facile à exécuter dans la profondeur, et ouvre insuffisamment les cavités infectées. Aussi vaut-il mieux, comme le firent ensuite STACKE et ZAUFAL, ouvrir attique, aditus et antre en abattant la paroi postéro-supérieure du conduit auditif qui ferme ces cavités, et qui est aussi la paroi antéro-externe de l'aditus. Mais ces opérateurs attaquaient directement cette paroi par le conduit, et il est plus sûr et plus simple de le faire de dehors en dedans, c'est-à-dire de l'antre vers la caisse, en passant par l'aditus, comme le font SCHWARTZE, BROCA et beaucoup d'opérateurs aujourd'hui.

La caisse du tympan, au fond du conduit auditif externe, ample dans sa partie supérieure qui déborde ce conduit (attique) d'une part, l'antre pétro-mastoïdien d'autre part sont réunis par un étroit canal incurvé en

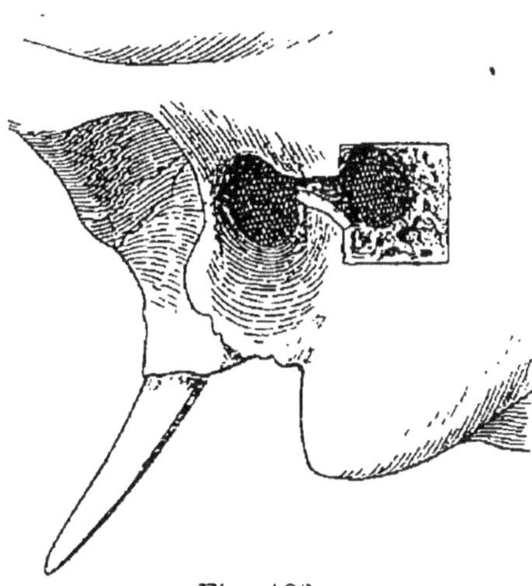

Fig. 182.

Trépanation de l'antre, ouverture de l'aditus et de la caisse (d'après MOXON et VANVERTS).

bas et en avant qui est *l'aditus ad antrum*; c'est le canal qu'il faut ouvrir du côté du conduit pour abattre enfin la lamelle qui ferme la sus-cavité du côté du conduit et mettre ainsi toutes ces cavités en large communication avec l'extérieur (fig. 182).

Pour ce faire, on commence par ouvrir l'antre, comme nous venons de le voir, puis, le conduit membraneux ayant été complètement détaché du conduit osseux à l'aide de la rugine, on sectionne ce conduit perpendiculaire à sa direction le plus loin possible dans la profondeur; un écarteur récline en avant pavillon et conduit membraneux (fig. 181).

Dans l'antre ouvert, exploré d'abord avec un stylet pour reconnaître la direction de l'aditus, on introduit le « protecteur » de Stacke (fig. 183) qui pénètre jusque dans la caisse (fig. 184) et tient en place grâce à la courbure de son bec, le manche se dirigeant en arrière ; un aide maintient ce manche.

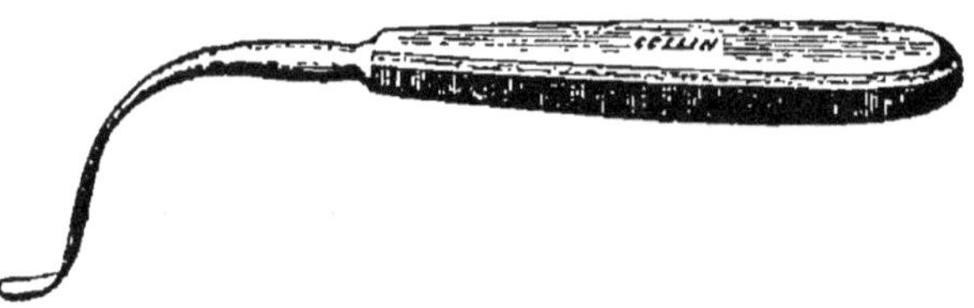

Fig. 183.
Protecteur de Stacke.

Il s'agit maintenant d'abattre avec le ciseau ou la gouge étroite la portion du conduit auditif qui correspond à la lame du protecteur et répond au tiers supérieur de la paroi postérieure du conduit osseux ; *il ne faut pas descendre plus bas sous peine de couper le nerf facial ;* mais en haut on devra attaquer un peu de la paroi supérieure du conduit.

Enlevant peu à peu cette lame par parcelles, et découvrant à mesure le protecteur qui indique la direction à suivre, on supprime peu à peu la paroi de l'aditus et met celui-ci en communication avec le conduit auditif osseux. Lorsque toute la paroi est tombée, et que par conséquent la sus-

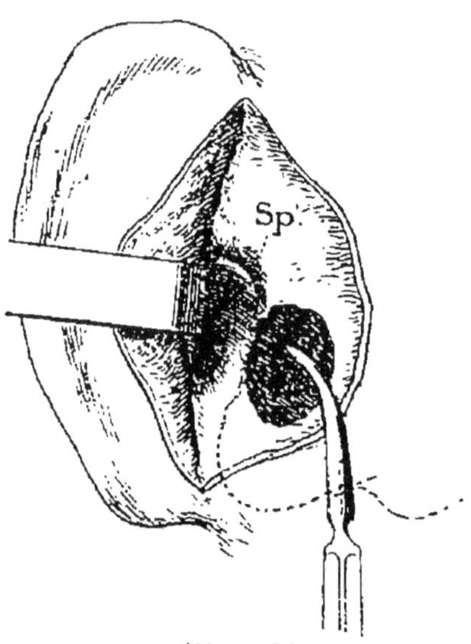

Fig. 184.
Mise en place du protecteur
de Stacke.

cavité de la caisse, l'attique est ouverte, le protecteur doit être libre et pouvoir être sorti par le conduit auditif osseux, passant à travers la brèche que l'on vient de creuser dans la paroi postéro-supérieure de celui-ci (fig. 185). Au fond, se voit la saillie du canal semi-circulaire horizontal.

Il ne reste qu'à nettoyer avec une fine curette toute l'étendue de la cavité découverte, en allant prudemment pour ne pas effondrer les parois osseuses profondes qui peuvent être minces et peu résistantes.

Pour terminer, on fend le conduit auditif membraneux et cutané jusqu'au fond et l'on rabat la lèvre inférieure de l'incision contre la brèche osseuse, la fixant à la peau de l'apophyse

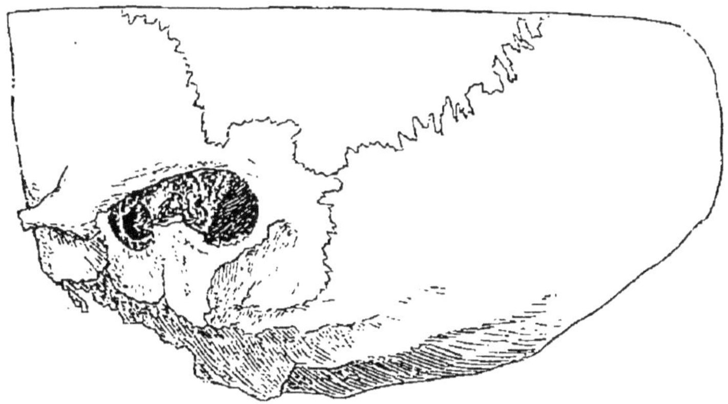

Fig. 185.

Trépanation complète de l'apophyse de la caisse (d'après une figure de A. Broca).

mastoïde par un point de suture. La lèvre supérieure est de même suturée en haut. Puis l'incision mastoïdienne cutanée est rétrécie de façon à ne laisser ouverte que la cavité osseuse. Celle-ci a été tamponnée à la gaze stérilisée, et l'hémostase a été obtenue, pendant toute l'opération et à la fin, de la même façon que pour la trépanation mastoïdienne simple.

Les pansements ultérieurs sont ainsi faits par l'orifice rétro-auriculaire qui pénètre à la fois dans la cavité osseuse et dans le conduit auditif externe. Ces pansements devront être continués fort longtemps, pendant des mois, avant que toute la cavité ne se soit épidermisée et que la suppuration n'ait complètement cessé.

Après guérison, il peut rester derrière l'oreille une cavité ouverte, disgracieuse, que Broca conseille de fermer, après guérison complète et certaine, en avivant les bords de l'orifice, les décollant à la rugine et les suturant.

3° Trépanation cranienne par voie mastoïdienne. —

Nous avons vu précédemment comment on pouvait aborder la cavité cranienne directement dans les régions temporale et cérébelleuse. Il est préférable, au moins pour la région temporale, lors d'abcès d'origine otitique, puisque toujours on doit commencer par l'ouverture de l'antre et de la caisse, de profiter de cette voie pour entrer dans le crâne, d'autant plus qu'un abcès ouvert et vidé par cette voie sera ainsi beaucoup mieux drainé par un point déclive.

Nous avons vu que pour les abcès cérébelleux les avantages n'étaient pas aussi nets, cependant quelques opérateurs préfèrent aussi la voie mastoïdienne pour la loge cérébelleuse, nous indiquerons la façon d'y arriver.

Abcès temporaux. — Ce procédé exposé par Wheeler, recommandé par Picqué et Février, par Broca (voy. *Thérapeutique Chirurgicale*), consiste, après ouverture dans une précédente séance, de l'antre, de l'aditus et de la caisse, comme nous venons de le décrire, à ouvrir la fosse temporale par sa paroi inférieure, c'est-à-dire par le toit de la cavité déjà creusée dans le temporal, le toit de l'aditus (fig. 186).

A la gouge, la paroi supérieure du canal creusé dans l'antre et dans l'aditus (fig. 187); est effondrée peu à peu, lame par lame ou à la curette si l'os est friable. Dès que la dure-mère apparaît, l'orifice peut être agrandi, dans le sens que l'on veut, avec la pince-gouge. On trouvera ainsi un abcès sous-dural, ou, après avoir incisé la dure-mère, un abcès profond que l'on drainera bien par sa paroi inférieure.

Abcès cérébelleux. — Pour la loge cérébelleuse, l'opération est rendue plus difficile par la présence du sinus latéral.

Ce sinus longeant, dans sa portion horizontale, l'insertion de la tente du cervelet, se recourbe en bas et en dedans en arrivant au niveau de la partie postérieure de l'apophyse mastoïde (fig. 188).

Dans sa partie descendante vers le trou déchiré postérieur, il

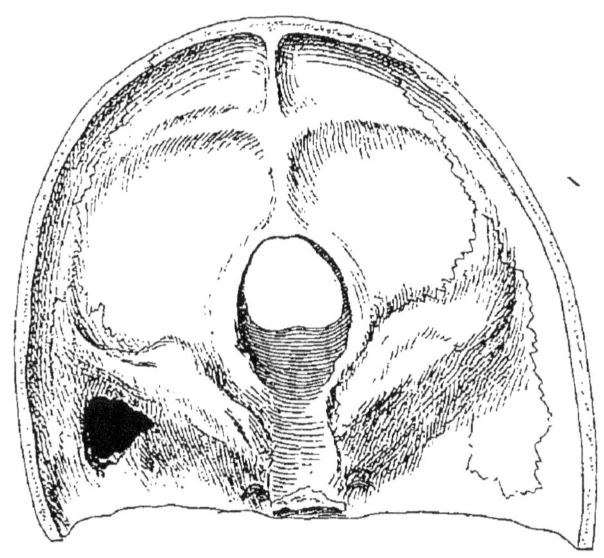

Fig. 186.

Ouverture de la fosse temporale par l'aditus (d'après une figure de A. Broca).

laisse au-dessus de lui une portion de la face postérieure du rocher

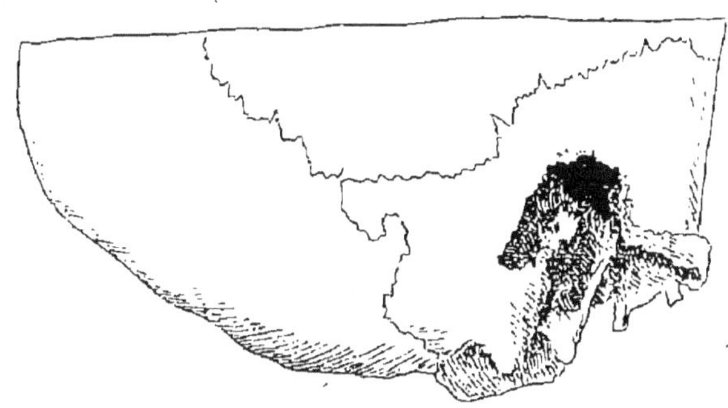

Fig. 187.

Ouverture de la fosse temporale à travers le plafond de l'aditus (d'après une figure de A. Broca).

(face cérébelleuse), portion qui répond à la paroi postérieure de l'antre et de l'aditus. Dans le coude, concave en bas et en arrière, que forme ainsi le sinus latéral, se trouve inscrite la plus grande partie de la fosse cérébelleuse. La loge cérébelleuse limitée en haut par la tente du cervelet, comprend donc cette portion rétro-sinusienne, le sinus dans sa portion descendante et la face postérieure du rocher.

Nous savons, d'autre part, que le siège le plus fréquent des abcès cérébelleux, extra-duraux et profonds, est en avant et en

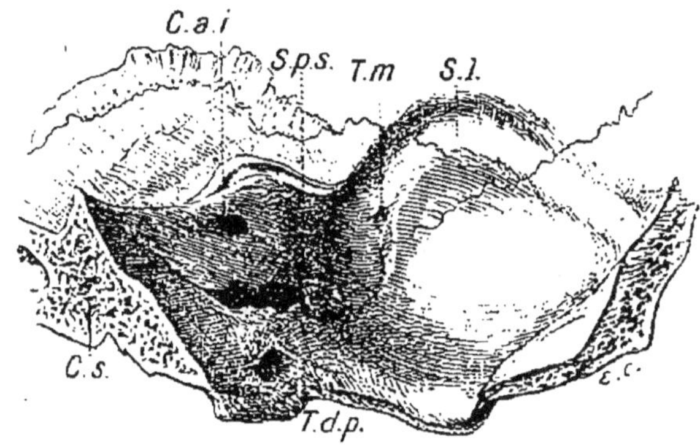

Fig. 188.

Rapports intra-craniens de l'apophyse mastoïde.

S.l, sinus latéral. — *T.m*, trou mastoïdien. — *S.p.s*, sinus pétreux supérieur. — *C.a.i*, conduit auditif interne. — *C.s*, corps du sphénoïde. — *T.d.p*, trou déchiré postérieur.

dehors, contre la face postérieure du rocher, près de la mastoïde et du sinus. Il en peut exister en avant et en dedans près de la pointe du rocher, en arrière et en dedans très rarement (Picqué et Mauclaire).

Pour aborder les *abcès antéro-externes*, les plus fréquents, on ouvre, nous l'avons vu, directement la loge cérébelleuse par l'occipital, mais on peut aussi y arriver par la voie mastoïdienne. Dans ce cas, il faut contourner le sinus latéral, soit en passant au-dessus de lui, à travers la paroi postérieure du rocher, soit en passant au-dessous de lui, dans la concavité du coude, à travers l'apophyse mastoïde.

Le *procédé de Wheeler*, que nous avons vu appliquer pour les abcès temporaux, peut aussi être employé pour les abcès céré-

belleux ; Broca[1] le défend chaudement, Il aborde la loge cérébelleuse dans le point supérieur, au-dessus de la portion descendante du sinus (fig. 189), à travers la paroi postérieure du
rocher effondrée, après qu'on a largement ouvert antre, aditus et
caisse :

« Dans la majorité des cas, le chirurgien sera conduit par
l'évidement osseux bien complet jusqu'à la poche purulente

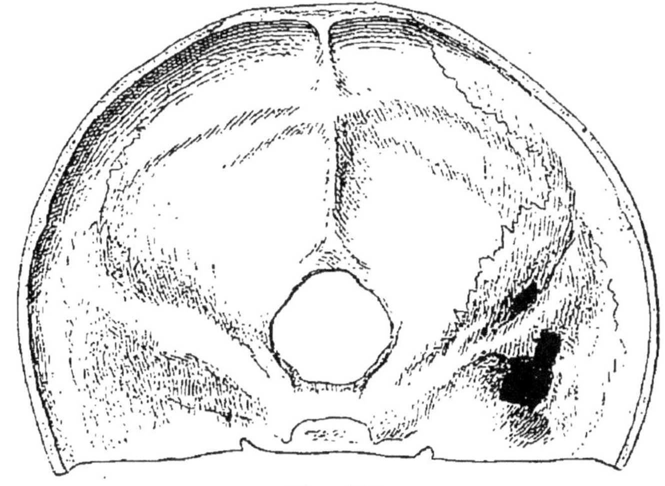

Fig. 189.

Ouvertures des fosses temporale et cérébelleuse par l'aditus
(d'après une figure de A. Broca).

intra-cranienne, révélée ou non par des symptômes spéciaux
préalablement connus ; et après avoir drainé la face externe de
la dure-mère il n'incisera de parti pris cette membrane que si
il a un diagnostic établi sur des symptômes cérébelleux probants. -

« Dans un second ordre de cas, les symptômes sont révéla-
teurs d'une lésion intra-cranienne cérébelleuse, mais après évidement pétro-mastoïdien, en aucun point la curette ne mord
dans l'os friable jusqu'à pénétrer d'elle-même, pour ainsi dire,
dans l'intérieur du crâne. Alors vous pouvez très facilement, par

---

[1] Broca. *Bulletin de la Société de Chirurgie*, 1898. p. 1120 et suivantes.

l'effondrement de la paroi du sinus latéral, entrer dans la fosse cérébelleuse, tout comme par l'effondrement de la paroi supérieure de l'attique et de la caisse vous explorez la fosse cérébrale. »

« Effondrez la paroi du sinus latéral, c'est-à-dire la paroi postérieure de l'antre (fig. 190) et cela pour deux motifs : 1° dans la moitié des cas, avec la lésion de la fosse cérébelleuse,

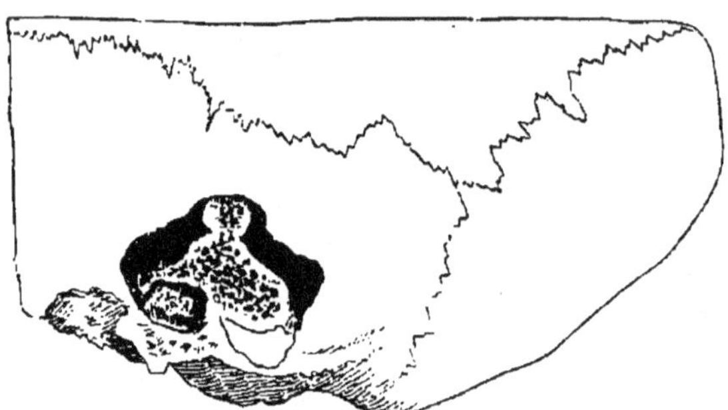

Fig. 190.

Ouvertures des fosses temporale et cérébelleuse à travers l'aditus (d'après une figure de A. BROCA).

celle du sinus, premier étage de l'infection, va avoir besoin de vous ; 2° quand le sinus n'est pas thrombosé, c'est lui que vous devez ménager, pour vous porter soit en avant (collections antéro-internes), soit en arrière de lui (collections antéro-externes), et pour le ménager à coup sûr, la seule manière est de l'avoir bien à nu, sous votre œil, dans toute l'étendue de la perforation cranienne. »

Le *procédé trans-mastoïdien* de MIGNON [1] ouvre la loge cérébelleuse au-dessous du sinus latéral, dans le coude, concave en bas, de ce sinus : La limite supérieure de l'ouverture du crâne est située un peu au-dessous de la ligne horizontale réunissant la crête temporale à la ligne courbe occipitale supérieure et qui représente la base de l'apophyse mastoïde et aussi le niveau des insertions de la tente du cervelet. La pointe de la mastoïde et

---

[1] MIGNON. Des principales complications septiques des otites moyennes. Paris, 1898.

ses faisceaux tendineux sont conservés. Avec la pince coupante on décolle le sinus et la dure-mère sans les déchirer. A travers cette fenêtre, on a sous les yeux une partie du sinus latéral et en arrière de lui la partie antérieure de la face externe de l'hémisphère cérébelleux.

4° Thrombo-phlébite du sinus latéral. — Le traitement chirurgical de la phlébite du sinus latéral comporte plusieurs temps qui doivent se succéder dans un ordre déterminé, afin d'éviter d'opérer successivement en tissus infectés et en tissus sains.

Cependant deux cas peuvent se présenter : la phlébite est diagnostiquée par les signes connus [1] et la succession des temps peut être réglée d'avance; ou bien la phlébite n'a pas été reconnue et est découverte au cours d'un évidement pétro-mastoïdien. Il faut, dans le second cas, abandonner le temps opératoire commencé et revenir à la technique précédente, mais en prenant pour opérer sur le cou de grandes précautions de nettoyage des mains et en utilisant des instruments qui n'aient pas servi pour la première opération.

Ces temps successifs sont : 1° la ligature double de la veine jugulaire interne au cou, avec section de la veine entre les ligatures; puis, pour certains auteurs seulement (JONES, CHIPAULT, LAMBOTTE), la ligature du sinus latéral en arrière de la mastoïde, près du pressoir d'Hérophile. Nous avons vu ailleurs (*Thérapeutique chirurgicale*) pourquoi nous considérons ce second temps comme inutile, mais nous devons néanmoins en indiquer le manuel opératoire; 2° la ou les ligatures faites, il faut venir à la mastoïde (y revenir si on avait commencé par là), ouvrir selon la technique ordinaire antre, aditus et caisse; 3° mettre à nu le sinus latéral, enfin désinfecter le sinus et le drainer.

Ligature de la jugulaire interne. — Cette ligature devra être faite, autant que possible, au dessous du caillot; si celui-ci descend trop bas, dépasse la jugulaire en bas, cela devient impossible.

[1] Voy. Thérapeutique chirurgicale, Ricard et Launay, 1903.

La ligature sera donc faite, suivant l'étendue du caillot, à un niveau variable dans le cou, soit au niveau de l'os hyoïde, soit plus bas au niveau du cartilage thyroïde. Les principes exposés par FARABEUF pour les ligatures de la carotide primitive et de la carotide externe peuvent servir ici, la veine est en dehors de l'artère.

La face étant tournée du côté sain, l'incision se fera sur le bord antérieur du muscle sterno-cléïdo-mastoïdien, au niveau désigné par l'examen du cou ; le bord du muscle mis à nu et libéré, un écarteur récline ce muscle en dehors. BROCA indique qu'on trouvera souvent, au-devant de la veine, des ganglions enflammés, souvent adhérents, quelquefois suppurés, et qu'on devra les extirper aux ciseaux courbes ; il faut en outre savoir, comme l'indique ce chirurgien, qu' « il ne faut pas s'attendre à rencontrer un vaisseau bleu noir, à parois minces, se gonflant pendant l'expiration ; la veine, vide ou thrombosée, constitue un cordon blanc, dur, à parois épaisses, ressemblant à une artère. De plus, elle est difficile à isoler de l'artère, à laquelle elle adhère ».

La veine reconnue est isolée et liée en un point sain, autant que possible ; puis au-dessus de la ligature, on place une pince à forcipressure et on sectionne le tronc entre les deux. Le bout supérieur est disséqué, relevé, et lié un peu plus haut. La plaie est recousue dans sa partie inférieure correspondant à la portion saine de la veine et isolée par des compresses de gaze stérilisée. La partie supérieure de la plaie est laissée ouverte avec le bout supérieur de la veine décollée, le tout recouvert d'une compresse ; il y faudra revenir. Puis on passe au deuxième temps.

Ce deuxième temps, pour la plupart des chirurgiens, consiste dans la trépanation mastoïdienne. Nous avons vu que quelques-uns veulent auparavant isoler le sinus latéral du côté du pressoir d'Hérophile ; voici comment CHIPAULT conduit cette partie de l'opération : « On se rappellera que le sinus latéral, dans sa portion postérieure ou horizontale, correspond au tiers postérieur d'une ligne unissant l'inion au tubercule rétro-orbitaire.

« En un point situé à 2 centimètres au moins de l'extrémité postérieure de cette ligne, on fera une ouverture cranienne de

2 centimètres carrés ; à son extrémité inférieure, on incisera horizontalement la dure-mère sur une étendue de quelques millimètres, et, par l'orifice, on introduira une aiguille courbe piquante, qui après avoir traversé la tente du cervelet et contourné le sinus, viendra ressortir à l'extrémité supérieure de l'orifice et permettra de serrer le vaisseau dans un fort catgut. Au besoin, pour faciliter le glissement des parois vasculaires, on débridera parallèlement à son bord la piqûre faite par l'aiguille à la dure-mère, puis on refermera et on pansera la plaie [1] ».

Le temps suivant, indispensable s'il n'a déjà été pratiqué, est l'*évidement complet pétro-mastoïdien*, ouverture de l'antre, de l'aditus et de la caisse. On découvrira ensuite le *sinus latéral*, au niveau de la mastoïde, en agrandissant peu à peu l'ouverture mastoïdienne en arrière, au ciseau ou à la gouge manœuvrés en dédolant et enlevant l'os lamelles par lamelles.

Le sinus découvert est mis à nu largement ; on l'examine. S'il est un peu résistant à la pression, dépourvu de battements, de coloration grisâtre, il est thrombosé et il faut l'ouvrir pour le désinfecter. Si la thrombose est douteuse, l'aspect de la paroi veineuse étant normal, comme on ne peut compter sur une ponction exploratrice pour renseigner, il vaut mieux attendre au lendemain, ayant fait le nécessaire du côté de l'oreille et du cou, et continuer l'intervention si les accidents ne cessent pas.

La thrombose étant diagnostiquée, il faut ouvrir la paroi veineuse dans toute l'étendue de la brèche osseuse (2 à 3 centimètres en moyenne) et en extraire le caillot. Saisissant celui-ci avec une pince, on tire doucement du côté de la jugulaire, du cou, et le caillot vient entier ou brisé, une curette doucement promenée ramène les fragments restés dans ce deuxième cas.

Reste le caillot du côté du pressoir, faut-il le laisser ou l'enlever ? Son ablation est suivie, lorsqu'il n'y a pas eu ligature préalable de ce côté, d'une hémorragie abondante, facile à arrêter disent les opérateurs qui l'ont fait, à l'aide du tamponnement que nous avons déjà indiqué (hémostase dans la trépanation). Comme cette hémorragie est le seul accident possible et

---

[1] CHIPAULT, Chirurgie cranio-cérébrale, 1894, p. 552.

qu'on y pare facilement, il n'y a aucun inconvénient à faire cette extirpation en tamponnant ensuite de ce côté à la gaze stérilisée.

Il ne reste plus qu'à désinfecter autant qu'il est possible le segment veineux compris entre l'ouverture mastoïdienne du sinus et la ligature de la jugulaire au cou. Ce segment est isolé, il n'y a rien à craindre : couper l'extrémité du bout supérieur de la jugulaire isolé, extraire le caillot qu'il peut contenir et laver abondamment de haut en bas, du sinus vers la veine, avec de l'eau stérilisée ou une solution de sublimé ou de formol à 1/2 000 ; enfin drainer par le cou, plaçant le bout du drain dans le segment supérieur de jugulaire et faire le pansement du cou et de la plaie auriculaire par tamponnement à la gaze, comme d'ordinaire.

MALFORMATIONS

Sauf pour l'encéphalocèle, dont nous avons discuté les indications opératoires, nous avons vu ailleurs[1] que l'intervention nous paraissait le plus souvent au moins inutile dans les hydrocéphalies et dans l'idiotie par microcéphalie, nous indiquerons cependant rapidement la technique des opérations préconisées dans ces cas.

Encéphalocèle. — D'après les conseils donnés par BERGER, l'extirpation d'une encéphalocèle se fait comme celle d'une tumeur solide, sans ouvrir le sac méningé.

Après chloroformisation et nettoyage de la région, suivant le volume de la tumeur, on pratique une incision médiane ou l'on taille, sur les côtés du pédicule, deux petits lambeaux déterminés par une incision elliptique enserrant le pédicule, et suffisants pour recouvrir la plaie laissée par l'extirpation. C'est du reste la même pratique que pour l'énucléation d'un simple kyste sébacé.

Les lambeaux cutanés disséqués, on isole le pédicule jusqu'au niveau de l'orifice du crâne, et même au-dessus, dit BERGER ;

---

[1] Thérapeutique chirurgicale, Ricard et Launay, 1903.

on passe sur ce pédicule une solide ligature et on coupe toute la tumeur, sac et contenu compris.

Nous avons vu les avantages qu'il y a d'agir ainsi plutôt que d'ouvrir le sac et de réséquer ensuite.

La section faite, on cherche à oblitérer l'orifice par la suture profonde de petits lambeaux périostiques (BROCA), et on ferme la plaie cutanée sans drainage.

Microcéphalie. — Les craniectomies préconisées par LAN‑NELONGUE sont linéaires ou à lambeaux, elles se font comme

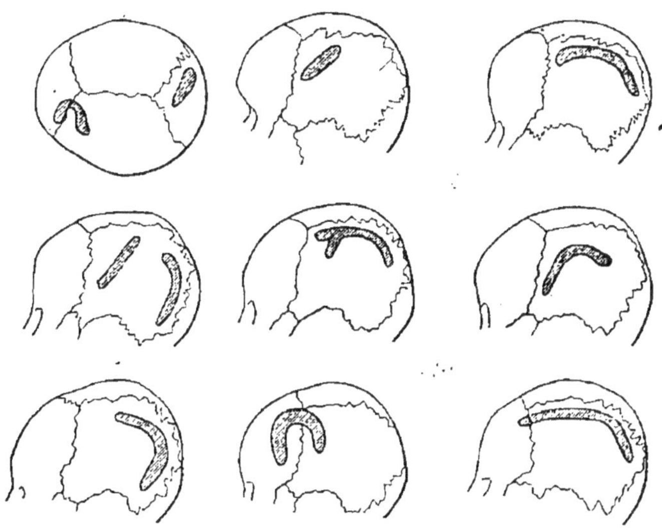

Fig. 191.
Craniotomie. Tracés divers (LANNELONGUE).

une trépanation ordinaire agrandie : le premier orifice creusé au trépan ou à la fraise, le reste, suivant la forme décidée d'avance, à la pince emporte-pièce de Lannelongue, qui décolle peu à peu la dure-mère.

Voici quelques types de ces craniectomies (fig. 191 et 192).

Hydrocéphalies. — Nous n'indiquerons que les procédés de décompression portant sur le crâne, les ponctions rachidiennes, qui ont été aussi proposées, seront étudiées avec la chirurgie du rachis.

On a proposé deux espèces de ponctions, suivies ou non de drainage :

1° Ponction des ventricules cérébraux ;

2° Ponction de l'espace sous-arachnoïdien.

1° Ponction ventriculaire. — Suivant le degré de dilatation des ventricules latéraux, et par conséquent suivant la nature infantile ou symptomatique de l'hydro-céphalie (CHIPAULT), la technique diffère.

Dans *l'hydrocéphalie infantile* la min-ceur du crâne et de la substance corti-cale cérébrale permet de ponctionner en tous points. Le plus souvent la ponc-tion se fait à travers la fontanelle an-térieure, à droite où à gauche de la ligne médiane pour éviter le sinus lon-gitudinal supérieur, ou dans les angles latéraux de cette fontanelle.

On peut ponctionner à travers les enveloppes entières, ou inciser la peau,

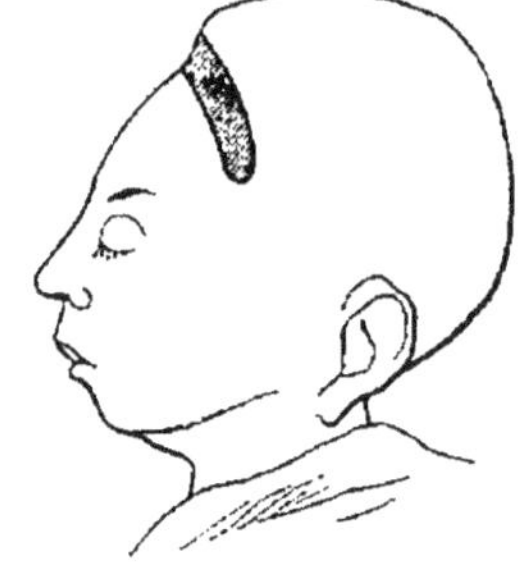

Fig. 192.
Craniotomie transver-sale (LANNELONGUE).

la membrane fibreuse et la dure-mère, puis enfoncer un trocart de petit calibre, de préférence à une aiguille qui se bouche trop facilement.

En enfonçant l'instrument de 1 centimètre et demi à 2 centi-mètres, l'on est toujours certain de rencontrer le liquide. Du reste, enfonçant le trocart d'un coup sec, on sent brusquement cesser la résistance ; on est dans la cavité.

La pointe retirée, le liquide s'écoule sans aspiration. Il faut même ne pas évacuer trop à la fois et pratiquer des séances ré-pétées à huit ou quinze jours d'intervalle, laissant sortir chaque fois 50 à 250 grammes de liquide.

Dans *l'hydrocéphalie symptomatique* (surtout de méningite tuberculeuse), la dilatation ventriculaire est beaucoup moins grande et la ponction moins facile. Il faut commencer par tré-paner le crâne, puis ouvrir la dure-mère en un point déterminé et vider le diverticule temporal du ventricule latéral en s'aidant de repères précis.

REEN propose de trépaner à 32 millimètres (un pouce 1/4) en arrière du méat auditif, et 32 millimètres au-dessus de la ligne basale de Reid (qui part du bord inférieur de l'orbite et passe par le centre du méat auditif) ; et de ponctionner en dirigeant l'instrument vers un point situé à 62 millimètres (2 pouces 1/2) directement au-dessus du méat auditif du côté opposé. Le trocart traverse la deuxième circonvolution temporo-sphénoïdale et pénètre dans le ventricule ou dans le trajet de sa corne temporale à 50 ou 55 millimètres (2 pouces à 2 pouces 1/4) de la surface.

POIRIER [1] indique le procédé suivant : en appliquant une couronne de trépan à 3 centimètres au-dessus du conduit auditif externe chez l'enfant, à 4 centimètres chez l'adulte, on mettra à découvert, après incision de la dure-mère, la deuxième circonvolution temporo-sphénoïdale, en lieu propice. Sur la partie la plus saillante de cette circonvolution, très large et séparée de la troisième par un sillon en général peu marqué, on enfoncera, à une profondeur de 2 centimètres d'abord, un trocart de calibre assez fin (n° 7 ou 8 de la filière Charrière) et dont le mandrin sera terminé par une extrémité arrondie.

Le mandrin sera alors retiré une première fois, et, vraisemblablement, aucun liquide ne s'écoulera, car il s'en faut de 1 centimètre que l'écorce ait été traversée, si ce n'est dans les cas où la dilatation extrême du ventricule a produit le refoulement et l'amincissement de l'écorce.

Le mandrin ayant été remis en place, le trocart sera enfoncé d'un nouveau (troisième) centimètre, et une nouvelle tentative sera faite par retrait du mandrin.

Un quatrième centimètre ayant été gagné, le liquide s'écoulera. Si l'écoulement ne se produisait pas alors, mieux vaudrait faire une seconde ponction qu'enfoncer plus avant. Mais on réussira toujours, pour peu que l'on prenne garde à ce que l'instrument soit et reste toujours perpendiculaire à la surface de

---

[1] P. POIRIER. Anatomie médico-chirurgicale, 1er fascicule, fév. 1892, p. 180.

l'écorce. Jamais on n'imprimera à l'instrument de mouvements latéraux.

On peut, si l'on veut, drainer soit avec un drain de caoutchouc, soit avec un faisceau de crins de Florence, soit avec du catgut, introduits le long du trocart à l'aide d'une pince de Lister.

2° Ponction de l'espace sous-arachnoïdien. — Cette ponction peut se faire par la voûte en n'importe quel point de l'espace, mais on la fait plutôt au niveau des confluents; PARKIN, au niveau du confluent cérébelleux inférieur ; CHIPAULT, au niveau du lac sylvien.

PARKIN employa, sur le vivant, un procédé décrit par MORTON pour étudier sur le cadavre le confluent sous-arachnoïdien cérébelleux inférieur : résection d'un coin ou plutôt d'un quadrilatère d'occipital à base large supérieure, à base étroite (25 millimètres environ) sur le trou occipital. La dure-mère est incisée au-dessous de la tente du cervelet et rabattue doucement. PARKIN, soulevant alors le cervelet à l'aide d'une sonde, fit écouler un peu de liquide et plaça un petit drain sous la dure-mère.

CHIPAULT ouvre le crâne à la jonction du premier et du deuxième dixième de la ligne sylvienne (voy. *Topographie cranio-cérébrale*), c'est-à-dire à 1 centimètre et 1/2 en arrière et au-dessus du tubercule rétro-orbitaire, « pas plus en arrière, pour éviter l'artère méningée moyenne ». Pour la même raison on incise la dure-mère suivant les 3/5 antérieurs de la circonférence de l'orifice et on la rabat en arrière.

On ponctionne ensuite au trocart, ou l'on incise au bistouri, ou l'on déchire avec deux pinces le feuillet viscéral de l'arachnoïde.

CHAPITRE II

RACHIS ET MOELLE

Ponction lombaire. — La ponction lombaire, utilisée soit pour extraire une certaine quantité de liquide céphalo-rachidien, soit pour injecter dans l'espace sous-arachnoïdien un médicament (voir au chapitre Ier. Anesthésie), se fait soit dans l'espace intervertébral situé entre la 3e et la 4e lombaire ou dans le suivant (Quincke), soit dans l'espace lombo-sacré, au-dessous de la 5e lombaire (Chipault).

Nous avons déjà indiqué le manuel opératoire à propos de l'anesthésie cocaïnique par l'espace sous-arachnoïdien.

Quincke recommande le 3e et le 4e espace lombaire comme les plus larges. On pique à 5 ou 10 millimètres de la ligne médiane, chez l'enfant juste entre les deux apophyses épineuses, chez l'adulte à la hauteur du dernier tiers ou de l'extrémité de l'apophyse qui domine l'espace. L'aiguille est dirigée vers la ligne médiane et enfoncée de 2 centimètres chez l'enfant, de 4 à 6 chez l'adulte.

L'opération terminée, on applique un pansement collodionné. Il est du reste sous-entendu que, pendant toute sa durée, les précautions aseptiques doivent être prises comme pour toute opération.

Le repos au lit est utile pendant les premières vingt-quatre heures.

Chipault « pense qu'il y aurait tout intérêt à remplacer la ponction lombaire, par la ponction lombo-sacrée, faite dans l'espace entre le 5e arc lombaire et le bord supérieur du sacrum. L'aiguille se guide sur le bord latéral de la 1re apophyse sacrée, ou tout auprès d'elle, sur le bord supérieur oblique en haut et en avant, de l'une des lames correspondantes, et, dirigée en haut et en dedans, vers la ligne médiane, pénètre dans le 5ᵉ espace sans difficulté et ponctionne le sac arachnoïdien à une profondeur de 1 et demi à 3 centimètres chez l'enfant, de 4 à 6 chez l'adulte, ce qu'on diagnostique en voyant le liquide couler à grosses gouttes claires ».

Il est souvent difficile de pénétrer du premier coup dans l'intervalle cherché. Chez l'adulte, le 3ᵉ ou le 4ᵉ espace sont faciles à trouver au-dessus ou au-dessous d'une ligne horizontale passant par les épines iliaques postérieures et supérieures.

L'aiguille, enfoncée à 1 centimètre environ de la ligne médiane et au niveau de la pointe de l'apophyse épineuse supérieure, bute, après un trajet variable suivant l'embonpoint du malade, sur une lame. Il suffit alors de suivre cette lame, soit en bas, soit en haut, pour sentir qu'on s'enfonce plus loin. L'aiguille est poussée jusqu'à ce que le liquide s'écoule, ou si elle bute contre un corps vertébral, ramenée un peu en arrière.

Ligatures apophysaires. — Nous avons vu ailleurs dans quel but on a utilisé ces ligatures, nous ne les croyons pas indiquées; nous en devons cependant donner la technique.

Chipault [1], qui les emploie surtout, a d'abord adopté la technique de Hadra :

Mettre à nu les apophyses que l'on veut unir et récliner latéralement les masses musculaires sans ruginer.

Passer, à l'aide d'une aiguille courbe, un fil d'argent solide, le plus profondément possible, dans l'intervalle entre les apophyses épineuses de deux vertèbres.

Puis envelopper l'apophyse sous-jacente avec les deux chefs du fil que l'on croise en 8 de chiffre à travers le ligament inter-épineux. Croiser ainsi le fil autour du nombre d'apophyses jugé nécessaire et arrêter en tordant le fil. Il faut, à mesure qu'on avance, tordre fortement le fil croisé sur le bord inférieur de l'apophyse épineuse sus-jacente.

---

[1] Études de Chirurgie médullaire, 1894, p. 52, et *Gazette des Hôpitaux*, 1897, n° 21, p. 197.

Chipault[1] remplaça ensuite cette simple ligature, dans le maintien des gibbosités pottiques ou scoliotiques, par des griffes spéciales :

« Ces griffes sont de quatre modèles : deux pour les déviations latérales, deux autres pour les déviations antéro-postérieures, chacune de ces séries comprenant un modèle rigide, utilisable dans les cas où la déviation a pu être complètement réduite, et un modèle souple, applicable aux déviations dont la réduction a dû, provisoirement ou définitivement, être partielle. »

Ces griffes sont (fig. 193) composées de deux crochets séparés que l'on introduit dans les espaces inter-apophysaires extrémes de la région à fixer et que l'on rive l'une à l'autre par des vis à l'aide d'un manche spécial.

La griffe est rendue souple par la substitution d'une chaîne à l'un des manches rigides des crochets.

Les griffes à scoliose sont unilatérales, les griffes à cyphose sont bilatérales.

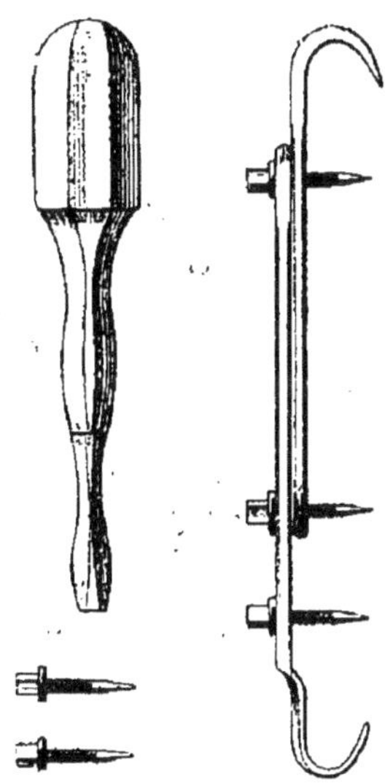

Fig. 193.

Griffe de Chipault.

Ouverture du canal rachidien, opérations consécutives sur la dure-mère, la moelle et les racines rachidiennes. — L'ouverture du canal rachidien se fait par *résection des arcs postérieurs des vertèbres* ou *Laminectomie*. Cette résection doit être sous-périostée afin d'assurer, après guérison, une protection suffisante au canal rachidien. Ollier[2] a réglé la technique de cette résection sous-périostée.

Le malade endormi est couché presque sur le ventre, le bassin et l'épaule soutenus par des coussins, le thorax libre pour la respiration. Des aides maintiennent le malade en place.

<hr>

[1] Chipault. *Gazette des hôpitaux*, 1897, n° 91, p. 900.

[2] Ollier. Traité des résections, Paris Masson, 1891, t. III, p. 838.

« Pour réséquer les lames vertébrales, il faut d'abord les
mettre à nu en écartant en dehors les muscles qui les recouvrent. On fait une incision le long de la ligne des apophyses épineuses » (la forme de l'incision a été souvent modifiée, on l'a
faite en I, H, ⊣, U, mais sans avantages sérieux sur la simple
incision longitudinale).

« Cette incision doit être beaucoup plus longue que la partie
que l'on se propose de retran-
cher; c'est le seul moyen d'é-
carter les masses musculaires
sur une assez grande étendue sans pratiquer d'incisions
transversales. Si petite que
soit la hauteur qu'on veuille
retrancher, il faut une incision
de 12 centimètres, et il est
nécessaire de la porter à 20
ou 30 si l'on veut faire une
résection étendue.

« Tout en suivant sensiblement la ligne médiane, l'incision doit être latérale par rapport à la ligne des apophyses
épineuses, afin de dénuder
franchement un côté et de
rejeter de l'autre, avec ses revêtements périostiques et liga-
menteux (ligaments sus-épineux), tous les tissus fibreux

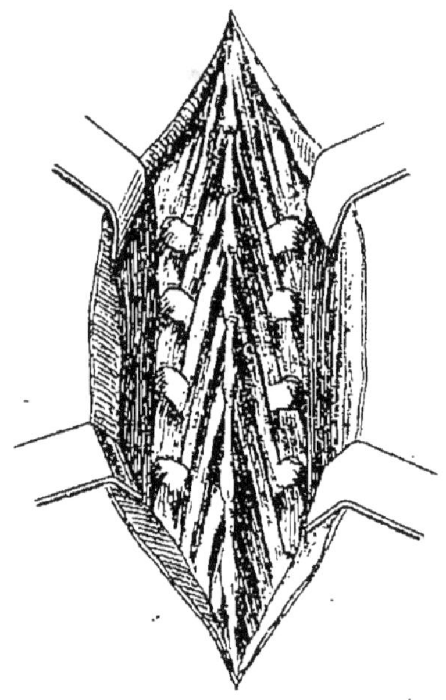

Fig. 194.
Lamnectomie. Incision et écartement des parties molles rétro-
vertébrales (d'après CHIPAULT)

et même musculaires qui lient les apophyses épineuses entre
elles, et qui serviront plus tard à reconstituer la structure de la
région. C'est donc une incision para-épineuse et non exactement médiane que nous conseillons. On dénude ainsi les apophyses et les lames qu'on met à découvert jusqu'aux apophyses
transverses (fig. 194) et au delà, si l'on veut en même temps
faire porter la résection sur les côtés correspondants.

« L'incision des parties molles ayant été faite sur un des côtés de la ligne des apophyses épineuses, le long du ligament sus-épineux, on rejette du côté opposé ce ligament et le périoste qui recouvre l'extrémité libre des apophyses. On détache ces tissus fibreux avec un bistouri, si l'on ne veut pas conserver tout le revêtement fibreux; et avec un détache-tendon bien tranchant si l'on tient à faire reconstituer la région dans toute sa solidité. On contourne ainsi avec le détache-tendon la saillie des apophyses, et l'on rejette de l'autre côté toute la masse des tissus fibreux sus et inter-épineux avec les masses musculaires... les vertèbres se voient alors à nu au fond de la plaie complètement dépouillés. »

Pour pénétrer alors dans le canal rachidien on a employé plusieurs moyens : couper une apophyse épineuse à sa base et appliquer une rondelle de trépan; couper une apophyse épineuse, puis les lames à l'aide d'un ciseau muni d'un épaulement; couper à l'aide d'une cisaille mince ou d'une pince-gouge. CHIPAULT insiste beaucoup sur la commodité de la pince emporte-pièce de Mathieu.

Le difficile est d'entamer la série des lames, de faire la première brèche; il est très facile ensuite d'agrandir en sectionnant successivement les arcs, après les avoir isolés des ligaments qui les unissent.

Les ligaments jaunes peuvent gêner pour introduire une des branches de l'instrument sous la lame, il faut alors les détacher le plus possible avec une petite rugine.

Il faut bien savoir du reste qu'on peut mener à bien cette résection avec n'importe quel instrument, pourvu qu'ils coupent bien, ainsi que le fait remarquer TERRIER[1].

On a proposé ici, comme au crâne, la *résection temporaire* (DAWBARN, URBAN), mais l'utilité en est moins nette qu'au crâne et la difficulté opératoire est beaucoup plus considérable.

Le canal ouvert sur l'étendue jugée nécessaire, si l'on veut ouvrir la dure-mère, il faut d'abord traverser une couche variable de tissu adipeux très vasculaire.

« Le tissu adipeux rétro-méningé, par son existence et son

---

[1] TERRIER. *Bulletins de la Société de chirurgie,* 1891, p. 682.

abondance... peuvent surprendre un opérateur non prévenu »
(CHIPAULT [1]).

Cette masse adipeuse est incisée sur la ligne médiane, afin
d'éviter l'hémorragie, puis réclinée latéralement à l'aide d'écarteurs. La dure-mère au-dessous
est de même incisée sur la ligne
médiane et longitudinalement; on
la soulève avec des pinces à griffes.

Le liquide céphalo-rachidien
s'écoule alors abondamment, mais
s'arrête bientôt de lui-même si le
malade est maintenu immobilisé,
horizontal, la tête baissée (HORS-
LEY, CHIPAULT).

C'est alors qu'on pourra enlever des caillots, pratiquer l'ablation d'une tumeur péri-médul-
laire, méningée, autant de ma--
nœuvres qu'il est impossible de
régler à l'avance.

L'opération terminée, on suture complètement la dure-mère
par un surjet serré au catgut afin
d'éviter l'écoulement du liquide
céphalo-rachidien, puis les parties molles sont suturées comme,
d'habitude, avec ou sans drainage.

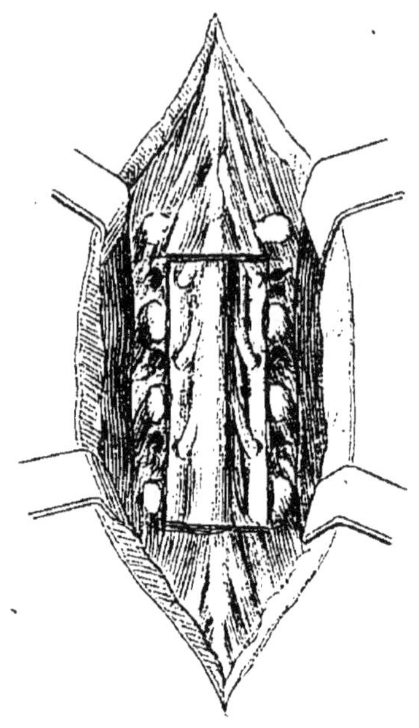

Fig. 195.

Lamnectomie. Ouverture du
canal vertébral. Découverte
de la moelle (d'après CHI-
PAULT).

Cette lamnectomie peut encore permettre de pratiquer une
opération dont nous avons étudié ailleurs les indications (*Thérapeutique chirurgicale*, page 190) : la **résection intra-durale des
racines postérieures** proposée ou faite par ABBE, BENNET,
HORSLEY, CHIPAULT et DEMOULIN.

Pour faire cette résection, CHIPAULT [2] recommande d'opérer

----

[1] CHIPAULT. Études de Chirurgie médullaire. Alcan, Paris, 1894,
p. 25.

[2] CHIPAULT, Académie de médecine, séance du 19 janvier 1897,

en deux séances; dans une première, on fait seulement la lamnectomie nécessaire; dans la seconde, deux ou trois jours après la première, on ouvre la dure-mère et met à nu les racines rachidiennes.

Après avoir reconnu la racine cherchée par les points de repère posés à l'avance (numéro des vertèbres), on l'isole, la soulève sur un crochet mousse et la sectionne, à l'aide de ciseaux très tranchants, d'abord au ras de sa sortie de la cavité durale, puis au ras de son insertion médullaire, sans tirailler sur la racine. Il faut, bien entendu, éviter de blesser la moelle et la racine antérieure correspondante.

Opérations pratiquées dans la tuberculose vertébrale. — Nous n'avons à décrire ici que les interventions sanglantes préconisées pour le mal de Pott, ou tuberculose des corps vertébraux, c'est-à-dire l'ouverture des abcès par congestion aux différentes régions, et l'abord des foyers tuberculeux des corps vertébraux.

Nous avons en effet décrit ailleurs (*Thérapeutique chirurgicale,* chap. XI) les procédés non sanglants de redressement rapide des gibbosités, et nous venons de voir les ligatures apophysaires. Quant aux résections de lames ou d'apophyses que peuvent comporter les lésions des arcs postérieurs, elles seront exécutées en suivant les principes de dénudation du rachis que nous venons d'indiquer comme premier temps de la lamnectomie.

On peut *aborder les corps vertébraux par leur face postérieure,* après une large lamnectomie, en réclinant le « fourneau méningé » (CHIPAULT), après l'avoir détaché des parties latérales du canal rachidien d'un côté, entre deux racines rachidiennes, et cela sur plusieurs espaces inter-radiculaires du même côté (fig. 196). L'écartement peut être suffisant, dit CHIPAULT, pour permettre de réséquer un angle osseux saillant ou d'enlever une tumeur ou une masse fongueuse placée entre les méninges et le corps vertébral.

Travaux de Neurologie chirurgicale, 1897, et *Traité de chirurgie clinique,* LE DENTU, DELBET, t. IV, p. 873, 1897.

Cette voie est cependant fort étroite et c'est le plus souvent sur les côtés du rachis que quelques chirurgiens ont cherché à attaquer la lésion du corps vertébral.

A la région lombaire. — Le *procédé de* TRÈVES (2, fig. 197) est le plus ancien. Pratiquer une incision verticale dont le milieu siège au point médian de la ligne qui unit la crête iliaque à la dernière côte et suit le bord externe de la masse sacro-lombaire (sensible au palper).

Inciser sous la peau l'aponévrose superficielle et récliner en dedans la masse sacro-lombaire, après avoir libéré son bord externe.

Le doigt sent alors, dans la loge qu'occupait la masse musculaire réclinée, les apophyses transverses lombaires et surtout la troisième plus longue.

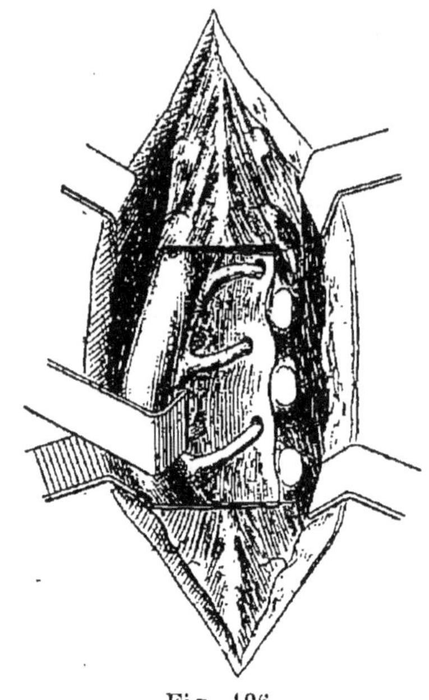

Fig. 196.

Exploration de la paroi antérieure du canal vertébral. Reclinaison du fourreau méningomédullaire (d'après CHIPAULT).

L'aponévrose d'insertion du muscle transverse de l'abdomen, qui s'attache à ces apophyses transverses, est incisée au niveau de leur sommet et l'on découvre le muscle carré des lombes que l'on incise près des apophyses transverses et que l'on récline en dehors. Si l'on peut éviter, à ce moment, la section des branches abdominales des artères lombaires, il vaut mieux le faire ; sinon on placera des ligatures.

Le muscle carré récliné laisse voir le bord interne du psoas que l'on désinsère prudemment le long de la colonne vertébrale, et le doigt suivant l'os le long des apophyses transverses atteint les corps vertébraux, sans blesser les racines nerveuses sortant du trou de conjugaison.

A ce moment, on peut ouvrir un abcès ou enlever un séquestre.

Fontan[1] modifie le procédé (3, fig. 197) en incisant plus près de la ligne épineuse (1 centimètre), et traversant les masses musculaires jusqu'à la face postérieure des rachis. Puis il cherche le tubercule apophysaire et en dehors de lui l'apophyse costiforme sur un plan plus profond. L'opérateur sectionne alors cette apophyse costiforme à sa base à l'aide d'un ciseau, et extirpe l'apophyse en s'aidant d'un davier et de ciseaux ou d'une rugine. Il suit ensuite le rachis avec un détache tendon, d'arrière en avant, sous le périoste, jusqu'au siège de la carie.

Fontan évite ainsi les vaisseaux quelquefois volumineux qui entourent la colonne lombaire.

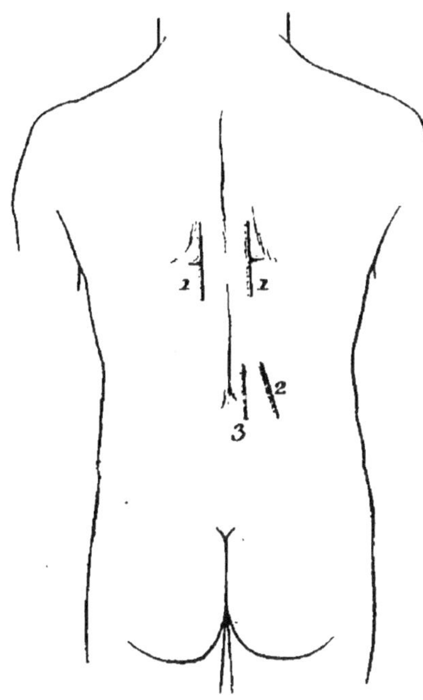

Fig. 197.

Incisions pour les opérations dirigées contre le mal de Pott.

1, procédé de Vincent. — 2, procédé de Trèves. — 3, procédé de Fontan.

A la région dorsale. — Schœfer, Auffret, Vincent, Ménard ont abordé les corps vertébraux par la voie latérale (1, fig. 197). Tous ces procédés abordent les apophyses transverses dorsales au niveau de la lésion par une incision verticale, en dehors des muscles des gouttières vertébrales, puis réséquent d'abord une ou deux apophyses transverses, et ensuite l'extrémité vertébrale de la ou des côtes correspondantes sur quelques centimètres, en prenant garde de ne pas ouvrir la plèvre

[1] Fontan. Congrès de Chirurgie de Lyon, 1894.

(Voy. thorax, résections costales), par conséquent en agissant uniquement avec la rugine pour extraire le fragment vertébral de la côte coupée.

En suivant le canal périostique qu'a laissé la dénudation de la côte (MÉNARD), on arrive avec le doigt ou avec une sonde cannelée sur le corps vertébral. On ouvre un abcès, puis on place un drain devant le rachis (drainage pré-vertébral), ou devant la dure-mère, dans l'angle d'une gibbosité si les corps sont détruits (drainage pré-médullaire), ou enfin dans le corps vertébral lui-même s'il contient un abcès ou s'il s'est laissé pénétrer par la curette (drainage trans-somatique) (VINCENT).

On peut du reste ne faire qu'une seule incision latérale (AUF-FRET, MÉNARD), ou opérer de la même façon des deux côtés du rachis en drainant d'un côté à l'autre (Vincent) (fig. 197).

Nous avons dit ailleurs ce que nous pensons de ces opérations (*Thérapeutique chirurgicale*, chap. XI) et aussi ne croyons-nous pas devoir donner la description complète de chacun de ces procédés.

A la région cervicale. — C'est surtout l'ouverture d'abcès froids que visent les opérations.

Cette ouverture a été faite par la bouche (AUFFRET), comme pour les abcès rétro-pharyngiens. Cette façon de faire nous paraît offrir trop d'inconvénients pour être conseillée, en tous cas cette inci-sion se ferait comme pour les abcès chauds.

Par la voie latérale, si l'abcès est sous la peau c'est à son niveau

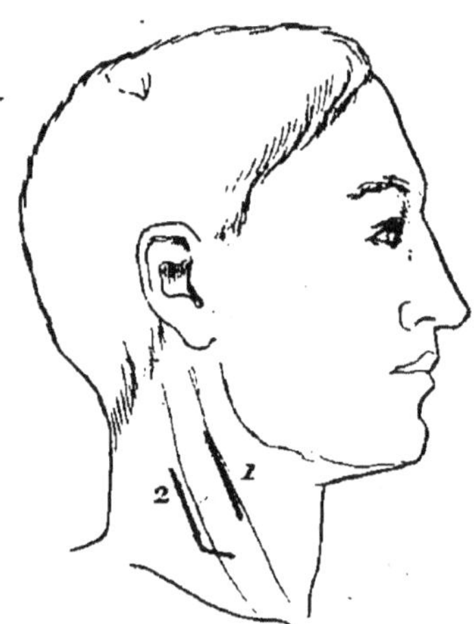

Fig. 198.

Abcès froids du cou.

1, incision de Burckardt, J. Rever-din. — 2, incision de Chalot.

qu'on incise, sinon on peut aller à la recherche de la poche en passant soit en avant soit en arrière du muscle sterno-mastoï-dien.

Par la voie pré-sterno-mastoïdienne, (1, fig. 198) recommandée

par Burckhardt, par J. Reverdin, l'incision étant menée de façon
à faire correspondre à son milieu la corne de l'os hyoïde, on
opère comme pour la ligature de la carotide, puis on passe entre
la carotide primitive et le larynx vers le bord du pharynx.

On ouvre la poche et on peut explorer les corps vertébraux
correspondants.

La voie rétro-sterno-mastoïdienne (2, fig. 198) est préférée par
Chiène, par Cheyne, par Chalot, par Chipault ; on soulève en
avant le muscle et passe derrière le paquet vasculo-nerveux du
cou (ou devant d'après Chalot).

Spina-bifida. — La cure opératoire du spina-bifida comprend
deux temps principaux :

1° La dissection et l'excision du sac avec réduction des cordons nerveux qui doivent être conservés ;

2° La fermeture du canal rachidien.

La dissection du sac est simple. Deux incisions courbes
embrassent le pédicule, se rejoignant en haut et en bas et laissant deux petits lambeaux de peau saine suffisants pour la
réunion.

La peau est disséquée de chaque côté jusqu'au niveau de l'orifice osseux, qui est mis à nu en même temps que le pédicule du
sac qui s'enfonce dans le canal rachidien.

Le sac est alors ouvert légèrement, et vidé lentement de son
contenu liquide. La palpation ou la transparence permet de voir
dans quel sens l'incision peut être agrandie sans danger pour
les prolongements nerveux.

Si le liquide céphalo-rachidien jaillit du canal, la compression digitale au niveau de l'orifice suffit pour l'arrêter.

Le sac largement ouvert est examiné, rentré en totalité s'il est
tapissé partout de tissu nerveux, excisé en totalité après ligature
ou suture du pédicule s'il est vide, enfin disséqué si des prolongements nerveux le tapissent en partie. Ceux de ces prolongements qui rentrent dans le canal sont libérés soit par dissection, soit en découpant la lamelle du sac qui les soutient ; les
prolongements qui se terminent dans le sac sont sectionnés
sans crainte (Voy. *Thérapeutique chirurgicale,* chap. XI).

Ce qui reste du sac est rentré et une suture en surjet au cat-gut, réunissant les débris libres, ferme complètement le canal et arrête l'écoulement de liquide céphalo-rachidien.

La fermeture du canal osseux peut être faite simplement en accolant par suture les parties molles sous-cutanées, ou comme le fit RICARD dans un cas, à l'aide d'un fil solide passé en lacet d'un bord à l'autre de la brèche.

Dans l'opération simple il faut s'efforcer de ne pas laisser la suture cutanée correspondre aux sutures profondes afin d'éviter, autant que possible, l'écoulement de liquide céphalo-rachidien par la plaie cutanée.

Si cette obturation ne semble pas suffisante, on emploiera un des procédés plastiques qui ont été décrits.

Une *myoplastie* peut être effectuée suivant le procédé de BAYER employé et préconisé par FORGUE. « Il consiste à décoller la peau circulairement, autour de l'orifice rachidien, sur une éten-due de 2 à 4 centimètres ; dans l'aponévrose dorso-lombaire, ainsi mise à nu, et dans le muscle sous-jacent, on taille deux lambeaux semi-lunaires, de grandeur suffisante pour, après avoir été retroussés de dehors en dedans sur le pédicule du sac, entrer en contact par leurs bords et le recouvrir : leur face apo-névrotique devient ainsi profonde, et leur face musculaire superficielle ; leur suture au catgut sur la ligne médiane ren-force solidement la fermeture du sac[1]. »

Ou bien on emploie un procédé d'*ostéoplastie*, soit en prenant la greffe sur le sujet lui-même, soit en la prenant sur un animal. C'est ainsi, qu'en suivant les principes exposés déjà pour les opé-rations plastiques osseuses (voir page 85) on peut implanter une portion d'omoplate de lapin (BERGER) ou du périoste pris à un animal (MAYO ROBSON). Mais ces dernières tentatives n'ont donné que des résultats médiocres.

Préférables sont, lorsque cela est possible, les lambeaux osseux pris sur le sujet lui-même dans le voisinage de la plaie. Ainsi DÖLLINGER ébranle, en les coupant incomplètement, les lames rudimentaires qui bordent la brèche, les mobilise à l'aide d'une

---

[1] FORGUE et RECLUS, Thérapeutique chirurgicale, 1898, t. II, p. 121.

pince et les suture sur la ligne médiane. SENENKO, CHALOT, ROCHET ont employé ce procédé.

BOBROFF, pour un spina-bifida sacré, mobilise un lambeau osseux sur la crête iliaque, après avoir détaché des muscles, et en le laissant adhérent par une de ses extrémités, le renverse dans la brèche, le périoste tourné en dedans, et le suture.

BROCA, voyant de chaque côté d'une large gouttière quatre apophyses transverses, les clive parallèlement à leurs faces, et obtient ainsi huit volets qu'il rabat en dedans vers la ligne médiane et suture deux à deux.

On ne peut du reste dans ces cas décider d'avance ce que l'on fera, il faut s'inspirer des circonstances et tirer profit des dispositions individuelles.

CHAPITRE III

FACE

Ce chapitre sera divisé en quatre parties :

I. Face. — Parmi les interventions qui portent sur les parties molles d'une région quelconque de la face, nous n'aurons à étudier que les *opérations pratiquées sur les nerfs facial et trijumeau;* les sutures et mobilisations légères de la peau, nécessitées par les plaies accidentelles ou les opérations, ne présentent rien de spécial ici.

II. Orbite. — Comme dans notre traité de « Thérapeutique chirurgicale », nous n'étudierons que les opérations de chirurgie générale portant sur les *paupières,* et la *cavité orbitaire.*

III. Nez, arrière-cavité des fosses nasales et sinus osseux. — Dans cette partie, nous n'étudierons que ce dont nous avons parlé dans la « Thérapeutique chirurgicale » au chapitre correspondant c'est-à-dire : *Rhinoplasties, ostéotomies et résections nasales, tumeurs de l'arrière-cavité, trépanation des sinus.*

IV. Bouche et annexes. — Nous décrirons les opérations qui sont pratiquées sur les *lèvres ;* les *joues* et la *glande parotide ;* les *gencives;* la *voûte palatine* et l'*amygdale ;* les *mâchoires;* la *langue.*

I. FACE

Les opérations qui se pratiquent sur les nerfs de la face portent sur le facial et surtout le trijumeau.

Nerf facial. — Nous avons vu dans notre traité de *Thérapeutique chirurgicale* qu'on avait tenté la restauration du nerf facial, paralysé par une section ou lésion dans sa portion intra-pétreuse, Voici le manuel indiqué par J. L. Faure[1] pour anastomoser le bout périphérique de la septième paire à la branche externe du spinal :

« La région doit être bien exposée, la tête légèrement élevée repose sur un coussin, la face est tournée du côté opposé à celui de l'opération.

« L'incision qui suit le bord antérieur du sterno-mastoïdien doit avoir environ 12 centimètres. Elle part aussi haut que possible, au niveau de la base de l'apophyse mastoïde dans le pli rétro-auriculaire. Il est même bon de tirer en avant et en haut le pavillon de l'oreille afin de pouvoir remonter facilement jusqu'au conduit auditif cartilagineux.

« Dès que la peau est traversée, on tombe, surtout dans la partie supérieure, sur un feutrage de tissu cellulaire assez dense qu'il est nécessaire d'inciser. Il faut dénuder exactement la face antérieure de l'apophyse mastoïde en se servant de la sonde cannelée ou au besoin du bistouri.

« Pendant cette opération, on rencontre d'ordinaire la petite artère auriculaire postérieure qu'on coupe et qu'on pince de manière à n'être pas gêné par le sang et à opérer à sec.

« Il faut alors aller à la recherche du tronc facial. Ce nerf est assez facile à trouver. Quelques millimètres à peine après sa sortie du trou stylo-mastoïdien avant d'entrer dans la parotide il vient contourner la base de l'apophyse styloïde. Il se couche transversalement sur sa face externe en contact immédiat avec l'os, sur lequel il fait un relief que peut sentir l'extrémité du doigt.

« Au niveau de sa base, l'apophyse styloïde se trouve située à une profondeur de 12 à 15 millimètres environ en dedans de la pointe d'apophyse mastoïde. C'est donc à cette profondeur qu'on trouvera le nerf facial qui, dégagé par quelques coups de sonde cannelée, apparaît comme un cordon cylindrique horizontal

---

[1] J.-L. Faure. XII⁰ Congrès de Chirurgie. Paris 1898. p. 190.

blanchâtre de 2 millimètres environ de diamètre couché sur la base de l'apophyse styloïde.

« Pour arriver à cette profondeur, il est indispensable de bien récliner en avant l'extrémité inférieure de la parotide, dont le bord postérieur, assez facile à isoler, est confié à un écarteur. Le ventre postérieur du digastrique, situé un peu plus bas, croise très obliquement la pointe de l'apophyse styloïde.

« Si donc on vient à apercevoir le faisceau musculaire, c'est au-dessus de lui qu'on se reportera pour rencontrer le nerf.

« Il est d'ailleurs bon de reconnaître ce ventre postérieur du digastrique, car, nous allons le voir, il constitue un point de repère précieux pour la recherche du spinal.

« Quant aux gros vaisseaux du cou, ils ne risquent rien.

« A ce niveau, ils sont situés en dedans de l'apophyse styloïde qui les protège contre toute atteinte.

« Je répète que la découverte du facial est assez facile, à condition d'aller le chercher dans la profondeur sur la base de l'apophyse, contre le plan osseux lui-même.

« Lorsqu'on a trouvé le facial, on le saisit délicatement avec une pince, puis on le sectionne aussi près que possible de son origine. On saisit alors avec l'extrémité d'une pince de Kocher le bout périphérique afin de le retrouver facilement quand sera venu le moment de l'anastomose avec le spinal.

« La recherche de celui-ci, ou plutôt de sa branche externe, est beaucoup plus facile encore que celle du facial.

« Lorsqu'on a traversé le feutrage cellulaire sous-cutané qui se trouve en avant du sterno-mastoïdien, au niveau de son tiers supérieur, on tombe sur un tissu cellulo-graisseux beaucoup moins dense qui le sépare du ventre postérieur du digastrique et se continue au-dessous de ce faisceau musculaire avec la gaine des vaisseaux. C'est dans ce tissu cellulaire que se trouve le nerf spinal.

« Émergeant de dessous le digastrique à deux centimètres environ de l'insertion mastoïdienne de ce muscle, il se dirige en bas, en dehors et légèrement en arrière vers le sterno-mastoïdien dans lequel il pénètre par sa face profonde, non loin de son bord antérieur et au niveau de l'union de son tiers supérieur avec ses deux tiers inférieurs.

« Si l'on vient à écarter en arrière le sterno-mastoïdien en éversant son bord antérieur de façon à voir la face profonde du muscle, cette manœuvre tend le spinal qui soulève le tissu cellulaire dans lequel il rampe et détermine une saillie facile à voir et à sentir. Quelques coups de sonde cannelée donnés parallèlement à cette saillie, c'est-à-dire obliquement en bas et en arrière, suffisent à dégager le nerf.

« Il est extrêmement facile dans ce tissu cellulaire lâche de le suivre jusque dans le muscle. On voit alors très nettement un bouquet de rameaux qui pénètrent dans le muscle où ils se divisent ; ce sont les filets qui animent le sterno-mastoïdien et qu'il faut conserver. A côté d'eux la branche du trapèze s'enfonce dans le muscle qu'elle doit traverser. C'est celle qu'il faut prendre. On la coupe le plus loin possible, on la sépare des filets du sterno en dissociant le tronc du spinal, ce qui se fait très facilement avec la sonde cannelée, et on se trouve ainsi en possession de la branche trapézienne du nerf, longue de 4 ou 5 centimètres environ à partir du point où elle disparait sous le digastrique.

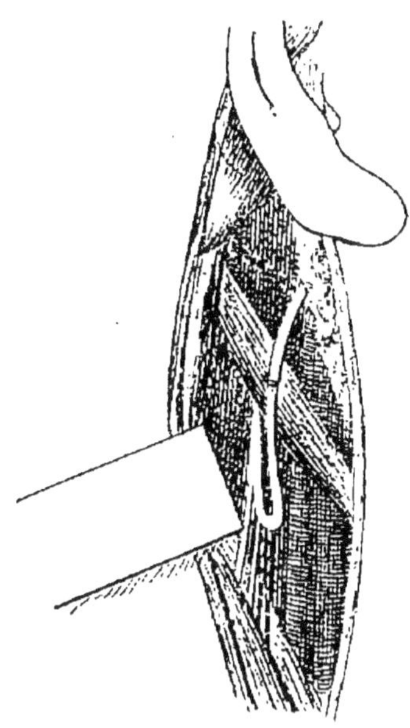

Fig. 199.

Anastomose spino-faciale. 1er procédé de J.-L. Faure. Suture de la branche trapézienne du spinal au facial.

« Pour l'anastomoser avec le tronc du facial (fig. 199), on la ramène vers le haut en lui faisant décrire une courbe à concavité supérieure qui embrasse le ventre postérieur du digastrique.

« Le temps le plus délicat de l'opération est l'anastomose des deux filets nerveux. Ils ne sont gros ni l'un ni l'autre, et il est évidemment difficile de les suturer bout à bout. La longueur du filet spinal permet heureusement de l'amener sans aucune traction au contact du facial, et cette circonstance fait que, lorsque les filets nerveux sont bien au contact l'un de l'autre, ils n'ont aucune tendance à se désunir.

Il n'y a aucune règle spéciale à donner pour cette anastomose. Il est bon, pour augmenter la surface d'affrontement, de tailler

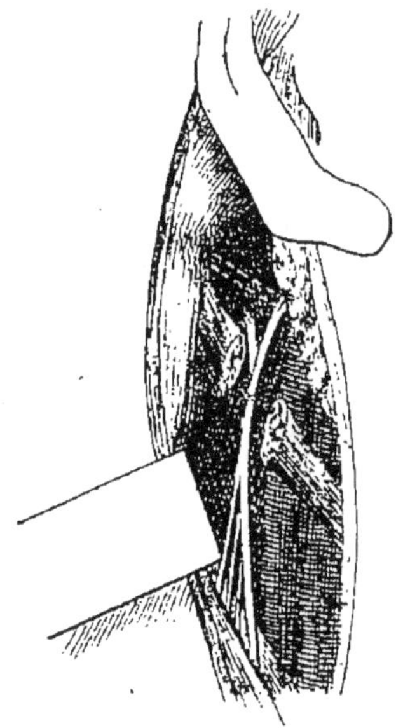

Fig. 200.

Suture spino-faciale. Procédé de Manasse. Suture du facial au spinal intact (d'après J.-L. Faure).

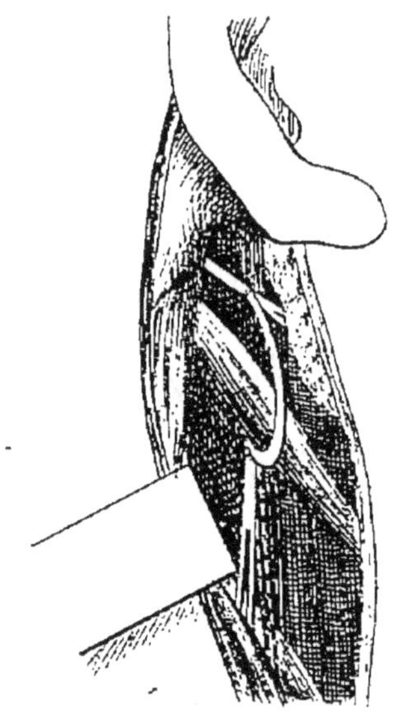

Fig. 201.

Suture spino-faciale. 2° procédé de J.-L. Faure. Suture du spinal au facial intact.

les extrémités nerveuses en biseau, ou même, si l'on peut, de faire pénétrer le spinal dans l'intérieur du facial dissocié, de façon à ce que les cylindraxes du premier, en se régénérant, aient des chances sérieuses de pénétrer dans les gaines du second.

« Il va sans dire que cette anastomose ne pourra se faire qu'avec des aiguilles extrémement fines et des soies ou des catguts assortis. »

« Manasse[1] préfère ne pas couper le spinal et l'aviver latéralement en y fixant le bout périphérique du facial (fig. 200).

J.-L. Faure[2] conseille en outre, lorsque la destruction du facial dans le rocher est douteuse, de s'abstenir de sectionner ce nerf, puis de couper la branche trapézienne du spinal pour l'anastomoser au tronc du facial avivé latéralement (fig. 201).

Nerf trijumeau. — Dans les diverses formes de névralgies faciales, les résections nerveuses s'adressent : *a)* aux branches périphériques, *b)* aux troncs principaux maxillaires supérieur et inférieur, *c)* au ganglion de Gasser.

*a. **Branches périphériques**.* — Les branches périphériques étant souvent contenues dans des canaux osseux, il peut être difficile d'en réséquer un segment un peu long. On ajoute alors à la résection *l'arrachement du bout central du nerf* (extraction du nerf, Thiersch), en enroulant sur une pince à mors plats le cordon nerveux à sa sortie du trou osseux et imprimant à la pince un mouvement de torsion jusqu'à rupture du bout central. On pratique ensuite de la même manière l'arrachement des filets terminaux.

Les branches périphériques que l'on est appelé à réséquer ou arracher sont : pour *l'ophtalmique de Willis*, le *frontal ;* pour le *maxillaire supérieur*, le *nerf sous-orbitaire ;* pour le *maxillaire inférieur*, les nerfs *mentonniers, dentaire inférieur, buccal, lingual, auriculo-temporal.*

Nerf frontal. — On incise le long et au-dessous du rebord orbitaire, divisant successivement la peau, le muscle orbiculaire et l'aponévrose. On abaisse toutes les parties molles orbitaires pour regarder sous le plafond de l'orbite où l'on aperçoit le nerf, que l'on saisit profondément pour le couper

[1] Manasse. Langenbeck's Archiv, 1900, t. LXII, fasc. 4.

[2] J.-L. Faure. Congrès de chirurgie français, 1904, p. 904 ; et Bréavoine, Thèse de Paris, 1901,

au delà de la prise, renverser le bout périphérique et l'exciser ou l'arracher.

Le nerf frontal (fig. 202), appliqué mais non adhérent au périoste du plafond de l'orbite, se divise en frontal externe, frontal interne et trochléaire.

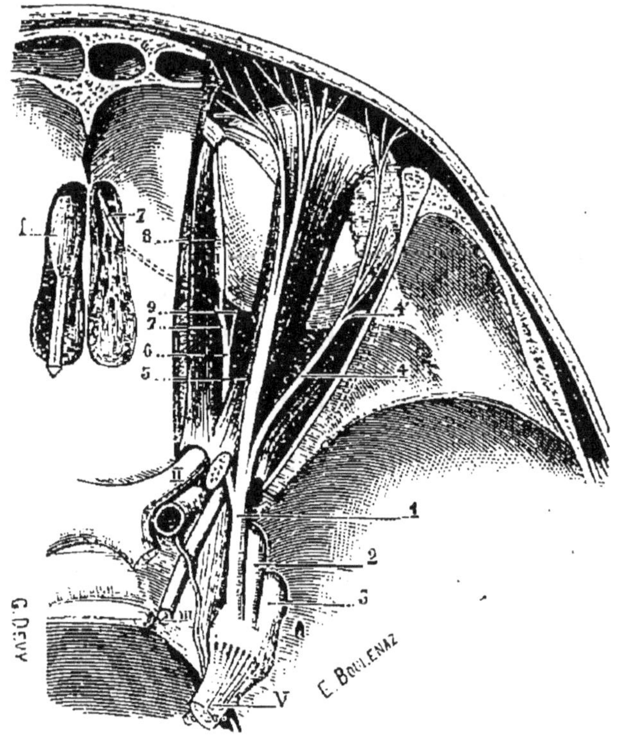

Fig. 202.

Branche ophtalmique de Willis (Testut).

5, nerf frontal et ses branches.

Comme la branche frontale externe, la principale, continue le nerf en droite ligne, c'est son point d'émergence, l'échancrure sus-orbitaire, tangible quand elle n'est pas transformée en trou, située en tous cas à 25 ou 30 millimètres de la ligne médiane, qui marque le milieu de l'incision (d'après Farabeuf).

Nerf sous-orbitaire (fig. 203). — On peut le découvrir à sa

sortie du trou sous-orbitaire et l'arracher à la manière de THIERSCH.
Il suffit de mener à un demi-centimètre sous le rebord orbitaire
une incision horizontale dont le milieu correspond au trou
osseux (niveau de l'échancrure sus-orbitaire, 25 ou 30 millimètres de la ligne médiane), de couper toutes les parties molles
et de disséquer à la sonde cannelée la lèvre inférieure de la
plaie pour voir le trou et les organes qui en sortent : nerf et
artère.

Mieux vaut le réséquer plus loin, *sur le plancher de l'orbite*,
« en incisant le bord adhérent de la paupière inférieure, peau,
muscle et périoste, dans l'étendue de 3 centimètres. Le milieu
de l'incision doit se trouver à plomb au-dessus du trou sous-
orbitaire qui est lui-même sur la verticale descendant de l'échancrure sus-orbitaire tangible, à 25 ou 30 millimètres du plan
médian.

« L'incision, ayant été faite à fond, permet d'amorcer et de
poursuivre le soulèvement du périoste du plancher de l'orbite ;
périoste que l'on charge sur le grand bout de l'écarteur brillant,
afin de relever toutes les parties sus-jacentes et d'exposer à la
lumière le couvercle fissuré du canal et la gouttière qui le précède.

« Le bris du couvercle est facile : aussitôt fait, un petit crochet
charge le nerf délicatement sans appuyer sur le lit fragile du
canal. On sépare l'artère du nerf ; on coupe celui-ci le plus profondément possible ; on relève son bout périphérique, on l'arrache ou on l'excise » (FARABEUF).

On peut évidemment ici arracher comme précédemment le
bout central au lieu de le couper.

Nerf mentonnier. — Le trou mentonnier (fig. 204) est situé
au niveau de la 1re ou de la 2e petite molaire ; on découvre ce
trou, situé à peu près à égale distance du bord supérieur et du
bord inférieur du maxillaire inférieur, en incisant la peau horizontalement, ou mieux le fond du sillon muqueux gingivo-
génien, et on réséque le nerf en l'arrachant.

Nerf dentaire inférieur. — La résection du nerf dentaire inférieur, au niveau de ou avant son entrée dans le canal dentaire, peut se faire par voie buccale· ou cutanée.

La *voie buccale* est difficile, ne permet pas de voir le nerf et expose à l'infection de la plaie. Il faut, maintenant la bouche largement ouverte, inciser la muqueuse verticalement en dedans du bord antérieur de l'apophyse coronoïde, puis séparer, sans voir, le muscle ptérygoïdien interne de la mâchoire, et sentir du doigt l'épine de Spix. Enfin on accroche, avec un crochet ou une pince à forcipressure, tout ce qui pénètre dans le trou (artère et nerf) et on arrache par torsion lente.

Pour aborder le nerf par *voie cutanée*, ce qui est bien préférable, il faut traverser la branche montante du maxillaire inférieur ou suivre la face interne de la branche montante en partant de l'angle maxillaire.

Utilisant un *procédé trans-maxillaire*, WARREN circonscrit par une incision l'angle de la mâchoire, détache le masséter et trépane au-dessous de l'échancrure sigmoïde, à égale distance des bords antérieur et postérieur de la branche montante; on découvre ainsi le nerf dans la gouttière qui précède le canal dentaire.

CHALOT recommande, pour exécuter ce procédé, de commencer l'incision cutanée à 1 centimètre et demi ou 2 centimètres au-dessus de l'angle, et de l'arrêter, en suivant le contour de la mâchoire, à 1 centimètre au-devant de l'insertion du masséter. Après avoir récliné la parotide en arrière, lié l'artère et la veine faciale, relevé en ruginant le périoste et le masséter, on perforera l'os au trépan ou au ciseau à 1 centimètre et demi au-dessus de l'angle.

HORSLEY[1] agrandit l'échancrure sigmoïde, à l'aide du ciseau, pour découvrir le nerf et le réséquer haut : par une incision verticale le long du bord postérieur du maxillaire et par deux incisions horizontales rejoignant la première (fig. 203), l'une au-dessous de l'arcade zygomatique, l'autre au niveau du bord de la mâchoire et un peu au-dessus, on trace un lambeau en forme de

---

[1] Procédé décrit par LE DENTU. *Semaine médicale*, juillet 1895, p. 285.

volet que l'on dissèque d'arrière en avant. *Ce lambeau doit comprendre seulement la peau et un peu de graisse.* On refoule ensuite par en bas la graisse qui reste adhérente aux parties profondes et qui contient les filets supérieurs du facial. On déplace de la même façon le canal de Sténon, puis on sectionne transversale-

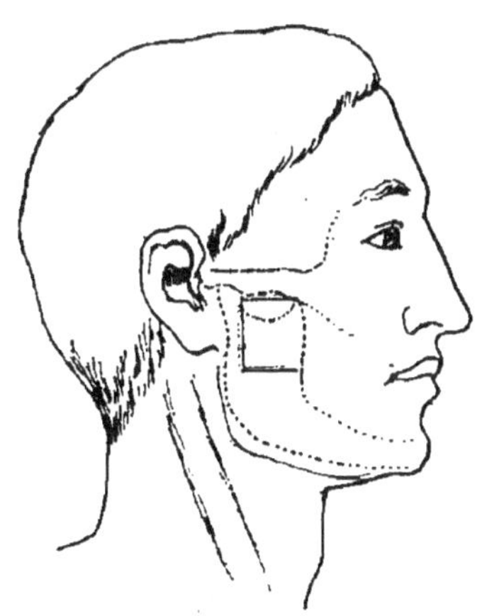

Fig. 203.

Résection du nerf dentaire inférieur. Procédé de Horsley.

ment le masséter au-dessous de l'apophyse zygomatique. Il ne faut pas trop se rapprocher ni de l'apophyse coronoïde, ni du col du condyle du maxillaire inférieur. On pratique sur cet os une brèche haute de 1 centimètre et demi environ, mais dont la largeur ne doit pas dépasser 1 centimètre, sinon l'on court les risques de fracturer soit l'apophyse coronoïde, soit le condyle du maxillaire inférieur. L'exécution de cette brèche constitue un temps assez délicat de l'opération en raison de la mobilité du maxillaire qu'il est par cela même difficile d'entamer. Atteindre le nerf dentaire inférieur, le mettre à nu est affaire de patience; mais la résection faite jusqu'à la base du crâne offre des dangers réels : l'artère maxillaire interne serpente en effet au milieu des branches nerveuses de cette région et se trouve notamment en connexion très étroite avec le nerf dentaire ; on est exposé à couper l'artère maxillaire interne et l'artère dentaire inférieure ; le sang inonde alors la plaie et l'on ne voit plus bien ce que l'on fait.

Les procédés *rétro-maxillaires* (SONNENBURG, NICOLADONI, KUHN, MORESTIN [1]) utilisent une incision cutanée tracée au niveau de l'angle de la mâchoire et remontant plus ou moins le long du bord postérieur, en écartant les filets du nerf facial. Puis, récli-

---

[1] MORESTIN. *Bull. de la Soc. anatomique.* février 1902, p. 220.

nant la glande parotide, on détache les insertions inférieures
du ptérygoïdien interne et du masséter, on résèque, s'il est né-

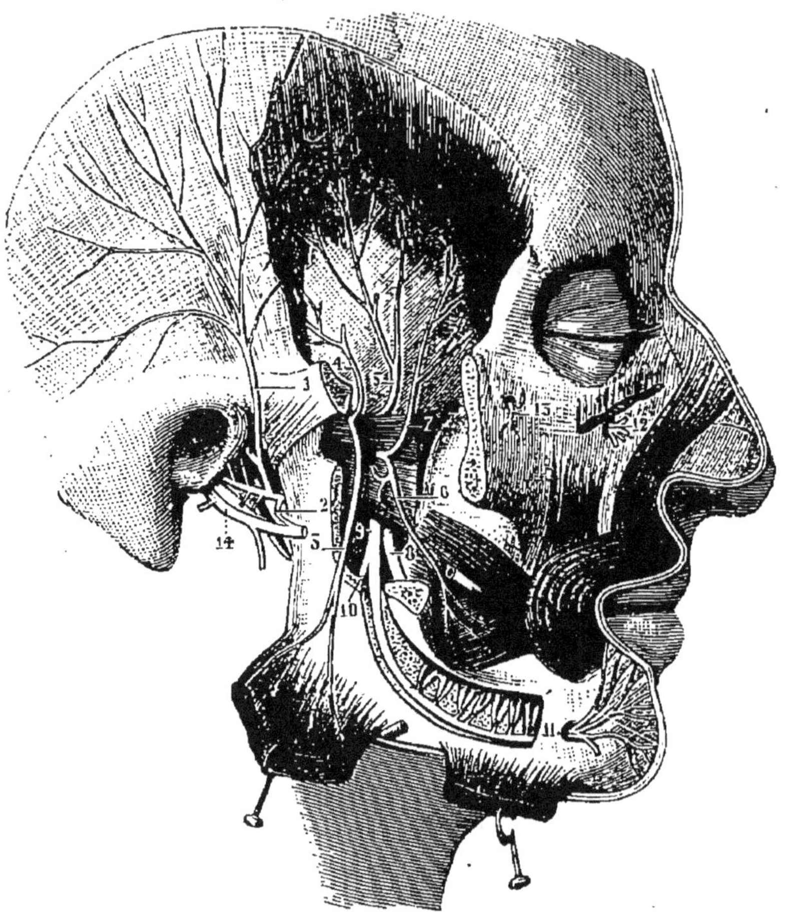

Fig. 204.

Nerf maxillaire inférieur (Testut).

6, nerf buccal. — 8, nerf lingual. — 9, nerf dentaire inférieur. — 11, nerf mentonnier.

cessaire, une partie de l'angle osseux, et rugine la face interne
de la branche montant jusqu'à l'épine de Spix. Il faut alors
saisir avec un crochet le nerf dentaire, en évitant de charger
l'artère voisine, et sectionner le nerf.

I.   13.

Nerf buccal (fig. 204). — Cette résection peut se faire par voie muqueuse ou cutanée.

Par la *voie buccale*, on incise la muqueuse de la joue verticalement, soit de la deuxième grosse molaire supérieure à la dernière molaire inférieure (NÉLATON, PANAS), soit dans le sillon buccinateur derrière la dernière molaire (HOLL). On divise les fibres du buccinateur et trouve le nerf accompagné des vaisseaux le long du tendon du temporal.

Par la *voie cutanée*, après incision verticale devant le bord antérieur du masséter (MICHEL) ou horizontal sous l'arcade zygomatique (ZUCKERKANDL) il faut récliner les rameaux du facial et le canal de Sténon, écarter ou enlever la boule de Bichat et prendre le nerf avec les vaisseaux contre le muscle buccinateur, devant le tendon du temporal.

Nerf lingual (fig. 204). — Ce nerf peut être atteint après trépanation de la branche montante du maxillaire, comme pour le dentaire inférieur par le procédé de WARREN, en perforant l'os un peu plus en avant que pour ce dernier. Il vaut mieux le chercher par voie buccale (LETIÉVANT) :

« La bouche étant maintenue ouverte et la langue tirée du côté opposé, une incision de 3 centimètres faite entre la langue et la gencive de la dernière molaire, au fond de la gouttière muqueuse linguo-gingivale, découvre le nerf lingual que l'on peut poursuivre avec des ciseaux jusqu'à la face externe du muscle ptérygoïdien interne » (FARABEUF).

Nerf auriculo-temporal. — L'incision de la ligature de l'artère temporale superficielle, longue de 3 centimètres, entre le tragus et le condyle de la mâchoire, coupée en deux par la racine zygomatique, mène sur les vaisseaux, la veine en arrière de l'artère. Le nerf auriculo-temporal, petit et difficile à trouver, est en arrière de ces vaisseaux, contre eux et plus profond. Sous la peau, on peut rencontrer le ganglion pré-auriculaire.

b. **Troncs principaux.** — La résection des troncs de division du ganglion de Gasser n'est possible que pour les branches

maxillaires supérieure et inférieure; l'ophtalmique de Willis
ne peut être atteint dans la paroi externe du sinus caver-

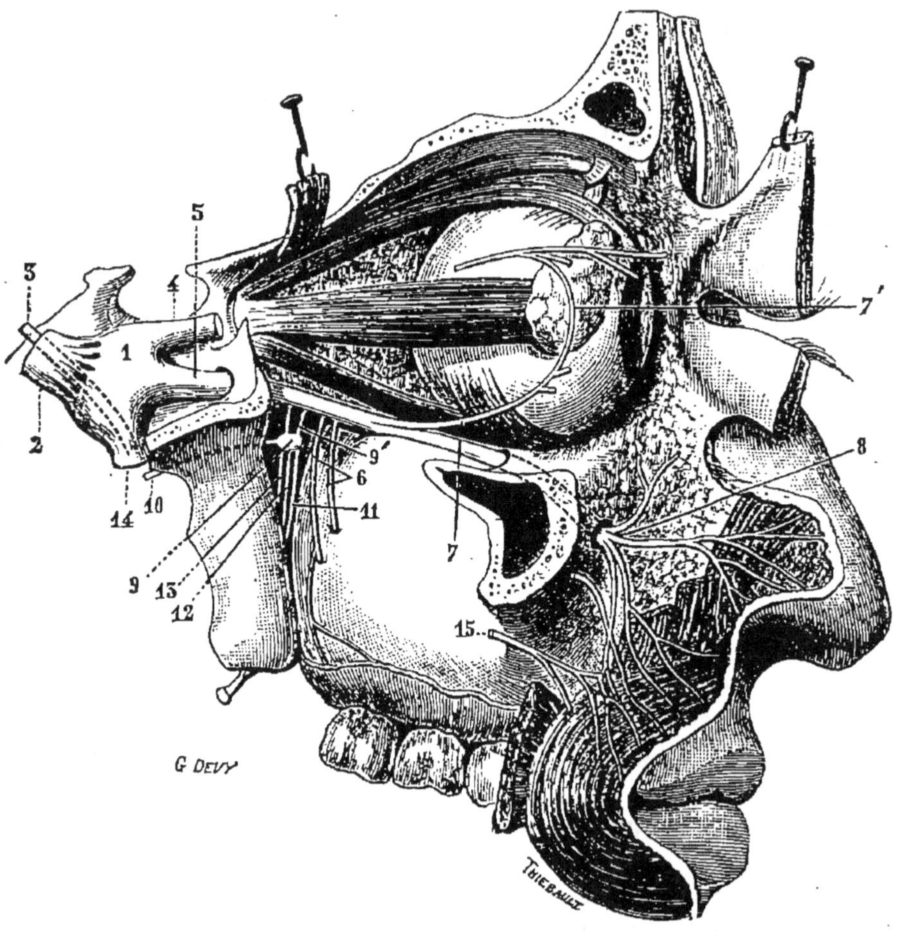

Fig. 205.

Nerf maxillaire supérieur (Testut).

1, ganglion de Gasser. — 5, nerf maxillaire supérieur. — 6, nerfs dentaires postérieurs. — 8, nerf sous-orbitaire. — 9, ganglion sphéno-palatin (de Meckel). —
11, 12, 13, nerfs palatins antérieur, moyen et postérieur.

neux et il n'est possible de réséquer dans l'orbite que le
rameau frontal, que Villar a proposé de poursuivre jusqu'à la

1.   13..

fente sphénoïdale, en le disséquant sous la voûte orbitaire[1].

Il existe plusieurs procédés de résection séparée de chacune des deuxième et troisième branche du trijumeau, et des procédés de résection simultanée de ces deux branches, nous les verrons successivement.

Nerf maxillaire supérieur (fig. 205). — Le tronc du nerf maxillaire supérieur doit être pris à sa sortie du crâne par le trou grand rond, en arrière du ganglion de Meckel qui doit être aussi réséqué. On peut y arriver par voie antérieure, à travers le sinus maxillaire, car il est impossible d'atteindre ce niveau par la voie orbitaire ; ou bien par voie latérale, en passant soit par la fente ptérygo-maxillaire, soit à travers la paroi externe de l'orbite.

La *voie antérieure* traversant le sinus maxillaire (CARNOCHAN) est abandonnée aujourd'hui ; elle est étroite, dangereuse par la possibilité de blessures artérielles profondes sur lesquelles la forcipressure est impraticable, et par les risques considérables d'infection par le sinus. Après découverte de la paroi antérieure du sinus par dissection d'un lambeau cutané triangulaire, on effondre la paroi antérieure du sinus au niveau du trou sous-orbitaire, traverse le sinus, brise sa paroi postérieure et arrive sur le nerf dans la fosse ptérygo-maxillaire.

La *voie latérale* découvre la fente ptérygo-maxillaire (LOSSEN-BRAUN, CHALOT, SEGOND, POIRIER), ou bien ouvre la paroi inféro-externe de l'orbite (KOCHER).

Procédé de Lossen-Braun-Segond[2]. — 1° *Incision des téguments.* — Après avoir déterminé : 1° le bord supérieur de l'extrémité postérieure de l'apophyse zygomatique ; 2° le point de jonction de la portion verticale et de la portion horizontale du rebord osseux qui limite la fosse temporale en bas et en avant et qui est successivement constituée par l'apophyse zygo-

---

[1] CHIPAULT. Chirurgie opératoire du système nerveux, t. II, 1895. Thèse de Bejarano, Paris, 1899, p. 33.

[2] SEGOND. IV° Congrès de Chirurgie français, 1889, p. 442, et *Revue de chirurgie*, 1890, p. 192, Thèse Lamothe, Paris, 1892.

matique, l'os malaire et l'apophyse orbitaire externe ; 3° le point d'intersection du bord inférieur de l'os malaire et du bord antérieur du masséter, joindre ces trois points par une incision anguleuse dont la branche horizontale longe le bord supérieur de l'arcade zygomato-malaire et dont la branche ascendante, un peu oblique en bas et en avant, traverse la face externe de l'os malaire. L'incision doit se faire d'un seul trait pour être émoussée à l'angle de ses deux branches. Diviser l'aponévrose épicranienne au ras de l'os et sectionner à fond le périoste du malaire au point où passera tout à l'heure le trait de scie.

2° *Résection temporaire de l'arc zygomato-malaire.* — L'hémostase étant bien assurée, passer l'aiguille de Cooper de haut en bas derrière l'os malaire en faisant sortir sa pointe au-devant du bord antérieur du masséter, scier l'os avec la scie à chaine aussi en avant que possible et dans un sens très oblique, puis le fracturer par renversement brusque au niveau du col de l'apophyse zygomatique. On obtient ainsi un lambeau angulaire ostéo-musculo-cutané qui est renversé en bas et en arrière (fig. 206).

3° *Écartement du muscle temporal et découverte de la fente ptérygo-maxillaire.* — Déloger avec la sonde cannelée le bord antérieur du muscle temporal derrière le rebord osseux orbito-malaire. Puis, l'index étant plongé dans la région, achever de décoller le muscle ; peu à peu on arrive à découvrir très nettement la fente ptérygo-maxillaire et le tissu graisseux qui en voile la rainure.

En n'employant que la sonde cannelée et la pulpe des doigts comme genre de décollement, et grâce à la compression, on obtient une cavité complètement étanche.

POTHERAT [1] conseille, lorsque le tubercule d'insertion du faisceau sphénoïdal du muscle ptérygoïdien externe est trop développé, de le réséquer à la pince coupante, ce qui simplifie beaucoup le manuel opératoire.

4° *Recherche et résection du nerf.* — Le nerf et le ganglion étant invisibles dans la majorité des cas au fond de leur étroite

____
[1] POTHERAT. *Bulletins de la Société de Chirurgie*, 1898, p. 855.

cachette, il faut d'abord les déloger et, pour cela, charger le
nerf. Prenant donc un crochet à strabisme, dont le bec est
tourné en l'air, le porter sur la berge antérieure de la fente
ptérygo-maxillaire, puis le faisant glisser sur la voussure pos-

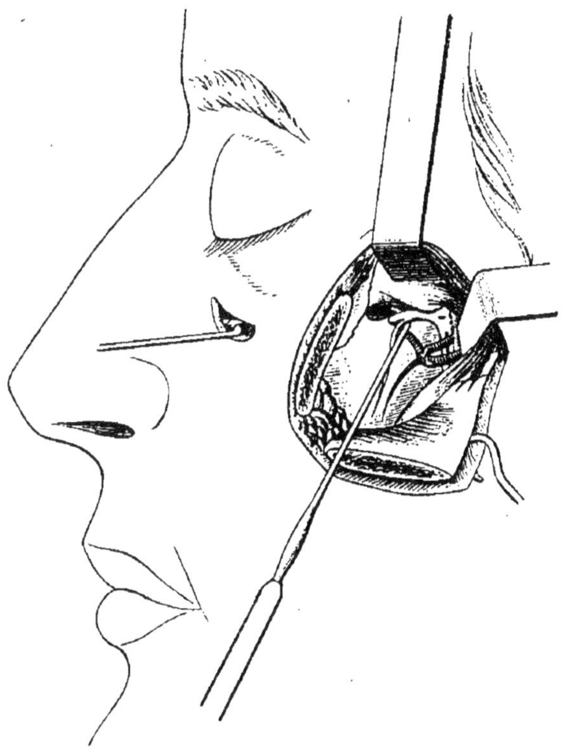

Fig. 206.
Résection du nerf maxillaire supérieur et du ganglion de Meckel.
Procédé de Segond (d'après FARABEUF).

térieure du sinus maxillaire, en ayant soin, vers la fin de ce
mouvement ascensionnel, d'incliner le crochet un peu en avant
comme si on voulait introduire son bec dans l'orbite par la
fente sphéno-maxillaire, ramener enfin le crochet en dehors, le
nerf est sûrement chargé et c'est alors seulement qu'on peut le
voir(fig. 206). Pour vérifier la prise, il suffit de saisir le nerf sous-
orbitaire à son point d'émergence (on l'a déjà mis à nu par une

petite incision horizontale) et de lui imprimer des mouvements de traction.

Pour réséquer le nerf dans la fente ptérygo-maxillaire, le saisir avec une pince à mors étroits et longs que l'on tord ensuite sur elle-même de manière à enrouler pour ainsi dire le nerf autour de l'instrument et à bien dégager son point d'émergence, qu'il est alors facile de couper au ras du trou grand rond. Terminer en sectionnant le nerf le plus en avant possible dans la fente sphéno-maxillaire et en arrachant la portion terminale du nerf par l'incision déjà faite au-devant du trou sous-orbitaire. La totalité du nerf maxillaire située au delà du trou grand rond se trouve ainsi supprimée.

5° *Suture et pansement.* — L'hémostase étant bien assurée, étaler le muscle temporal dans sa loge, puis après avoir relevé le fragment osseux fracturé, le fixer en bonne position par un simple point de suture au catgut ne comprenant que les parties molles péri-osseuses et placé vers le bord supérieur de l'arc osseux. La réunion soignée des lèvres de l'incision cutanée et l'application d'un pansement ouaté compressif terminent l'opération.

Guinard[1] conseille, lorsque le nerf sous-orbitaire friable s'arrache au trou sous-orbitaire, de pratiquer, après découverte du tronc dans la fosse ptérygo-maxillaire, l'arrachement d'arrière en avant du nerf sous-orbitaire, et alors seulement de sectionner le tronc au ras du trou grand rond.

Procédé de Poirier[2]. — *Incision de la peau et de l'aponévrose.* — « Après avoir repéré le bord supérieur de l'arc zygomatique et l'angle qu'il forme avec l'apophyse orbitaire externe, je fais une incision perpendiculaire à l'arc zygomatique à 1 centimètre en arrière de cet angle, c'est-à-dire au niveau de l'articulation temporo-malaire et en regard de la fente ptérygo-maxillaire. Je donne à l'incision 4 centimètres de longueur, 3 centimètres au-dessus de l'arc, 1 sur l'arc même, et j'évite de couper l'artère

[1] Guinard. *Bulletin de la Société de Chirurgie*, 1898, p. 844.
[2] Poirier. *Bulletin de la Société de Chirurgie*, Paris, 1899, p. 414.

temporale dans les cas rares où, en situation basse, elle affleure-
rait le bout supérieur de mon incision. L'aponévrose temporale
reconnue est ensuite coupée jusqu'au bord supérieur de l'arc là
où il est même bon de la désinsérer sur une longueur de 1 ou
2 millimètres, pour permettre le jeu de l'instrument, rugine ou
crochet, qui devra *toujours rester en contact avec le bord supérieur de l'arc et perpendiculaire à sa direction.* »

« Sous l'aponévrose, on trouve en couche plus ou moins épaisse
une graisse fluide que la sonde cannelée détache et rejette facilement vers la partie inférieure de la plaie. Alors apparaît le
temporal, dont l'éventail tendineux remonte plus ou moins haut
sur la face externe du muscle. Dans le même plan que la peau
et l'aponévrose, j'incise ou écarte les fibres tendino-musculaires
du temporal. »

« Ceci fait, on quitte le bistouri que l'on ne reprendra plus et
l'on s'arme d'un stylet rigide, ou mieux d'une petite rugine.
J'ai demandé à M. COLLIN une petite rugine-gouge, large de
3 millimètres, épaisse de 2, non rectiligne mais légèrement
incurvée, c'est-à-dire suivant une courbe de très grand rayon
et marquée d'un trait à 4 centimètres de sa pointe mousse. Le dos
de la rugine-gouge étant placé sur le bord supérieur de l'arc
zygomatique, qu'il ne quittera jamais, on enfonce l'instrument
en lui frayant chemin peu à peu dans les fibres du temporal. »

« J'abaisse un peu le manche de la rugine afin que sa pointe
gratte le plan sous-temporal en désinsérant quelques fibres du
ptérygoïde, c'est-à-dire la lèvre postérieure de la fente ptérygo-
maxillaire, si j'ai eu soin *de maintenir mon instrument perpendiculaire à l'arc zygomatique.* Il faut bien reconnaître cette lèvre
postérieure et la ruginer doucement sur une longueur de 1 ou
2 centimètres, au cours de cette manœuvre on pénètre toujours
et fatalement dans la fosse ptérygo-maxillaire. »

« Nous y voilà par une voie sûre, exempte de tout danger.
Constatons que le trait marqué sur la rugine à 4 centimètres de
sa pointe répond juste, ou à 2 millimètres près, à l'arc zygomatique. L'acte est certainement plus long à écrire qu'à exécuter.

« Avec la même rugine ou avec un stylet introduit par le même
chemin, on pénètre dans la fente ptérygo-maxillaire après avoir

bien relevé la lèvre postérieure et la voûte; au cours de cette manœuvre, on touche certainement le nerf maxillaire supérieur au moment où il s'engage dans cette fente. Pendant que l'instrument agit ainsi dans la fosse, il ne faut pas perdre de vue le nerf, à son émergence sous-orbitaire. On recommence plusieurs fois la même manœuvre abaissant ou accrochant avec le stylet le nerf qui s'enfonce alors dans le canal sous-orbitaire, et redressant le même nerf par une traction sur le fil qui l'enserre au niveau de son émergence. La manœuvre plusieurs fois répétée libère de plus en plus le nerf abaissé par le stylet et redressé par la traction sur le fil. Après avoir une dernière fois abaissé le nerf, qui s'enfonce et reste enfoncé dans le canal sous-orbitaire, je remplace la rugine par un crochet sur lequel le nerf sera facilement chargé à la première ou seconde tentative.

« Lorsque le nerf est accroché, il est bon de répéter encore le jeu d'entente entre le fil qui *tire* et le crochet qui *retire*. On peut sectionner le nerf par arrachement, mieux vaut, je crois, glisser le long du crochet une pince, à mors fins et solides et l'arracher par torsions, lorsque le nerf est ainsi coupé ou arraché dans la fente, on l'extrait par traction sur le fil sous-orbitaire. »

Procédé de Kocher[1]. — Faire aux téguments la même incision que pour découvrir le nerf à sa sortie du trou sous-orbitaire, mais la prolonger vers en dehors, en passant sur la partie inférieure du corps de l'os malaire jusqu'à l'arcade zygomatique. Découvrir le trou sous-orbitaire et les ramifications nerveuses qui en émergent.

Vers en dehors, l'incision des parties molles passe au-dessus de l'insertion des muscles zygomatiques que l'on détache et récline vers en bas; faire de même pour la partie antérieure du masséter que l'on sépare de l'os malaire. A l'aide de la rugine, dégager le corps de l'os malaire et le sectionner au ciseau pour le séparer de l'arcade zygomatique (fig. 207). La face antérieure et

---

[1] KOCHER. Chirurgische operationslehre, 2e édit., Iéna, 1894, p. 67. — LENTZ, Congrès de Chirurgie français, 1895, p. 731. — GROSS (de Nancy). *Semaine médicale*, juin 1897, p. 214.

la face orbitaire du maxillaire sont ensuite dénudées puis divisées
d'avant en arrière, depuis le trou sous-orbitaire, le long du canal
sous-orbitaire, jusque dans la fente sphéno-maxillaire ; toujours
avec le ciseau, on sectionne la face externe du maxillaire en
partant du trou sous-orbitaire, contournant l'apophyse zygomatique et se dirigeant en arrière pour rejoindre le trait de section
du plancher de l'orbite. Enfin on coupe l'angle supérieur de l'os

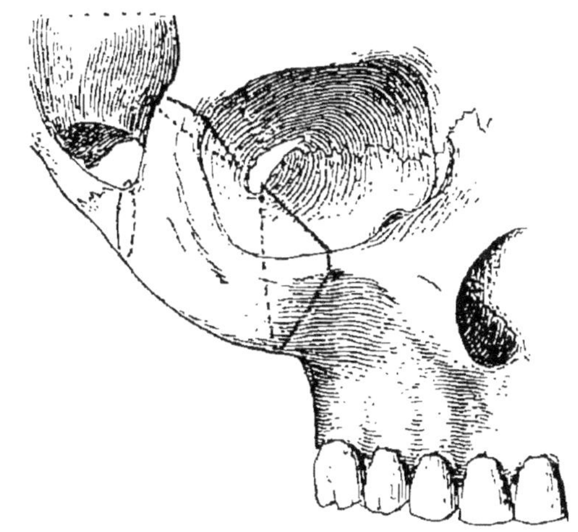

Fig. 207.
Procédé de Kocher. Tracé des sections osseuses.

malaire que l'on sépare du frontal en dirigeant le ciseau
en bas et en arrière vers la fente sphéno-maxillaire, ce qui
achève de mobiliser le massif osseux qui comprend l'os malaire
(fig. 207).

Saisissant alors l'os malaire avec un davier, on le luxe en
haut et en dehors ; le sinus maxillaire est largement ouvert.
Écartant la graisse orbitaire, on voit le nerf maxillaire supérieur
sur la lèvre interne de la section du plancher de l'orbite, il ne
reste qu'à saisir ce nerf le plus loin possible en arrière pour le
diviser au niveau du trou grand rond, puis le réséquer. L'os
détaché est remis en place et les parties molles suturées.

Ce procédé a l'inconvénient d'ouvrir le sinus maxillaire, ce
qui expose à l'infection de la plaie.

Nerf maxillaire inférieur. — Le nerf maxillaire inférieur se divisant en branches dès sa sortie du trou ovale, pour réséquer en totalité le tronc nerveux il faut le prendre au niveau de ce trou. SALZER, KRÖNLEIN abordent la base du crâne par la région ptérygoïdienne; SALZER, en passant au-dessus du muscle ptérygoïdien externe après résection de l'arcade zygomatique, ce qui permet difficilement de voir le nerf ; KRÖNLEIN, en disséquant les branches du nerf maxillaire inférieur après avoir détaché et relevé l'apophyse coronoïde; il suit ces branches jusqu'au trou ovale (voir fig. 204). Cette dissection est fort pénible et nous pensons qu'il est plus simple et plus sûr d'aborder le tronc nerveux en trépanant la base du crâne et ouvrant le trou ovale comme l'a fait QUÉNU.

Procédé de Quénu [1]. — « Dans un premier temps, nous dénudons la fosse temporale jusqu'à la crête qui la sépare de la fosse zygomatique. Pour cela, une incision courbe, à convexité supérieure, profonde jusqu'à l'os, part derrière l'apophyse orbitaire externe et aboutit au-devant du conduit auditif. L'hémostase faite, l'arcade zygomatique est sciée ou coupée au ciseau à ses deux extrémités, et le lambeau qui comprend le temporal est rapidement détaché à coups de rugine et rejeté le plus bas possible.

« Dans un second temps, nous ouvrons le crâne à l'aide d'une couronne de trépan placée au-dessus de la crête sus-indiquée, puis nous agrandissons l'orifice vers le bas en nous servant de la pince-gouge de Lannelongue. Pour cela, nous décollons au fur et à mesure la dure-mère avec le doigt, tandis que, parallèlement, du côté externe nous dénudons la voûte de la fosse zygomatique avec la rugine. Point n'est besoin d'assécher la plaie pour y voir, le doigt est ici un meilleur guide que l'œil. Lorsque la pince-gouge s'est avancée environ d'un centimètre au delà de la crête, au lieu de rechercher les troncs nerveux, nous recherchons le trou ovale. Dans ce but, nous utilisons un petit crochet que nous avons fait fabriquer et qui n'est qu'une aiguille de Cooper raccourcie.

[1] QUÉNU. *Gazette des Hôpitaux*, 11 janvier 1894, p. 39.

« L'index gauche, étant enfoncé transversalement, s'engage dans une petite vallée limitée en avant par le bord tranchant de l'apophyse ptérygoïde, en arrière, par l'épine aiguë du sphénoïde. Le trou ovale se trouve juste sur cette ligne ainsi que le trou petit rond. L'aiguille, introduite à plat sur le doigt, puis légèrement retournée, s'engage d'elle-même dans le trou ovale. Nous nous sommes assuré que l'existence d'une lamelle osseuse réunissant parfois ces deux points de repère n'apporte pas en général un obstacle absolu à l'utilisation du crochet. D'autre part, les dimensions de son extrémité mousse l'empêchent de s'égarer dans le trou sphéno-épineux. Le guide mis en place, la pince-gouge se dirige à coup sûr vers le trou ovale et bientôt la disparition de la dernière lamelle libère le crochet et met à nu le tronc nerveux.

« Dans un troisième temps, un large écarteur refoulant les muscles ptérygoïdiens externe et temporal, on charge le nerf et on le résèque. On pourrait, au besoin, poursuivre jusqu'au ganglion de Gasser, ou tout au moins jusqu'à l'émergence de ses trois troncs.

« Il plait généralement au chirurgien de voir et de tenir dans sa main le nerf qu'il résèque. En cas de difficultés imprévues tenant à une hémostase difficile, ou à toute autre cause, on peut être sûr d'avoir détruit le nerf en totalité, du moment qu'une petite curette gratte partout le contour osseux du trou ovale et donne bien la certitude qu'il est vidé de son contenu. »

Nerfs maxillaires supérieur et inférieur. — Si l'on voulait réséquer simultanément les deux troncs maxillaires supérieur et inférieur sans toucher au ganglion de Gasser, on pourrait employer un procédé indiqué par Kröxlein, allant chercher le trou ovale par la région ptérygoïdienne et le trou grand rond dans la fosse ptérygo-maxillaire par la même brèche temporale, après résection temporaire de l'arcade zygomatique et de l'apophyse coronoïde [1]. Mais ce procédé est fort compliqué et le pro-

---

[1] Voir CHALOT. Chirurgie et médecine opératoires. Doin, éd. 1898, p. 115.

cédé de résection du nerf maxillaire inférieur par trépanation de la base du crâne, que nous venons de donner d'après QUÉNU, permet en même temps de saisir le tronc maxillaire supérieur dans le crâne, près de l'inférieur.

*c. **Ganglion de Gasser**.* — Les procédés de résection du ganglion de Gasser sont aujourd'hui fort nombreux et diffèrent par des détails de faible importance.

ROSE abordait la base du crâne par la voie ptérygoïdienne et l'ouvrait directement au niveau du trou ovale, cette voie diffi- cile et dangereuse est abandonnée. HORSLEY, HARTLEY, KRAUSE trépanent le fond osseux de la région temporale, au-dessus de la crête qui la sépare de la fosse zygomatique. Cette voie seule, décrite à nouveau récemment par COELHO [1], est peu large, le trajet intra-cranien à faire est long, aussi DOYEN, QUÉNU pour la résection du maxillaire inférieur, ont-ils choisi une voie mixte, agrandissant en dedans la trépanation tempo- rale pour la mener jusqu'au trou ovale, unissant les deux voies temporale et ptérygoïdienne, voie temporo-ptérygoï- dienne.

POIRIER a donné dans une description fort claire la synthèse des principaux procédés décrits par les premiers opérateurs, ROSE, HORSLEY, HARTLEY, F. KRAUSE, DOYEN, et c'est cette des- cription du procédé mixte temporo-ptérygoïdien que nous don- nerons.

GUINARD [2] insiste avec raison sur l'importance des soins pré et post-opératoires au point de vue de la conservation du globe oculaire.

Suivant la pratique de KRAUSE, on devra pendant quarante- huit heures avant l'opération instiller de l'atropine dans l'œil du côté malade ; opérer alors que la pupille est dilatée au maxi- mum ; et pendant les jours qui suivent, laisser l'œil à découvert pour y instiller chaque jour de l'atropine et faire de fréquents nettoyages.

---

[1] COELHO. *Revue de Chirurgie*, mai 1899, p. 623.

[2] GUINARD. *Bulletin de la Société de Chirurgie*, 1898, p. 846.

Description de Poirier [1]. — *1er temps : Incision cutanée et
dissection du lambeau* (fig. 208). — « L'incision commence sur la
tubérosité malaire et monte verticale sur la face génienne (externe)
de l'os malaire jusqu'à la jonction des apophyses orbitaires du
malaire et du frontal, là elle se recourbe pour traverser horizontalement la région temporale et redescendre verticalement dans le
sillon préauriculaire jusqu'au tragus. C'est un Ω dont la branche
postérieure descend un peu moins
bas que l'antérieure. C'est, à peu
de chose près, l'incision que SAL-
ZER conseille pour aller réséquer
le maxillaire inférieur dans le
trou ovale, elle en diffère toutefois en ceci que SALZER et ceux
qui l'ont imité divisent, suivant
cette même ligne, la peau, l'aponévrose et le muscle temporal.
Incisez franchement jusqu'à l'os
sur le malaire, plus légèrement
dans la région temporale et surtout en descendant le sillon pré-
auriculaire, afin de ménager aussi
longtemps que possible les vaisseaux temporaux superficiels qui
seront coupés, pincés et liés dans

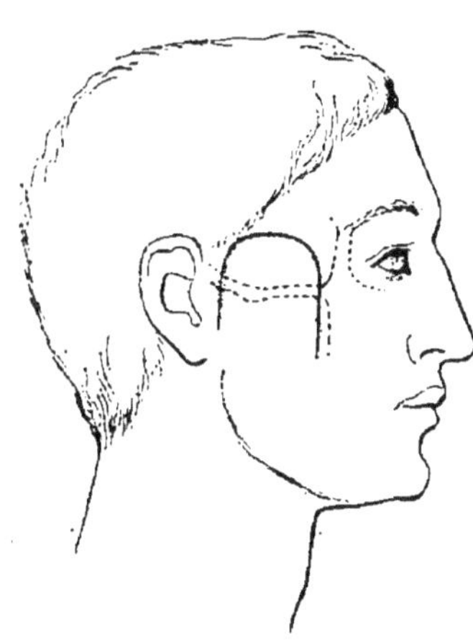

Fig. 208.

Résection du ganglion de
Gasser. Incision cutanée
(P. POIRIER).

l'angle auriculaire du lambeau. La dissection du lambeau entame les insertions malaires du grand zygomatique, met à nu
l'aponévrose temporale, l'apophyse zygomatique et, à 1 centimètre au-dessous de celle-ci, les lobules supérieurs de la glande
parotide qu'il importe de ménager.

« Ne vous inquiétez point au cours de cette dissection de la
petite hémorragie résultant de la section des artères et veines
temporales. C'est, je le répète, au niveau de l'angle auriculaire
du lambeau que vous pincerez et lierez ces vaisseaux.

2e Temps : Résection de l'apophyse zygomatique et de la moitié

---

[1] P. POIRIER. *Bulletin de la Société de Chirurgie.* 1896, p. 574.

postérieure du losange malaire. — « Le lambeau ayant été disséqué et rabattu vers l'angle de la mâchoire, incisez comme KRÖNLEIN et ROSE, l'aponévrose temporale le long de l'apophyse orbitaire et du zygoma seulement, incisez à quelque distance, 2 ou 3 millimètres du rebord osseux, afin de pouvoir recoudre à la fin de votre opération. Achevez bien cette incision en arrière. Là il vous arrivera de couper la temporale moyenne, que vous lierez si elle saigne ; plus tard, votre muscle saignera moins.

Section du malaire (fig. 209). — « Cet os doit être scié suivant son grand axe vertical. A cet effet, engagez de haut en bas la forte sonde cannelée de Nélaton sous l'apophyse orbitaire externe et grattant avec le bec la face postérieure du malaire, faites émerger ce bec au niveau du tubercule malaire, un coup de pointe à ce niveau dans l'épaisse insertion tendineuse du masséter facilitera la sortie de la sonde. Sur cette sonde laissée en place, avec la petite scie à main tenue perpendiculairement à l'os qu'elle va couper en quelques secondes, sciez l'os malaire, la manœuvre est des plus faciles puisque la sonde protège les parties sous-jacentes et la peau de la joue.

« La section du malaire est affaire de quelques secondes, si vous vous servez de la petite scie à main qui se trouve dans toutes les boîtes à opérations ; point n'est besoin de recourir aux scies circulaires que d'aucuns conseillent, évitez surtout la scie à chaîne, instrument dangereux et d'utilité contestable.

Section de l'apophyse zygomatique (fig. 209). — « Cette apophyse doit être coupée au niveau du point de jonction de ses deux racines, sur le tubercule zygomatique. Ne perdez pas de vue que le trou ovale vers lequel vous allez, est au bout de la racine transversale, à 25 millimètres environ du tubercule zygomatique.

« A la section transversale conseillée par tous, je préfère un trait oblique coupant l'os immédiatement en arrière du tubercule zygomatique. Par ce trait — outre que vous donnez une plus large entrée dans la profondeur — vous obtenez une surface de section double de celle obtenue par un trait transversal, ce qui n'est point à dédaigner pour la consolidation à venir.

« Soyez prévenu que si vous enfonciez trop le bec de votre pince vous ouvririez peut-être le compartiment supérieur (méniscotemporal) de l'articulation temporo-maxillaire. L'accident n'est pas d'importance, cependant, mieux vaut l'éviter. Un coup du bec de la pince réséquera au besoin une petite pointe osseuse ayant échappé à la pince. L'étendue de la brèche osseuse ainsi obtenue est de 4 centimètres, je viens de la mesurer sur les six derniers sujets utilisés pour fixer et décrire ce manuel opératoire. Sur l'un d'eux, elle n'est que de 35 millimètres, parce que la section du malaire a passé un peu en arrière de son grand axe vertical; aussi sur ce sujet la résection du ganglion a été plus pénible.

« Les os étant coupés, il faut rabattre l'arc zygomatique et le masséter. Pour cela, renversez en bas et en dehors l'arc osseux; séparez doucement avec le bec de la sonde cannelée le temporal et le masséter bien souvent continus ; au cours de cette séparation, vous rencontrerez toujours une artériole et d'assez grosses veines ; pincez-les c'est autant de fait, et notez si vous avez le goût de l'anatomie, que ce n'est point l'artère massétérine, laquelle passe plus bas dans l'échancrure sigmoïde. Poursuivez ce rabattement assez bas pour que le bec de votre sonde puisse bien délimiter la coronoïde, engainée par le tendon du temporal, traînez le bec de la sonde sur les bords antérieur et postérieur du temporal, le long du bord postérieur vous rencontrerez les vaisseaux et nerfs massétérins ; en avant, dégagez le bord antérieur de la graisse fluide qui l'entoure ; c'est en bas, vers la joue, qu'il faut rejeter cette graisse, continuation de la boule graisseuse. D'aucuns enlèvent cette graisse et je l'ai fait une fois ; mais à quoi bon ? Repoussée en bas, elle ne vous gênera plus et, plus tard, elle servira à combler la vaste excavation que vous allez creuser.

3e temps : Section du sommet de la coronoïde et relèvement du temporal, dénudation de la partie inférieure de la fosse temporale.
« Les bords du muscle temporal étant dégagés et l'apophyse coronoïde reconnue, sectionnez à la pince coupante le sommet de cette apophyse. Comme le tendon temporal engaine l'apophyse et descend très bas sur sa face interne, il faut achever au bistouri la section du tendon et des fibres inférieures du temporal.

« Lorsque le bout inférieur de ce muscle sera bien dégagé, commencez à relever le muscle vers la fosse temporale. Parfois on éprouve quelque peine à le séparer du ptérygoïdien externe, avec lequel il se continue le plus souvent, l'interstice des deux muscles est traversé par une artériole et des veinules, et aussi souvent par l'artère maxillaire elle-même. Dans tous les cas, liez avec soin l'artère et les veinules qui passent dans l'interstice ptérygo-maxillaire. Tant mieux si c'est le tronc même de la maxillaire, le reste de l'opération sera plus facile, la plaie étant presque exsangue.

« Ceci fait, relevez le muscle temporal, dénudant avec la rugine la fosse temporale, depuis la crête temporale du sphénoïde jusqu'à deux bons travers de doigt au-dessus (crête sous-temporale). Cette crête est formée d'une série de tubercules plus ou moins saillants, dont l'antérieur, le plus gros, est le tubercule du sphénoïde.

4e temps : Dénudation du plan sphéno-temporal, reconnaissance du trou ovale et de l'émergence du nerf maxillaire inférieur. — « Ce temps est des plus faciles et ne demande que quelques secondes. Rappelez-vous d'abord que le plan sphéno-temporal est à peu près horizontal et que le trou ovale est à 20 ou 23 millimètres de profondeur sur le prolongement de la racine transverse (condyle temporal) de l'apophyse zygomatique. Avec la même rugine courbe qui a servi à dénuder la fosse temporale, dénudez le plan sphéno-temporal, en partant de la crête sphénoïdale. Cheminez entre le périoste et l'os dans une direction transversale, immédiatement en avant du condyle temporal. Le dos de l'instrument repousse et protège le ptérygoïdien et les vaisseaux ; à 20 millimètres de profondeur, après avoir bien épongé avec une compresse maintenue en place quelques instants, vous reconnaîtrez et verrez le bord postérieur de l'aile externe de la ptérygoïde et immédiatement en arrière de lui, le trou ovale d'où émerge un gros trousseau rougeâtre, le nerf maxillaire inférieur. Avec le bout mousse de votre sonde cannelée, isolez quelque peu ce paquet nervo-vasculaire.

5e temps : Résection de la partie basse de la fosse temporale et du plan sphéno-temporal. Soulèvement progressif du lobe temporo-

*sphénoïdal. Reconnaissance de la partie intra cranienne du maxil-
laire inférieur* (fig. 209) — « La plupart des auteurs qui ont pris
cette voie temporo-sous-temporale pour aller à la recherche du
maxillaire inférieur ou du ganglion de Gasser, conseillent à ce
moment de l'opération de commencer la brèche osseuse par

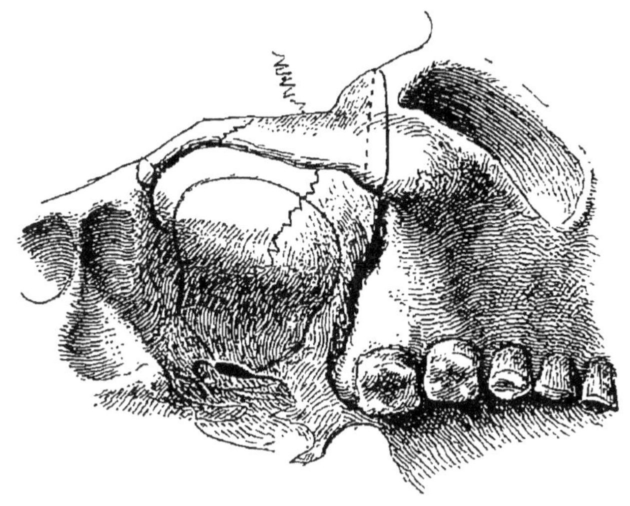

Fig. 209.

Résection du ganglion de Gasser. Tracé de la trépanation cranienne
(d'après FARABEUF).

l'application d'une couronne de trépan, soit dans la fosse temporale, soit sur le plan sphéno-temporal.

« Il est beaucoup plus simple, plus facile, moins long, et d'ailleurs moins dangereux d'ouvrir au ciseau la fosse temporale
mince, d'épaisseur inégale, précisément au point où elle est
doublée de la méningée moyenne, parfois contenue dans un
canal osseux complet.

« Donc, avec un ciseau bien coupant, à tige grosse et carrée
pour qu'il puisse être bien tenu, à tête large pour protéger la
main contre les coups du marteau, agissant presque parallèlement à la surface osseuse, circonscrivez un lambeau d'environ
2 centimètres carrés. De petits coups de maillet font pénétrer le
ciseau dans la table externe de l'os. Dès que le ciseau a pénétré

quelque peu, imprimez-lui un mouvement de bascule pour détacher et soulever un copeau osseux ; c'est la manœuvre du char-
pentier équarrissant un tronc d'arbre. Répétez la même manœuvre tout à côté et à la troisième, au plus tard à la quatrième
application du ciseau, vous détacherez un fragment comprenant
toute l'épaisseur de la paroi très mince à ce niveau. La dure-
mère étant à nu dans une étendue variable, suivant la dimension de l'éclat osseux, dé-
collez-la avec l'instrument
approprié et, remplaçant le
ciseau par la pince-gouge,
agrandissez et régularisez
l'orifice de la fosse temporale, après quoi vous atta-
querez le plan sous-temporal
par morsures successives de
la pince - gouge jusqu'au
trou ovale que vous ouvrez
par un dernier coup de
pince.

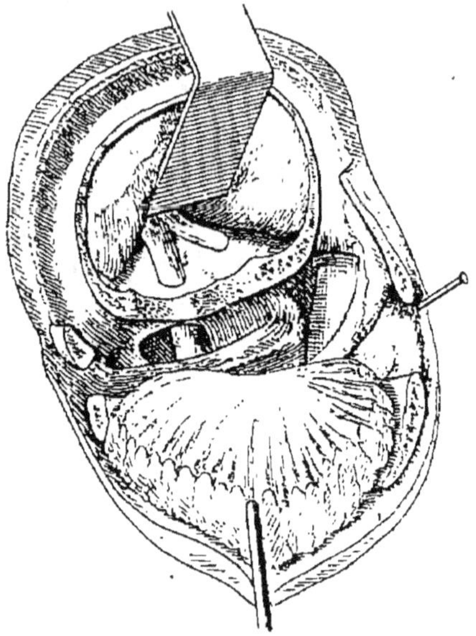

« Il va sans dire que la
dure-mère a été décollée au
fur et à mesure, d'ailleurs
la branche intra-cranienne
convexe de la pince suffit
ordinairement à ce décollement.

Sur la dure-mère, on voit

Fig. 210.

Résection du ganglion de Gasser.
Ouverture du crâne (d'après FARA-
BEUF).

la méningée moyenne qui s'enfonce vers le trou petit rond.

« *Remarque*. — Point n'est besoin de trépaner largement la
fosse temporale, un orifice ovalaire de 3 centimètres de largeur
sur 2^{cm},5 de hauteur est très suffisant pour les manœuvres ultérieures sur le ganglion. La brèche du plan sphéno-temporal qui
continue cet orifice doit garder une largeur de 2 centimètres
environ (fig. 209).

« Ces indications relatives aux dimensions n'ont rien d'absolu,
elles constituent un minimum très suffisant ; si l'on est gêné,

quelques morsures de la pince-gouge auront vite fait d'agrandir
l'orifice.

*6e temps : Reconnaissance des nerfs maxillaire inférieur et
maxillaire supérieur, dégagement de la face cérébrale du ganglion
de Gasser, section des nerfs maxillaires inférieur et supérieur au
niveau des trous ovale et grand rond, soulèvement et dégagement
de la face cranienne du ganglion, pincement, avant son épanouis-
sement, du trijumeau; arrachement protubérantiel de ce nerf;
extraction du ganglion d'arrière en avant.*

« Le nerf maxillaire inférieur ayant été reconnu et le trou ovale
échancré, on voit le gros nerf dont l'enveloppe celluleuse se
continue avec la dure-mère qui recouvre le lobe temporo-sphénoïdal. Cette continuité n'est qu'apparente, soulevez légèrement
avec l'*écarteur malléable* auquel vous aurez donné une courbure
appropriée à la forme du lobe cérébral, soulevez, dis-je, le lobe
temporo-sphénoïdal et agissant avec la pointe mousse de la sonde
cannelée de Nélaton, au fond du sillon formé par la réunion du
maxillaire inférieur et de la dure-mère, vous détacherez facilement la dure-mère. Votre écarteur, manié par votre main
gauche, s'avançant et relevant la dure-mère au fur et à mesure
que votre sonde cannelée la sépare du ganglion, vous aurez mis
à nu, en quelques secondes, la face cérébrale de celui-ci; vous
reconnaîtrez alors très facilement le nerf maxillaire supérieur
(fig. 210) et parfois la branche ophtalmique confondue avec la
paroi externe du sinus caverneux. Il faut maintenant dégager
de même la face cranienne du ganglion.

« Avec le névrotome courbe à pointe mousse, chargez et coupez
dans le trou ovale, devenu large échancrure, le nerf maxillaire
inférieur, ayez soin de charger ce nerf d'arrière en avant en
engageant la pointe mousse d'un névrotome courbe à concavité
tranchante entre la méningée moyenne et le maxillaire inférieur, de façon à ménager l'artère. Chargez et coupez, mais
cette fois dans l'intérieur du crâne, le nerf maxillaire supérieur.

« Maintenant, prenant avec une pince à disséquer le bout central du maxillaire inférieur, soulevez par ce nerf le ganglion et
dégagez la face pétreuse de celui-ci avec la pointe mousse de
votre sonde cannelée, jusqu'au delà du ganglion, à l'entrée du

nerf, dans le cavum Meckelii. Là, comme pour la face cérébrale, évitez de pousser le dégagement trop en dedans vers le sinus caverneux. Ayez la main légère, car le ganglion repose sur la carotide interne, séparé d'elle par une mince couche fibreuse.

« Le ganglion étant ainsi dégagé et visible par ses deux faces, il reste à pincer le nerf à son entrée dans le ganglion. Avec une pince hémostatique ordinaire, prenez le nerf au niveau de son entrée dans le ganglion. Ne tirez pas d'abord, mais tordez sur place, de façon à arracher le nerf à son origine protubérantielle.

« Lorsque le tronc du trijumeau aura été arraché, continuez le mouvement de torsion imprimé à la pince hémostatique, pour achever, par arrachement encore, et d'arrière en avant, l'enlèvement de la branche ophtalmique. Soyez prévenus que la branche ophtalmique n'est, d'ordinaire, pas disséquable sur la paroi externe du sinus caverneux. »

O. Jacob[1] a étudié les rapports du ganglion de Gasser avec le sinus sphénoïdal et les prolongements qu'il peut présenter. Cet auteur montre le sinus se prolongeant quelquefois en dehors (prolongement alaire, dans la grande aile du sphénoïde) jusqu'aux trous grand rond et ovale. Le plus souvent ce prolongement s'arrête à 8 ou 10 millimètres en dedans du trou ovale et n'est pas atteint par la pince-gouge ouvrant la partie externe de ce trou (5e temps), mais dans quelques cas rares (une fois sur 10) il atteint le trou ovale et le trou grand rond, les nerfs maxillaires supérieur et inférieur ne sont plus alors séparés de la muqueuse du sinus que par une mince lamelle osseuse qu'il est facile d'effondrer d'un coup de sonde cannelée. Enfin, une fois sur 15 environ, un diverticule dépasse en dehors le trou ovale, forcément ouvert lors de l'échancrure du trou ovale.

Cette ouverture du sinus expose à l'infection de la plaie et des méninges, il est donc bon d'être prévenu : il faut dégager légèrement les nerfs pour ne pas fracturer l'os mince, et si le sinus est ouvert, il sera bon de drainer ou de tamponner la plaie à ce niveau, sans que cette éventualité suffise, comme le veut Jacob, à faire rejeter les procédés temporo-ptérygoïdiens et faire choi-

---

[1] O. Jacob. *Presse médicale*, juillet 1900, p. 3. n° 53.

sir la trépanation uniquement temporale (KRAUSE-HARTLEY), un peu trop étroite.

Craniectomie temporaire. — Au lieu de pratiquer une trépanation définitive, on peut, afin de conserver les insertions du muscle temporal, opérer par une craniectomie temporaire. HARTLEY avait ainsi fait, Pierre DELBET [1], TERRIER [2] ont aussi récemment employé ce procédé ostéoplastique. Au lieu de détacher et de ruginer le lambeau musculo-cutané, on le laisse adhérent à la paroi temporale, et on découpe au ciseau une portion correspondante de la paroi osseuse temporale, en fracturant aussi bas que possible la base du lambeau osseux.

On peut ensuite dénuder le plan sous-temporal et enlever à la pince-gouge cette partie de la base du crâne jusqu'au trou ovale.

L'opération terminée, on réapplique le lambeau cranien et on suture les parties molles.

RICARD [3] opère d'une façon un peu particulière. Le corps du malade étant étendu sur un plan légèrement incliné en bas, il pratique la ligature de l'artère carotide externe pour éviter l'hémorragie des méningées.

L'incision courbe ordinaire s'arrête, en avant, un peu au-dessus de l'arcade zygomatique pour éviter les filets du nerf facial qui se rendent au demi-anneau inférieur de l'orbiculaire des paupières. On coupe à ses deux extrémités l'arcade zygomatique avec le ciseau ou la pince coupante.

Le pourtour osseux dégagé, on taille avec le ciseau tenu très obliquement un lambeau cranien semblable au lambeau musculo-cutané, et coupé en biseau. Le volet osseux basculé autour de sa base brisée, on surveille l'adhérence peu solide du volet aux parties molles.

La pince-gouge résèque ce qui reste de paroi temporale au-dessus de la base du crâne, puis on décolle la dure-mère et recherche le tronc du maxillaire inférieur qui conduit au gan-

---

[1] PIERRE DELBET. *Bulletin de la Société de Chirurgie.*, 1901, p. 1035.

[2] TERRIER. *Bulletin de Société de Chirurgie*, 1901, p. 1038.

[3] *In* PRAT. Thèse de Paris, 1903, p. 74 et suiv.

glion de Gasser. Mais dès que la trépanation cranienne est effectuée, on pose la tête en hyperextension sur le bord de la table. Le sang s'écoulant continuellement ne vient pas stagner dans la plaie et gêner l'opérateur.

Le ganglion réséqué, on replace le lambeau sans suture osseuse, glissant un petit drain sous la dure-mère, drain qui sort à un des angles du lambeau.

On place sur l'œil du côté opéré un pansement propre, indépendant du pansement principal.

II. — ORBITE

1º PAUPIÈRES

A côté des opérations banales (incisions, ablations de kystes), on fait aux paupières des opérations spéciales destinées à corriger certaines difformités, et des opérations plastiques déduites des méthodes autoplastiques générales ; dans ces deux groupes le nombre des procédés est considérable, nous n'en donnerons que quelques-uns pouvant servir de type.

Le premier groupe comprend les opérations destinées à corriger les déviations du bord palpébral en dedans (entropion et trichiasis) ou en dehors (ectropion), les adhérences des paupières entre elles (ankyloblépharon) ou à la conjonctive bulbaire (symblépharon), la chute de la paupière supérieure (ptosis).

Le deuxième groupe comprend les blépharoplasties faites d'après les méthodes française, indienne et italienne, dont nous donnerons quelques exemples, et qui doivent ordinairement être précédées d'une suture des paupières ou tarsorraphie.

Nous indiquerons auparavant en quelques mots la technique de l'ablation d'un chalazion.

Chalazion. — On opère par la peau ou par la conjonctive, suivant que la tumeur fait saillie d'un côté ou de l'autre, dans le second cas il faut opérer sur la paupière renversée. Pour opérer à sec, il est commode de se servir d'une pince à anneau compresseur de Desmarres (fig. 211) ou de Snellen (fig. 212), que l'on met en place après avoir insensibilisé la conjonctive par l'instillation de quelques gouttes de cocaïne à 1/20.

La plaque de la pince, formant un plan résistant sur lequel on opère facilement, est poussée sous la paupière, l'anneau englobe la tumeur, et, la pince serrée, on injecte une demi-seringue de Pravaz de cocaïne au 1/100 sous la peau.

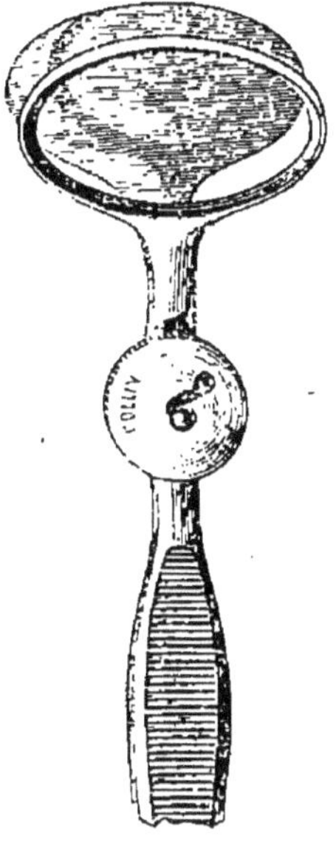

Fig. 211.
Pince de Desmarres.

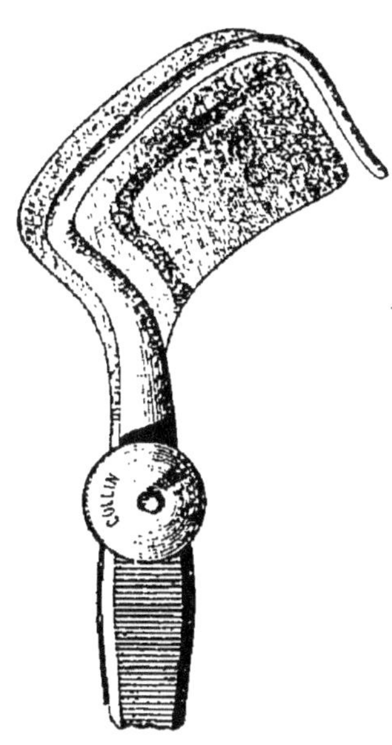

Fig. 212.
Pince de Snellen.

L'incision suit le bord de la paupière un peu au-dessus du rebord ciliaire, elle permet de disséquer et de soulever la peau pour découvrir la tumeur. Celle-ci est excisée aux ciseaux en entamant le cartilage tarse, et si une portion reste on la gratte à la curette.

Deux fils de fin catgut ferment la plaie, et l'œil est recouvert d'un pansement sec que l'on maintient deux jours. Au bout de ce temps, un peu de collodion suffit jusqu'à cicatrisation complète, à moins que l'incision ne siège sur la muqueuse. Dans ce dernier cas aucun pansement n'est nécessaire pour remplacer le premier.

Ectropion. — ***Procédé de Dieffenbach*** (d'après PANAS)[1].
— Le procédé consiste à retrancher un triangle isocèle temporal,
comprenant la peau avec l'orbicu-
laire (fig. 213), ayant sa base tournée
en haut pour la paupière inférieure,
inversement pour la supérieure. Les
dimensions du lambeau varient avec
le degré de l'ectropion, et il en est
ainsi de l'avivement du bord libre
qui se fait dans une étendue voulue.
La paupière mobilisée, puis suturée,
comble la perte de substance.

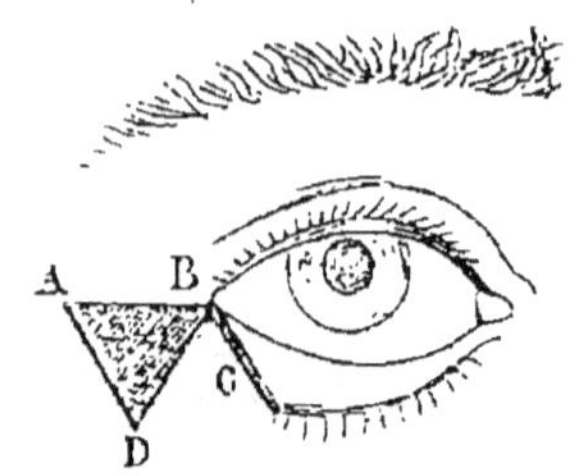

Fig. 213.
Procédé de Dieffenbach.
(Ectropion.)

Procédé de Szymanowski (d'après PANAS). — SZYMA-
NOWSKI allonge considérablement le triangle, qu'il rend très
ouvert du côté de la tempe, son sommet correspondant à la
commissure externe. Les deux autres côtés d'inégale longueur

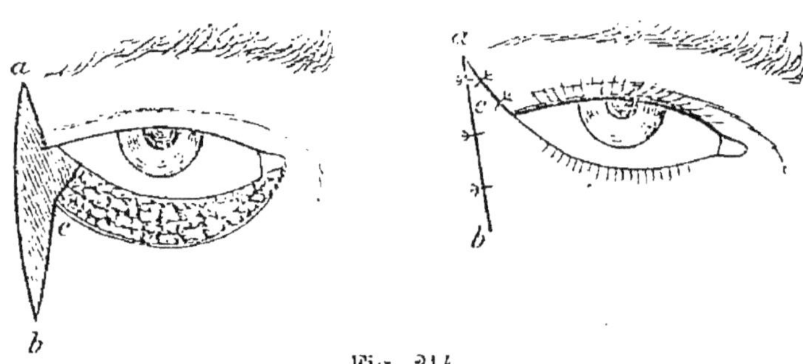

Fig. 214.
Procédé de Szymanowski. (Ectropion.)

empiètent sur les bords libres, le plus long sur celui de la paupière ectropionnée. La figure 214 donne une idée très exacte du
résultat avant et après l'application des sutures.

V. AMMON et WALTHER (fig. 215) excisent un triangle à sommet
temporal au niveau de la commissure externe, et suturent.

[1] PANAS. Traité des maladies des yeux, t. II, p. 158. 1894, Masson.

Trichiasis et entropion. — *Procédés d'Anognostakis.* —
Faire une incision cutanée parallèle au bord libre située à 3 ou
4 millimètres au-dessus de lui (fig. 216), disséquer le muscle orbi-

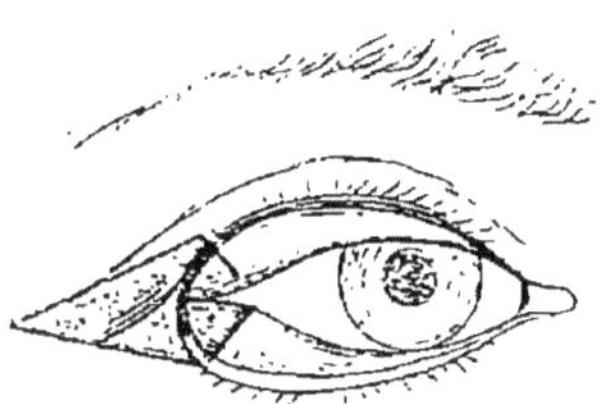

Fig. 215.
Procédé de Walher.
(Ectropion.)

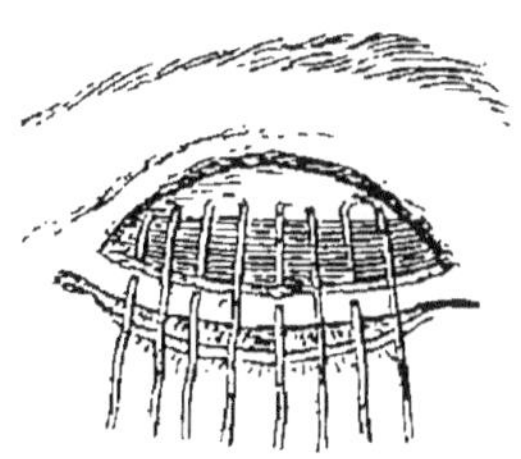

Fig. 216.
Trichiasis.
Procédé d'Anognostakis.

culaire jusqu'au bord supérieur du cartilage tarse, exciser en ce
point les fibres de l'orbiculaire et suturer à points séparés la lèvre
inférieure de l'incision cutanée à ce bord du tarse ou au ligament suspenseur palpébral, enfin suturer
la peau.

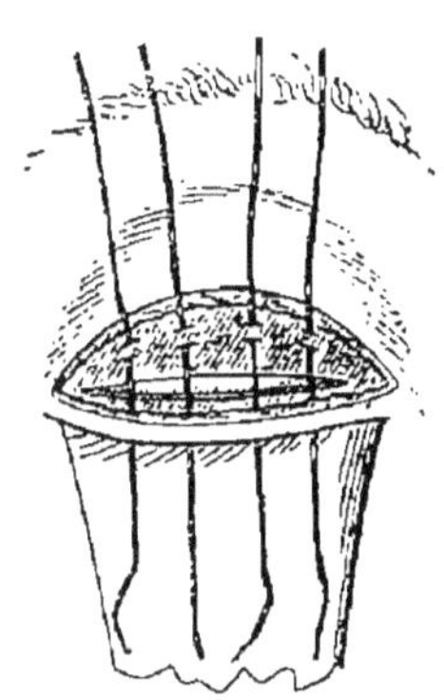

Fig. 217.
Entropion. Procédé
de Panas.

Procédé de Panas [1]. — « Le malade
étant chloroformisé nous appliquons la
plaque en corne dans le cul-de-sac correspondant et nous la confions à un aide, qui
doit la maintenir fortement contre la face
postérieure de la paupière pour prévenir
l'hémorragie.

« Un crochet pointu indépendant ou faisant partie de la plaque est enfoncé près
du bord libre, du tarse et sert à dévelop-
per la paupière verticalement.

« On pratique alors, à 5 millimètres au-
dessus de la ligne des cils, une incision horizontale s'étendant
de la commissure externe au point lacrymal correspondant
(fig. 217). La section intéresse la peau et le muscle orbiculaire,

---

[1] PANAS. Traité des maladies des yeux, 1894, t. II, p. 152.

et met à nu la face inférieure du tarse fortement recroquevillé, et souvent épaissi.

« Prenant avec la main gauche une pince à dents de souris, on saisit le lambeau ciliaire qu'on dissèque au bistouri, sans l'orbiculaire, jusqu'à ce qu'on aperçoive nettement les racines des cils reconnaissables par leur couleur. Il faut se garder d'aller plus loin pour ne pas dédoubler le bord libre comme dans l'opération de JAESCHE-ARLT.

« On dissèque de même la lèvre supérieure de l'incision jusqu'à mettre à découvert le bord adhérent du tarse et le ligament suspenseur ou aponévrose orbito-tarsale. Un crochet sert à attirer en haut la peau avec l'orbiculaire et facilite le placement des fils.

« Si le tarse est peu incurvé et suffisamment souple, on le respecte. Le plus ordinairement il est rabougri, et avant d'appliquer les sutures on le fend horizontalement au bistouri dans toute son épaisseur y compris la conjonctive, et d'une extrémité à l'autre (fig. 217) une section moindre n'est admissible que si l'enroulement est partiel. La boutonnière doit être perpendiculaire aux deux faces du tarse notre but étant de faire basculer les deux moitiés sur place et non de produire le chevauchement de l'inférieure sur la supérieure comme dans le procédé de HOTZ.

« La disposition des sutures est la suivante : on commence par harponner avec la première aiguille le ligament suspenseur et le tarse à leur partie moyenne ; l'aiguille semi-courbe est glissée sous le petit lambeau musculo-cutané inférieur et sort au bord libre, immédiatement derrière la rangée des cils. Quatre autres points de suture sont placés de même, deux à droite et deux à gauche.

« En tirant sur les deux bouts de chaque fil on fait remonter le petit lambeau cutané et avec lui le bord ciliaire qui s'ectropionne légèrement (fig. 218) ; il ne reste plus alors qu'à nouer. La lèvre supérieure de l'incision cutanée laissée libre se couple d'elle-même à l'inférieure suturée au tarse. Au lieu de couper les fils au ras des nœuds nous disposons les bouts parallèlement pour les fixer sur le front avec du collodion.

« L'opération terminée, on applique un bandage occlusif formé

14.

de gaze et d'ouate sèche, le tout maintenu en place par quelques tours de bande.

« Si l'entropion et le trichiasis occupent les deux yeux, on répète séance tenante l'opération de l'autre côté.

« L'hémorragie, pour quiconque sait se servir de la plaque de corne, est insignifiante, et jamais nous n'avons été obligé de

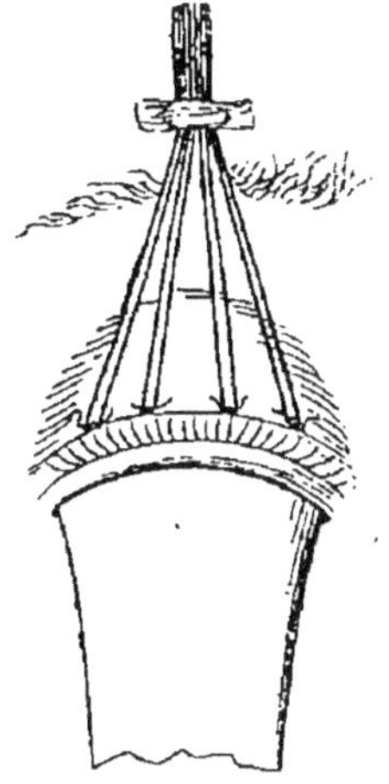

Fig. 218.
Entropion. Procédé de Panas.

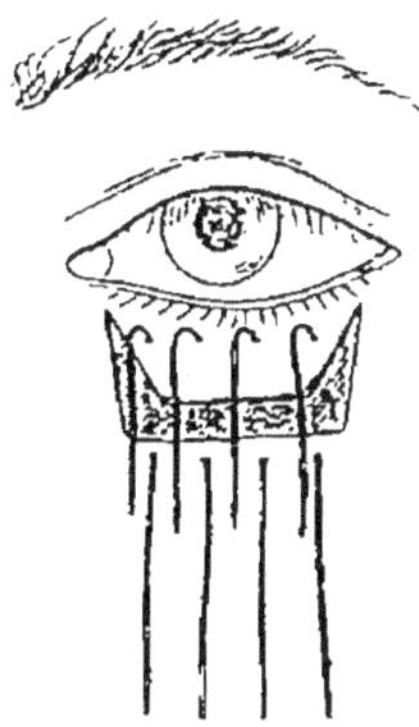

Fig. 219.
Entropion. Procédé de Panas pour la paupière inférieure.

recourir à la ligature. Seul, Horz signale un cas où, à la suite de la blessure de l'artère principale, il survint un petit anévrisme traumatique sous-conjonctival.

« Au bout de trois à quatre jours, on enlève les sutures et l'on protège l'œil par un simple bandeau noir flottant, la cicatrisation primitive s'achève à la fin du premier septénaire. Les cils et le bord libre d'abord légèrement éversés reprennent leur place normale et il ne persiste plus tard la moindre cicatrice apparente. Quant au résultat définitif constaté plusieurs années après, il est absolument parfait. »

Ankyloblépharon. — Lorsque la soudure des bords existe à la partie moyenne il suffit de sectionner l'adhérence et de surveiller la cicatrisation.

Au niveau de la commissure externe la simple section ou *canthotomie* ne suffit plus, il faut suturer peau et muqueuse, faire une *canthoplastie* (fig. 220) :

Fendre la commissure externe dans toute son épaisseur, peau,

muscle et conjonctive, dans l'étendue jugée nécessaire; puis affronter et suturer sur chaque lèvre de l'incision la peau à la muqueuse. La muqueuse enflammée peut être friable et se déchirer, ce qui rend difficile cette suture.

Dans ces cas, Cusco a proposé, au lieu de fendre simplement la commissure, d'y disséquer un petit lambeau triangulaire dont la pointe libre est renversée en dedans et suturée à la conjonctive.

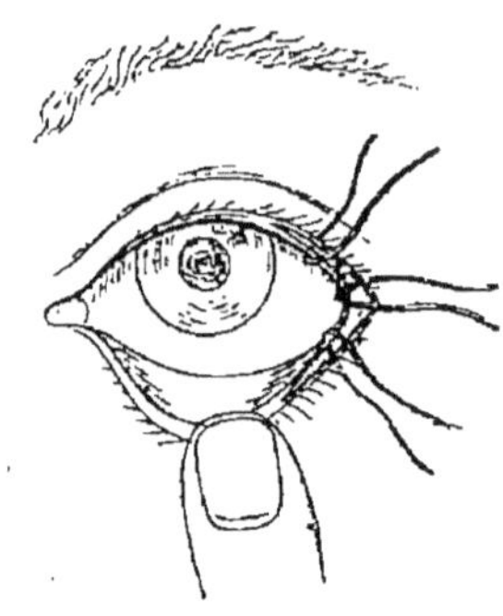

Fig. 220.
Canthoplastie.

Symblépharon. — Lors d'adhérences étendues de la paupière au globe, il faut mobiliser des lambeaux conjonctivaux pour recouvrir la perte de substance résultant de la dissection.

Procédé de Teale [1]. — Une incision est pratiquée au niveau du bord inférieur sectionnant transversalement le triangle cicatriciel dont le sommet s'atrophiera plus tard une fois privé de ses connexions. La base du triangle et toutes les parties adhérentes sont disséquées au niveau du bulbe et réséquées jusqu'au cul-de-sac, laissant ainsi une surface plus ou moins régulièrement quadrangulaire qui met à nu le tissu sclérotical (fig. 221), c'est cette perte de substance que Teale comble par deux lambeaux empruntés aux parties internes de la conjonctive. La figure 221 montre le tracé des lambeaux et la manière dont ils sont suturés l'un à l'autre. Le lambeau externe s'applique au bord inférieur de la cornée; le lambeau interne se place parallèlement au-dessous de lui et arrive, par son bord inférieur, au

---

[1] Teale. *London opht. Hosp, Reports*. t. III, p. 953. d'après Delens, Traité Chirurgie, Duplay-Reclus, t. IV, p. 416.

niveau du cul-de-sac conjonctival à reconstituer. Les pertes de substance laissées par la dissection des deux lambeaux sont comblées en rapprochant par la suture les bords de la section conjonctivale, ce que permet habituellement la laxité du tissu cellulaire sous-conjonctival.

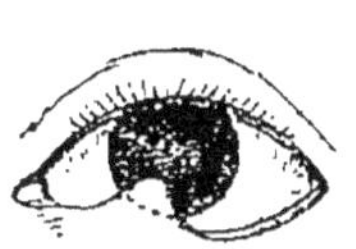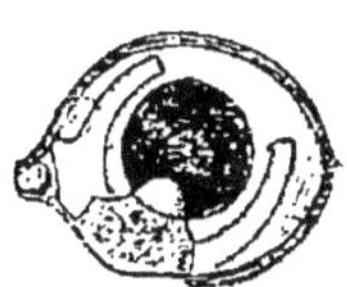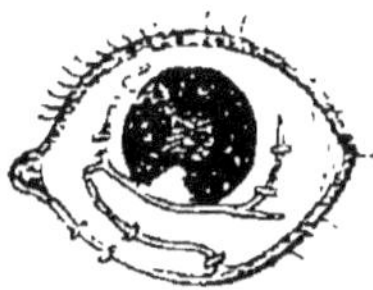

Fig. 221.

Symblépharon. Autoplastie. Procédé de Teale.

Dans d'autres cas TEALE propose de disséquer un pont de conjonctive au-dessus de la moitié supérieure de la cornée et de le faire glisser au-dessous de cette membrane jusqu'à la perte de substance sur laquelle on le fixe par la suture. La difficulté de ces procédés ingénieux d'autoplastie réside dans la tendance qu'ont les deux lambeaux de conjonctive à se rétrécir et à s'enrouler une fois qu'ils ont été disséqués.

Ptosis. — *Procédé de Panas.* — La paupière bien tendue sur la plaque en corne, on pratique une première incision horizontale au niveau du pli orbito-palpébral supérieur comprenant la peau et le muscle orbiculaire, de façon à mettre à nu le ligament suspenseur (fig. 222). De cette incision partent latéralement deux autres verticales et légèrement divergentes jusqu'au bord inférieur du tarse où on leur donne une direction horizontale et courbe parallèle à l'incision supérieure; on s'arrête près du point lacrymal en dedans et de la commissure externe en dehors. Le lambeau ainsi délimité est disséqué de haut en bas, en même temps qu'on libère les deux petits volants triangulaire latéraux, de façon à mettre le squelette fibreux de la paupière à découvert.

¹ PANAS. Traité des maladies des yeux, 1894, t. II, p. 140.

Ce temps de l'opération soigneusement exécuté, on fait le long et tout près du bord supérieur du sourcil une incision semi-circulaire à concavité inférieure qui intéresse la peau et la couche musculaire épaisse formée par l'entrelacement du frontal avec le sourcilier (fig. 222). Saisissant alors avec une pince le pont compris entre les deux incisions sus-et sous-sourcilières, on les mobilise

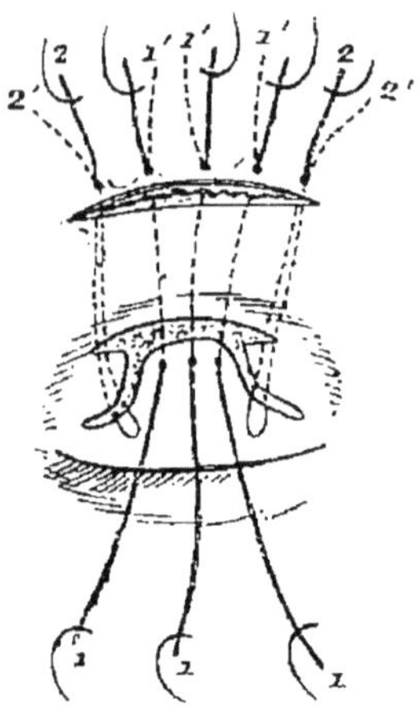

Fig. 222.

Ptosis. Procédé de Panas.

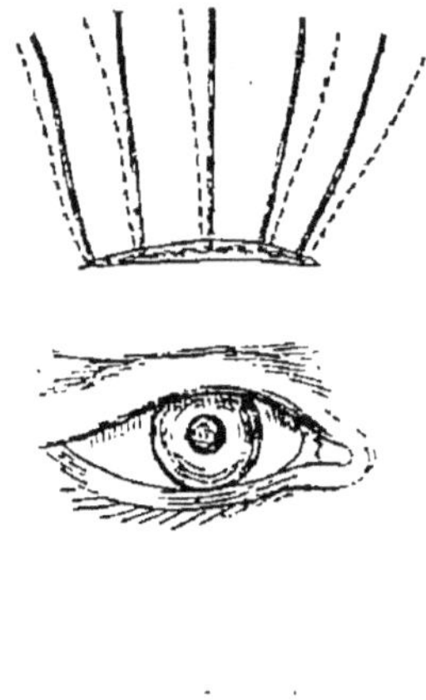

Fig. 223.

Ptosis. Procédé de Panas.

par transfixion à l'aide du bistouri passé verticalement au-dessus. Une anse de fil armée de deux aiguilles permet d'accrocher le sommet du lambeau, qu'on glisse sous le pont cutané jusqu'à ce qu'il vienne s'adapter à la lèvre supérieure de la boutonnière frontale, où on le fixe en ajoutant, s'il le faut, deux autres points de suture latéraux (fig. 222).

Pour doser l'effet de la proraphie, on n'a qu'à varier la longueur du lambeau palpébral, ce qui s'obtient en pratiquant la première incision horizontale de la paupière plus ou moins près du sourcil, ou en excisant le sommet du lambeau dans l'étendue qu'on juge nécessaire. Toujours est-il qu'il faut éviter tout tiraillement des fils de suture pour ne pas compromettre la réunion primitive, comme cela est de règle en autoplastie.

Procédé de Motais (d'Angers). — Dans le ptosis congénital où le muscle droit supérieur de l'œil n'est pas paralysé avec le releveur, on peut appliquer le procédé décrit par Motais (d'Angers)[1].

On met largement ànu l'insertion du droit supérieur à la sclérotique, puis on dissèque une languette médiane du tendon d'une largeur de 3 millimètres et de 10 millimètres de long.

Une boutonnière est ensuite pratiquée à la paupière supérieure, par sa face conjonctivale, sur la ligne médiane et à travers l'insertion des tendons du releveur, immédiatement au-dessus du bord supérieur du cartilage tarse dont la face supérieure est disséquée sur une petite étendue.

Une anse de fil passée au travers de la languette médiane du droit supérieur est engagée dans la boutonnière palpébrale, et les deux aiguilles, dont sont armées les extrémités du fil, engagées dans la boutonnière palpébrale, viennent ressortir par la face conjonctivale de la paupière à travers l'épaisseur du cartilage tarse, à 2 millimètres du bord supérieur de celui-ci. Puis ces fils sont noués.

La languette du tendon du droit supérieur se trouve ainsi greffée au cartilage tarse.

Blépharoplasties. — Les autoplasties se font aux paupières, d'après les règles générales que nous avons exposées déjà, par les méthodes française, indienne et italienne (voy. p. 45), il nous suffira de donner quelques figures représentant les principaux procédés, pour indiquer comment peuvent se tailler les lambeaux suivant les besoins.

Tarsorraphie. — Pour pratiquer ces opérations plastiques et permettre la cicatrisation en bonne place, il est nécessaire de suturer l'un à l'autre les deux bords palpébraux, avant ou après l'autoplastie.

Cette tarsorraphie se fait en avivant légèrement, à coups de

---

[1] Motais. *Bulletins de la Société de Chirurgie*, 1898, p. 614 et *Annales d'oculistique*, juillet, 1897, t. CXVIII, p. 1.

Méthode française.

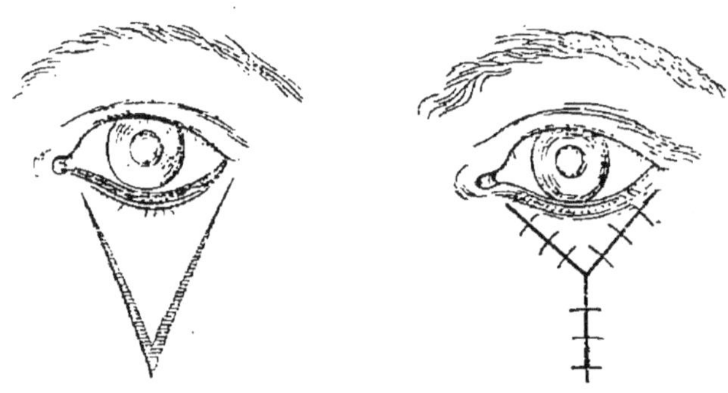

Fig. 224.

1. Procédé de Wharton Jones pour l'ectropion.

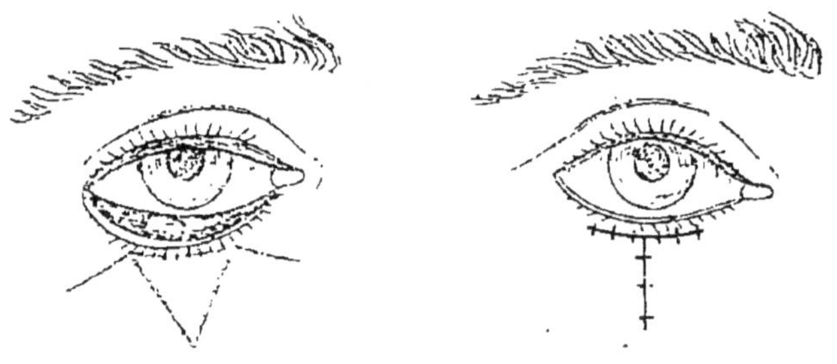

Fig. 225.

2. Procédé de Dieffenbach pour l'ectropion.

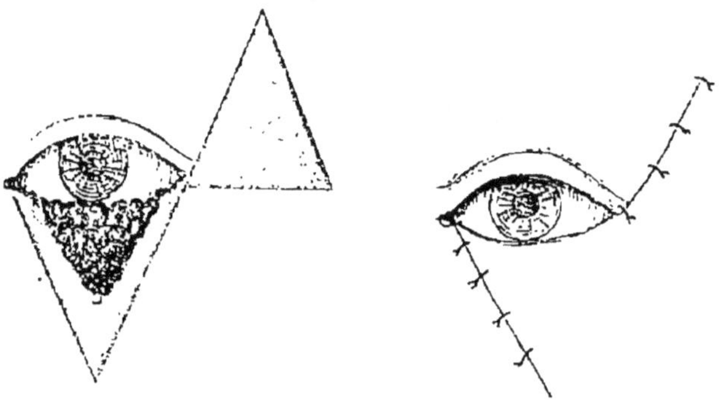

Fig. 226.

3. Procédé de Burrow.

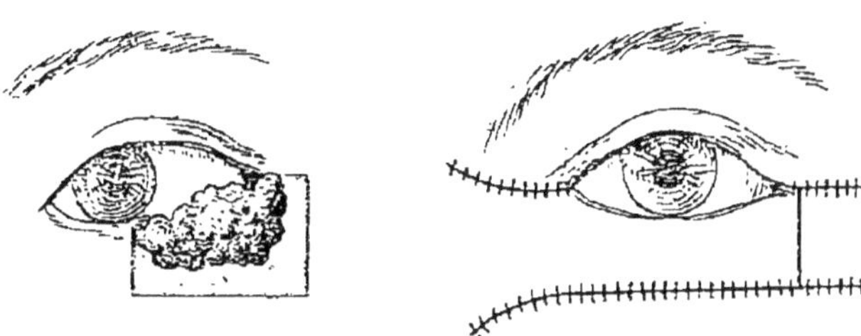

Fig. 227.

4. *Procédé de Knapp.*

Méthode indienne.

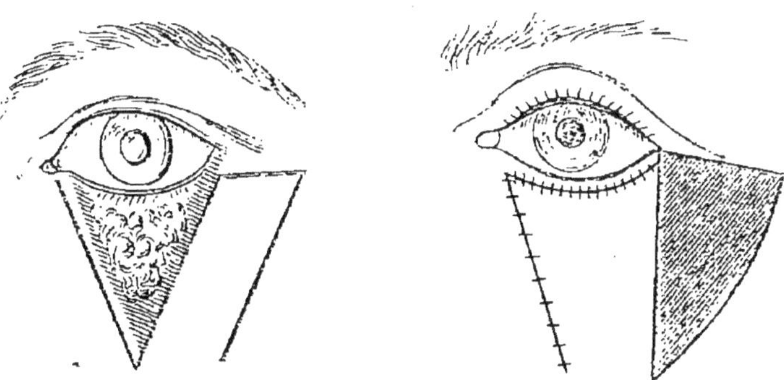

Fig. 228.

1. *Procédé de Dieffenbach.*

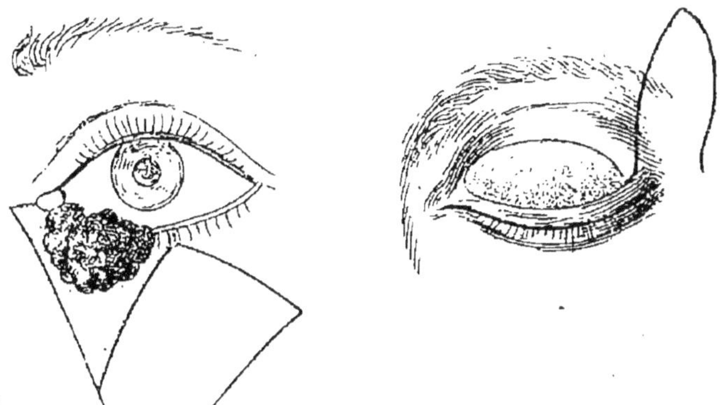

Fig. 229.

2. *Procédé de Arlt et procédé de Fricke.*

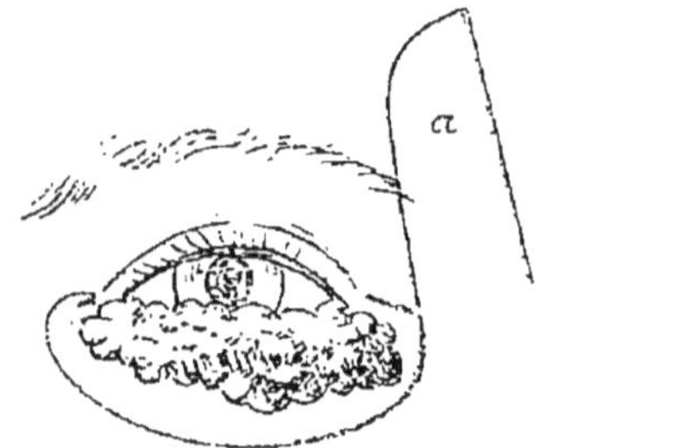 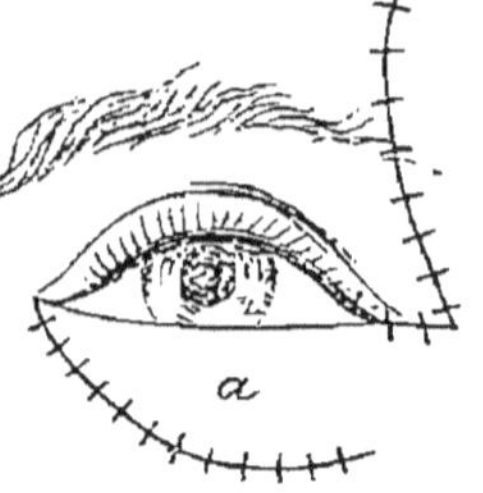

Fig. 230.

3. **Procédé de Blasius.**

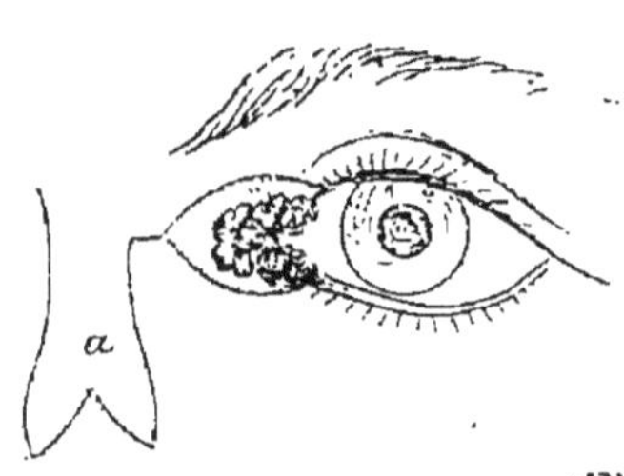 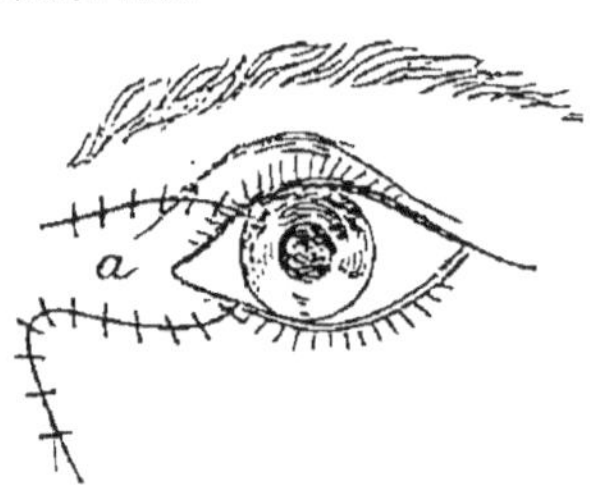

Fig. 231.

4. **Procédé de Hasner.**

Méthode italienne[1].

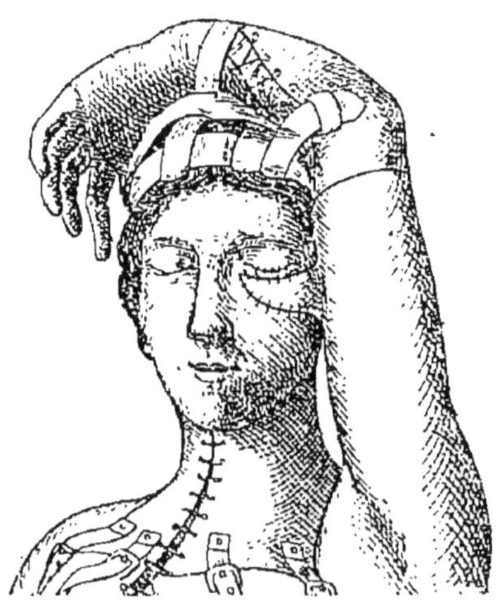

Fig. 232.

Procédé de Berger.

[1] BERGER. Congrès français de chirurgie, 1889, p. 361.

ciseaux, les bords des paupières sauf au niveau de la commissure interne et des points lacrymaux; puis en suturant les paupières, l'une à l'autre par des fils séparés qui sont enlevés après trois ou quatre jours.

Lorsque la cicatrisation des lambeaux est terminée, il suffit de couper l'adhérence qui s'est formée.

2° CAVITÉ ORBITAIRE

Nous décrirons successivement l'énucléation du globe oculaire, l'évidement de l'orbite ou exentération, et l'opération de KRÖNLEIN permettant d'aborder la cavité orbitaire par la paroi externe pour enlever une tumeur située derrière le globe, sans toucher à celui-ci.

Énucléation. — *Procédé de Bonnet* (DE LYON) (D'après PANAS)[1]. « L'œil et ses annexes étant lavés antiseptiquement et le blépharostat mis en place, on détache avec les ciseaux la conjonctive tout autour de la cornée, en la libérant de ses adhérences à l'épisclère. Les quatre tendons des muscles droits mis à nu, on les charge respectivement sur le crochet mousse à strabisme, et on les coupe avec des ciseaux courbes au ras de la sclérotique. Cela fait il devient possible de luxer le globe en avant, de passer, derrière, les ciseaux pour sectionner le nerf optique, un peu en arrière de sa jonction au globe. Pour ce temps délicat, les uns pénètrent par le côté temporal, les autres par le côté nasal. Les premiers invoquent l'obliquité de la paroi orbitaire externe qui, faisant un angle aigu avec le nerf optique, permet à l'instrument d'aborder ce dernier plus ou moins perpendiculairement à son axe; les seconds se fondent sur la brièveté de la voie interne qui permet d'arriver plus tôt sur le nerf optique. Pourvu qu'on se serve de ciseaux suffisamment courbes, la voie importe peu. Le globe détaché se laisse entraîner au dehors, et il suffit de le retourner pour détacher les tendons des muscles obliques et les quelques brides conjonctives qui le retiennent.

[1] PANAS. Traité des maladies des yeux, Masson, 1894, t. I, p. 379.

« L'opération n'intéressant que des vaisseaux ciliaires de second et de troisième ordre, l'hémorragie est à peine sensible. Aussi peut-on intervenir sans danger chez les individus profondément anémiques et les enfants du premier âge.

« Cela fait, on suture la plaie conjonctivale au catgut fin, en ménageant une ouverture latérale, dans laquelle on place un petit drain de caoutchouc, destiné à conduire au dehors tout nouvel épanchement de sang et de sérosité, qui pourrait s'accumuler derrière les sutures. »

Procédé de Tillaux. (Énucléation d'arrière en avant.) — Diviser la conjonctive et le fascia sous-conjonctival avec des ciseaux courbes au niveau de l'attache à la sclérotique du muscle droit externe; diviser le tendon de ce muscle; au lieu de continuer la section des tendons tout autour de la cornée, porter immédiatement les ciseaux par la boutonnière conjonctivale jusque sur le nerf optique; diviser ce nerf à son entrée dans le globe de l'œil; saisir le pôle postérieur du globe avec une pince à griffes et l'attirer au dehors à travers la boutonnière conjonctivale; achever ensuite l'opération en rasant la sclérotique.

Exentération de l'orbite (PANAS) [1]. — On fend horizontalement la commissure externe jusqu'au rebord osseux, ou, ce qui est préférable lors de tumeur volumineuse avec intégrité de la peau, on circonscrit par une incision circulaire la base des paupières qu'on détache des os, sauf du côté du grand angle où on les laisse adhérer dans l'étendue de deux centimètres. Cela fait, on évide les parties molles le long de la paroi externe jusqu'au trou optique, et l'on continue ainsi en bas et en dedans, se réservant d'agir en dernier lieu sur la voûte à cause des nombreux vaisseaux qu'elle renferme et de ses rapports avec la cavité cranienne. En ayant soin de se servir du doigt ou d'une sonde mousse, l'hémorragie est peu importante, à moins qu'il

[1] PANAS. Traité des maladies des yeux, Masson, 1894, t. II, p. 453.

ne s'agisse de sarcome mou, ou de gliome éminemment vasculaire et friable.

Les difficultés commencent avec la section du pédicule au niveau du trou optique. Non seulement on éprouve de la peine à le saisir, et à le couper, mais, la section faite. il se produit une forte hémorragie provenant du tronc de l'artère ophtalmique. Pour éviter cet accident, surtout chez les enfants et les individus cachectisés, on peut faire usage des ciseaux de WARLOMONT qui coupent et pincent à la fois les tissus. La tumeur enlevée, on s'attache à extirper ses racines à l'aide d'une curette tranchante assez fine pour pénétrer dans le canal optique et l'évider à fond. Ce temps terminé, on inspecte du doigt le contour de l'orbite, et s'il reste quelques parties suspectes on les enlève, ne craignant pas de racler toute partie malade, y compris le sinus et les fosses nasales supposées envahies. Cela ne suffit pas toujours, et, pour se mettre à l'abri des récidives, on est souvent obligé de sacrifier le périoste orbitaire, qui se laisse facilement décoller avec la spatule, sauf au niveau du rebord, des fentes sphénoïdale et sphéno-maxillaire, ainsi qu'au pourtour du trou optique, où l'emploi de la curette tranchante est indispensable. Il s'ensuit une hémorragie abondante, due à la lésion des artères frontale, nasale, sous-orbitaire et malaire; mais il suffit pour l'arrêter d'un tamponnement avec de la gaze aseptique, ou de la compression digitale pendant quelques instants.

Ouverture latérale de l'orbite (KRÖNLEIN) [1]. — Une incision courbe à convexité antérieure, comprenant la peau et le tissu cellulaire sous-cutané, est conduite en suivant à peu près en haut les contours de la fosse temporale. A sa partie antérieure, qui forme la convexité du lambeau, l'incision doit se trouver tangente au rebord externe de l'orbite. Elle atteint profondément en ce point jusqu'au rebord osseux, qui est mis à nu, puis elle s'infléchit en arrière en suivant l'arcade zygomatique.

QUÉNU [2] recommande une incision parallèle au bord antéro-

---

[1] KRÖNLEIN, *Beiträge zur Klin Chir*. IV Tubingen, 1887.

[2] QUÉNU, *Bulletin de la société de chirurgie*, 1900, p. 819.

inférieur de la fosse temporale : verticale d'abord, à 1 centimètre en arrière du rebord orbitaire externe, l'incision se recourbe et devient horizontale parallèlement au bord supérieur de l'arcade zygomatique.

L'incision du lambeau cutané achevée, on saisit un détache-tendon plat qu'on glisse dans l'orbite entre l'os et le périoste, de façon à détacher celui-ci sur toute l'étendue de la paroi externe de l'orbite.

Le troisième temps consistera à mobiliser l'os malaire qui ne sera pas disséqué du lambeau de peau. Pour cela on y pratiquera, soit avec le ciseau et le maillet, soit avec une petite scie spéciale, deux incisions qui se rejoindront dans la fente sphéno-maxil-

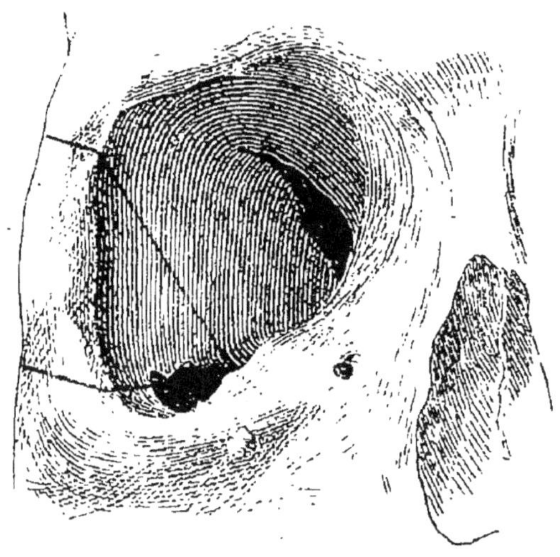

Fig. 233.
Résection temporaire de la paroi externe de l'orbite.
Procédé de Krönlein.

laire de manière à former un triangle osseux adhérent au lambeau cutané (fig. 233). Le trait osseux inférieur, horizontal, va de l'angle inféro-externe de l'orbite, à travers l'os malaire, jusqu'à l'extrémité antérieure de la fente sphéno-maxillaire. Le trait osseux supérieur suit la suture fronto-malaire et atteint la fente sphéno-maxillaire le plus loin possible de son extrémité antérieure, afin d'augmenter l'étendue du lambeau osseux et d'agrandir l'accès de la cavité orbitaire. Le triangle osseux détaché est luxé en dehors avec le lambeau de peau, récliné avec un écarteur et, dès lors, le fond de l'orbite est largement accessible.

On peut aisément enlever une tumeur, respecter, si l'état des parties le comporte, les muscles et même le nerf optique et très facilement en tous cas le globe de l'œil. S'il s'agit d'une tumeur maligne gagnant en profondeur, on videra le fond de l'orbite de toutes les parties malades plus parfaitement que par aucun autre moyen.

L'opération s'exécute promptement et sans hémorragie notable.

L'ablation du néoplasme terminée, le lambeau osseux est rabattu à sa place, où suffisent à le maintenir les points de suture de la peau.

Valude[1] a pratiqué trois fois cette opération avec succès et la conseille, comme procédé de choix, pour toutes les interventions sur le fond de la cavité orbitaire.

III. — NEZ, ARRIÈRE-NEZ, SINUS

1° NEZ

Sur les portions apparentes du nez se pratiquent surtout deux groupes différents d'opérations :

Les unes ouvrent et écartent dans différents sens l'auvent nasal pour pénétrer dans les fosses nasales et jusque dans l'arrière-cavité, opérations préliminaires destinées à faciliter l'ablation des tumeurs situées dans ces cavités, ce sont des *Rhinotomies* ou *Résections temporaires*.

Le second groupe comprend les opérations restauratrices, destinées à reconstituer une portion plus ou moins grande de l'auvent nasal, ce sont les *Rhinoplasties*.

En dehors de ces deux groupes principaux, les opérations sur le nez n'offrent rien de spécial : les ablations de tumeurs cutanées

---

[1] Valude. Académie de Médecine, 29 mai 1900.

ou sous-cutanées, bénignes ou malignes, se font comme partout ailleurs, et peuvent mener à une résection osseuse.

Indiquons seulement, avant de parler des rhinotomies, comment on opère très simplement, par la décortication au bistouri, sans entamer les cartilages, l'acné hypertrophique.

Acné hypertrophique. — Deux cas peuvent se présenter suivant que les tumeurs sont isolées ou confluentes.

Tumeurs isolées. — L'excision cunéiforme de la portion

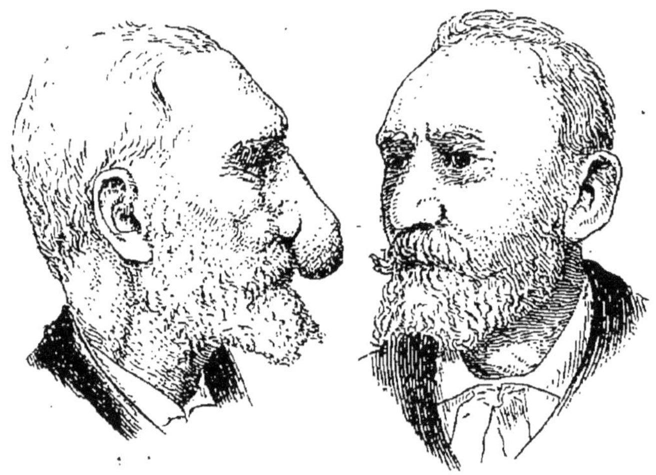

Fig. 234.

Acné hypertrophique, avant et après la décortication (d'après des photographies). (Thèse de Ségallas. Paris, 1900.)

de la peau correspondante, suivie de suture, est facile à exécuter.

Hypertrophie diffuse. *Décortication d'Ollier*[1]. — « J'introduis l'index de la main gauche dans l'une des narines de manière à tendre les tissus et j'abrase toutes les masses exubérantes, après

---

[1] Technique indiquée par LE DENTU (*Société de Chirurgie*, 1888, p. 788).

en avoir circonscrit le contour avec un bistouri. Pour cette abrasion je me sers soit du bistouri, soit des ciseaux courbes, et j'ai soin de bien niveler les tissus, en approchant le plus possible des cartilages sans les entamer. J'en fais autant de l'autre côté du nez. Sur le moment l'hémorragie est assez forte, mais on s'en rend maître sans trop de peine avec les pinces hémostatiques, ou la pointe du thermocautère appliquée légèrement sur les vaisseaux qui donnent. Pour pouvoir ensuite placer un pansement compressif sur le nez, il faut bourrer mollement les narines avec de la gaze. »

« A partir du dixième jour commence un bourgeonnement si actif de la plaie que bientôt on est obligé de cautériser vigoureusement au nitrate d'argent, tous les jours ou à peu près. » La cicatrisation s'obtient en quelques semaines.

Cette décortication doit être faite au bistouri et non au thermocautère, comme on l'a conseillé pour éviter l'hémorragie abondante; car il y a intérêt capital à ne pas entamer ni léser les cartilages, ce qui est difficile avec le fer rouge.

Rhinotomies. — Le *procédé de Chassaignac* qui sacrifiait complètement les os propres du nez n'est plus employé.

Pour ouvrir les fosses nasales largement, on peut mobiliser l'auvent nasal en détachant parties molles et dures, et soit le relever de bas en haut (LAWRENCE, CASTEX), soit le renverser latéralement (BOECKEL, CHALOT), soit enfin l'abaisser (OLLIER).

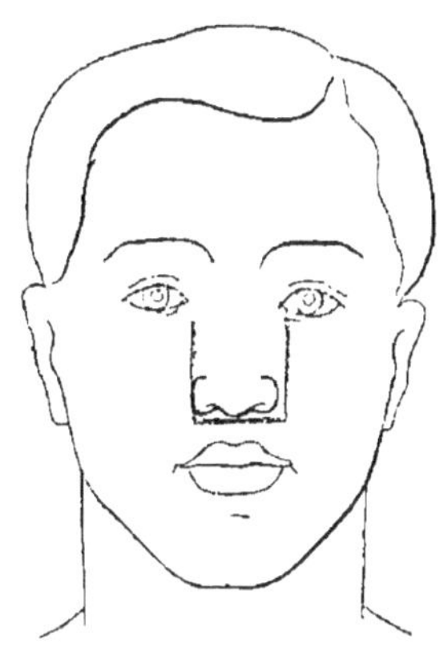
Fig. 235.
Rhinotomie. Procédé de Lawrence.

Renversement de bas en haut. — **_Procédé de Lawrence_**[1]. — Circonscrire la portion inférieure du nez par une incision en U (fig. 235) dont les deux branches verticales s'arrêtent

[1] LAWRENCE. Med. Times London, 1862, p. 494.

avant l'angle interne de l'œil et la branche horizontale contourne
narines et sous-cloison. Détacher les parties molles de bas en
haut, sectionner avec les cisailles les apophyses montantes,
les os propres, et la cloison, et soulever le nez de bas en
haut.

Par cette opération « le nez est privé de ses principales
sources de nutrition qui lui viennent de sa partie inférieure,
et en s'arrêtant au niveau des sacs lacrymaux, on n'ouvre pas
la partie supérieure des fosses nasales, celle qu'il est le plus
difficile d'aborder et qu'il est le plus important de bien voir »
(OLLIER [1]).

Procédé de Castex [2] (*Rhinotomie transversale inférieure*). —
Contourner les narines d'une aile à l'autre par une incision qui
passe horizontalement à la limite su-
périeure de la lèvre, désinsérer au
bistouri ou aux ciseaux, horizontalement d'avant en arrière, la cloison
cartilagineuse au niveau du plancher.
En relevant la pointe du nez on peut
ainsi pénétrer dans les deux fosses
nasales.

Renversement latéral. —
Procédé de E. Bœckel. — Incision
composée d'une horizontale supérieure passant sur le dos du nez d'un
sac lacrymal à l'autre, d'une verticale descendant le long du sillon naso-génien d'un côté, enfin d'une ho-

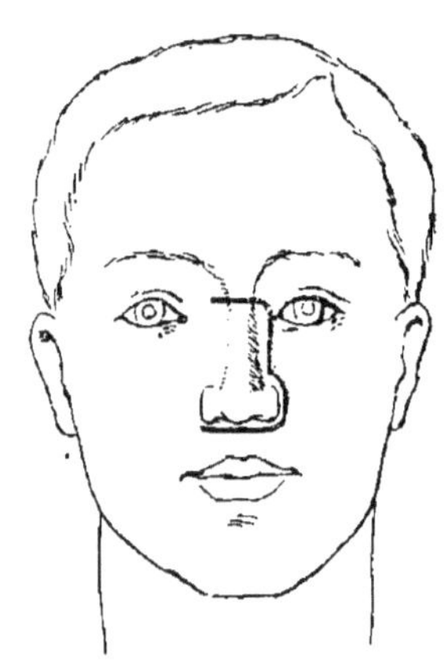

Fig. 236.
Rhinotomie. Procédé de
E. Bœckel.

rizontale contournant l'insertion inférieure du nez, narines et
sous-cloison (fig. 236).

Couper au ciseau (plutôt qu'à la scie) les os du nez et l'extrémité supérieure des branches montantes dans l'incision horizon-

----

[1] OLLIER. Traité des résections. Paris, Masson, 1891, t. III, p. 811.
[2] A. CASTEX. Congrès français de chirurgie, 1896, p. 286.

tale supérieure, couper de même dans l'incision verticale l'apophyse montante du maxillaire, puis au bistouri la cloison qu'il faut détacher du plancher.

Saisir, avec une pince à forcipressure longue dont les mors sont garnis de tubes de caoutchouc, le nez du côté encore attaché, un mors dedans et un dehors, et fracturer l'apophyse montante de ce côté. Si la fracture est impossible, couper aux

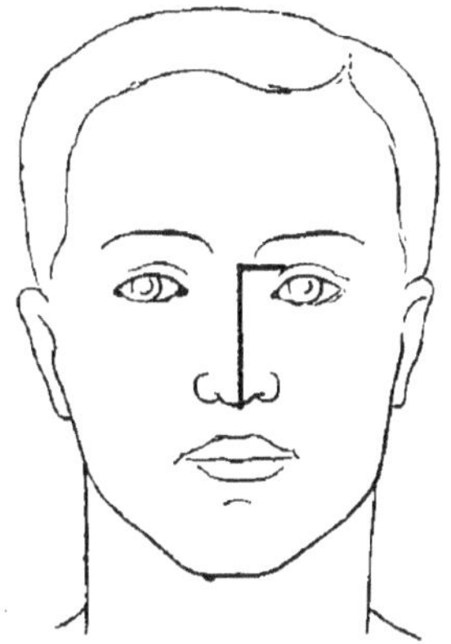

Fig. 237.

Rhinothomie. Procédé unilatéral de Chalot.

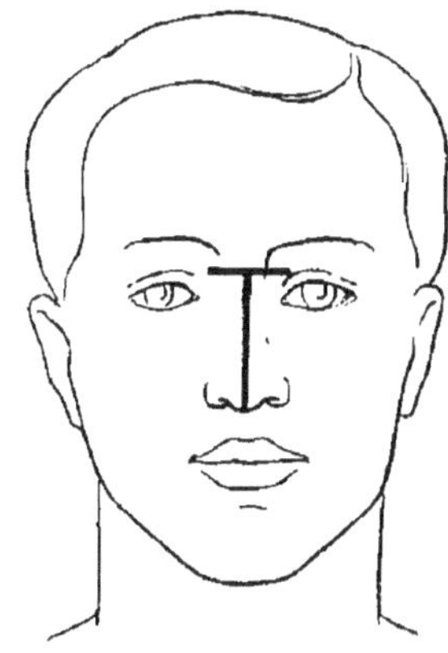

Fig. 238.

Rhinotomie. Procédé bilatéral de Chalot.

ciseaux de dedans en dehors. Renverser enfin le nez latéralement, autour du côté fracturé comme charnière.

Procédés de Chalot [1]. — L'ostéotomie sera uni ou bilatérale suivant qu'on voudra ouvrir une seule ou les deux fosses nasales :

a) *Ostéotomie unilatérale.* — Avec de forts ciseaux droits dont une branche est introduite dans la narine, diviser toute la partie cartilagineuse jusqu'au bord inférieur de l'os nasal, le long du dos du nez. Prolonger l'incision avec le bistouri sur l'os jusqu'à

[1] CHALOT. Chirurgie et méd. opératoires. Paris, Doin, 1898, p. 166 et 167.

la racine du nez, puis faire une petite incision transversale qui croise l'apophyse orbitaire interne (fig. 237).

Sectionner l'os nasal de bas en haut (au ciseau), puis couper en travers l'os nasal et l'apophyse montante du maxillaire; et pour renverser en dehors la valve nasale, fracturer le reste de l'apophyse au moyen d'une forte pince à mors garnis de caoutchouc.

Si l'apophyse résiste, la détacher d'un coup de ciseau dans l'intérieur de la fosse.

b) *Ostéotomie bilatérale*. — Faire d'abord l'opération d'un côté comme dans le procédé précédent.

Luxer vers l'autre côté le cartilage de la sous-cloison qu'il faut respecter.

Perforer la cloison immédiatement au-dessus de lui, sous le dos du nez, et la diviser de bas en haut avec des cisailles.

Faire à la racine du nez une petite incision transversale, comme celle du côté déjà ouvert, puis diviser au ciseau l'os nasal et l'apophyse montante et renverser en dehors le second volet, comme le premier. L'incision apparente a ainsi la forme d'un **T** dont la branche longe le côté du dos du nez (fig. 238).

Renversement de haut en bas. — ***Procédés d'Ollier***[1]. — 1er *Procédé*. — 1er *Temps*. — Incision de la peau et section verticale de la charpente de l'auvent nasal. — On fait une incision en forme de fer à cheval (fig. 239) commençant au niveau du bord postérieur de l'aile du nez à droite, remontant directement vers le point le plus élevé de la dépression naso-frontale, puis redescendant à

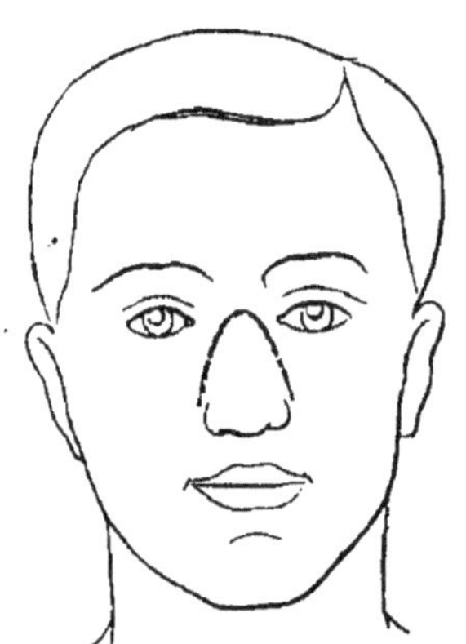

Fig. 239.
Rhinotomie, Procédé
d'Ollier.

gauche par le même chemin jusqu'au niveau du bord postérieur

[1] OLLIER. Traité des résections, 1891, t. III, p. 813.

de l'aile du nez. Cette incision va du premier coup jusqu'à l'os. On prend alors une scie à lame étroite et l'on sectionne rapidement la charpente du nez dans la direction de la plaie extérieure.

On arrête la scie dès qu'on sent qu'on a dépassé les apophyses montantes. On achève de mobiliser le nez par quelques coups de ciseaux sur la cloison ou les cartilages des ailes; on le renverse en bas et l'on fait la ligature des branches des artères fronto-nasales qui donnent en jet.

2e Temps. — Mobilisation de la cloison. — L'ouverture antérieure des fosses nasales ne donnerait pas assez de jour pour explorer la région naso-pharyngienne, aussi faut-il mobiliser la cloison, souvent elle est déjetée à droite ou à gauche par le polype lui-même ; elle est même quelquefois usée en partie. Aussi est-il facile de la déjeter par l'introduction forcée du doigt seulement.

Dans certains cas une section avec les ciseaux à la partie supérieure ou à la partie inférieure, est utile pour la mobiliser en masse; mais le déjettement avec les doigts seuls n'a pas d'inconvénients et a pour avantage de ne pas interrompre la continuité de la muqueuse.

Lorsque le nez a été élargi et repoussé en avant par le développement d'un polype uni-latéral, la cloison a été déjetée de l'autre côté, et il n'est pas nécessaire de s'en occuper.

Farabeuf[1] recommande, au lieu de faire descendre verticalement le trait de scie, de creuser la face la plus possible avec la scie à chantourner, pour abattre la plus grande largeur possible du squelette nasal. Le trait de scie doit pénétrer assez loin en arrière pour intéresser le bord de l'orbite devant le sac lacrymal et il est bon de libérer les parties molles dans cette intention.

2e *Procédé d'Ollier, ouvrant les sinus maxillaires.* — On commence par enlever les premières grosses molaires pour ne pas

---

[1] Farabeuf, Manuel opératoire, 4e édition, Masson, 1893-1895, p. 981.

[2] Ollier. Traité des résections, 1891, t. III, p. 818.

être arrêté par les racines de ces dents quand la scie arrive à leur niveau.

Du point le plus reculé de la racine du nez, on fait partir une incision qui se dirige en bas et en dehors de manière qu'elle passe à 3 centimètres en arrière de l'aile du nez et s'arrête en bas au niveau de la première molaire, en avant du canal de Sténon (fig. 240). On s'assure préalablement de l'ouverture interne de ce conduit pour diviser la joue en avant. L'organe important à éviter dans le trajet de l'incision, c'est le nerf sous-orbitaire

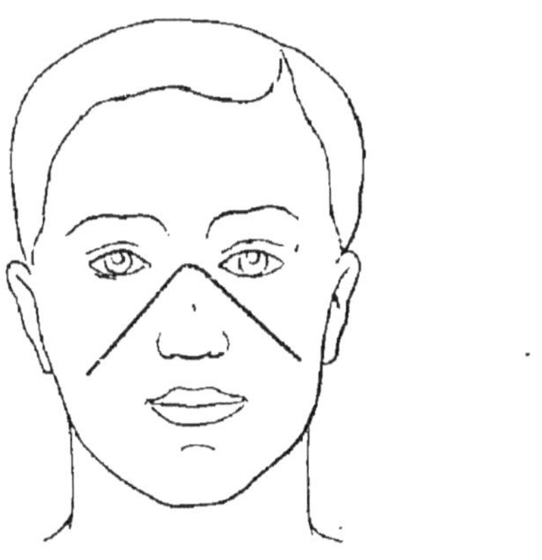
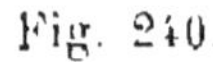
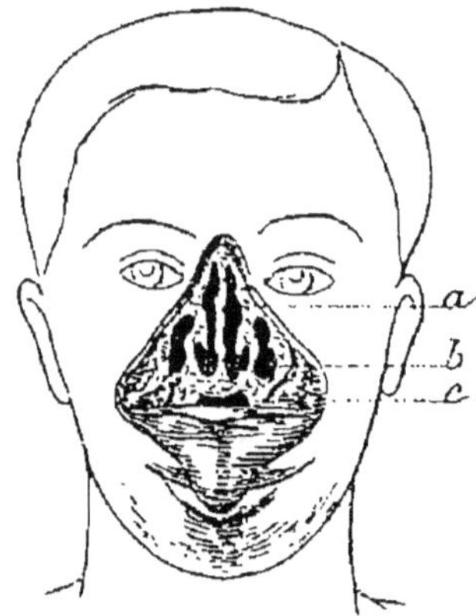

Fig. 240.   Fig. 241.

Rhinotomie avec ouverture des sinus maxillaires (OLLIER).

dont on coupe nécessairement les ramifications internes, mais dont on doit préserver les rameaux externes et postérieurs. On lie les artères au fur et à mesure qu'on les divise.

L'incision faite symétriquement des deux côtés jusqu'à l'os et les lèvres de la plaie étant écartées par des érignes, on donne un trait de scie dans le sens de l'incision extérieure, en ayant soin de ne pas diviser le trou sous-orbitaire mais de se tenir en avant. On arrive alors jusqu'à l'alvéole de la première molaire et on divise la voûte palatine et le rebord alvéolaire de l'os de manière à déterminer un vaste lambeau ostéo-cutané qu'on renverse en avant dès que le maxillaire est sectionné (fig. 241).

Rhinoplasties. — La restauration du nez se présente dans deux cas principaux :

1° Les parties molles qui recouvrent le squelette nasal ont été seules détruites, la charpente nasale est conservée, c'est une autoplastie cutanée à faire, elle peut être totale ou partielle ;

2° Le squelette nasal est détruit, et alors, ou bien les parties molles sont conservées et le nez est affaissé, aspiré, nez en lorgnette des syphilitiques ; ou bien les parties molles sont détruites avec la charpente. Dans ces deux circonstances les autoplasties uniquement cutanées, à un ou deux plans de lambeaux, sont insuffisantes et doivent être rejetées ; il faut une autoplastie avec charpente, qui peut nécessiter soit seulement l'introduction d'un soutien dans le nez affaissé, soit la réfection totale, ostéo-cutanée du nez détruit.

Rhinoplastie sans charpente. — La *Rhinoplastie sans charpente* est totale ou partielle suivant qu'il s'agit de reconstituer tout ou partie du revêtement cutané.

Totale. — Elle se fait d'après les trois méthodes autoplastiques que nous connaissons : française, indienne, italienne.

Méthode française. — *Procédé de Serre*. — On taille sur chaque joue un lambeau qu'on laisse adhérent par sa base, dirigée en haut, et que l'on amène par glissement sur la ligne médiane, où on le suture à celui du côté opposé (fig. 242). ·

Procédé de Nélaton. — L'extrémité inférieure des deux lambeaux pendants est taillée en deux languettes dont l'externe contribue à la restauration de l'aile du nez et l'interne est destinée à refaire le sous-cloison (fig. 243).

Procédé de Tillaux. — Tailler un lambeau dont le pédicule répond à la racine du nez, et dont la base, descendant à la lèvre supérieure, est taillée suivant une ligne sinueuse qui permet de reconstituer la narine.

Après mobilisation et suture des lambeaux, on introduit un

bout de sonde dans chaque narine (fig. 243) jusqu'à cicatrisation complète.

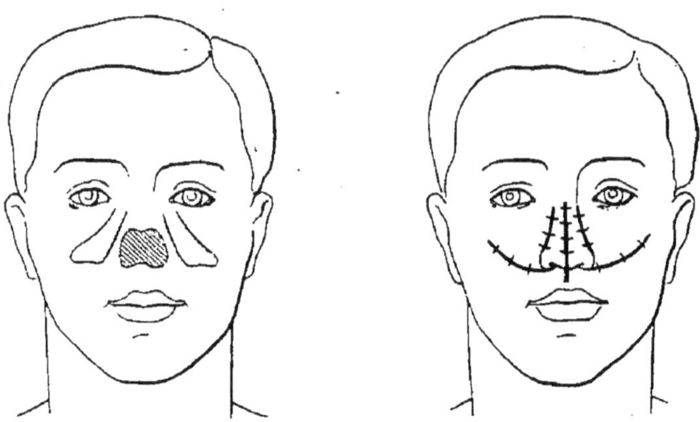

Fig. 242.
Rhinoplastie totale sans charpente. Méthode française.
Procédé de Serre.

Méthode indienne. — Un patron en Mackintosh, découpé

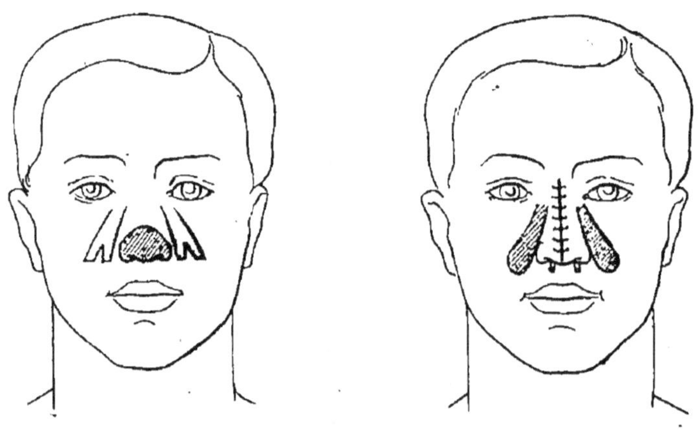

Fig. 243.
Rhinoplastie totale sans charpente. Méthode française.
Procédé de A. Nélaton.

sur la perte de substance à combler, sert à tailler sur le front le lambeau à rabattre, lambeau qui sera de un centimètre plus large que le modèle, à cause de la rétraction.

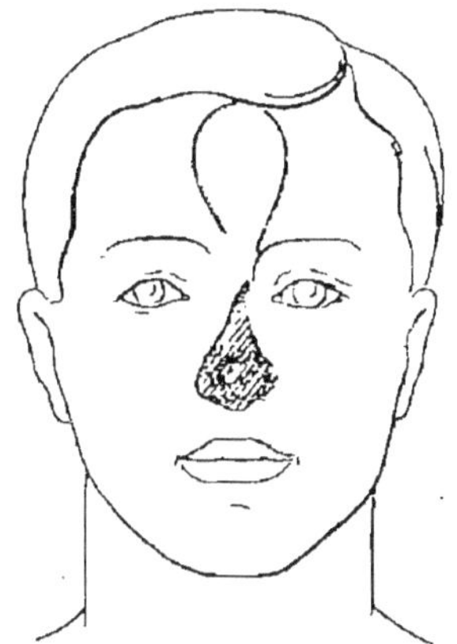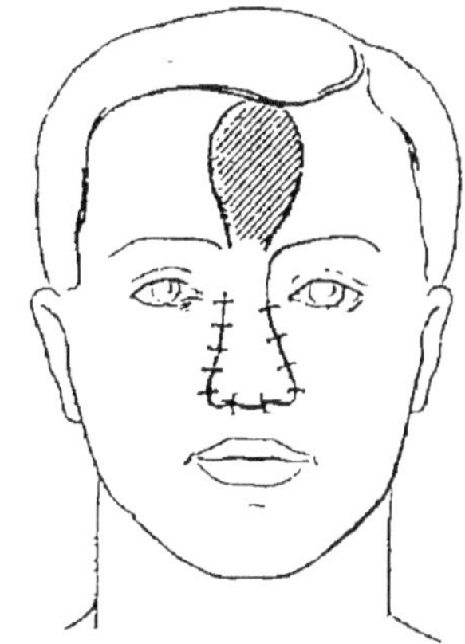

Fig. 244.

Rhinoplastie totale sans charpente. Méthode indienne.

Incision.   Lambeau en place.

Le pédicule du lambeau est à la racine du nez soit médian

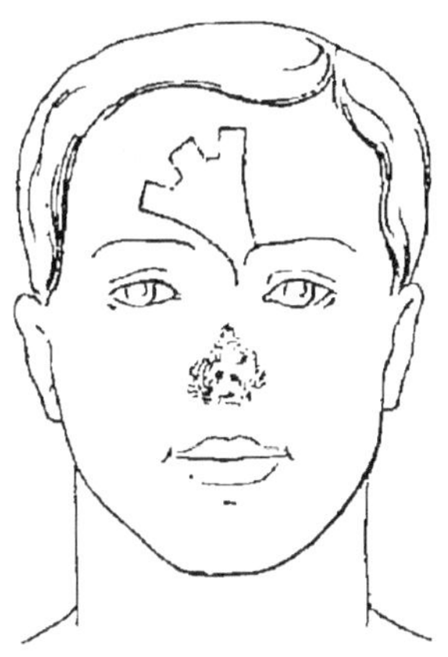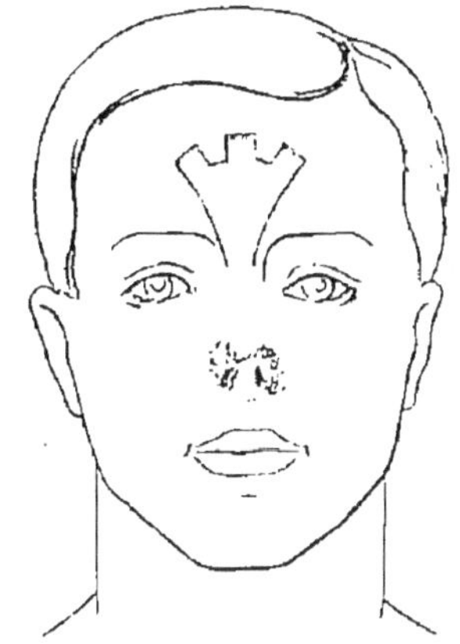

Fig. 245.   Fig. 246.

Rhinoplastie totale sans char-   Rhinoplastie totale sans charpente. Méthode indienne. Pro-   pente. Méthode indienne. Procédé de Labat.   cédé de Delpech.

(fig. 244), soit latéral (Labat, Alquié) (fig. 245) pour éviter une

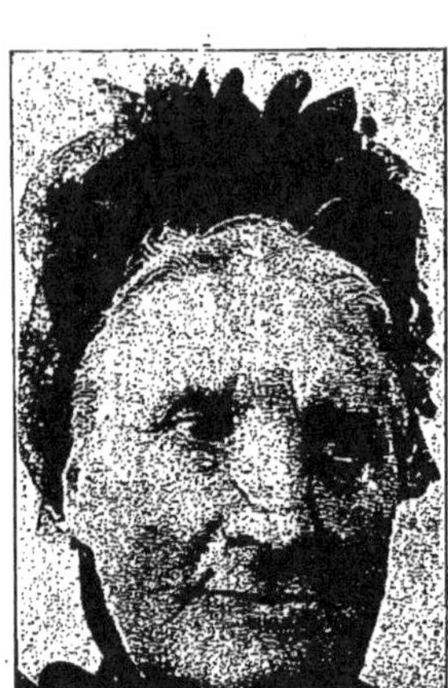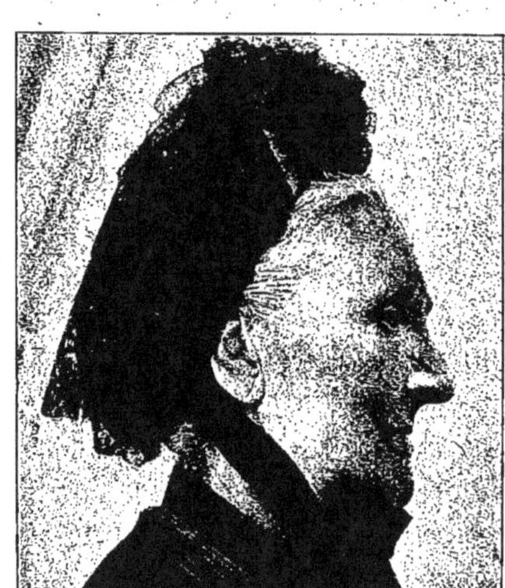

Fig. 247.
Rhinoplastie partielle étendue, par méthode indienne (tout le nez sauf le lobule et les narines). Résultat.
(Photographies).

torsion trop grande; la base du lambeau est droite (fig. 244) ou
découpée en trois languettes suivant qu'on a ou non à refaire la
sous-cloison (fig. 246). Le lambeau taillé et disséqué comme
d'habitude (voy. p. 46) est tordu autour de son pédicule et
maintenu en place par des sutures. Après cicatrisation (huit à
dix jours) le pédicule tordu et saillant est coupé et régularisé,
puis suturé au bord supérieur de la perte de substance nasale.
Cette retouche est du reste quelquefois inutile (fig. 247). On
comble la plaie frontale par sutures et greffes de THIERSCH si
cela est nécessaire.

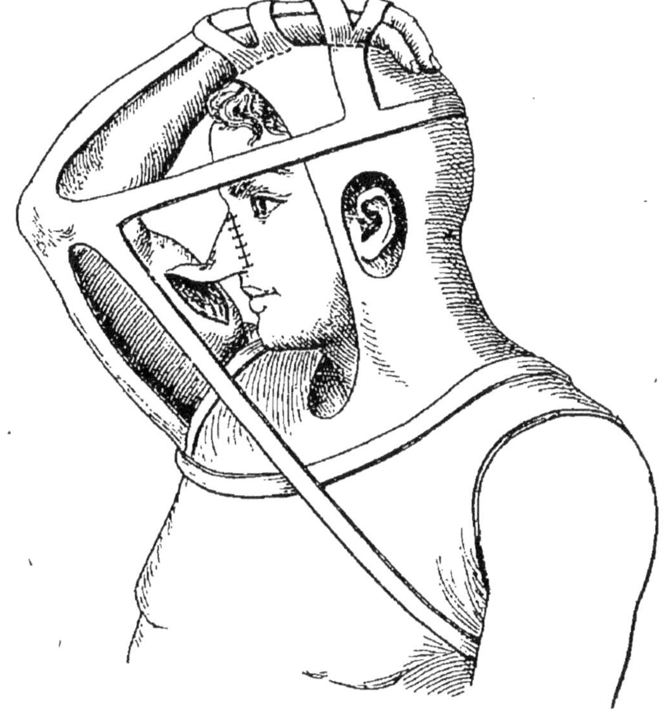

Fig. 248.
Rhinoplastie totale sans charpente. Méthode italienne.

Méthode italienne. — Elle s'exécute suivant les règles que
nous avons déjà données (p. 47), en prenant à la face interne du
bras un lambeau triangulaire à base inférieure (fig. 248) que l'on

applique sur le nez. Le bras est maintenu en place à l'aide d'un appareil en cuir ou formé de valves plâtrées. Le malade a été habitué à ces appareils pendant quelques jours. Le lambeau disséqué et suturé est laissé en place douze à quinze jours, puis coupé au bras et modelé sur le nez et les narines.

Partielle — La rhinoplastie est ici destinée à réparer le lobule, l'aile du nez ou la sous-cloison.

Lobule. — *Procédé de Rouge* (de Lausanne). — Tailler un lambeau quadrilatère limité par deux incisions horizontales et placé sur le dos du nez, mobiliser sa partie moyenne comme un pont, l'abaisser et suturer le bord inférieur à celui de la perte de substance (fig. 249). Combler la plaie précédente en mobilisant la peau sus-jacente.

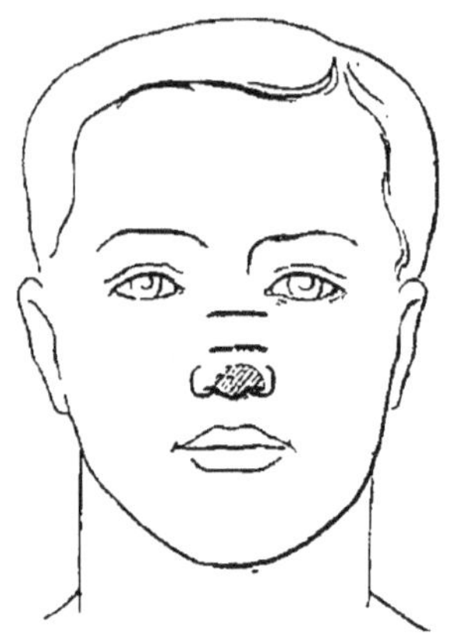

Fig. 249.
Rhinoplastie partielle (lobule). Procédé de Rouge (DE LAUSANNE).

Sous-cloison. — 1er *procédé.* — On relève vers la sous-cloison la portion médiane de la lèvre supérieure dont le revêtement épidermique est complètement supprimé, et que l'on isole du reste de la lèvre par deux incisions verticales menées jusqu'au bord libre et enfermant la gouttière médiane (fig. 250). On prend la moitié ou la totalité de l'épaisseur de la lèvre, et la face cutanée avivée est appliquée sur la perte de substance nasale et suturée. La face muqueuse ou charnue (suivant qu'on a pris la totalité ou la moitié de l'épaisseur) exposée à l'extérieur s'épidermise peu à peu. La plaie de la lèvre est suturée.

2e *procédé.* — Tailler un lambeau quadrilatère dont le pédicule répond à la partie latérale du lobule et qui remonte jusqu'à la racine du nez (fig. 251). Disséquer le lambeau de haut en bas, le renverser par torsion sur le pédicule pour l'appliquer, face cutanée en dehors, sous la sous-cloison. Suturer la plaie du dos du nez.

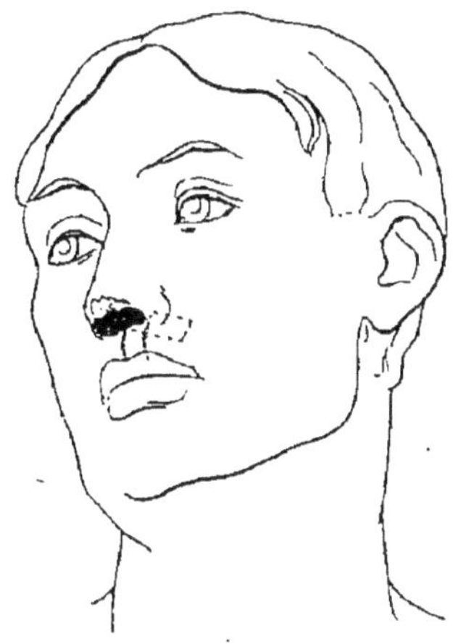

Fig. 250.
Rhinoplastie partielle (sous cloison). Procédé labial.

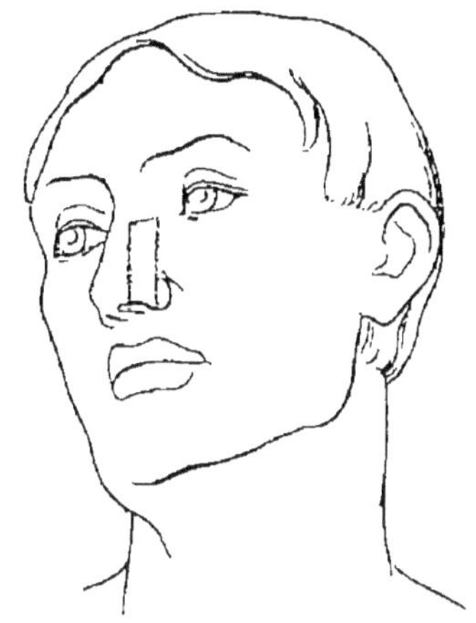

Fig. 251.
Rhinoplastie partielle (sous-cloison). Procédé de Hueter.

Procédé de Ch. Nélaton[1]. Dans le but de fournir un support

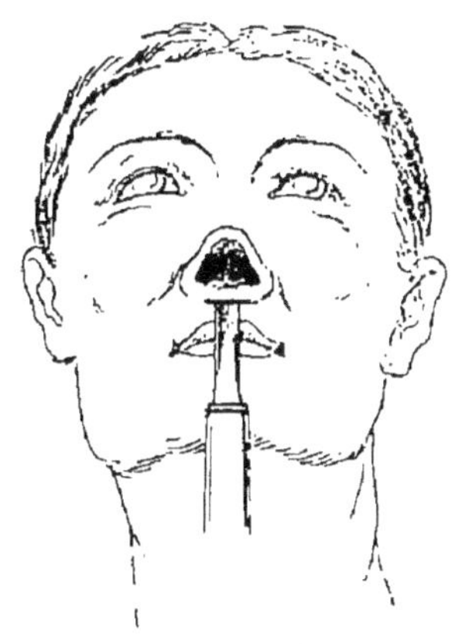

Fig. 252.

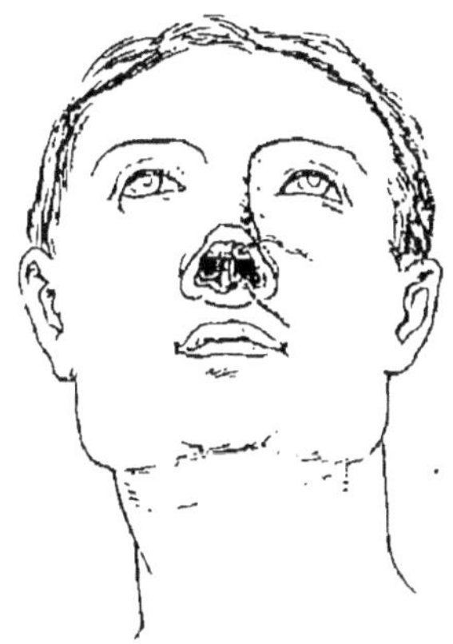

Fig. 253.

Rhinoplastie partielle (sous-cloison). Procédés de Ch. Nélaton.

résistant à la sous-cloison, CH. NÉLATON décrit le procédé sui-

[1] CH. NELATON, *in* thèse de Duvernoy. Paris, 1901, p. 48.

vant : « Une incision semi-lunaire de 2 centimètres environ est faite sur la base de la lèvre, à 5 ou 6 millimètres de la sous-cloison détruite. Cette incision intéresse toutes les parties molles et découvre le maxillaire supérieur au-dessus du rebord alvéolaire. Un ciseau courbe est introduit dans la plaie, poussé d'avant en arrière à l'aide de coups de maillet, il détache l'épine nasale antéro-inférieure et gagne obliquement la voûte nasale en entraînant le bord antérieur de la cloison partiellement détruite (fig. 252). Le ciseau vient donc de détacher un lambeau ostéo-cartilagineux dont la base est sur la lèvre, dont la pointe est située profondément.

« Une pince attire cette pointe cartilagineuse qui est alors fixée au lobule avivé » (fig. 253).

Aile du nez. — *Procédé de A. Nélaton*. — Prolonger en haut le bord interne de la perte de substance de l'aile du nez par une

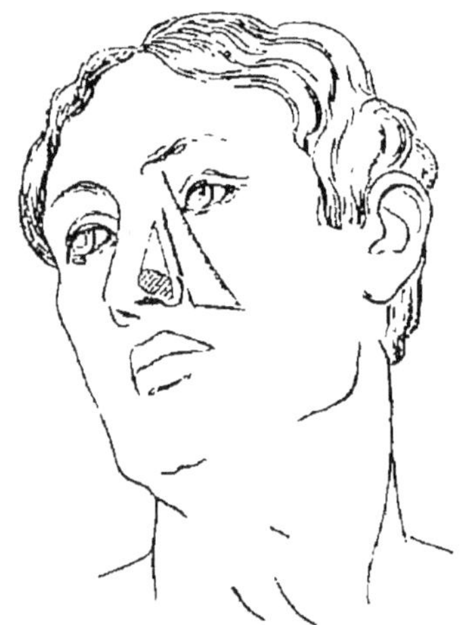

Fig. 254.
Rhinoplastie partielle (aile du nez). Procédé de Nélaton.

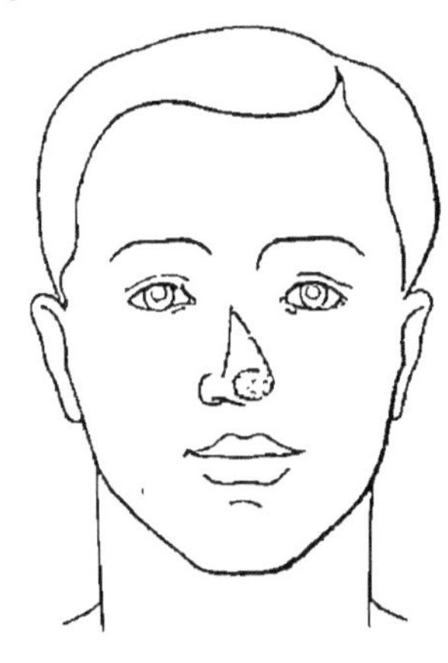

Fig. 255.
Rhinoplastie partielle (aile du nez). Procédé de Denonvilliers.

incision parallèle au dos du nez. Prolonger le bord externe par une incision qui rejoint la précédente en A. Aviver la surface délimitée (fig. 254).

Tailler ensuite un lambeau quadrangulaire séparé de la plaie par un pont de peau saine, et faire passer ce lambeau par-dessus ce pont pour combler la plaie (fig. 274).

Pour tailler le lambeau quadrangulaire, mener une incision parallèle à la branche externe du Λ et à quelques millimètres en dehors d'elle, puis deux autres dessinant un lambeau étroit dont le pédicule est supérieur. Détacher le lambeau et le fixer sur l'aile et suturer la plaie de la joue.

Procédé de Denonvilliers. — Disséquer et faire glisser en bas un lambeau quadrangulaire à pédicule latéral dirigé vers le côté sain du lobule du nez (fig. 255).

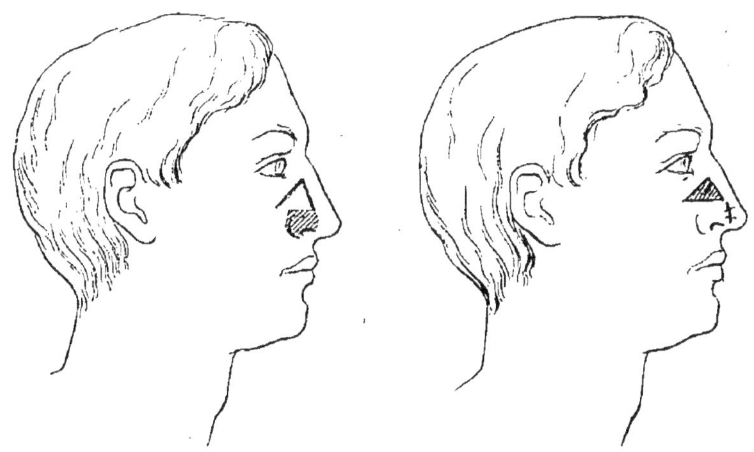

Fig. 256.

Rhinoplastie partielle (aile du nez). Procédés de Tillaux.

Incision.   Lambeau en place.

Procédé de Tillaux (fig. 256). — Tailler un lambeau semblable au précédent mais dont le pédicule est pris sur la joue.

Procédé de Jalaguier[1] (pour l'atrésie complète des narines). — 1er temps. — Pénétration dans la fosse nasale, en taillant un petit lambeau quadrilatère aux dépens du tissu cicatriciel naso-labial; détachement complet de l'aile du nez, application de la

____

[1] JALAGUIER. *Bulletin de la Société de Chirurgie*, 1902, p. 891.

face cruentée du petit lambeau sur la face interne saignante de la narine. Suture au fil de catgut.

2ᵉ temps. — Taille d'un lambeau quadrilatère inférieur sur la région de l'apophyse montante du maxillaire. Mobilisation de ce lambeau et suture de ses bords, d'une part à la muqueuse du plancher des fosses nasales et de la partie inférieure de la cloison, d'autre part à la sous-cloison et à la peau de la lèvre sur la ligne d'incision faite pour détacher le petit lambeau cicatriciel.

3ᵉ temps. — Rapprochement par des sutures transversales des bords de la plaie résultant de la taille et de l'abaissement du lambeau génien. Suture très exacte de la partie postérieure de l'aile du nez dans l'angle inférieur de la plaie.

Ainsi se trouve constituée une large ouverture formée de peau sur tout son pourtour.

Rhinoplastie avec charpente. — Dans la *Rhinoplastie avec charpente* on peut chercher à obtenir la portion solide avec de l'os et du périoste, ou avec un support métallique. Dans chacun de ces deux groupes d'opérations le manuel opératoire diffère suivant qu'il s'agit de réparer complètement un nez détruit, c'est-à-dire refaire charpente et revêtements cutané et muqueux; ou seulement de redonner un soutien à un nez affaissé, aspiré, en lorgnette, dont la peau et la muqueuse existent encore.

Charpente ostéo-périostique. — *1ᵉʳ cas. Le nez affaissé n'a besoin que d'un support.* — OLLIER[1], après avoir séparé les os propres ou ce qui en reste, propose de les relever sur la ligne médiane, de les accoler face à face, et si la disposition des parties le permet, de les soutenir par les lambeaux ostéo-muqueux pris sur les apophyses montantes et placés devant l'ouverture des fosses nasales comme des traverses de soutien.

Au lieu d'employer ce qui reste des os du nez on peut implanter une tige osseuse prise dans une autre région :

OLLIER transplanta un lambeau osseux pris sur le tibia et introduit entre deux plans de tissus, mais la plaie s'infecta et l'os fut éliminé.

[1] OLLIER. Traité des résections, 1891, p. 822 et 824, t. III.

Ricard[1] prit un métatarsien : après avoir incisé la peau sur la ligne médiane depuis le front jusqu'au lobule, on dissèque et sépare la peau de la muqueuse en ayant grand soin de respecter celle-ci. On obtient ainsi une sorte de gouttière longitudinale et médiane occupant toute la hauteur du nez déformé. L'hémostase est alors faite par compression avec de la gaze aseptique.

On résèque un métatarsien (ce fut le 4e du pied droit) en fermant immédiatement la plaie du pied.

Puis, façonnant les deux extrémités des métatarsiens, on

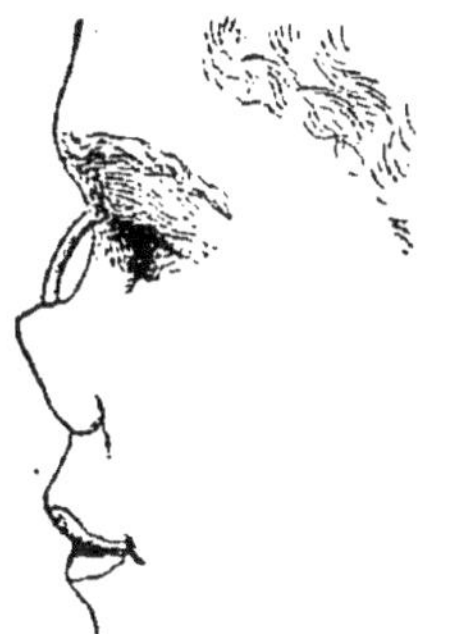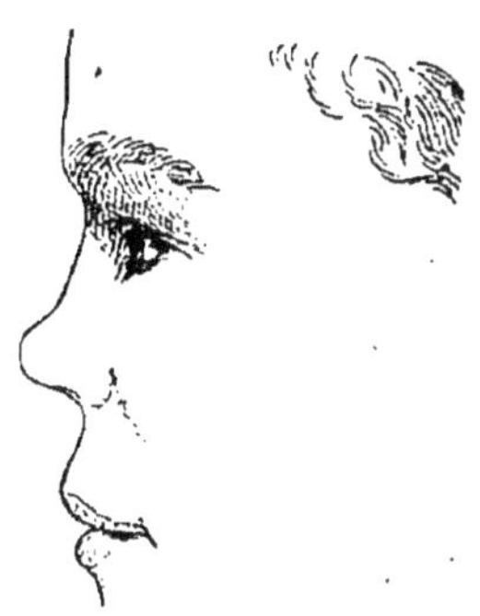

Fig. 257.

Nez affaissé. Appareil métallique pour rhinoplastie faisant saillie hors du nez.

La même malade après greffe d'un métatarsien comme squelette nasal (Ricard).

enlève les saillies de la tête et de la base, pour obtenir une figure osseuse de calibre régulier.

Pour placer cette tige osseuse, on fait une encoche dans l'os frontal et on abaisse fortement le lobule nasal, la tige placée représente une sorte d'arc-boutant dont l'extrémité supérieure s'appuie au frontal devant les os propres atrophiés, et dont l'extrémité inférieure repousse en bas les parties molles du lobule du nez dans lesquelles elle s'implante.

Enfin, on suture soigneusement les téguments par-dessus la greffe osseuse qui se trouve ainsi enfoncée entre peau et muqueuse.

Dans le cas de Ricard, la plaie réunit par première intention et

---

[1] Ricard. *Gazette des Hôpitaux*, 3 février 1898, n° 14 p. 121.

la greffe se fixa (fig. 257). Un an et demi après, la greffe osseuse
était complètement résorbée, et cependant il existait à sa place
un épaississement fibreux élastique laissant le nez souple et
mobile, mais maintenant la déformation corrigée.

Koenig[1] incise transversalement le nez au niveau de l'ensellure
et écarte les lèvres de la plaie qu'il comble ensuite avec un lambeau frontal muni d'un copeau vertical d'os.

*2° cas. Le nez détruit en grande partie doit être reconstitué dans
ses parties molles et solides.* — Ollier[2] ne put jamais réussir à
former un support rigide en prenant des lambeaux de périoste
frontal et il propose deux procédés pour donner un soutien
osseux à des lambeaux cutanés.

Le *premier procédé* est le dédoublement de l'auvent nasal,
c'est-à-dire le détachement d'un os propre du nez que l'on fait
descendre et que l'on fixe bout à bout, par un point de suture
métallique, avec l'autre os laissé en place. On peut ainsi allonger
le nez de 20 à 25 millimètres. Il faut en outre lui trouver un
support et dans ce but on peut déplacer un lambeau de la cloison
avec l'os nasal, l'infléchir et le fixer en avant ; ou découper des
supports, des traverses de soutien sur les os voisins.

Le *deuxième procédé* consiste dans le déplacement du rebord
osseux ou ostéo-cartilagineux qui délimite l'ouverture accidentelle
des fosses nasales, et qui, abaissé et fixé horizontalement, devra
servir de support au lobule du nez. On détache ce lambeau de
haut en bas d'un trait de scie, en le laissant se continuer latéralement avec la peau des joues par un pédicule aussi bien nourri
que possible. Le pédicule est la charnière sur laquelle on fait pivo-
ter l'arc osseux de haut en bas. On comble ensuite l'intervalle
laissé entre le front et le nouveau pourtour des narines par un
double plan de lambeaux : un lambeau frontal doublé de périoste
et renversé au-devant des fosses nasales, de manière que sa face
profonde devienne superficielle, et deux lambeaux latéraux qu'on
rapproche de la ligne médiane, et qui recouvrent le lambeau

---

[1] Koenig. Congrès allemand de chirurgie 1886, in *Semaine médicale,* 1886, p. 166 et *Arch. fur Klin, Chir.* 1886, t, XXXIV, p. 165,

[2] Ollier. Traité des résections, t. III, p. 820 et suivants.

frontal. Le nez est ainsi constitué à sa partie moyenne par une
couche épaisse de parties molles dont la longueur et la saillie
seront maintenues par l'arc ostéo-cartilagineux dont on s'est
servi pour assurer la taille du lobule et le contour inférieur des
narines.

Malheureusement l'irrégularité de l'ouverture des fosses nasales
après la destruction de la partie saillante du nez par le lupus,
la syphilis ou toute autre cause, ne permettra que rarement de
découper un arc complet, continu et assez régulier pour redonner
au lobule sa saillie naturelle et aux narines un pourtour symé-
trique. C'est alors qu'il faut se contenter de détacher, de chaque
côté, un lambeau osseux qu'on infléchira en bas, qu'on laissera
apparent s'il est recouvert d'une peau souple et de couleur normale, mais qu'on interposera dans les cas contraires entre les
plans de lambeaux cutanés pour les soutenir et leur donner la
résistance nécessaire.

La difficulté est toujours de trouver un point d'appui fixe à ces
arcs-boutants latéraux. Si la cloison reste, on les appuie sur
elle; si elle manque complètement, on ne peut que les appuyer
l'un contre l'autre en les fixant aux lambeaux cutanés, après avoir
avivé la face qui doit être en contact avec ces derniers.

Ch. Nélaton a décrit récemment un procédé ostéoplastique
de réfection du nez détruit, tiré du même principe, mais avec une
technique différente :

« Ce procédé est applicable toutes les fois qu'il reste une ogive
nasale de 7 à 8 millimètres de saillie, ce qui est le cas habi-
tuel[1].

« Un lambeau en fer à cheval est taillé autour du trou béant
formé par la destruction du nez. Le chirurgien étant placé à la
gauche du malade commence l'incision sur la face droite à un
point situé à un travers de doigt de l'orifice osseux de la fosse
nasale correspondante, sur une ligne horizontale qui s'étend de
l'épine nasale antérieure au lobule de l'oreille.

« Elle monte directement en haut en suivant le sillon naso-

____

[1] Ch. Nélaton. *Bulletin de la Société de chirurgie,* 19 juin, 1900,
p. 664.

génien, passe à 6 millimètres en dedans de la caroncule lacry_
male et monte sur le sourcil qu'elle divise à sa racine perpendiculairement à sa direction, puis elle monte sur le front toujours
directement en haut et devient légèrement oblique pour atteindre
sur la ligne médiane la racine des cheveux.

« L'incision commencée en bas du côté droit, se termine à la
racine des cheveux. Je crois que l'on fera bien de reprendre
aussi l'incision de gauche de bas en haut pour aboutir au même
point (fig. 258).

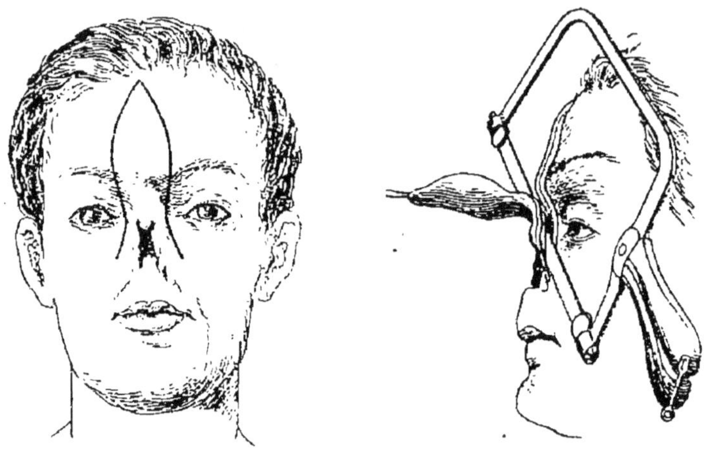

Fig. 258.   Fig. 259.
Rhinoplastie totale. Procédé de Ch. Nélaton.

« Le lambeau frontal est disséqué au bistouri et séparé de l'os,
mais à sa pointe et sur les bords seulement, et on a soin de
laisser une longue bande médiane de ce lambeau adhérente à l'os
depuis sa pointe jusqu'au niveau des sinus frontaux. A ce
moment, un aide retroussant un des côtés disséqués de ce lambeau, le chirurgien creuse, au ciseau et au maillet, un sillon qui
entame la lame externe du diploé, de haut en bas, en cheminant
dans l'épaisseur du diploé.

« Arrivé non loin des sinus frontaux, il sépare complètement de
l'os cette lame qui adhère au lambeau sur une longueur de 3 centimètres environ (fig. 259).

 « Puis la dissection est continuée plus bas au bistouri et le squelette correspondant à la racine des os propres du nez apparaît. Ces derniers sont donc mis à nu dans une étendue de 6-8-10 millimètres, suivant que l'ogive nasale est plus ou moins conservée.

« Alors la scie à arbre munie de sa grande lame est engagée. Elle attaque les os propres du nez (fig. 259) et divise l'apophyse montante du maxillaire supérieur en se dirigeant légèrement de haut en bas et d'avant en arrière.

« La lame suit une ligne qui part de un centimètre en avant de l'épine nasale antérieure et supérieure et se dirige vers la

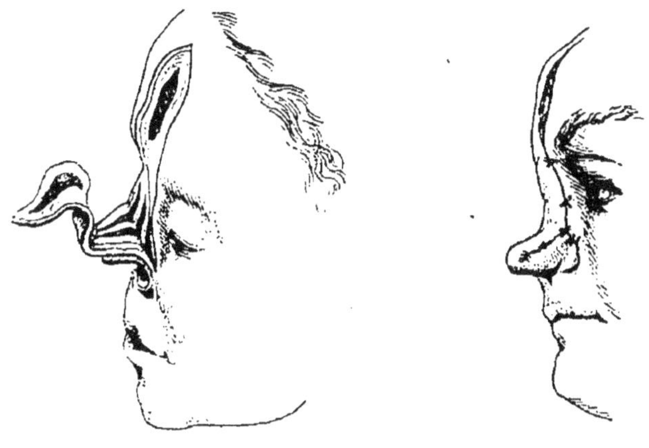

Fig. 260.   Fig. 261.
Rhinoplastie totale. Procédés de Ch. Nélaton.

deuxième molaire. Elle s'arrête un peu au-dessous du trou maxillaire supérieur à 6 ou 7 centimètres en avant de lui. — La section osseuse se fait facilement si on a eu soin de faire à fond l'incision des parties molles, et d'avoir bien mis à découvert le trajet que doit parcourir la scie — Arrivée au point précédemment indiqué, la scie est retirée et une gouge coudée, placée de chaque côté dans la plaie, brise la racine de l'apophyse montante. Cette section au ciseau doit être faite timidement. Elle doit rester incomplète et le chirurgien en abaissant le lambeau et l'auvent nasal complète la fracture de façon que cette apophyse montante reste un peu engrenée et adhérente par quelques fibres osseuses au corps du maxillaire (fig. 260).

« La pointe du nez formée par le sommet de l'ogive nasale est alors saisie avec une pince et maintenue en position par un aide ; le lambeau, suturé sur ses parties latérales au bord des incisions géniennes, façonne un nez dont la saillie dorsale est donnée par le copeau osseux détaché du frontal (fig. 261).

« Il reste sur le front un espace elliptique que l'on comblera facilement avec des greffes de Thiersch.

« Dans une deuxième opération, les narines et le lobule sont façonnés ensuite sans que l'on puisse pour cela donner de règle ; le chirurgien devant s'inspirer de la disposition des parties ».

Charpente métallique. — Ici encore deux cas à considérer : nez affaissés et nez détruits :

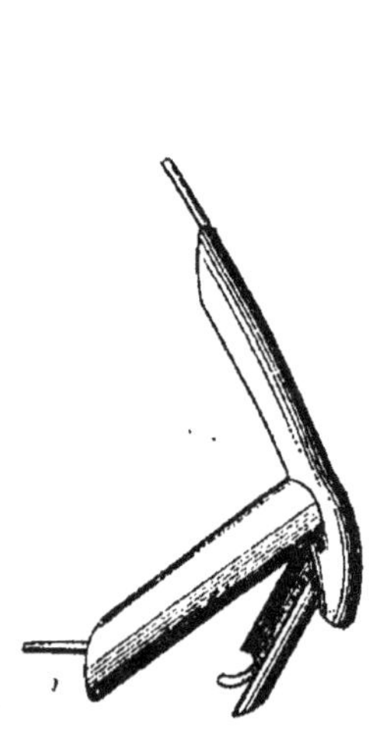

Fig. 262.

Support métallique à trois pieds (Martin).

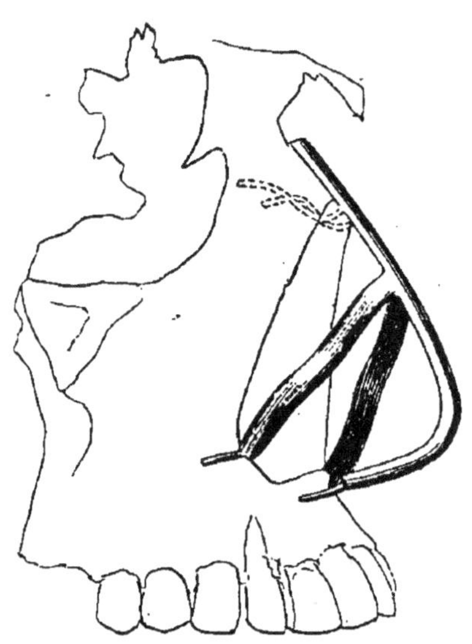

Fig. 263.

Support métallique à quatre pieds (Cl. Martin).

Dans tous les cas le support métallique est sensiblement le même et celui que l'on emploie aujourd'hui a été construit par

Cl. MARTIN[1]. C'est un appareil en platine formé d'une lame
médiane large de 4 millimètres, terminée à son extrémité supérieure par une pointe, et supportant une deuxième lame placée
perpendiculairement à elle, soit à son extrémité inférieure (trois
pieds) (fig. 262), soit avant cette extrémité (quatre pieds) (fig. 263),
chacun des pieds se terminant par une pointe. Le trépied

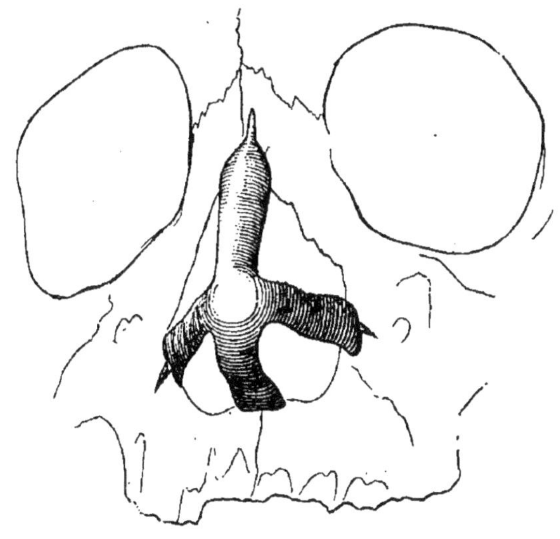

Fig. 264.
Support métallique à quatre pieds (MARTIN).

s'appuie à l'épine nasale du frontal, aux apophyses montantes
du maxillaire.

En outre lorsque, comme on le faisait au début, cet appareil
métallique repose sous un plan cutané autoplastique ou sous le
nez affaissé disséqué, il se trouve dans les fosses nasales au contact de l'air et des sécrétions, il s'infecte et provoque des suppurations et la perforation des téguments (voy. fig. 257). Aussi
devra-t-on, lorsqu'on voudra employer la prothèse métallique,
placer l'appareil entre deux plans cutanés ou cutané et muqueux,
ce qui complique beaucoup l'opération dans les cas de nez dé-

[1] CL. MARTIN. Prothèse immédiate... Paris, 1889. *Revue de Chirurgie*,
1899, p. 189.

truits, et est rendu souvent impossible par insuffisance des parties molles dans le cas de nez affaissés.

1er *cas. Nez affaissés*. — CHAPUT[1] décrit ainsi la technique de l'application inter-cutanéo-muqueuse du trépied métallique, lorsque la peau de la région nasale est intacte.

On encadre le nez par une incision en **U** dont l'ouverture est dirigée en bas. La partie supérieure de l'incision correspond à l'intervalle des deux sourcils ; les branches de l'**U** empiètent un peu sur les maxillaires ; leurs extrémités inférieures correspondent au bord inférieur des ailes du nez.

Le lambeau ainsi limité est disséqué avec soin et rabattu en bas ; il est indispensable que la muqueuse des fosses nasales ne soit pas ouverte pendant cette opération.

On procède ensuite au forage des trous qui doivent recevoir le trépied métallique. Un premier trou est fait au niveau de l'épine nasale du frontal. Deux autres sont forés sur les maxillaires, un peu en dehors des ailes du nez.

Pour que le perforateur n'embroche pas la muqueuse nasale, il est indispensable de décoller, à la racine, cette muqueuse de la face interne du maxillaire dans une étendue de un centimètre environ.

Les trois orifices étant faits, on y introduit les extrémités du trépied. On rabat le lambeau cutané par-dessus et on apprécie le degré de la réparation. Si le trépied est trop grand, on le réduit avec la pince coupante, s'il est trop petit, il n'y a pas de remède ; aussi faut-il toujours prendre les mesures un peu grandes.

Quand on estime que la réparation est satisfaisante, on procède à la suture du lambeau qu'on ramène à sa position première.

Les sutures au crin paraissent particulièrement bien tolérées dans l'espèce.

2° *cas. Nez détruits*. — CHAPUT propose d'opérer ainsi : Prendre sur les joues deux lambeaux quadrilatères qui resteront adhérents à la face par leur côté interne. Les lambeaux seront

____

[1] CHAPUT. *Bulletin de la Soc. de chirurgie*, 1894, p. 845.

suturés l'un à l'autre sur la ligne médiane, épiderme en dedans, face cruentée en dehors.

Quelques jours après, aviver à la curette sa face cruentée des lambeaux, mettre en place le trépied métallique et le recouvrir par un grand lambeau frontal avec lequel on formera, en outre, la sous-cloison. Si le lambeau contient quelques follicules pileux, les détruire ultérieurement par l'électrolyse.

VAUTRIN (de Nancy), donne la description d'un procédé réalisant cette rhinoplastie.

1er Temps [1]. — Utilisation, pour former le lobule et les ailes du nez, des parties molles adjacentes à la lèvre supérieure. — A défaut de la persistance des orifices des narines, réunion de deux lambeaux latéraux cutanés de deux centimètres environ de hauteur, adhérents par leur partie inférieure à la lèvre, et taille sur le milieu de cette lèvre d'un lambeau vertical, qui après torsion sur son pédicule, est remonté de façon à former la sous-cloison. L'auvent nasal est alors constitué par l'union des trois petits lambeaux qui prendront, par rapport à la lèvre, une situation perpendiculaire.

2e Temps. — Dégagement de l'ouverture des fosses nasales et formation du plan des lambeaux profonds. — Pour dégager l'ouverture des fosses nasales, il sera souvent nécessaire d'inciser du tissu cicatriciel, des portions cutanées adhérentes, à moins que ces dernières ne soient utilisables pour la constitution du plan profond. En tous cas, on préparera la peau des sillons naso-géniens, pour la suture du plan superficiel. Les lambeaux profonds latéraux seront empruntés aux parties molles qui bordent les fosses nasales et recouvrent les apophyses montantes du maxillaire, en élargissant ces lambeaux vers la base du nez où l'espace à combler est plus considérable. Rabattement des lambeaux en volet autour de la muqueuse bordant les fosses nasales. Suture médiane verticale de leurs bords. Suture de leurs parties inférieures au lambeau des narines et des ailes du nez. Enfin, au niveau de l'épine nasale du frontal, fermeture bien exacte des fosses nasales. Les lambeaux seront taillés, si

---

[1] VAUTRIN. *Revue de chirurgie*, sept. 1899, n° 10, p. 278.

besoin est, aux dépens de la peau des régions naso-géniennes.

3ᵉ Temps. — Installation de la prothèse définitive. — On dégage, en avant et en arrière des points osseux destinés à supporter la prothèse, les parties molles qui gêneraient l'application. Perforation des lames osseuses au niveau de l'épine nasale du frontal, et sur la base des apophyses montantes des maxillaires, en ayant soin de rester en dehors des lambeaux limitant l'étage inférieur du nez. Régularisation du support métallique comme disposition des branches et dimension des tiges. Pour éviter des difficultés dans la pose du support, suppression du prolongement de la branche verticale, destiné à soutenir la sous-cloison. Les trois tiges restantes sont engagées par leurs extrémités dans les orifices préparés à cet effet, et recourbés au-dessous de l'os entre ce dernier et la fibro-muqueuse.

4ᵉ Temps. — Taille et suture du lambeau superficiel. — Dans les cas ordinaires, le lambeau est dessiné sur le front dans une situation très inclinée, afin de n'obtenir sur le pédicule qu'une torsion d'un quart de tour environ. Le pédicule sera reculé jusqu'à l'angle interne du sourcil gauche de préférence, et l'incision inférieure qui le limite sera prolongée un peu plus loin que la supérieure. Le lambeau sera détaché du périoste frontal et rabattu sur la charpente métallique, face cutanée en dehors. Des sutures à points séparés au crin de Florence affronteront les bords de ce lambeau avec ceux de la peau des sillons nasogéniens, et avec ceux du lambeau constitué dans le premier temps. La plaie frontale sera rétrécie par quelques sutures et pansée à plat.

Il est à peine besoin de rappeler que l'opération devra être exécutée sous le couvert de la plus parfaite asepsie et après préparation et désinfection soignée de la peau des régions voisines et des cavités nasales.

En se servant d'une lame de scie étroite, on peut diriger sa section comme l'on veut, et, au-dessous du trou sous-orbitaire, la porter d'abord plus en arrière pour ouvrir plus largement les sinus, puis la ramener un peu en avant pour ne pas dépasser la première molaire.

Cette opération est effrayante au premier abord, dès qu'on a renversé le lambeau ; mais il suffit de le relever et la difformité disparaît aussitôt. Quelques points de suture serviront à le fixer, et comme il sera largement nourri par les deux coronaires, on n'aura pas d'inquiétude sur la vitalité.

CL. MARTIN [1] a décrit un procédé qui n'a encore été employé que sur le cadavre.

Le professeur BERGER [2] a donné à l'Académie de médecine l'observation d'une malade à qui il refit, par cette méthode, un nez complètement détruit : après désinfection minutieuse et longtemps prolongée des fosses nasales, BERGER disséqua deux lambeaux triangulaires dont la base d'implantation correspondait aux bords latéraux du tissu qui représentait l'orifice antérieur des fosses nasales ; ces deux lambeaux furent rabattus de dehors en dedans sur cet orifice, à la façon des battants d'une porte, présentant ainsi leur face cutanée en arrière, leur face cruentée en avant, et leurs bords externes venant se juxtaposer sur la ligne médiane, où ils furent réunis par une suture soignée.

Sur la face antérieure cruentée de ces lambeaux fut appliquée la face cruentée d'un grand lambeau frontal dont les bords furent suturés aux bords de la perte de substance créée par la dissection des lambeaux de la face.

Mais avant de rabattre ce lambeau frontal, on avait fixé sur l'épine nasale et sur les branches montantes des maxillaires supérieurs les extrémités d'un support en platine.

Ce support était ainsi inclus entre deux plans de lambeaux dont l'un fermait l'ouverture antérieure des fosses nasales en présentant en avant sa face cruentée, et l'autre reconstituait les parties molles du nez. Les bords inférieurs de ces deux lambeaux furent suturés aux restes de la sous-cloison et des ailes du nez.

2° FOSSES NASALES

Nous n'avons à étudier comme chirurgie opératoire des fosses nasales proprement dites que les *déviations de la cloison*. Les

[1] Cl. Martin. *Revue de chirurgie*, 1899, n° 8, p. 189.
[2] Berger. Académie de médecine, mars 1900.

myxomes s'opèrent à l'anse galvanique, avec un éclairage spécial. Certaines tumeurs (ostéomes, tumeurs malignes), nécessitent au préalable l'ouverture large par un desprocédé des résection temporaire que nous avons déjà donnés (p. 260).

Les déviations de la cloison se corrigent par deux genres de moyens : La fracture de la cloison à l'aide d'une pince spéciale, la résection sous-muqueuse de la portion saillante.

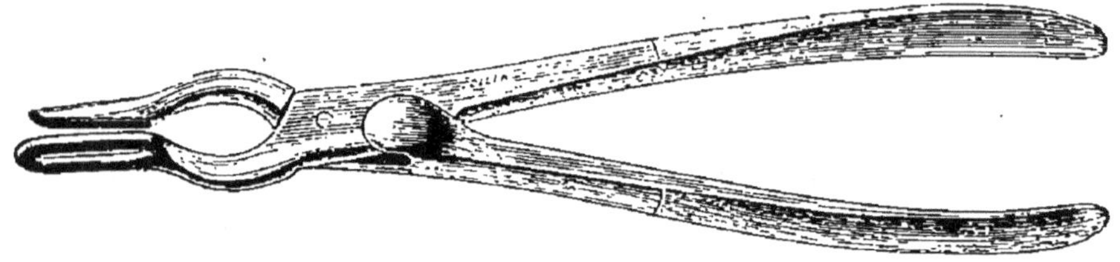

Fig. 265.
Pince de Lannelongue pour redressement brusque de la cloison.

Le *redressement brusque* est obtenu à l'aide d'une pince telle que celle de LANNELONGUE (fig. 265) ; le *redressement lent* à l'aide d'un autre modèle pouvant rester à demeure (fig. 266).

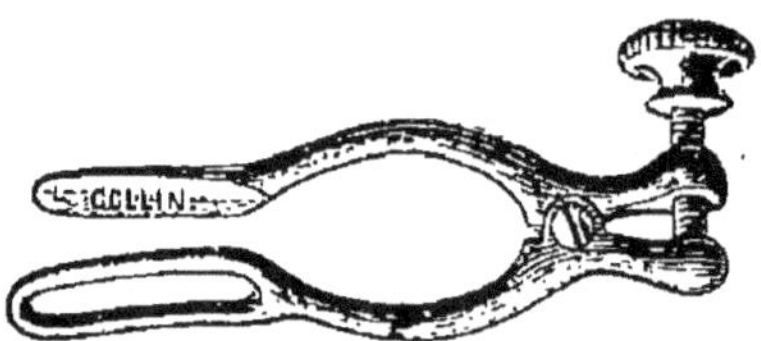

Fig. 266.
Pince à demeure pour redressement lent de la cloison.

La *résection sous-muqueuse* comporte une quantité considérable de procédés[1]. C'est une opération fort simple qui consiste, après anesthésie cocaïnique, à disséquer du côté saillant un lambeau de muqueuse plus grand que la saillie, à réséquer sous ce lambeau relevé toute la portion de cloison qui bombe, en laissant intacte la muqueuse du côté opposé ; puis à rabattre le

[1] Voir ROSENTHAL. *Archives générales de médecine*, 1889.

lambeau disséqué. Pour terminer, on tamponne à la gaze pendant quelques jours les narines du côté opéré. La résection se fait au bistouri ou aux ciseaux, point n'est besoin de scies spéciales ou d'instruments particuliers.

3° ARRIÈRE CAVITÉ DES FOSSES NASALES

Nous étudierons ici la cure des *végétations adénoïdes* et le traitement opératoire des *polypes naso-pharyngiens*.

Adénoïdes. — L'ablation des végétations adénoïdes se fait soit avec un couteau annulaire ou curette fenêtrée, soit avec une pince coupante spéciale.

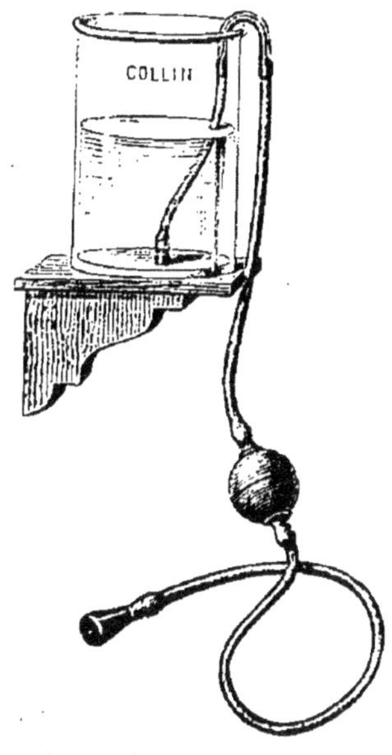

Fig. 267.
Siphon de Weber.

Après anesthésie par le bromure d'éthyle (sauf chez les nourrissons) (voy. p. 24), le naso-pharynx ayant été nettoyé depuis plusieurs jours par des irrigations chaudes à l'eau bouillie simple et à l'aide du siphon de Weber (fig. 267), l'enfant enveloppé jusqu'au cou dans un drap pour éviter les mouvements des bras et des jambes, est assis sur les genoux de l'aide qui l'anesthésie et qui devra maintenir la tête pendant l'opération.

L'anesthésie obtenue, les instruments stérilisés étant à portée de la main, l'opérateur introduit l'abaisse-langue et maintient, de la main gauche, la bouche ouverte pendant que l'aide maintient la tête et le front.

Avec le couteau (fig. 268 et 269). — On introduit l'instrument obliquement et le manche élevé pour lui faire franchir le voile du palais, on le redresse ensuite, le porte en haut vers le plafond du cavum et, appuyant fortement en arrière, on racle

de haut en bas la paroi pharyngienne à plusieurs reprises. La
paroi postérieure curettée, le couteau est passé de même de haut
en bas sur la paroi latérale droite, ce qui est facile de la main
droite ; puis sur la gauche, ce qui est plus difficile avec la même

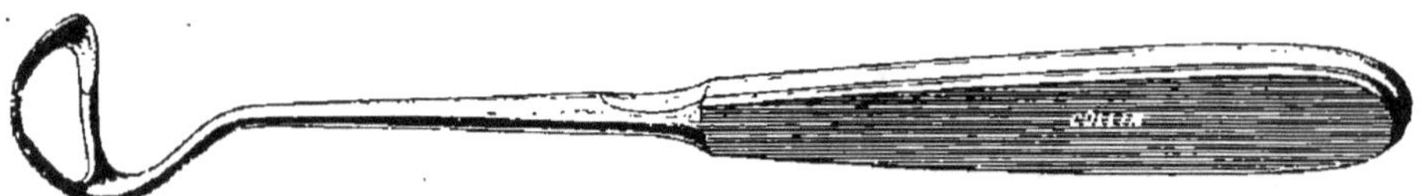

Fig. 268.
Couteau de Schmidt.

main droite, et doit par conséquent être fait avec plus d'attention en portant fortement le manche de l'instrument vers la
gauche de l'opérateur.

La plus grande quantité des petites tumeurs tombe dans
l'œsophage, quelques-unes seulement sont rejetées à l'extérieur
avec le sang. Il faut savoir qu'on ne pourra pas toujours après
l'opération montrer aux parents de végétations grosses.

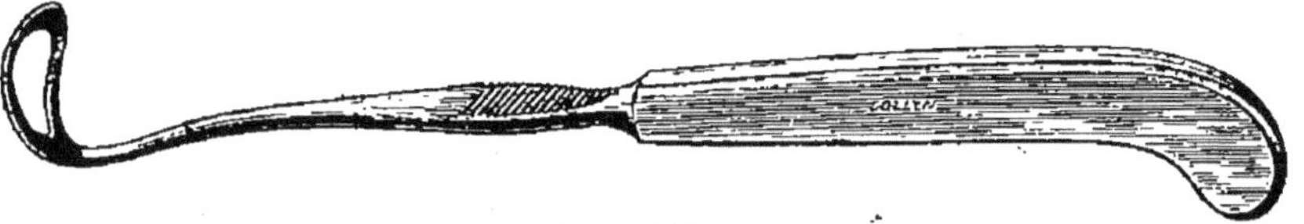

Fig. 269.
Couteau de Lermoyez.

. L'hémorragie immédiatement très abondante par le nez et la
bouche s'arrête vite et dès que l'enfant est réveillé, ce qui est
rapide. Un lavage chaud débarrasse les fosses nasales des caillots et des débris de végétations.

En cas d'hémorragie abondante prolongée, immédiate ou
survenant quelques jours après, il faudrait tamponner l'arrière-
cavité avec de la gaze tassée à l'aide d'une pince courbe ; mais
cet accident est tout à fait exceptionnel.

Pendant quatre ou cinq jours l'enfant reste à la chambre
avec un ou deux lavages par jour, ne prenant que des aliments
liquides, puis il sort peu à peu et reprend sa vie accoutumée.

Avec la pince coupante. — Les mêmes précautions pré- et post-opératoires étant à prendre, après anesthésie, la pince coupante (fig. 270 et 271) est introduite fermée derrière le voile,

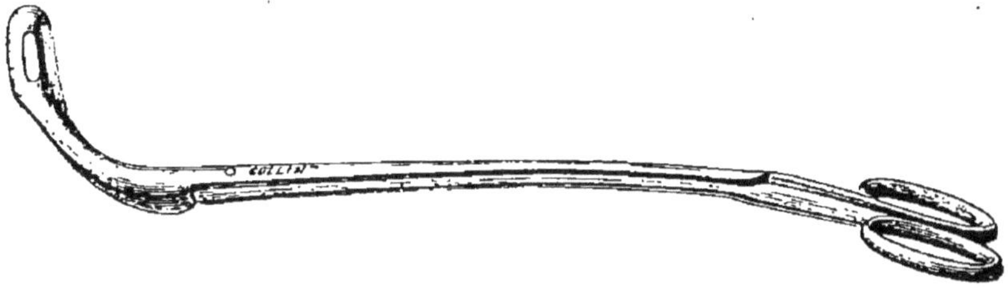

Fig. 270.
Pince coupante pour adénoïdes.

comme le couteau, poussée en haut du cavum vers la paroi postérieure, puis ouverte. On ferme ensuite les mors de la pince et

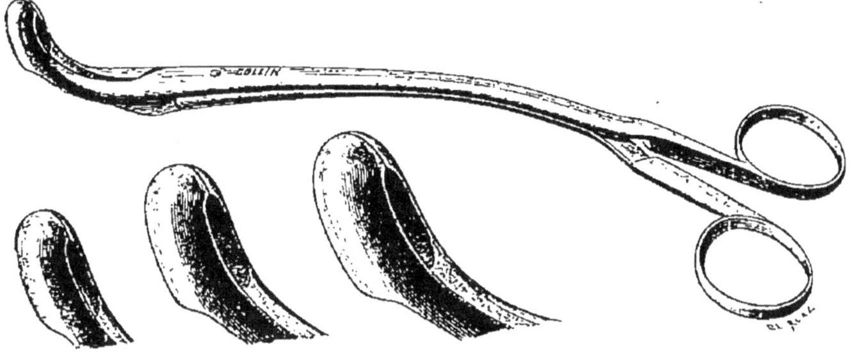

Fig. 271.
Pince coupante de Chatellier.

détache par légère torsion ce qui a été saisi, et cela un nombre de fois aussi grand qu'il est nécessaire pour débarrasser la cavité de ses tumeurs.

Polypes naso-pharyngiens. — Les indications du traitement des polypes naso-pharyngiens varient avec le volume de la tumeur, ses prolongements, l'âge et l'état général des malades, nous n'avons pas à les étudier ici.

La destruction par *méthode lente* (cautérisations ignées, caustiques chimiques, électrolyse) ne comporte pas de description spéciale. Elle peut nécessiter, pour aborder la tumeur par la bouche, l'incision préalable du voile du palais, qui se fait comme pour la destruction par méthode rapide.

La destruction par *méthode rapide* comporte : 1° des précautions pré-opératoires ; 2° presque toujours une opération préliminaire plus ou moins importante permettant d'aborder la tumeur ; 3° l'ablation des polypes ; 4° le traitement de la plaie préliminaire.

1° Précautions pré-opératoires. — Elles ont pour but d'éviter la pénétration du sang dans les voies respiratoires pendant et après l'opération. Trois sortes de moyens peuvent être employés : lier d'avance les carotides externes pour diminuer l'hémorragie ; faire respirer et anesthésier directement par la trachée en obturant les voies aériennes supérieures ; mettre la tête dans une position déclive, pendante, suivant la pratique de ROSE.

Les *ligatures préventives* sont peu employées et du reste peu efficaces.

L'anesthésie par la *respiration directe par la trachée* nécessite d'abord la trachéotomie, puis l'oblitération de la trachée autour de la canule par un ballon insufflé (TRENDELENBURG) ou au-dessus du larynx par tamponnement du pharynx (KOCHER). ou seulement l'introduction d'un tube laryngé muni d'un tuyau de caoutchouc sortant par la bouche (DOYEN). La trachéotomie préliminaire ajoute une opération à celles déjà compliquées que réclame l'ablation du polype, elle expose en outre le poumon aux dangers ordinaires de cette opération ; elle est généralement rejetée. Le tube laryngien encombre la bouche par le tuyau de caoutchouc, et peut facilement être déplacé pendant l'opération.

La *position de Rose*, dans laquelle la tête du malade est placée pendante à l'extrémité de la table d'opération, présente directement en l'air, exposée à la vue, la voûte palatine et le voile du palais ; elle facilite les opérations par cette voie, et le tamponnement rapide du naso-pharynx après l'ablation du polype. Elle est généralement employée dès le début pour l'ablation par voie buccale, et au moment de l'attaque du polype lorsqu'on prend la voie faciale.

2° Opération préliminaire. — Il est rare qu'on puisse arriver directement à la base du polype sans qu'on soit obligé de se créer un chemin par une opération préliminaire. Les voies artificielles ainsi ouvertes sont au nombre de trois : la voie nasale, la voie faciale ou maxillaire, et la voie buccale ou palatine.

La *voie nasale* est créée par l'ouverture temporaire des fosses nasales à l'aide d'un des procédés de rhinotomie ou résection temporaire que nous avons déjà décrits (p. 260). C'est ordinairement l'opération d'OLLIER qui a été choisie.

La *voie faciale* comporte la résection du maxillaire supérieur qui peut être temporaire ou définitive, totale ou partielle. Ces divers procédés de résection seront décrits avec les opérations sur les mâchoires (p. 350), et c'est un des procédés de résection partielle gardant le plancher orbitaire, ou un procédé temporaire, que l'on choisira si le volume et les connexions du polype le permettent.

La *voie palatine* comprend soit la section du voile palatin seul, soit cette section augmentée d'une résection de la voûte osseuse (NÉLATON), soit enfin la résection définitive ou temporaire de la voûte palatine osseuse (CHALOT).

L'incision simple du voile est facile à faire au bistouri, sur la ligne médiane, en tendant la luette à l'aide d'une pince ou d'un fil. Cette incision longitudinale et complète (MANNE) est préférable à l'incision incomplète laissant la luette intacte (DIEFFENBACH MAISONNEUVE), et à l'incision transversale (E. BOECKEL), qui ne créent qu'une boutonnière insuffisante.

L'opération de A. NÉLATON qui agrandit la voie d'accès en réséquant une partie de la voûte osseuse palatine sera décrite avec les résections partielles de la mâchoire (p. 357), ainsi que les procédés à trappe unique ou double de CHALOT qui ouvrent la voûte palatine osseuse.

3° Extirpation du polype. — Quelle que soit la voie employée, lorsqu'on arrive sur la tumeur du naso-pharynx pour en pratiquer l'extirpation, il faut aller vite. L'hémorragie peut être très abondante lorsqu'on pique, pince ou coupe la masse néoplasique, elle s'arrête facilement dès que la tumeur est désinsérée. Le principe est donc, tant que cela est possible, de porter directement à la base d'implantation un doigt qui contourne la tumeur

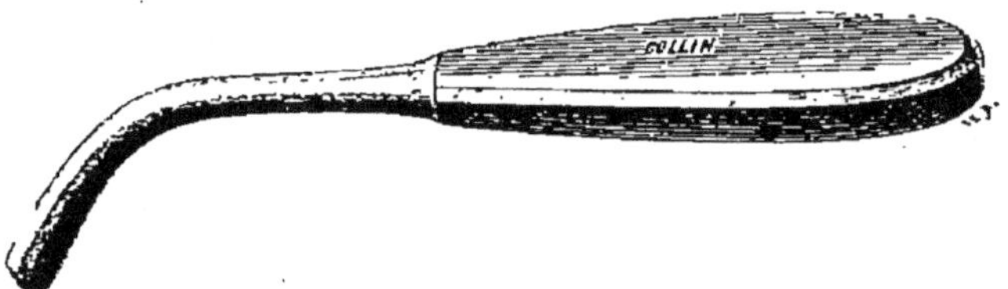

Fig. 272.
Rugine spéciale pour détacher le pédicule (DOYEN).

saisie fortement par une pince à dents solides, de glisser sur ce doigt comme guide de forts ciseaux courbes ou une rugine recourbée latéralement (fig. 272 et 273), et de sectionner rapidement le pédicule. La tumeur enlevée ensuite par traction, on tamponne à la gaze tassée le naso-pharynx pour arrêter le sang et nettoyer.

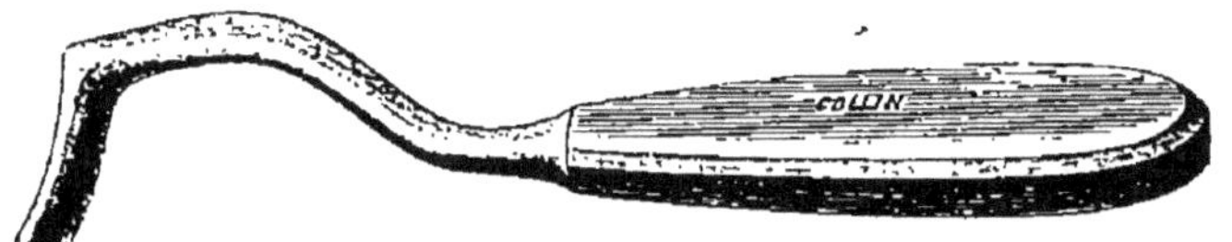

Fig. 273.
Rugine à double courbure (DOYEN).

Enlevant ensuite le tampon, il est bon de revoir la base d'implantation du polype et de ruginer ou de brûler au thermocautère ce qui reste du pédicule. Un nouveau tamponnement serré est pratiqué et laissé plusieurs minutes, pendant qu'on nettoie la plaie d'accès et qu'on endort à nouveau le malade.

Mais il n'est pas toujours possible d'aborder immédiatement le pédicule, des prolongements multiples ou volumineux peuvent s'y opposer. Dans ces cas on fait son possible pour se rapprocher de la technique précédente, coupant d'abord, et réséquant les morceaux de la tumeur qui gênent le passage, morcelant suffisamment pour pouvoir atteindre la base d'implantation et opérer comme précédemment.

4° Traitement de la plaie préliminaire. — Lorsqu'une voie d'accès artificielle a été créée, il peut être indiqué de réparer le plus possible la brèche ainsi faite.

Pour les résections temporaires nasales, maxillaires et palatines, la restauration se fait d'elle-même en remettant les lambeaux en place.

Dans les résections définitives du maxillaire, totales ou partielles mais supprimant la voûte palatine, la restauration de cette voûte est obtenue (LARGHI, LANGENBECK, BILLROTH, OLLIER[1], LEPRÉVOST[2], TUFFIER[3]) en unissant la muqueuse conservée du repli gingivo-génien aux parties molles palatines du côté sain. En réséquant la mâchoire, on aura donc soin de conserver la muqueuse du repli gingivo-génien laissée attachée à la joue, et d'autre part le plus possible de la fibro-muqueuse de la voûte palatine du côté opéré, la suture de ces deux lambeaux fibro-muqueux forme une voûte palatine assez résistante.

Après l'incision du voile du palais simple ou prolongée par la résection de NÉLATON, la restauration se fait par une staphylorraphie ou une urano-staphylorraphie classiques, mais beaucoup plus faciles que pour les divisions congénitales (p. 340).

4° SINUS DE LA FACE

Nous ne décrirons ici que les opérations qui ont pour but d'ouvrir largement, par voie externe ou cutanée, les sinus osseux de la face, dans les cas de suppurations chroniques jugées rebelles au traitement par voie interne ou nasale. C'est donc la *trépanation et le drainage des sinus* frontaux, cellules ethmoïdales,

---

[1] OLLIER. Traité des résections, 1891, t. III, p. 777.

[2] LEPRÉVOST. *Bulletins de la Société de Chirurgie*, 1889, p. 549.

[3] TUFFIER. *Bulletins de la Société de Chirurgie*, 1894, p. 766.

sinus maxillaires, que nous devons étudier, renvoyant aux traités spéciaux pour le traitement par voie nasale (cathétérismes, lavages, ouvertures) de ces sinus.

Sinus frontal. — La *trépanation* se fait par la paroi frontale du sinus : Une incision horizontale droite ou courbe, cachée au niveau du sourcil, rejoint, à la racine du nez, une courte incision verticale médiane et dirigée en haut. L'incision est faite à fond, jusqu'à l'os, dans toute son étendue, et le lambeau angulaire dessiné est relevé en totalité, en décollant le périoste à la rugine.

L'os frontal découvert, on attaque à la gouge et au maillet la partie inférieure et interne de l'os mis à nu, au-dessus de la racine du nez, car on ne sait encore si le sinus est grand ou petit. La gouge est manœuvrée presque horizontalement de façon à enlever des copeaux osseux successifs. Dès que la muqueuse apparaît, ou que le sinus est ouvert, on en reconnaît les dimensions et on agrandit l'ouverture dans tous les sens, d'abord avec la gouge, puis, dès qu'on peut l'introduire, avec la pince-gouge. Il faut réséquer toute la paroi antérieure, à moins que la cavité ne s'étende trop loin en dehors, de façon à ne laisser persister aucune anfractuosité. En bas, si le sinus s'étend vers l'orbite et si la paroi inférieure forme saillie, il faut aussi réséquer cette paroi pour niveler toute la surface.

Le sinus ouvert largement, on en curette la cavité avec soin et on établit le drainage par le nez, en perforant avec une tréphine ou un trocart les lamelles ethmoïdales antérieures et passant par cette perforation un drain dans les fosses nasales. Ce drain peut être introduit de haut en bas, ou si cela se fait difficilement, attiré de bas en haut à l'aide d'un stylet, auquel on le lie.

Le drain placé, le lambeau cutané est rabattu et suturé. Ce drain est maintenu tant que la suppuration persiste, mais retiré et raccourci peu à peu à mesure que celle-ci diminue.

Cellules ethmoïdales. — Ranglaret décrit ainsi, d'après

---

¹ Ranglaret. Th. Paris, Steinheil, 1896.

Gruening, l'ouverture extérieure des cellules ethmoïdales antérieures et postérieures :

« 1° Large incision partant de l'angle supéro-interne de l'orbite, suivant le rebord orbitaire et descendant jusqu'au niveau
de l'angle inféro-interne : cette incision doit être profonde et
arriver jusqu'au périoste ;

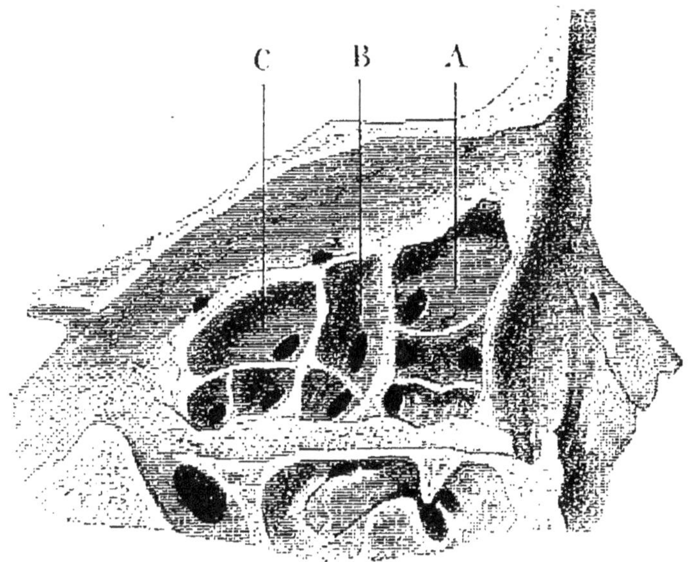

Fig. 274.

Paroi interne de l'orbite droite, montrant les cellules ethmoïdales
ouvertes par la résection de l'os planum et de l'unguis (d'après
Ranclaret).

A, groupe antérieur. — B, groupe moyen. — C, groupe postérieur.

« 2° Décollement du périoste en dedans des voies lacrymales
qui sont rejetées en dehors, mise à nu de l'unguis, désinsertion
du muscle de Horner et enfin décollement plus ou moins
étendu suivant qu'il sera nécessaire, du périoste de la lame
papyracée ;

« 3° Quand ce décollement est terminé, on place un écarteur de
Farabeuf qui récline doucement en dehors le contenu orbitaire ;

« 4° On prend alors une petite curette et on effondre très facilement la lame papyracée, au niveau des cellules malades. Il faut
avoir soin d'agrandir largement cette ouverture en dirigeant la
curette en bas et en dedans jusque dans les fosses nasales. Certains auteurs conseillent de tamponner avant l'opération, l'orifice
postérieur de la fosse nasale, pour éviter l'écoulement du sang
dans le naso-pharynx ;

« 5° Enfin l'opération se terminera par un drainage intra-nasal
et orbitaire de la plaie et suture de l'incision. »

Toutes les cellules ethmoïdales peuvent être atteintes et curet-
tées par le procédé que nous venons d'indiquer. C'est ainsi que
lorsque l'intervention devra plus spécialement porter sur les
cellules postérieures, on prendra comme point de repère le trou
orbitaire antérieur.

On sait qu'une ligne partant de ce point, et se portant un peu
obliquement en bas et en arrière vers la paroi interne de l'orbite,
marque la limite des deux groupes de cellules antérieures et
postérieures. En avant de cette ligne on tombera dans les
cellules antérieures et le méat moyen. En arrière de cette ligne,
la curette pénétrera dans les cellules postérieures et le méat
supérieur. Et si une fois dans les cellules postérieures on pousse
l'instrument directement en arrière on arrive dans le *sinus
sphénoïdal*. On peut alors curetter et gratter ce sinus de la
même façon que les cellules qui le précèdent.

Sinus maxillaire. — L'ouverture du sinus maxillaire se fait
par le rebord alvéolaire (paroi inférieure du sinus) ou par la
fosse canine (paroi antérieure).

Par le rebord alvéolaire. — Il faut d'abord enlever une
dent, si la canine ou une mollaire est cariée, elle sera préférée,
sinon on choisira la première grosse molaire ou la deuxième
petite. Puis on ouvre le fond de l'alvéole avec un perforateur à
main en faisant attention de ne pas enfoncer brusquement l'instrument dans le sinus. L'anesthésie cocaïnique suffit pour cette
opération.

L'orifice percé, et agrandi s'il le faut, on place dans le sinus un drain métallique aussi gros que possible et qu'on laisse à demeure pour permettre les lavages quotidiens.

Par la fosse canine. — Après anesthésie générale, inciser la muqueuse du repli gingivo-génien au-dessus de la canine et des premières molaires, jusqu'au plan osseux, relever à la rugine tous les tissus qui recouvrent la paroi antérieure du sinus et charger ces tissus sur un écarteur qui les relève fortement.

A la gouge ou au ciseau, effondrer cette paroi aussi largement que possible sans remonter trop haut, curetter avec soin la cavité.

Pour drainer il vaut mieux perforer la paroi interne (nasale) du sinus que de placer le drain dans l'ouverture buccale.

Voici comment Luc établit ce drainage nasal[1] : la joue largement écartée, par la perforation du sinus on peut examiner sa paroi interne, on attaque à la gouge cette paroi dans sa partie la plus antérieure et immédiatement au-dessus du plancher de l'antre, on pratique un orifice de un centimètre de diamètre environ, et, à l'aide d'un stylet, on passe dans l'ouverture un drain qui sort par la narine. La plaie buccale est ensuite suturée complètement.

Lubet-Barbon ne place pas de drain dans l'ouverture nasale artificielle.

Fistule du sinus maxillaire. — Dans quelques cas peu fréquents, alors que la cavité ne suppure plus, l'orifice de trépanation ne se ferme cependant pas spontanément. La communication aérienne bucco-nasale à travers le sinus gêne le malade et nécessite la fermeture de cette fistule.

Quénu[2] a obtenu l'obturation par le procédé suivant :

« Je taillai un petit lambeau gingivo-palatin juste suffisant pour recouvrir le trou (qui siégeait au niveau du rebord alvéolaire et en partie à la face antéro-externe de la fosse canine), et

---

[1] In Thèse Liambcy, Paris, Jourve, 1897, p. 45. Thèse de Béliard, Paris, 1901.

[2] Quénu. *Bulletin de la Société de Chirurgie*, 1888, p. 267.

le rabattis de façon que sa face muqueuse fût tournée vers le sinus et sa face cruentée à l'extérieur; j'avivai le rebord alvéolaire opposé de l'orifice fistuleux, mais je tentai en vain d'appliquer des sutures, les fils déchirant le tissu des gencives. Alors je taillai aux dépens de la muqueuse labiale un lambeau rectangulaire que, par glissement, j'appliquai sur le précédent; mais, ne pouvant le suturer à la gencive friable, je le maintins tendu comme un voile contre le lambeau précédent, au moyen de deux fils que je nouai autour des deux dents bordant l'orifice fistuleux. Les deux lambeaux, le gingivo-palatin et le labial, avaient ainsi leur surface cruentée l'une contre l'autre.

Lavages fréquents de la bouche avec une solution de chloral et une solution boriquée, alimentation liquide; je conseille également le silence pendant trois ou quatre jours. Au bout de dix jours, je coupe les fils, la réunion est parfaite. »

IV. — BOUCHE ET ANNEXES

Nous grouperons en cinq parties les organes compris dans cette région :
1º Lèvres;
2º Joues, glandes parotides et C. Sténon;
3º Voûte palatine et voile, amygdales;
4º Maxillaires supérieur et inférieur;
5º Langue.

1º LÈVRES

Nous devons étudier les opérations qui permettent l'ablation des tumeurs des lèvres et notamment des épithéliomes, puis celles qui permettent la réparation des pertes de substances soit congénitales (bec de lièvre), soit acquises (cheiloplasties).

Tumeurs. — L'ablation des *tumeurs bénignes* se fait comme partout ailleurs, nous n'avons pas à y insister.

L'ablation des *épithéliomes* doit être faite largement; si la tumeur est large, la plaie ne présente pas de forme particulière et la réparation de la perte de substance devra être faite par un des procédés de cheiloplastie que nous verrons plus loin.

Si la tumeur est petite, l'extirpation doit en être faite d'après certaines règles qui permettent la réunion immédiate, sans opération complémentaire, et avec le moins de déformation possible.

L'excision d'un petit cancer du bord de la lèvre, ordinairement l'inférieure, peut se faire en enlevant un segment de lèvre limité par une incision semi-lunaire (fig. 275) menée à un cen-

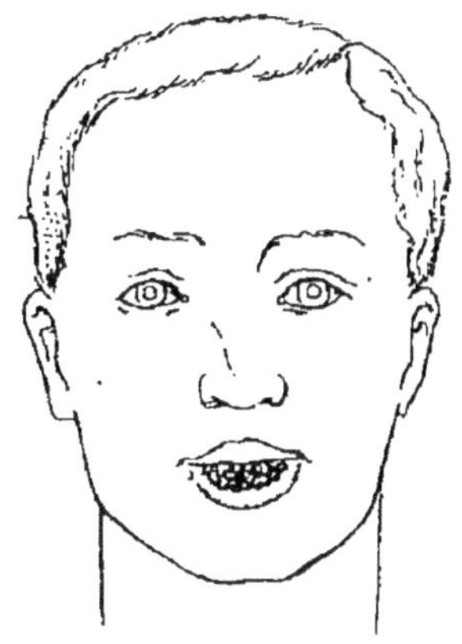

Fig. 275.

Excision semi-circulaire, mauvaise.

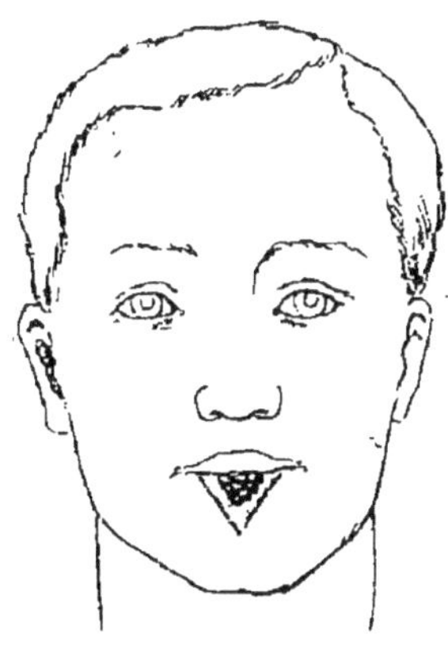

Fig. 276.

Excision cunéiforme.

timètre au moins de la tumeur, mais la réunion après cette excision est disgracieuse.

Mieux vaut exciser un segment en **V** dont la pointe s'éloigne du bord libre (fig. 276), les lèvres de la plaie se rapprochent ensuite dans le sens vertical, ce qui déforme moins la lèvre. Quant au rétrécissement de l'orifice buccal, il gêne peu et se modifie dans la suite.

Pour faire cette excision, on charge un aide de comprimer entre deux doigts toute l'épaisseur de la lèvre à chacune de ses extrémités, près des commissures, pour comprimer les artères coronaires et en faire l'hémostase provisoire. On coupe ensuite *toute l'épaisseur de la lèvre*, muqueuse comprise, du bord libre vers le niveau choisi pour la pointe du **V**, et cela de chaque côté *et loin de la tumeur*. Le segment enlevé, l'aide comprimant toujours, pour réunir on place du côté de la peau le nombre de crins de Florence suffisant pour accoler. Ces points perforant la peau à distance des bords, comprennent toute l'épaisseur de la lèvre *sauf la muqueuse*, ils compriment ainsi les coronaires, et lorsque les fils sont serrés, l'hémostase est assurée, l'aide peut cesser la compression. Pour terminer on réunit la muqueuse du bord libre et de la face profonde par quelques points de catgut.

Le pansement ordinaire, à la gaze, est difficile à appliquer dans ce cas et constamment mouillé par la salive ; mieux vaut isoler la suture par du stérésol ou de l'adhésol sur la muqueuse, et du collodion sur la peau. L'opéré fera de fréquents lavages de la bouche à l'eau chloralée ou oxygénée.

Les ganglions sous-mentaux ou sous-maxillaires doivent être enlevés par des incisions distinctes sus-hyoïdiennes médiane ou latérale, et menées parallèles au maxillaire. Cette extirpation sera pratiquée avant celle de la lèvre pour éviter l'infection des plaies sous-maxillaires.

Bec-de-lièvre. — Les variétés du bec-de-lièvre comprennent : la fissure simple, c'est-à-dire ne portant que sur les parties molle, unilatérale ou bilatérale ; la fissure complexe, prolongée sur l'arcade alvéolaire, aussi uni ou bilatérale.

Comme dans notre *Traité de thérapeutique*, il ne sera question ici que de la fente labiale compliquée ou non de fissure alvéolaire ; la fissure palatine, qui accompagne souvent le bec-de-lièvre, s'opère à une époque différente, par des procédés particuliers que nous décrirons à la « voûte palatine ».

***Fissure simple* unilatérale**. — Cette fissure peut n'être qu'une échancrure du bord de la lèvre supérieure sans adhérence ni déformation nasale, ou consister en une fente élevée avec adhérences profondes à la gencive, ou enfin s'accompagner d'une déformation (élargissement et aplatissement) de la narine correspondante.

Nous décrirons les temps opératoires applicables à ces trois degrés : échancrure simple, fente adhérente, fente avec déformation nasale.

L'échancrure simple peut être opérée exactement comme la
fissure ordinaire, par les procédés à lambeau que nous allons
indiquer. Mais dans ces cas incomplets, A. NÉLATON faisait au
bistouri une incision courbe suivant le bord de l'échancrure et
comprenant toute l'épaisseur de la lèvre ; le lambeau ainsi détaché, écarté par traction, il en résulte une fente ovalaire que l'on
suture dans le sens vertical (fig. 277).

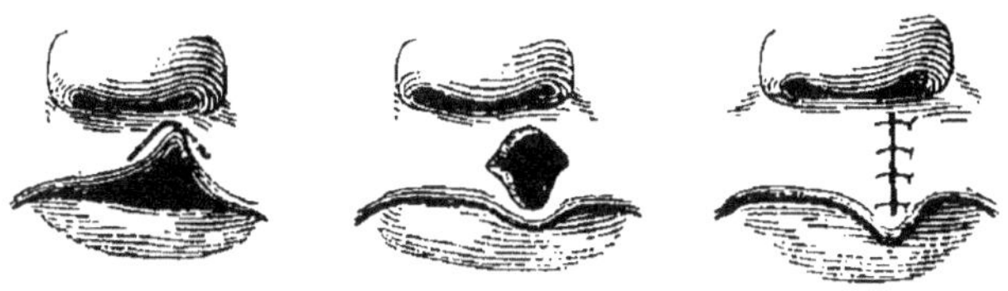

Fig. 277.
Procédé de A. Nélaton.

KIRMISSON [1] préconise le procédé suivant : « La lèvre étant bien
tendue par les doigts d'un aide, je pratique, à quelque distance
au-dessus de l'encoche du bord labial, une incision transversale
à l'aide du bistouri qui transperce la lèvre de part en part. Cette
incision transversale, je la transforme, en exerçant une traction sur le bord libre de la lèvre, en une fente losangique dont
le grand axe est vertical. Puis je maintiens par la suture la
forme que je suis arrivé à donner aux parties. Par ce procédé
la hauteur de la lèvre est augmentée et le bord labial, resté
intact au niveau de l'encoche, se trouve placé sur le même plan
que les parties voisines (fig. 278). »

*La fente labiale avec adhérences gingivales sans déformation
nasale* se comble, après libération et mobilisation des bords de la
fissure, par l'avivement de ces bords et la taille des petits lambeaux muqueux, que l'on renverse en bas pour combler l'encoche
que laisserait le simple accolement de ces bords.

<hr>

[1] KIRMISSON. Maladies chirurgicales d'origine congénitale. Paris,
Masson, 1898, p. 113.

Clémot (de Rochefort) et Malgaigne taillent un lambeau sur chacun des bords (fig. 279), si bien que le renversement et l'acco-

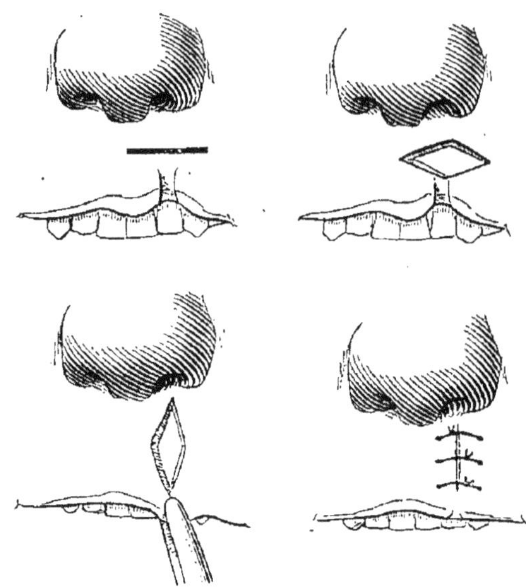

Fig. 278.
Procédé de Kirmisson pour une simple encoche du bord labial.

lement de ces deux petits lambeaux sur le bord libre de la lèvre

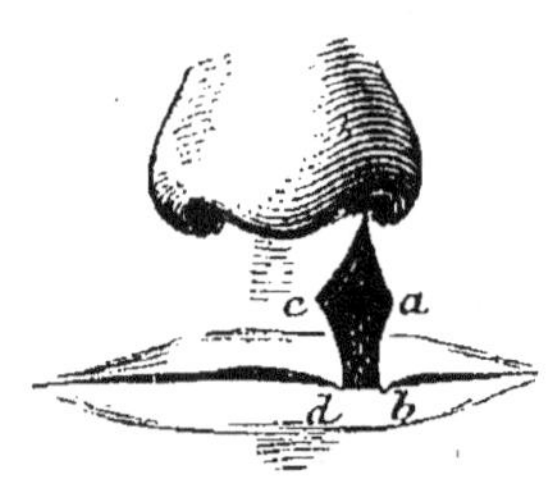

Fig. 279.
Procédé de Clémot-Malgaigne.
Avivement.

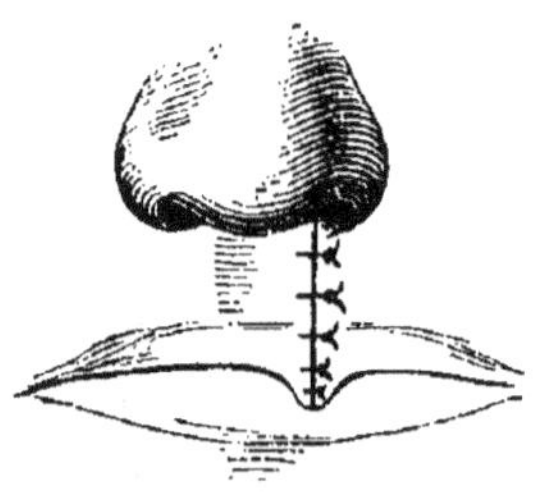

Fig. 280.
Procédé de Clémot-Malgaigne.
Sutures.

détermine la formation d'une petite trompe (fig. 280) qui doit plus tard se rétracter ou être excisée.

Le procédé de Mirault (d'Angers) qui ne taille qu'un de ces

lambeaux et évite la formation de ce bord exubérant est ordinairement employé.

L'enfant endormi au chloroforme et étendu sur une table, on commence par libérer et mobiliser les bords de la fente s'ils sont adhérents : cette libération se fait au bistouri (et non au thermocautère). « D'un coup de bistouri, on fend hardiment le sillon gingivo-labial, et sans sortir de la plaie, en rasant l'os on libère vers la fosse canine et jusqu'au bord de l'échancrure piriforme ; cela doit se faire d'un même trait, et prestement on introduit dans ce sillon cruenté un tampon sur lequel, pendant trois à quatre minutes, on exerce de la compression à la fois avec le pouce et avec l'index, placés l'un sur la peau, l'autre dans la bouche, sur le tampon. » A. Broca[1].

La mobilisation complète, on pratiquera l'avivement puis la taille du lambeau, sans qu'il soit besoin de faire l'hémostase préventive par pression de la lèvre. Le lambeau prend toute la longueur de la fissure, et est taillé du côté le plus long (fig. 281).

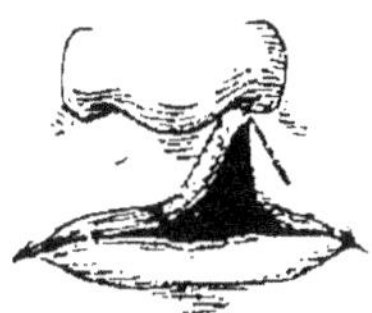

Fig. 281.
Procédé de Mirault (d'Angers).

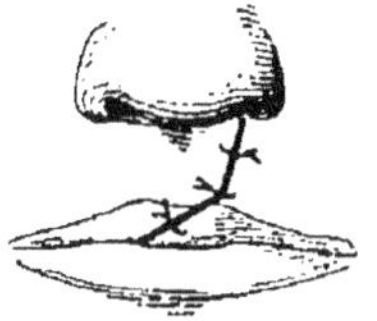

Fig. 282.
Procédé de Mirault. Sutures.

L'avivement du bord opposé comprend tout le bord et l'angle supérieur, et le bord libre de la lèvre sur une longueur égale à celle qu'aura le lambeau rabattu horizontalement.

« Pour aviver le bord muqueux du côté où on ne taille pas le lambeau, on prend ce bord entre le pouce et l'index, et en serrant on peut aviver à blanc; on desserre de temps à autre pour voir où en est le travail en donnant un peu de sang. » (A. Broca loc. cit.)

[1] A. Broca. *Gazette hebdomadaire de méd. et de chirur.*, 12 janvier, 1896, p. 39.

Cet avivement peut être fait au bistouri, mais il est préférable, suivant le conseil de LANNELONGUE, de le pratiquer avec de fins ciseaux courbes, en abrasant la muqueuse.

« Pour tailler le lambeau, on pince entre le pouce et l'index gauches la lèvre en dehors de la base du futur lambeau en enfonçant bien le doigt (pouce ou index suivant qu'on opère à droite ou à gauche) dans le vestibule buccal, et on transfixe le lambeau de bas en haut. La coronaire bien prise ne donne pas, et il est facile de la maintenir jusqu'au moment où on fera la suture, à condition de savoir bien placer le premier fil. Ce fil, qui prendra les trois quarts de l'épaisseur de la lèvre, ira de l'angle obtus du côté avivé à l'angle formé par le lambeau avec le bord de la fissure : on le passe avec une aiguille de Reverdin courbe. Ce sera un crin de Florence de gros calibre. Dès que l'anse est passée, on tire sur le fil, ce qui empêche la coronaire de saigner, et tout en tirant on fait le double nœud : l'hémostase est alors définitivement assurée. Ce fil initial étant noué, on a tout le temps nécessaire pour parfaire l'affrontement avec des points superficiels » (fig. 282). (A. BROCA, *loc. cit.*)

Lorsque la narine est déformée, aplatie, élargie, il faut en même temps corriger cette déviation, il existe dans ce but plusieurs procédés :

GIRALDÈS employait un procédé compliqué dont la description varie suivant les auteurs. Voici celle qu'en donne TERRIER [1], d'après la communication de GIRALDÈS à la Société de Chirurgie de Paris en 1855 (fig. 283).

Quand les incisions sont pratiquées, il y a quatre lambeaux, un à droite (1), et trois à gauche (2, 3, 4). On avive la partie gauche suivant une ligne faisant un angle aigu avec l'horizon ; ce lambeau (4) est renversé en bas et sert à reconstituer le bord libre. Du point où l'on a commencé la taille de ce lambeau on mène une horizontale qui détache la lèvre supérieure de la narine gauche et limite les lambeaux (2) et (3). Le lambeau (1) avivé est reçu entre les deux lèvres de la ligne de section qui s'écartent ; le lambeau (4) vient par sa pointe se fixer en

[1] F. TERRIER, Chirurgie de la face, F. Alcan, 1897, p. 84.

bas et à droite ; quant aux surfaces cruentées du lambeau (3),
après avoir été déformées plus ou moins par traction, elles
viennent se réunir à la partie supérieure de la surface cruentée
droite.

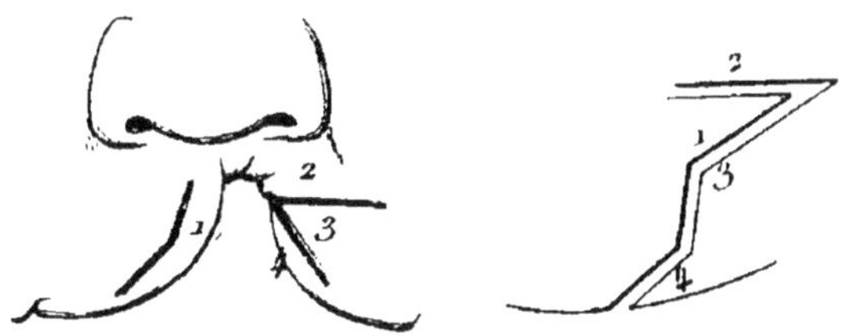

Fig. 283.
Procédé de Giraldès.

Incisions.   Lambeaux en place.

A. Broca[1] dit qu'il suffit, pour corriger cette déformation,
de bien aviver le bord externe de la fente jusqu'à l'extrémité
externe du cartilage de l'aile de la narine, et le bord interne de
la fente jusqu'à l'extrémité supérieure de la sous-cloison. On
affronte ensuite exactement ces deux points par un fil de suture
soigneusement appliqué, ce qui n'est possible que si on a bien
libéré la lèvre des deux côtés, et surtout en dehors jusque sous
la narine.

Berger[2] conseille de détacher complètement l'aile du nez de
la joue et de la lèvre correspondante par une incision intéressant
toute l'épaisseur des parties molles, et de fixer la pointe du lambeau constitué par l'aile du nez, ainsi libérée, à la sous-cloison
préalablement avivée. La narine, dès lors, présente un contour
circulaire, elle forme de nouveau un canal véritable et non plus
seulement une fente ou un trou béant ; l'aile du nez reprend sa
forme arrondie et bombée, l'aplatissement latéral du nez a disparu et la restauration de la forme est aussi parfaite qu'on peut
l'obtenir. En outre l'incision qui a libéré la narine permet d'utiliser les parties molles de la joue elle-même pour reconstituer

[1] A. Broca. *Gazette hebdomadaire*, 12 janvier 1896, p. 38.

[2] Berger, *Bulletin de la Société de chirurgie de Paris*, 1896, p. 238.

la partie supérieure de la lèvre, qui, de la sorte, gagne en hauteur et en solidité.

Kirmisson [1], chez les enfants très jeunes pour qui il faut craindre la perte de sang, recommande le procédé suivant : Après avoir libéré la lèvre et l'aile du nez de leurs adhérences au maxillaire, imprimer à la lèvre un mouvement de torsion qui fait que le bord de la fente (le gauche par exemple fig. 284), de vertical qu'il était devient horizontal (fig. 285); ce bord de la fente retourné vers le nez sert à reconstituer l'orifice de la

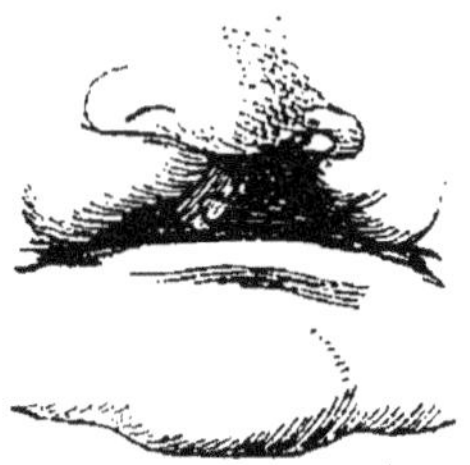

Fig. 284.
Bec-de-lièvre avec étalement
de la narine.

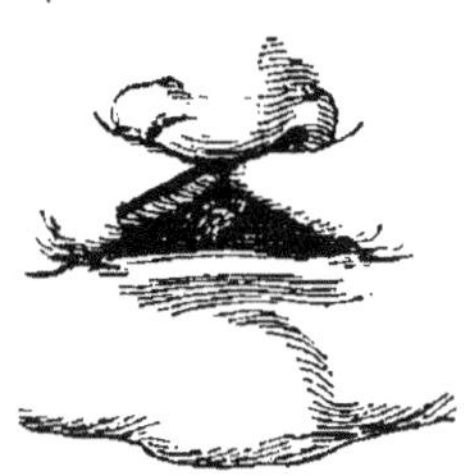

Fig. 285.
Restauration de la narine par
bascule. Lambeau de Mirault
sur l'autre bord (Kirmisson).

narine, qui est ainsi rapproché de la ligne médiane et n'est plus étalé sur la joue. Le bord libre de la lèvre est avivé et sur lui on vient appliquer un lambeau taillé à la façon de Mirault, que l'on emprunte à l'autre bord de la solution de continuité (fig. 285).

Les *sutures*, appliquées comme nous l'avons indiqué, en points séparés, sont faites avec du crin de Florence ou du fil d'argent fin, et serrées juste assez pour assurer le contact.

Le *pansement* est constitué par des lames de gaze stérilisée ou d'ouate légère recouvertes de collodion, sans poudre ni gaze iodoformée.

Les fils seront enlevés du cinquième au huitième jour, en deux fois, en commençant par les superficiels, et il est bon d'en-

----

[1] Kirmisson, *Bulletins de la Société de Chirurgie de Paris*, 1896, p. 243.

dormir de nouveau l'enfant pour enlever les premiers afin d'éviter les tiraillements.

Pendant les jours qui suivent, l'enfant est nourri à la cuiller, la bouche nettoyée chaque fois à l'eau bouillie ; et si l'enfant crie, on comprime légèrement les joues pour éviter les tractions sur la suture.

***Fissure simple*, bilatérale.** — Le mode opératoire dépend du développement du bourgeon médian qui peut être large et ample, ou très petit ou même absent.

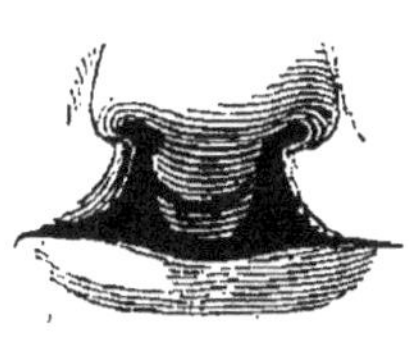

Fig. 286.
Bec-de-lièvre bilatéral. Tubercule médian développé.

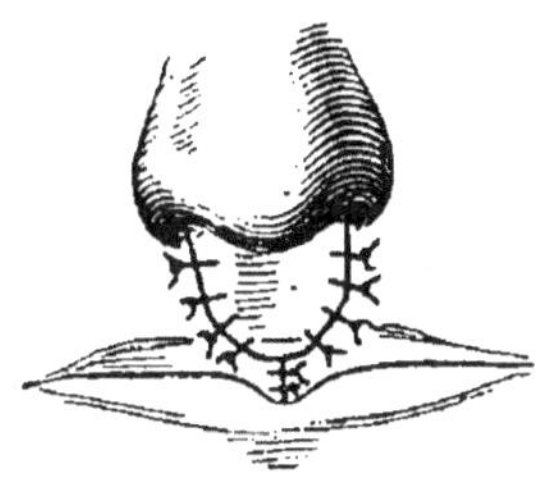

Fig. 287.
Procédé de Mirault. Application bilatérale.

Lorsque le tubercule est grand (fig. 286), le plus simple est de faire des deux côtés l'opération du bec-de-lièvre unilatéral, opérer par un double lambeau taillé à la MIRAULT (fig. 287) successive-

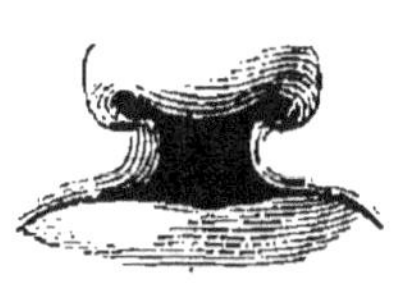

Fig. 288.
Bec-de-lièvre bilatérale sans tubercule médian.

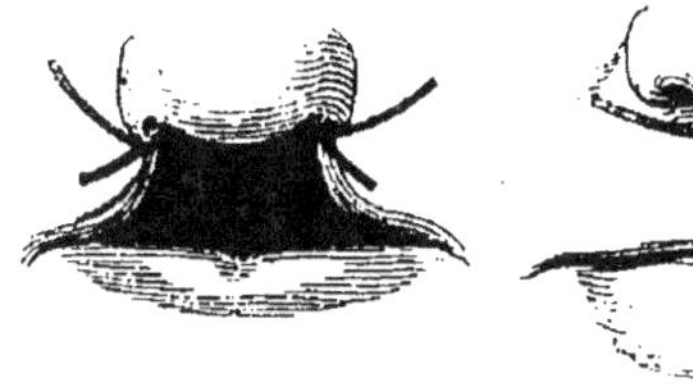

Fig. 289.
Procédé de Malgaigne.

ment sur chaque fente. On ne taillera le second lambeau qu'après avoir placé le point de suture principal à la base du premier.

Lorsque le tubercule est petit ou même absent (fig. 288), les lambeaux seraient insuffisants, et, utilisant toujours ce qui existe du tubercule, on opère par le procédé de Clémot-Malgaigne, taillant un lambeau sur chaque bord de la fente (fig. 289). Pour rapprocher et suturer, on mobilisera les deux moitiés de lèvre par des incisions libératrices sous les ailes du nez (fig. 289). On apportera le même soin à la réfection de la narine que dans le bec-de-lièvre unilatéral et par les mêmes moyens.

Fissure complexe, unilatérale. — La fente alvéolaire (nous ne parlons pas ici de la fissure palatine) peut exister sans saillie de l'os intermaxillaire, le bec-de-lièvre s'opère alors comme dans les cas simples, et la fente osseuse se rétrécit dans la suite.

Si le bord interne de la fente osseuse est très peu saillant, comme cela peut aussi se voir sans fente véritable dans le bec-de-lièvre simple, il suffit d'abraser cette saillie pour niveler la surface osseuse, et éviter la pression de cette légère saillie sur les parties molles restaurées.

Mais si la saillie est notable, ces moyens ne suffisent plus, on emploie le procédé de S. Duplay [1] : après incision de la muqueuse gingivale entre la deuxième incisive et la canine du côté opposé à la fissure, on pratique l'ostéotomie du bord alvéolaire pour mobiliser le promontoire (fig. 290), en le fracturant ou en le détachant au ciseau de l'épine nasale et du vomer. Le Dentu [2] conseille pour cela de débrider la lèvre sous la cloison des narines, d'inciser celle-ci verticalement en face de l'épine nasale, de décoller la muqueuse de chaque côté de la cloison avec une petite rugine droite, et enfin de sectionner l'épine nasale antérieure et le vomer avec un petit ciseau placé horizontalement.

Le promontoire mobilisé, les deux bords de la fente osseuse avivés au bistouri, on refoule dans la fente l'os saillant et on essaie de placer une suture d'argent.

---

[1] S. Duplay. *Bulletins de la Société de Chirurgie de Paris*, 1873, p. 573.

[2] Le Dentu. *Bulletins de l'Académie de médecine*, 1895, p. 384.

A. Broca fait remarquer que, chez les jeunes enfants, les bords
alvéolaires se déchirent sous les fils et que, souvent, on peut se
passer de cette suture.

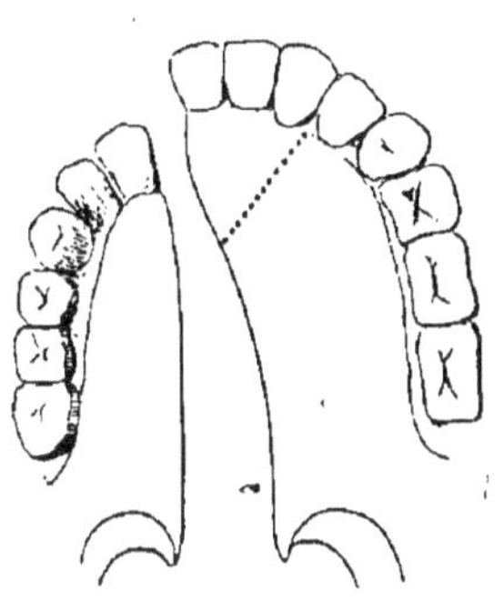

Fig. 290.

Ostéotomie du rebord alvéolaire
(Duplay).

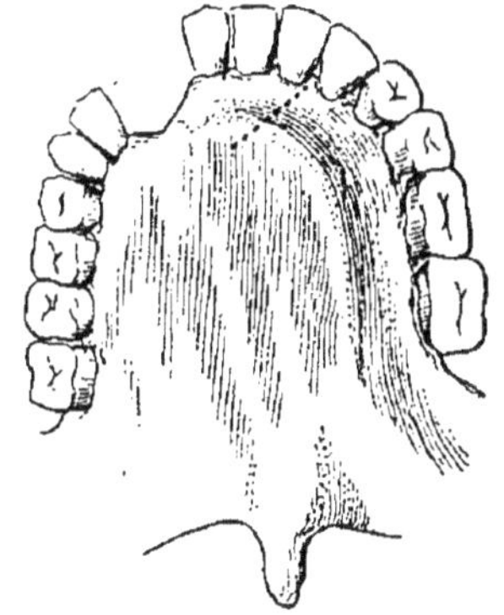

Fig. 291.

Ostéotomie du rebord alvéolaire
lorsque la voûte est intacte (Le
Dentu).

Chez les enfants plus âgés et chez l'adolescent, Le Dentu
recommande un mode de suture spécial (fig. 292) : « Je commence l'opération par l'avivement des bords de la fissure sur

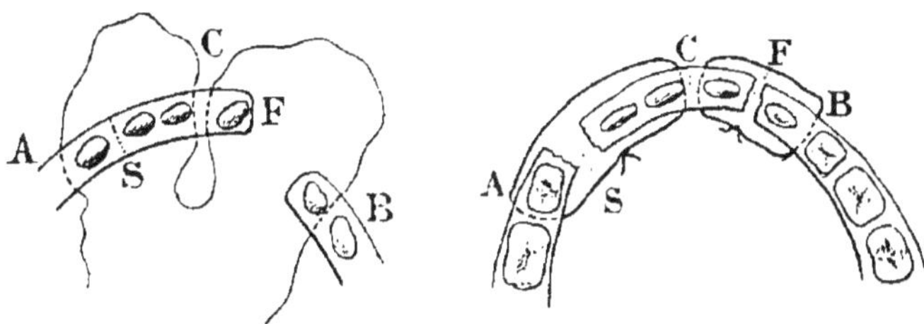

Fig. 292.

Mobilisation de l'os intermaxillaire. Suture de Le Dentu.

F, fissure congénitale. — A, C, B, fil d'argent coupé en deux anses AC et CB.
S, ostéotomie.

une longueur de 1 à 2 centimètres ; alors, avec un drille muni
d'une mèche assez forte, je perfore l'os intermaxillaire à
bonne distance de la fissure (C, fig. 292). Par le trou de la

mèche, j'attire en haut le bout d'un solide cordonnet de soie ; j'attache alors le bout supérieur de ce fil au milieu d'une anse de gros fil d'argent. Le fil de soie me permet d'attirer vers la bouche le milieu du fil d'argent plié en deux. Je perfore alors encore de haut en bas le maxillaire du côté de la fissure (B, fig. 292), ainsi que l'autre maxillaire dans un point qui restera en dehors de la section palatine (A, fig. 292). Par chacune de ces perforations, j'amène en haut le bout d'un fil de soie ; ces deux bouts de fil de soie servent à attirer en bas les extrémités du fil d'argent pliées en boucle.

Alors seulement, je pratique les ostéotomies (S, fig. 292) et je fais le refoulement. Je coupe l'anse du fil d'argent du côté de la bouche et je tords ensemble les deux bouts qui se correspondent à droite et à gauche. De cette façon, l'os intermaxillaire refoulé se trouve solidement fixé par deux anses de fil d'argent dont les nœuds sont facilement visibles derrière l'arcade dentaire.

Au bout de vingt jours, je coupe du côté de la bouche les deux anses de fil d'argent, et je les attire au dehors par une traction énergique. ».

La saillie du promontoire corrigée, on opère la lèvre comme dans les cas simples.

Fissure complexe, **bilatérale**. — Dans la réparation du bec-de-lièvre double avec fissure osseuse, le mode opératoire est subordonné à la situation et au développement du tubercule médian osseux et charnu.

Lorsque le tubercule osseux fait à peine saillie, après refoulement par pression pour effacer cette saillie, on répare la lèvre comme dans les cas simples en utilisant le tubercule charnu ; mais ces cas sont rares.

Le tubercule médian est placé en arrière, quoique faisant une saillie notable ; ou, au contraire, il est appendu en avant de la sous-cloison. Dans les deux cas, il faut d'abord refouler le tubercule osseux dans la brèche du bord alvéolaire, puis utiliser la portion charnue, soit pour refaire la lèvre s'il est en arrière, soit pour refaire la sous-cloison s'il est en avant.

Tubercule osseux. — La *suppression* du tubercule osseux, soit totale (FRANCO, DUPUYTREN), soit par résection sous-périostée (PIECHAUD), est complètement à rejeter pour les raisons que nous avons exposées ailleurs (*Thérapeutique chirurgicale*, p. 326), au moins immédiatement ; il faut toujours le refouler et ne se décider à le supprimer que beaucoup plus tard, s'il est devenu gênant par absence de soudure aux maxillaires.

Le *refoulement par pression* lente à l'aide d'un bandage (DESAULT) ou brusque par fracture (GENSOUL), est de même abandonné aujourd'hui, et c'est le *refoulement par résection* de la cloison en arrière du tubercule qui est utilisé aujourd'hui.

Cette résection comprend un triangle à pointe supérieure taillé dans la cloison des fosses nasales qui forme pédicule au tubercule osseux. La suppression de ce triangle permet le refoulement facile du tubercule dans la brèche alvéolaire.

La résection peut comprendre os et cartilage de la cloison, avec la muqueuse qui les recouvre (BLANDIN), et se fait alors avec de forts ciseaux, les écraseurs de GUERSANT ou de RICHET étant abandonnés. Mais cette résection totale expose aux hémorragies, et on lui préfère, en général, la résection sous-périostée (MIRAULT, CHASSAIGNAC, A. GUÉRIN). Voici comment la décrit A. BROCA (*loc. cit.*) :

« On met l'enfant tête pendante, dans la position de Rose. On fait sur la ligne médiane du pédicule des intermaxillaires internes une incision longue de 2 centimètres ; sur chaque face de la cloison, on décolle la muqueuse avec une rugine étroite et mince, puis en deux coups de ciseaux on enlève le triangle osseux. Dans ce dernier temps il vient un peu de sang, mais cela ne dure que quelques secondes : et immédiatement l'écoulement s'arrête si on refoule en arrière le tubercule devenu mobile, en même temps qu'avec un tampon on exerce pendant trois ou quatre minutes une compression continue sur l'incision muqueuse. »

P. BROCA a conseillé la suture osseuse du tubercule refoulé et avivé sur ses bords, mais cette suture est souvent très difficile à exécuter.

Le tubercule refoulé, la lèvre est réparée ordinairement dans

la même séance ; l'enfant qui était placé tête pendante est
ramené sur le lit, la tête bien fixée par un aide.

La réparation des parties molles se fait comme dans le bec-
de-lièvre simple bilatéral si le tubercule médian est large et
placé en arrière.

Si le tubercule cutanéo-muqueux est appendu en avant de la
sous-cloison, il ne peut être utilisé pour refaire la lèvre, et,
suivant la pratique de DUPUYTREN et de LE FORT, mais après
refoulement et non excision du tubercule osseux, on l'emploie
à la réfection de la sous-cloison en le rabattant en arrière.

La brèche labiale sans tubercule médian est alors considérable et pour la réparer il faut employer les débridements
sur la joue, sous les ailes du nez, comme nous l'avons dit à
propos du bec-de-lièvre simple bilatéral (fig. 293 et 294).

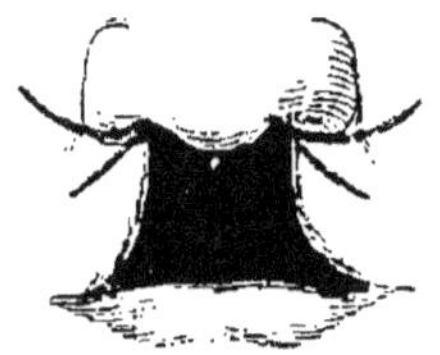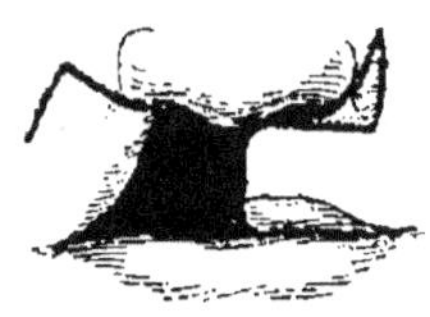

Fig. 293.   Fig. 294.
Cheiloplasties pour bec-de-lièvre.

Cheiloplasties. — Les cheiloplasties sont surtout destinées
à réparer les pertes de substances des lèvres par ulcérations,
cicatrisations vicieuses, ablation large de cancer. Avant d'étudier les procédés qui permettent ces restaurations, nous devons
indiquer comment il est possible d'agrandir l'orifice buccal
rétréci par une cicatrice vicieuse.

Atrésie buccale. — Tous les procédés anciens de cicatrisation lente doivent être délaissés pour l'incision de la commissure et la suture cutanéo-muqueuse des bords de l'orifice ainsi
formé (SERRES).

Mais on peut encore mieux faire en excisant, comme pour
la canthoplastie, un lambeau cutané (au lieu de l'incision cutanée simple) dont la forme triangulaire est très allongée, le som-

met du triangle s'éloignant de l'orifice buccal. La muqueuse, elle, est simplement incisée, et, plus longue que la peau, est renversée en dehors et ourlée à la peau. Le rebord muqueux de la lèvre est ainsi refait par une autoplastie par ourlet ou inflexion (JOBERT, WERNECK, DIEFFENBACH).

Pertes de substance et cicatrices vicieuses. — Lorsque la perte de substance, produite sur une lèvre par ulcération ou exérèse chirurgicale, est trop large pour être réparée par simple rapprochement, il faut mobiliser des lambeaux. Or, pour avoir une lèvre utile, il faut que l'organe créé se rapproche le plus possible de l'organe normal. La restauration d'un sphincter n'est pas possible, mais il est au moins indispensable que la lèvre nouvelle soit formée de deux plans, un cutané et un muqueux. Les lèvres uniquement cutanées à un seul lambeau sont inutiles, se rétractent et s'atrophient.

Toute la question est donc d'avoir ou d'apporter de la muqueuse, car il est toujours possible d'avoir de la peau.

Deux cas bien différents sont donc à considérer, suivant qu'il est possible de reconstituer un plan muqueux indépendant ; ou que, cela étant impossible, on doit transplanter un plan muqueux en même temps que le revêtement cutané.

1° Cas dans lesquels le plan muqueux peut être rétabli. — Dans ce groupe se trouvent surtout les déformations par rétraction cicatricielle cutanée formant ectropion de la lèvre, les ulcérations ou traumatismes ayant intéressé surtout la peau.

Il suffira alors, le plan muqueux étant rétabli, de pratiquer une *autoplastie cutanée* à lambeau unique par les méthodes ordinaires, et ce sont les seuls cas dans lesquels ces lambeaux uniquement cutanés peuvent être utilisés.

Pour reconstituer le *plan muqueux*, BERGER[1] a insisté sur les moyens à employer : dans l'ectropion cicatriciel, on libère le bord de la muqueuse par une incision, on la dissèque, on la relève en prenant avec elle les faisceaux de l'orbiculaire qui n'ont pas été détruits.

[1] BERGER. VIII° congrès français de chirurgie, Lyon, 1895.

Lors de destruction par traumatisme ou ulcération, s'il reste une partie du bord libre de la lèvre inférieure adhérente à la cicatrice, on recherche et libère tout ce qui reste de ce bord libre de manière à reconstituer les éléments d'une bordure muqueuse qui puisse circonscrire un orifice buccal, un peu rétréci mais encore suffisant. Puis on relève la cicatrice qui adhère à la mâchoire pour en faire un lambeau dont la base se continue avec la gencive, et vient constituer la face interne de la future lèvre. Ce lambeau est suturé aux bords de la perte de substance et le bord muqueux est soigneusement formé.

Pour refaire ce plan muqueux à la lèvre inférieure, SCHULTEN [1] emprunte la muqueuse à la lèvre supérieure : on dessine un lambeau en forme de pont, large de 1 centimètre à 1 centi-mètre et demi, formé par une partie de la muqueuse buccale et du sphincter, et qu'on détache de la face interne de la lèvre saine sur toute sa longueur. Ce lambeau, dont les deux extrémités correspondent aux commissures labiales, est attiré en bas de la perte de substance, afin que l'on puisse suturer son bord inférieur à la muqueuse alvéolaire et son bord supérieur au bord du lambeau cutané qui formera la lèvre. La perte de substance de la lèvre saine est fermée par suture.

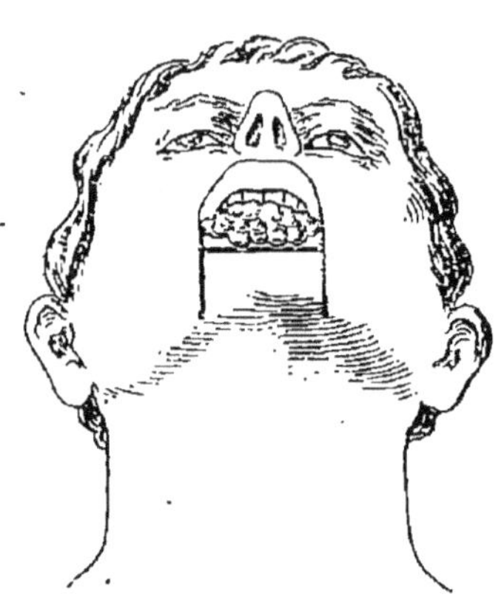

Fig. 295.
Cheiloplastie. Procédé de
Chopart.

Le plan muqueux reconstitué on le recouvre d'un *lambeau cutané* obtenu par les méthodes autoplastiques ordinaires : La méthode française est représentée ici par le procédé de CHOPART (fig. 295) qui fait remonter sur la lèvre la peau du menton et de la région sus-hyoïdienne, libérée par deux incisions verticales parallèles, prolongeant celles de la perte de substance. Ce pro-

[1] SCHULTEN. Congrès de l'association des chirurgiens du Nord, tenu à Gothembourg, juillet 1893.

cédé est, du reste, mauvais, à cause de la rétraction ultérieure.

Le procédé de J. N. Roux modifié par LISFRANC (fig. 296), est du même genre, le lambeau mentonnier et sus-hyoïdien n'est libéré

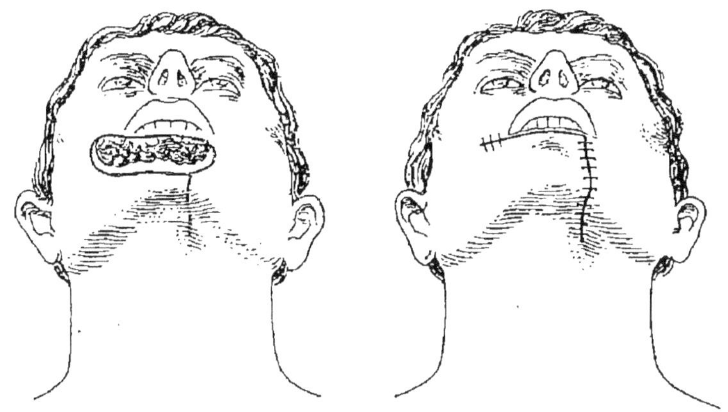

Fig. 296.

Cheiloplastie. Procédé de Lisfranc.

Incision.   Lambeau en place.

que par une incision verticale, puis remonté après dissection.

La méthode indienne est utilisée par le procédé de BERG qui taille au menton et à la région sus-hyoïdienne, latéralement, un lambeau quadrilatère qui, basculé, comble la plaie.

Mais la méthode italienne trouve dans ces cas une de ses meilleures indications, et BERGER[1] a insisté sur les services que rend alors un lambeau pris sur le bras. Le bras est fixé sur la tête au moyen d'un gantelet prenant la main, l'avant-bras et le coude, et les rattachant à une capeline solidement fixée à la tête et au cou à l'aide de courroies (comme pour la rhinoplastie).

2° Cas dans lesquels le plan muqueux ne peut être reconstitué indépendamment du lambeau cutané. — Tous les procédés à plan uniquement cutané doivent être rejetés ici et l'on ne peut employer que des procédés à *lambeaux cutanéo-muqueux.* Pour tous ces lambeaux, pris aux joues et

---

[1] BERGER. *Bulletin de la Société de Chirurgie,* Paris, 1891, p. 735 et Congrès de Lyon, 1895.

aux lèvres, le bord qui constituera le bord libre de la nouvelle lèvre, devra être ourlé avec soin par une suture cutanéo-muqueuse. Et même, s'il est possible, on fera sur le bord une *auto-plastie par inflexion* en gardant la muqueuse plus longue que la peau, pour la renverser comme nous l'avons indiqué en parlant de l'atrésie de l'orifice buccal.

Ce point particulier établi, les lambeaux qui formeront la lèvre comprennent toute l'épaisseur de la joue ou de la lèvre saine, de peau à muqueuse et sont mobilisés par des incisions libératrices variées, puis glissés ou tordus d'après les méthodes française et indienne pour combler la perte de substance. Ces variétés constituent un grand nombre de procédés différents dont nous donnons quelques exemples :

Méthode française.

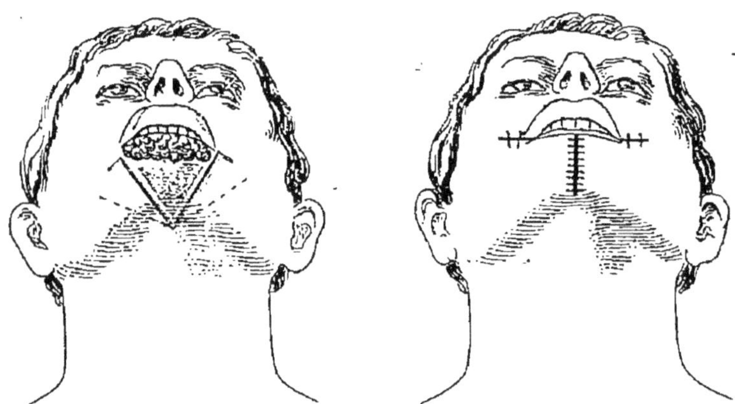

Fig. 297. — **Procédé de Celse.**

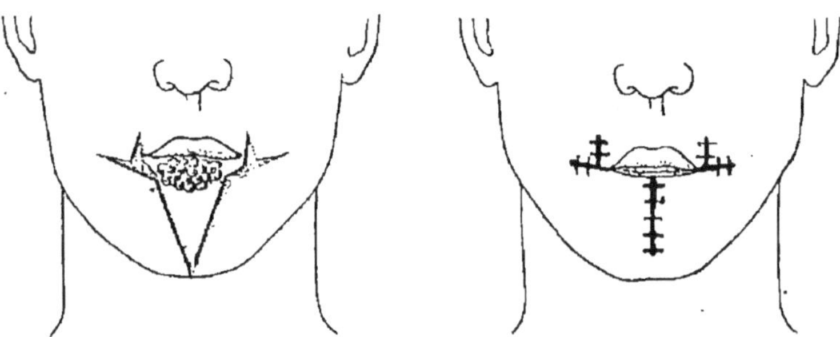

Fig. 298. — **Procédé de Malgaigne.**

18.

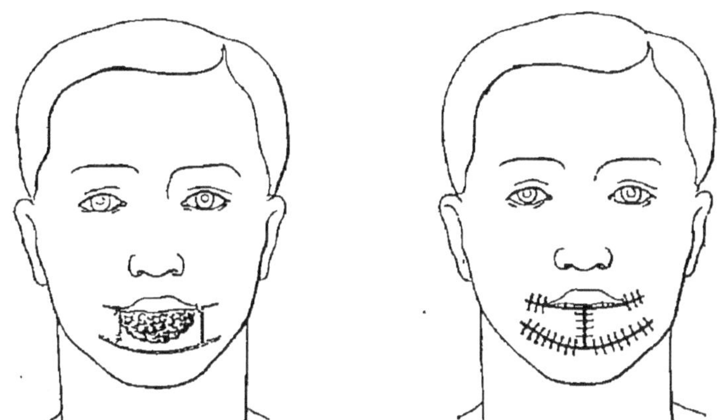

Fig. 299. — *Procédé de Malgaigne.*

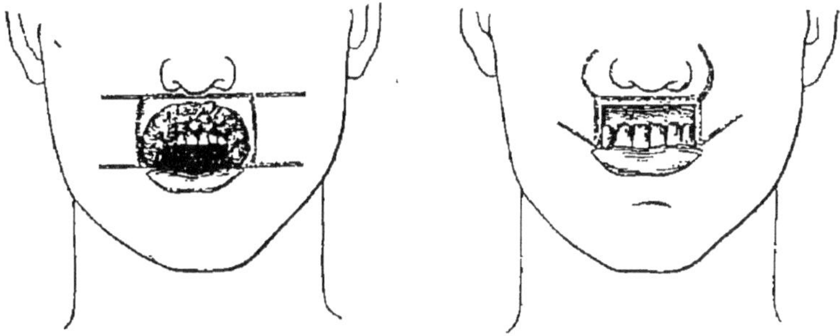

Fig. 300. — *Procédés de Bruns et de Le Fort.*

Méthode indienne.

1° Lambeaux pris sur la joue et la lèvre malade.

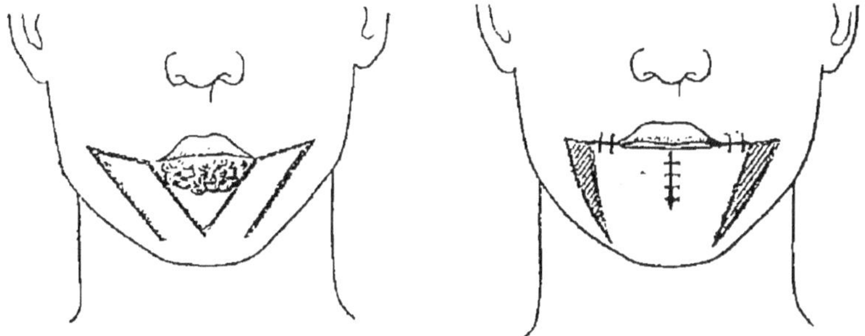

Fig. 301. — *Procédé de Dieffenbach.*

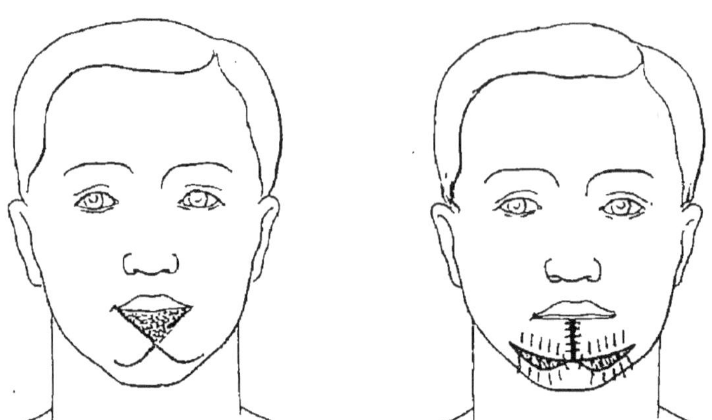

Fig. 302. — *Procédé de Syme-Buchanam.*

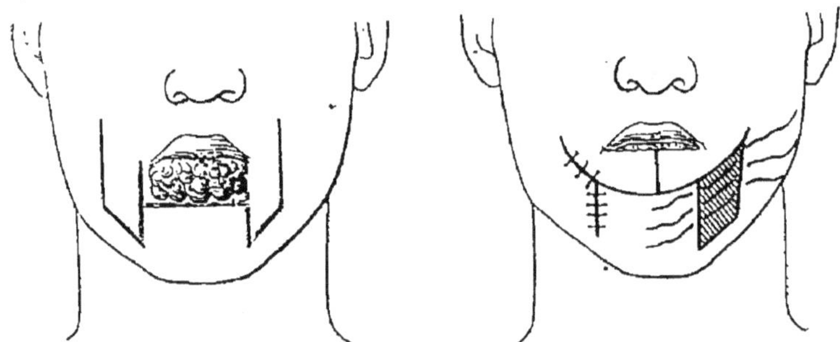

Fig. 303. — *Procédé de Sédillot.*

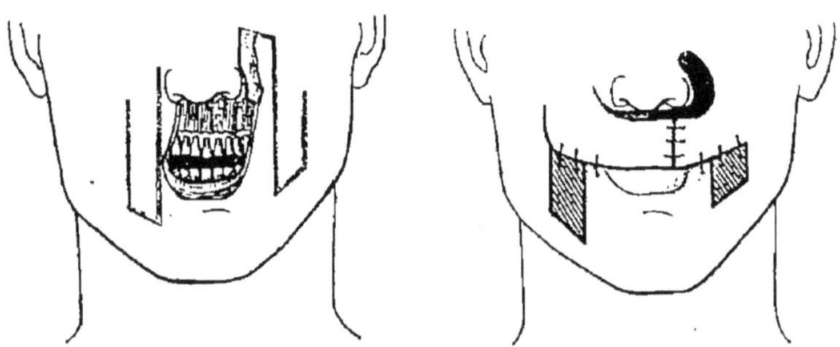

Fig. 304. — *Procédé de Malgaigne-Sédillot.*

2° **Lambeaux pris sur la lèvre saine**.

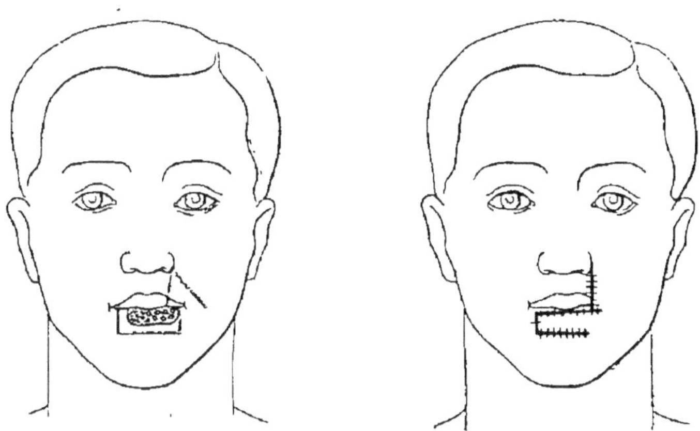

Fig. 305. — *Procédé d'Estlander* [1].

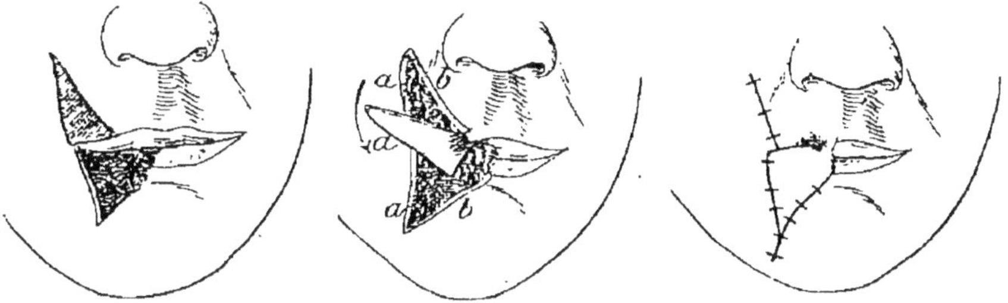

Fig. 306. — *Procédé de Larger* [2].

2° JOUE, GLANDE PAROTIDE, CANAL DE STÉNON

Nous devons étudier l'extirpation des *cancers de la joue*, la réparation par autoplastie des pertes de substances étendues ou

[1] MORESTIN (*Bulletin de la Société anatomique*, 6 novembre 1903) améliore ces procédés de la façon suivante : au lieu de réséquer la bordure muqueuse du bord labial du lambeau basculé, on sépare d'abord cette bandelette muqueuse de la partie de la lèvre qui formera le lambeau, la laissant appendue à la portion de la lèvre qui reste en place. Après la mobilisation et la suture en place du lambeau, après fermeture de la plaie d'emprunt, le ruban de muqueuse est employé à border la nouvelle commissure et à refaire le bord labial.

[2] *Idem.*

génoplastie, l'extirpation de la glande parotide, et la cure des *fistules salivaires* du canal de Sténon.

Cancer de la joue. — Les *cancers cutanés* sont extirpés comme partout, par dissection large et profonde sans intéresser la muqueuse si elle est intacte ; la réparation est faite par des autoplasties simples, dissection et glissement des bords de la plaie.

Si le cancer a atteint la muqueuse, l'opération est la même que pour l'épithéliome parti de la muqueuse.

Nous avons dit ailleurs (*Thérapeutique chirurgicale,* p. 332) quelle était la gravité et la malignité de ces *cancers nés sur la muqueuse buccale.* Lorsque la tumeur est encore limitée à la joue sans adhérences maxillaires, sans perforation, qu'il y ait ou non adénopathie secondaire, il faut enlever en masse et en la dépassant partout la tumeur génienne, sans ménager les téguments externes, en débridant au besoin la commissure buccale, sans s'inquiéter de la façon dont on pourra réparer, les ganglions sont extirpés d'abord et par une incision spéciale.

Pour la réparation, elle se fait par rapprochement et suture de la peau, si cela est possible. Il en est rarement ainsi, et souvent on devra recourir à un des procédés de génoplastie que nous étudierons bientôt.

Lorsque le cancer plus étendu adhère à la mâchoire et s'accompagne d'une volumineuse adénopathie sous-maxillaire et même génienne, l'indication d'une intervention opératoire est fort discutable étant donnés les dangers immédiats à courir et la rapidité ordinaire de la récidive. Cependant cette extirpation est possible, et voici la technique qu'indique MORESTIN[1] pour ces cas spéciaux :

« 1° Tracer deux longues incisions cutanées partant soit de la commissure labiale, soit l'une de la lèvre supérieure, l'autre de l'inférieure, suivant que leur angle de réunion est ou non respecté

---

[1] MORESTIN. XIII° congrès international de 1900, Paris. Section chir. générale. Cancer de la joue.

et allant se terminer au-devant du sterno-mastoïdien à la hauteur de la grande corne de l'hyoïde. Leur trajet est variable, elles sont plus ou moins distantes l'une de l'autre selon l'étendue des téguments qu'il faudra sacrifier.

« 2° Attaquer la tumeur cancéreuse par la région sous-maxillaire. La masse formée par les ganglions et la glande est libérée par dissection en arrière, en bas et en dedans. L'artère faciale est sectionnée après avoir été vue et pincée préventivement ainsi que, la veine faciale. La masse est laissée appendue au maxillaire mais séparée soigneusement du plan profond, hyo-glosse, grand hypoglosse et veines. Le digastrique, le mylo-hyoïdien sont à nu dans la plaie, l'artère sous-mentale a été vue, pincée et sectionnée.

« 3° Dissection de la peau sur la lèvre supérieure de la plaie d'en haut. Section antéro-postérieure des plans profonds de la joue au-dessus de la tumeur, libération de l'attache inférieure du masséter.

« 4° Le maxillaire est scié en avant, plus ou moins près de la ligne médiane. Généralement les lésions obligent à reporter cette section jusqu'à la hauteur de l'incisive latérale.

« 5° Le maxillaire est alors porté en dehors et le plancher buccal sectionné d'avant en arrière.

« 6° Section à la scie de la branche montante dans le sens antéro-postérieur, au-dessus du plan formé par la surface libre des couronnes dentaires.

« 7° Pincement de la dentaire inférieure à son entrée dans le canal osseux. Il faut la saisir avant de détacher le maxillaire : l'on ne voit pas saigner l'artère.

« 8° Les insertions du ptérygoïdien interne sont alors coupées, et le bloc cancéreux est extirpé d'une seule pièce.

« 9° La muqueuse conservée du plancher buccal est décollée, libérée jusque sur la langue et relevée en haut, fixée par des sutures à la tranche de section de la bande restante de muqueuse génienne. On arrive ainsi habituellement à faire une paroi muqueuse presque complète.

« 10° Il faut, sur ce plan muqueux, mettre un plan cutané. Le rapprochement des lèvres de la plaie peut suffire en raison du vide créé par la perte de substance de la mâchoire, si l'on a pas trop sacrifié de peau. Dans le cas contraire il suffit parfois de décoller la peau sur la joue et vers le cou pour qu'elle prête et se laisse suturer. Au besoin, des incisions libératrices facilitent grandement ces déplacements. Autrement il faut recourir aux lambeaux proprement dits. » (Voy. *Génoplastie*.)

Génoplasties. — Dans les cas de perforation par gangrène, ulcérations ; dans les cas de constriction cicatricielle des mâchoires surtout à forme antérieure ; après l'ablation de tumeurs malignes géniennes, la réparation peut nécessiter l'apport de lambeaux autoplastiques. Comme pour la lèvre il est de toute nécessité, pour éviter la rétraction complète, que la nouvelle joue soit épidermisée sur ses deux faces.

Lorsqu'on pourra réunir la muqueuse, ou amener à la joue, par décollement, la muqueuse du plancher de la bouche (dans les cas où la mâchoire inférieure a dû être réséquée), il suffira de doubler ce plan muqueux par un lambeau cutané à un seul plan, pris suivant

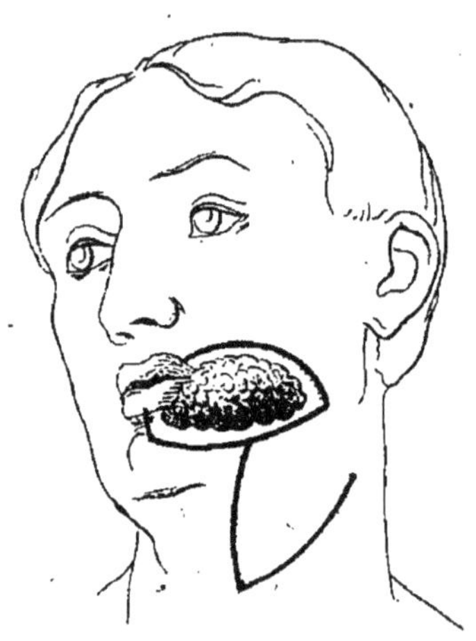

Fig. 307.
Génoplastie.

les règles générales d'autoplastie. Ce lambeau cutané sera obtenu d'après la méthode indienne et pris au front et à la tempe ou au cou (fig. 307), ou d'après la méthode italienne et pris au bras comme pour la lèvre ou le nez.

Lorsque la muqueuse manque, le double revêtement épithélial ne peut être obtenu que par la superposition de deux lambeaux cutanés accolés par leurs faces cruentées, comme nous l'avons déjà vu pour la rhinoplastie.

Ces deux lambeaux peuvent être taillés l'un au front, l'autre au cou (BARDENHEUER), les plaies du front et du cou étant comblées, partie par sutures, partie par greffes de Thiersch.

Israel, Lauenstein [1] ont employé un autre procédé qui consiste à tailler un long lambeau cervical descendant jusqu'au thorax, à recourber vers en hant l'extrémité inférieure de ce lambeau qui va d'abord former la muqueuse de la joue en tournant sa face cruentée en dehors; puis lorsque cette portion est prise, le revêtement cutané de la joue est obtenu en repliant sur lui-même le reste du lambeau cervical après section de son pédicule, et l'appliquant face cruentée contre la face cruentée du premier.

Lauenstein commence par faire passer sous un pont cutané vertical du thorax un lambeau voisin retourné sur lui-même. Il forme ainsi d'avance les deux plans épidermiques. Lorsqu'ils sont soudés, il sectionne le pédicule du lambeau retourné et, prolongeant au cou les incisions verticales du pont cutané, coupant en bas le pédicule inférieur du double lambeau, il le renverse en haut et l'applique sur la joue.

Du reste le lambeau qui doit former la muqueuse pourrait être pris au front ou au cou par méthode indienne en le retournant, et le deuxième lambeau destiné à former la peau obtenu par méthode italienne. Les combinaisons peuvent être nombreuses et variées suivant les indications.

Tumeurs de la parotide. — *L'extirpation des tumeurs encapsulées* se fait facilement en plaçant l'incision cutanée en arrière de l'angle de la mâchoire, près du bord du sterno-mastoïdien, dans le sens vertical ou un peu oblique en bas et en avant, afin d'éviter la blessure des branches du nerf facial. La capsule ouverte, l'énucléation se fait lentement au doigt.

Mais lorsqu'une tumeur maligne à envahi la glande, si l'on veut l'extirper il faut sacrifier, avec la glande, le nerf facial et les vaisseaux qui la traversent.

L'extirpation totale de la glande parotide est fort difficile et dangereuse à cause des rapports profonds avec la carotide interne, la jugulaire interne et les nerfs du trou déchiré posté-

---

[1] XXIIe congrès de la société allemande de chirurgie, Berlin, avril 1893.

rieur. Voici, d'après J. L. Faure[1], la technique de cette opération bien rarement indiquée.

Incision. — La joue et la région temporale étant rasées, on fera une grande incision en **T** dont les deux branches, l'une verticale, l'autre horizontale seront perpendiculaires l'une à l'autre (fig. 308).

L'incision verticale, qu'il ne faut pas craindre de faire trop longue, passera le plus près possible du tragus et du conduit auditif, au niveau du bord postérieur de la parotide qu'il faut pouvoir aborder facilement. Commençant à 3 ou 4 centimètres au-dessus de la racine du zygoma, elle descendra jusqu'à 5 centimètres environ au-dessous de l'angle de la mâchoire, s'arrêtant au niveau du bord antérieur du sterno-mastoïdien et empiétant au besoin quelque peu sur la face externe de ce muscle.

Cette incision doit avoir 12 centimètres et au besoin près de 15. Sur elle tombera perpendiculairement une incision horizontale située à un travers de doigt au-dessous de l'apophyse zygomatique et parallèlement à elle. Elle se trouve ainsi à peu près au niveau du canal de Sténon et du pédicule antérieur de la glande qu'il sera très facile de voir, de lier et de sectionner. Elle commence en avant aussi loin qu'il sera nécessaire, c'est-à-dire à hauteur de l'extrémité antérieure de la parotide accessoire, et se porte directement en arrière pour tomber sur l'incision verticale au-dessous du tragus, non loin de la commissure du lobule de l'oreille.

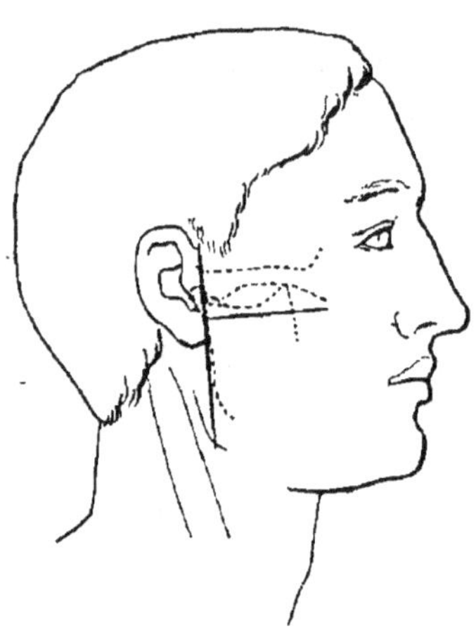

Fig. 308.

Ablation totale de la glande parotide. Incision de J.-L. Faure.

---

[1] J. L. Faure. *Gazette des hôpitaux*, 23 mars 1895, p. 359.

Dès qu'on a disséqué les deux lambeaux supérieur et inférieur limités par les incisions, on a sous les yeux la parotide tout entière, dans sa hauteur comme dans sa largeur, du bord postérieur à l'extrémité antérieure de la parotide accessoire.

Dissection de la peau. — L'incision faite, on disséquera successivement le lambeau supérieur et le lambeau inférieur en passant immédiatement sous la peau, en dehors de l'aponévrose parotidienne. Cette dissection est facile. Il faut faire une hémostase soignée, il n'y aura pas seulement économie de sang, mais encore économie de temps. Une fois la peau disséquée et la parotide accessible sur toute sa surface, il est évidemment préférable, ainsi que le conseillait déjà BÉRARD, de conduire l'opération de bas en haut, de l'extrémité inférieure vers la supérieure.

Dissection de la partie antéro-inférieure. — Il est bon de mobiliser d'abord la glande à sa partie antérieure et de mobiliser le prolongement massétérin.

Avant tout, au niveau de l'extrémité antérieure de la région massétérine on ira saisir entre deux pinces le pédicule antérieur (canal de Sténon, artères et veines transverses de la face, filets du facial) (1, fig. 309). Aussitôt après, on commence à isoler du masséter le prolongement antérieur de la glande. La chose est fort simple, la zone massétérine étant facilement décollable.

Le prolongement antérieur de la glande étant complètement décollé, il peut même être renversé de façon à tourner en dehors sa face profonde.

Le masséter est à nu, l'angle de la mâchoire découvert.

C'est alors qu'on commence à décoller l'extrémité inférieure de la glande.

Vers la partie la plus inférieure se trouve le pédicule constitué par la veine jugulaire externe (5, fig. 309) qui, naissant souvent sous la glande et se détachant de sa face interne, est, à son origine, assez profonde. En soulevant avec précaution l'extrémité inférieure de la glande, on l'aperçoit facilement et on la saisit.

Comme il faut avant tout éviter d'entrer dans la parotide et de la dilacérer, il vaut mieux reprendre le bistouri et entrer dans la loge du sterno-mastoïdien. Il faut disséquer le bord antérieur du muscle, en se tenant sur les fibres musculaires elles-mêmes, et rejeter vers le haut, avec la glande, la couche

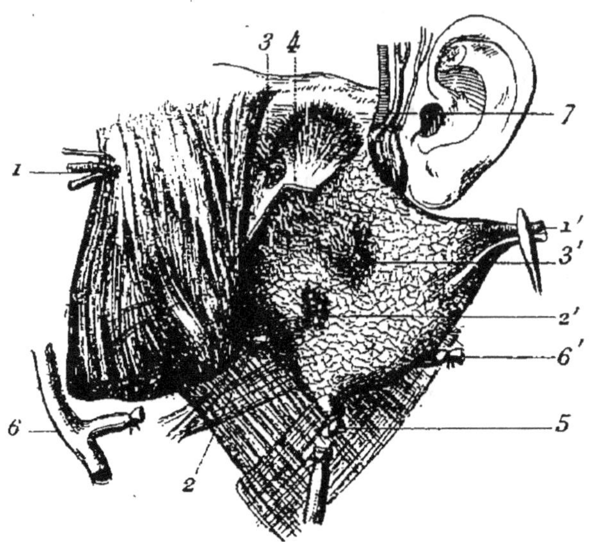

Fig. 309.

Extirpation de la glande parotide (J.-L. FAURE).

1, 1', canal de Sténon et artère transverse de la face. — 2, 2', pédicule caroti-dien. — 3, 3', pédicule extra-condylien. — 4, veines sous-condyliennes. — 5, veine jugulaire externe. — 6, veine faciale. — 7, vaisseaux temporaux superficiels.

épaisse et dense de tissu cellulo-fibreux qui unit si intimement le sterno-mastoïdien aux lobules glandulaires les plus inférieurs.

Décollement de la face profonde et section du pédicule carotidien. — Lorsque l'extrémité inférieure de la glande est entièrement libérée, il est très facile de décoller, avec la sonde cannelée ou le doigt (car il faut ici se méfier de l'instrument tranchant), la partie inférieure de la zone stylo-digastrique.

Mais vers le tiers supérieur de la région, au-dessus du muscle stylo-hyoïdien, le décollement devient impossible. Il y a ici un

pédicule que l'on sent battre sous le doigt; c'est le pédicule carotidien facile à voir et à saisir en soulevant la glande en dehors et
en arrière.

Ce pédicule coupé entre deux ligatures (2, 2'. fig. 309), la
glande se soulève mieux encore et l'on peut, avec le doigt ou la
sonde, la décoller facilement de l'aponévrose profonde jusqu'au
niveau de l'apophyse styloïde.

Dissection de la partie supérieure. — Il est alors impossible d'aller plus loin ; d'autres pédicules, et non des moindres,
fixent absolument la moitié supérieure de la parotide aux parois
de l'excavation sous-temporale, et ne lui permettent de s'en
éloigner qu'au fur et à mesure de leur section.

C'est d'abord le pédicule extra-condylien (veines péricondy-
liennes) (3, fig. 309) qu'on lie, puis on détache la glande de la
partie postérieure de l'articulation temporo-maxillaire, et on
rencontre le pédicule temporal
(artère et veines temporales)
(7, fig. 309) qu'on lie en double
et qu'on coupe.

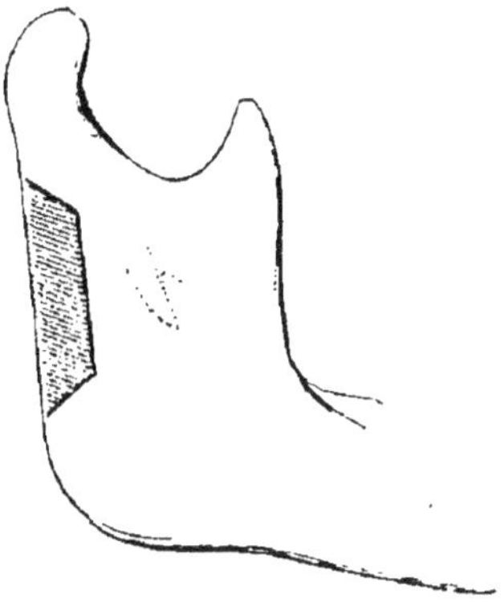

Pour aller plus loin il faut se
donner du jour en réséquant une
partie de la mâchoire.

***Résection du bord posté-
rieur du maxillaire.*** — Le
périoste et les insertions musculaires voisines du masséter et du
ptérygoïdien ayant été détachées
avec la rugine de Farabeuf jusqu'à 1 centimètre environ en
avant du bord postérieur, celui-ci

Fig. 310.
Résection du bord de la mâchoire pour l'extirpation de
la glande parotide.

est attaqué avec une pince-gouge emporte-pièce, à mors latéraux.

Il suffit de commencer l'échancrure à 2 centimètres environ
au-dessus de l'angle et de remonter en haut jusqu'à 1 centimètre 1/2 ou 2 du cartilage condylien (fig. 310). La largeur de
l'échancrure peut avoir 1 centimètre à la partie moyenne de la

branche montante, plus exposerait à la blessure de l'artère et
du nerf dentaires inférieurs ; mais près du col du condyle il ne
faut pas prendre plus de 5 à 6 millimètres de peur d'affaiblir ou
de fracturer ce col. Cette échancrure est d'ailleurs suffisante et
facilite beaucoup la suite de l'opération.

Dissection de la région profonde. — La résection terminée,
le pédicule sous-condylien (4, fig. 309) (veines nombreuses péri-
condyliennes profondes et artère maxillaire interne) apparait
nettement, il devient facile de le pincer ou de le lier.

Le pédicule sous-condylien sectionné, cette partie de la parotide devient très mobile, avec le doigt ou la sonde cannelée on
dégage facilement le prolongement pharyngien, mais il ne faut
prendre le bistouri sous aucun prétexte à cause de la proximité
de la jugulaire interne.

Dissection du bord postérieur. — La glande ne tient plus
que par son bord postérieur abandonné depuis la dissection du
bord antérieur du sterno-mastoïdien.

Le bistouri est nécessaire pour disséquer de la pointe de la
mastoïde au cartilage du conduit auditif, on coupe et lie en
passant l'artère auriculaire et ses veines.

Reste à détacher la zone auditive, ce qui est facile jusqu'à ce
qu'on rencontre le pédicule stylo-mastoïdien, que l'on expose en
rabattant la glande en bas et en avant, pour le couper avec
prudence, la jugulaire interne n'étant pas loin.

Ce dernier pédicule tranché, la glande entière se détache,
l'extirpation est terminée, il ne reste qu'à faire les ligatures et
suturer la peau.

Fistules salivaires. — **Procédé de la ponction simple**
(fig. 311). — Perforer la joue par la fistule cutanée à l'aide d'un
trocart et maintenir béant l'orifice muqueux par un drain sortant dans la bouche (Pozzi) et fixé à la muqueuse par un fil ;
décoller, aviver les bords de la fistule cutanée et suturer.

Richelot[1] perfore la joue en passant par la fistule comme pré-

[1] Richelot. *Bull. Soc. chir.* Paris, 1882, p. 532.

cédemment et passe un drain de caoutchouc dont un bout pénètre dans la bouche. Mais l'autre bout du drain est introduit d'avant en arrière, de la fistule cutanée vers un point de la joue

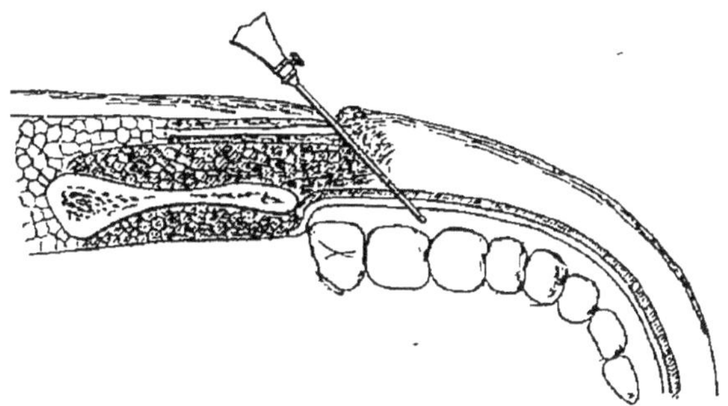

Fig. 311.
Fistule salivaire. Procédé de Desault.

situé plus en arrière (fig. 312), et sort de la joue à ce niveau, de sorte que le drain traverse obliquement la joue d'un point situé

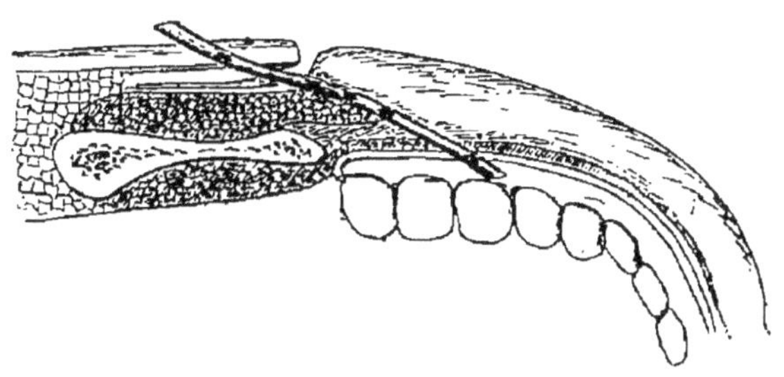

Fig. 312.
Fistule salivaire. Procédé de Richelot.

en arrière de la fistule au vestibule buccal, en passant au niveau de la fistule même. Celle-ci est avivée et suturée.

Procédé de la double ponction (DEGUISE). — La joue est ponctionnée par la fistule dans deux directions différentes (fig. 313) : d'abord en avant, puis en arrière, les deux orifices muqueux étant séparés par un intervalle de 1 centimètre environ. Un fil de plomb ou d'argent est passé par ces orifices, un chef

dans chaque orifice muqueux, l'anse dans la fistule. Les deux
bouts du fil situés dans la bouche sont tordus et enserrent le
pont muqueux situé entre les deux orifices ; la fistule cutanée est

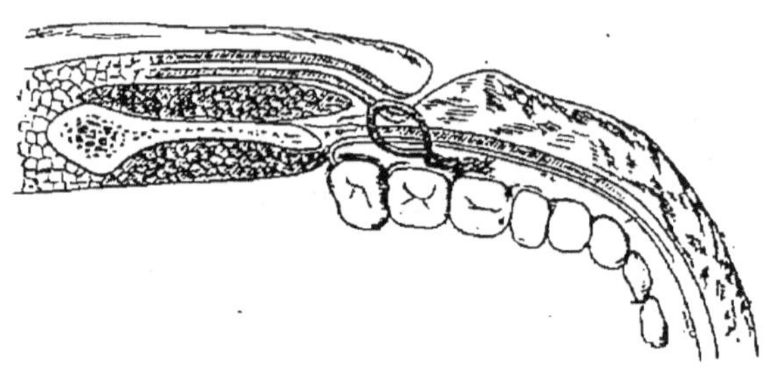

Fig. 313.
Fistule salivaire. Procédé de Deguise.

avivée et suturée. A mesure que le fil coupe les tissus du côté
de la bouche, on le tord davantage jusqu'à ce qu'il tombe.

Néostomie. — Ce procédé consiste dans la dissection du bout
postérieur du canal et son abouchement à la muqueuse buccale.
Il exige un segment postérieur assez long, et par conséquent
une fistule très antérieure. Le canal, disséqué à partir de la
fistule, est attiré dans une boutonnière faite à la muqueuse
buccale. L'orifice est suturé par deux ou trois points à la
muqueuse et la fistule cutanée est fermée. (LANGENBECH, RIBÉRI,
SCHWARTZ, REYNIER, BOUGLÉ).

3° VOUTE PALATINE, VOILE, AMYGDALE

Sur la voûte et le voile palatins, nous n'étudierons que les
opérations qui portent sur les parties molles, c'est-à-dire la
réparation des divisions et fistules congénitales ou acquises. Les
résections osseuses définitives ou temporaires qui ont été proposées sur la voûte palatine, comme voie d'accès pour le rhino-
pharynx, seront étudiées avec les résections du maxillaire supérieur. Quant aux mobilisations ostéo-muqueuses de la voûte
faites dans le but de réparer les fentes palatines, elles n'offrent

aucun avantage sur les lambeaux muco-périostiques et constituent une opération beaucoup plus compliquée et beaucoup plus grave.

Les divisions congénitales de la voûte et du voile accompagnent souvent les fentes labio-alvéolaires du bec-de-lièvre, mais nous n'avons pas à nous occuper ici de cette coexistence, nous avons vu en effet que dans ces cas on doit toujours commencer par réparer, en une opération spéciale, la lèvre et le rebord alvéolaire, et n'entreprendre la réparation palatine que lorsque cette première réparation est terminée. Nous avons indiqué ailleurs (*Thérapeutique chirurgicale*, p. 344) l'âge auquel il convient de pratiquer ces deux restaurations.

Les fentes congénitales, uni ou bilatérales, sont toujours situées sur la ligne médiane, les perforations traumatiques peuvent être médianes ou latérales ; les procédés de réparation sont les mêmes pour toutes.

Nous exposerons d'abord la restauration d'une division totale de la voûte et du voile par l'urano-staphylorraphie. Il sera facile d'en déduire ensuite la technique d'une division du voile seulement (staphylorraphie) ou de la voûte (uranoplastie), mais il nous faudra en outre indiquer quelques procédés opératoires destinés à réparer certaines pertes de substances limitées de la voûte palatine osseuse. Nous étudierons donc successivement l'*urano-staphylorraphie*, la *staphylorraphie*, l'*uranoplastie*.

Urano-staphylorraphie. — Il faut toujours se reporter à la description qu'a donnée U. Trelat[1] de cette opération ; peu de modifications y ont été apportées depuis.

L'enfant de sept à dix ans, surveillé depuis quelque temps afin de n'être pas surpris par un coryza, une angine, etc., accoutumé depuis plusieurs jours à bien ouvrir la bouche et à ne pas craindre l'introduction d'instruments dans cette cavité, est endormi au chloroforme par les procédés ordinaires.

Lorsque le sommeil complet est obtenu, l'opéré est placé tête pendante hors du lit, dans la position de Rose (fig. 316). Un bâillon

---

[1] U. Trelat. Clinique chirurgicale, Paris, 1891, t. 1, p. 586.

(fig. 314 et 315) est placé entre les dents, la langue pincée et

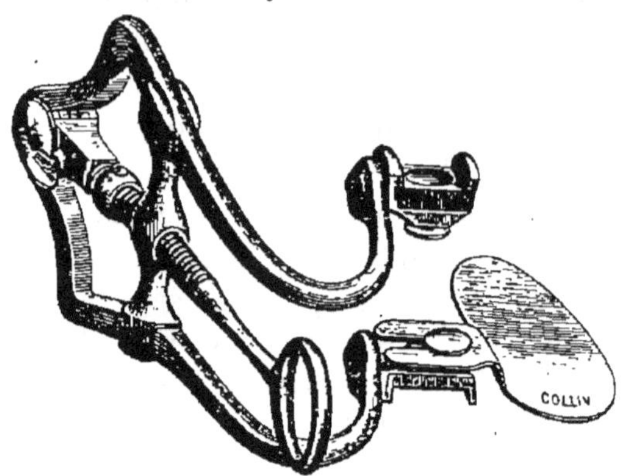

Fig. 314.
Bâillon à vis de Collin.

attirée en avant. Les temps successifs de l'opération seront l'avivement, la taille et la mobilisation des lambeaux, la suture.

L'avivement se fait avec un bistouri ordinaire bien affilé, et dans toute la longueur de la fente (fig. 317). L'opérateur saisit de la main gauche et fixe en son milieu à l'aide d'une pince à griffes le bord de la division situé à sa droite, la pointe du bistouri est plongée par transfixion un peu audessus de la pince, le tranchant dirigé vers le rebord alvéolaire. Par une série de coups successifs et réguliers on taille la partie antérieure du liséré d'avivement. Dans certains cas on peut arriver ainsi jusqu'au delà de l'extrémité

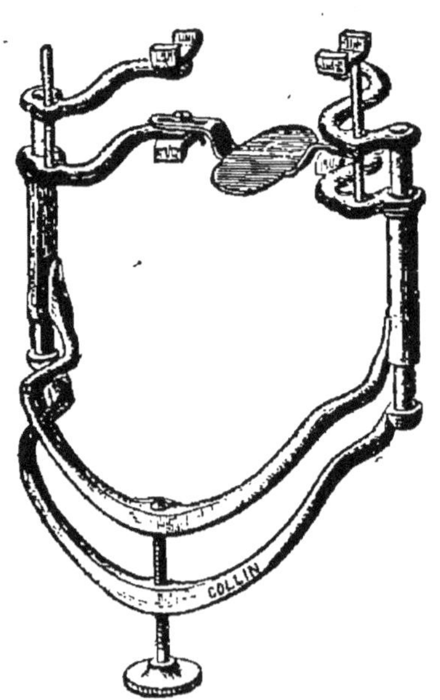

Fig. 315.
Ouvre-bouche de Trélat.

antérieure de la division et s'arrêter en ce point. Mais quel-

1.   19...

quefois la muqueuse adhère d'une manière intime au bord
de la fente osseuse et le bistouri se trouve arrêté dans sa
marche. Dans ces sortes de cas une simple incision, portée avec
la pointe du bistouri sur le bord de la muqueuse à aviver jus-

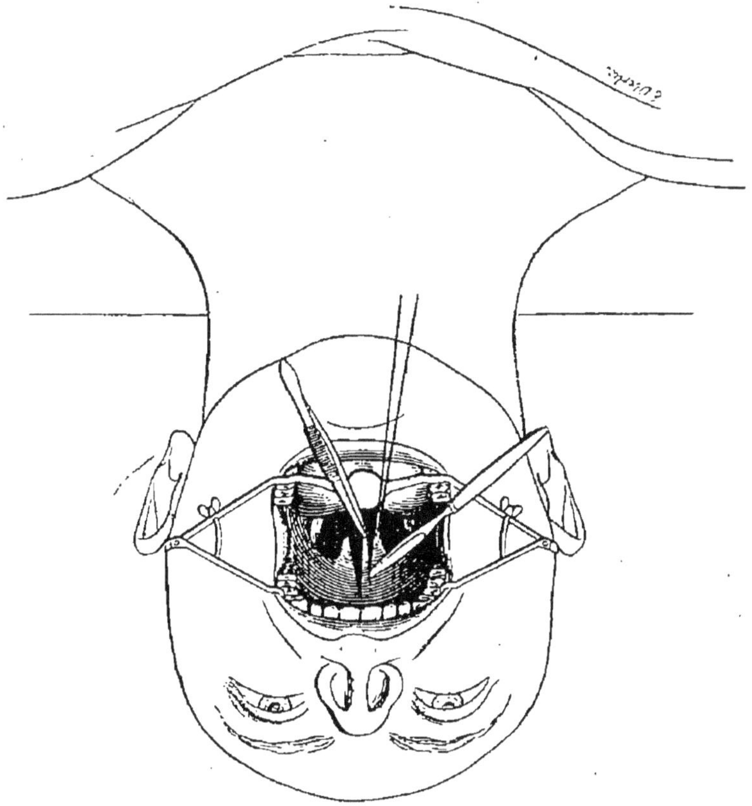

Fig. 346.

Staphylorraphie. Position de la tête renversée. Avivement du bord
de la fissure (CHALOT).

qu'à l'angle antérieur et même un peu au delà, remplacera
l'avivement en bandelette qui n'a pu être exécuté. D'autant
mieux que plus tard, cette incision sera transformée en surface
par le détachement sous-périostique du lambeau.

L'avivement, exécuté dans la moitié antérieure, est facilement continué sur la moitié postérieure ou staphylienne, par

formation d'une bandelette continue jusqu'à l'extrémité de la luette (fig. 316).

Les mêmes manœuvres sont répétées sur le bord de la division situé à gauche de l'opérateur, et l'avivement est complet (fig. 317).

L'hémorragie qui résulte de cet avivement est arrêtée par compression à l'aide de tampons de gaze stérilisée maintenus appuyés un temps suffisant dans le naso-pharynx. Pendant ce temps le malade, un peu réveillé, est de nouveau endormi complètement.

La taille et la mobilisation des lambeaux se fait par des incisions libératrices situées latéralement et toujours au même niveau, quelle que soit la largeur de la fente, leur longueur seule varie avec celle de cette division. La mobilisation est obtenue par décollement sous-périosté à la rugine.

C'est le temps qui expose le plus à la perte de sang, et pendant lequel on devra prendre le plus de précautions, cette perte sanguine peut être très légère, grâce à certains artifices indiqués par A. Broca [1].

L'incision libératrice (fig. 317) doit contourner, de chaque côté, la dernière molaire et de là se prolonger en avant

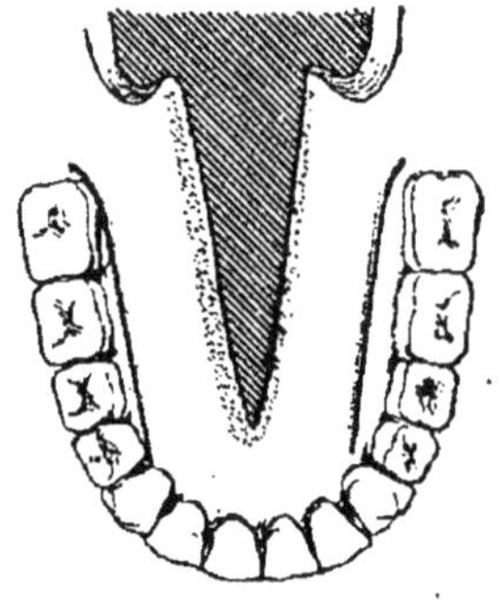

Fig. 317.

Incisions latérales et avivement.

le long de la sertissure gingivale des dents, à 3 ou 4 millimètres de cette sertissure. Même pour les fentes assez étroites, il est bon de prendre toujours toute la largeur disponible de la muqueuse palatine. Cette incision se prolonge en avant jusqu'à l'extrémité de la muqueuse dans les fentes complètes, et dépasse l'angle antérieur de la division d'un centimètre environ dans les fentes incomplètes.

« Que l'on applique donc la pointe du bistouri en arrière de la molaire, que sur elle on fasse appuyer par sa pulpe l'extré-

<hr>

[1] A. Broca. *Gazette hebdomadaire*, 1896, 12 janvier, p. 40.

mité de la phalangette de l'index gauche, et que l'on trace l'incision jusqu'à l'os, en tirant, tandis que l'index, dont l'extrémité reste en place, suit le mouvement du bistouri, et par sa face palmaire, en un mouvement d'abaissement avec hyperextension de la troisième phalange, s'applique avec force sur la partie dangereuse de l'incision, c'est-à-dire en arrière. Pas une goutte de sang ne s'écoule. L'incision dépasse toujours la phalangette en avant d'au moins la largeur de la rugine coudée de Trélat (fig. 318) : dans cette partie antérieure on insinue donc

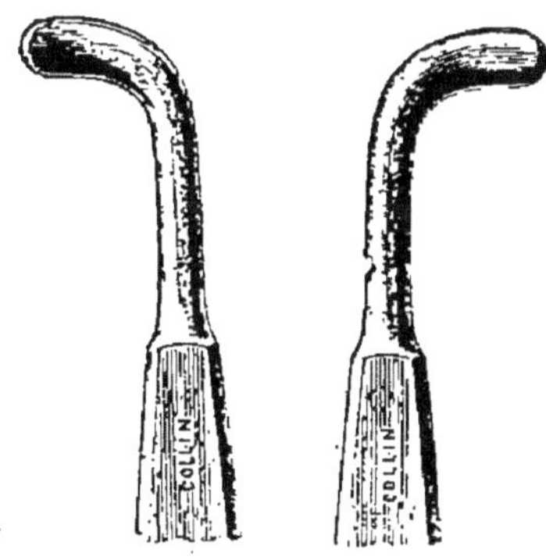

Fig. 318.

Rugines de Trélat, coudées,
droite et gauche.

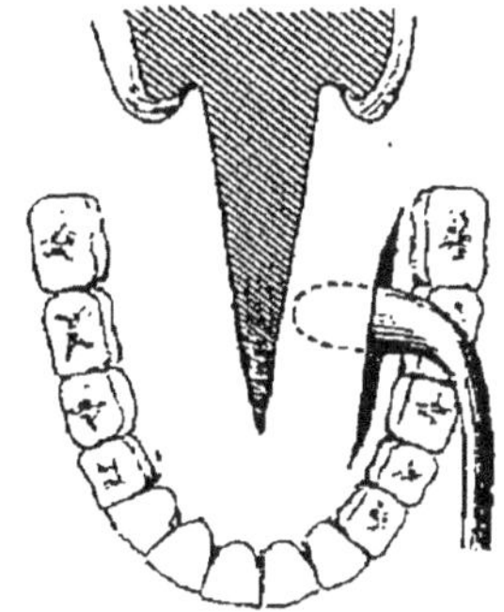

Fig. 319.

Manœuvre de la rugine de Trélat
pour le décollement du lambeau.

la rugine par un mouvement transversal, puis, toujours sans que l'index gauche bouge, on pousse la rugine d'avant en arrière jusqu'au bord postérieur de la voûte, en comprimant sur sa face dorsale le lambeau, c'est-à-dire l'artère (fig. 319). De la sorte le travail est terminé sans que l'artère ait pu saigner : on retire alors la rugine et, de la main droite, on insinue rapidement sous l'index une éponge longue (ou une lanière de gaze) avec laquelle on comprime pendant huit à dix minutes. Puis avec la rugine droite (fig. 320) on fait la libération du voile à ses insertions ptérygoïdiennes, et on comprime encore pendant quelques minutes avant de passer à l'autre côté. » (A. BROCA.)

La rugination se fait à l'aide de rugines droites et courbes dont les modèles ont été donnés par TRÉLAT et par LE DENTU (fig. 321); la rugine doit être poussée en avant aussi loin que possible (fig. 322), jusque derrière l'arcade alvéolaire dans les fentes complètes, afin d'obtenir l'affrontement facile du V qui termine en avant l'avivement.

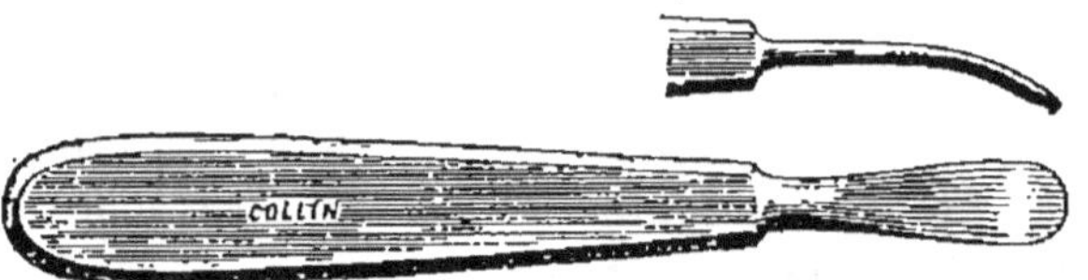

Fig. 320.
Rugine de Trélat, droite.

Dans cette partie de l'opération, les instruments doivent être maniés avec précaution, en évitant avec soin les échappées, car on pourrait, par mégarde, arracher complètement ou encocher l'extrémité antérieure du lambeau.

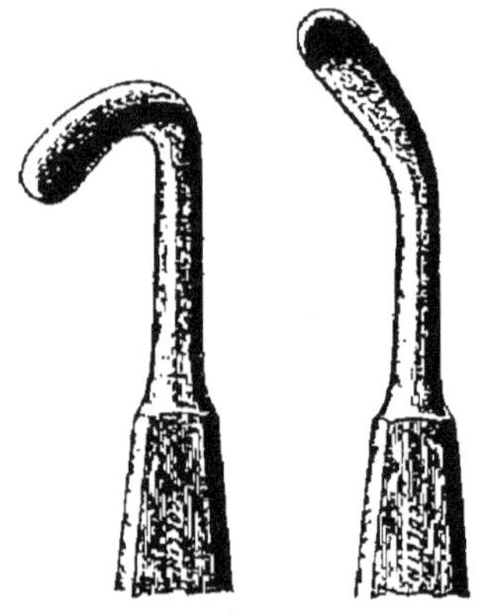

Fig. 321.
Rugines droite et gauche de Le Dentu, deux courbures.

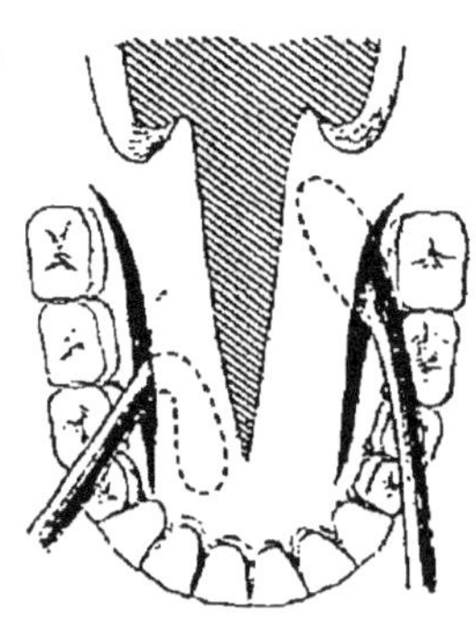

Fig. 322.
Manœuvre des rugines de Le Dentu pour le décollement des lambeaux.

En arrière, la rugine doit détacher les insertions aponévrotiques du voile du palais au palais osseux *jusqu'aux insertions ptérygoïdiennes*.

Lorsque toutes les adhérences sont détachées, les deux lambeaux doivent pouvoir être très facilement rapprochés l'un de l'autre ; ils prennent souvent alors une teinte bleuâtre pâle, qui disparait après la suture.

Suture. — On a inventé pour placer les fils une grande quantité d'instruments et de moyens spéciaux, ils ne sont d'aucune utilité. Nous ne pouvons mieux faire pour indiquer la manière de pratiquer la suture que de citer textuellement les conseils de Trélat. L'instrument à employer est une aiguille courbe, de Reverdin par exemple, et très exceptionnellement, pour les points que nous indiquerons, l'aiguille en hameçon de Trélat. Toutes les sutures sont faites avec du fil d'argent très fin et très souple.

« Tous les points des parties palatine et staphylienne traversent les lambeaux de part en part ; leur anse est donc libre

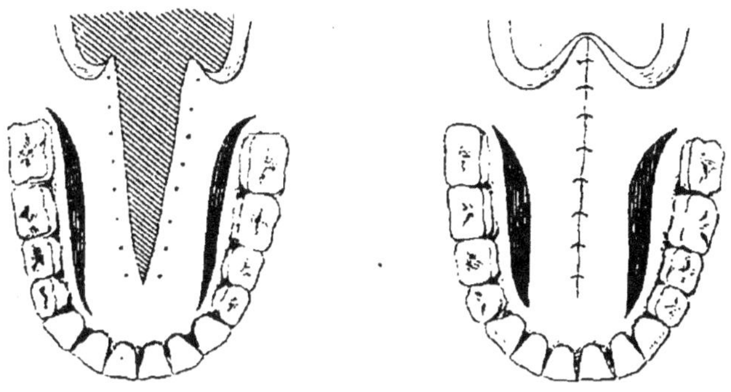

Fig. 323.

Situation des fils et suture (d'après Le Dentu).

à la face nasale des lambeaux. Les points de la luette (qui peuvent être faits en fil souple non métallique) sont passés à moitié de l'épaisseur de l'organe. Le dernier point doit être situé tout près de l'extrémité de la luette.

« Les points doivent être écartés l'un de l'autre de 8 à 9 millimètres (fig. 323). Quelquefois cependant il m'est arrivé de placer un point superficiel entre deux points déjà placés, si la ligne de suture présente quelque incorrection.

« Pour le placement de chacun des points, l'aiguille doit être enfoncée à 3 ou 4 millimètres du bord avivé. » (U. Trélat.)

Le premier point est placé très près de l'angle du V avivé, à
4 ou 5 millimètres en général, c'est là qu'il peut être utile d'employer l'aiguille en hameçon. « Si le sommet du V d'avivement
situé très en avant, est caché derrière le rebord alvéolaire, il
est à peu près impossible de manœuvrer l'aiguille à grande
courbure. C'est dans ce cas spécial que j'emploie pour le premier
ou les deux premiers points, mon aiguille en U ou en hameçon
(fig. 324). Le fil est engagé d'un centimètre dans son chas. L'aiguille est portée dans les fosses nasales, la pointe récurrente

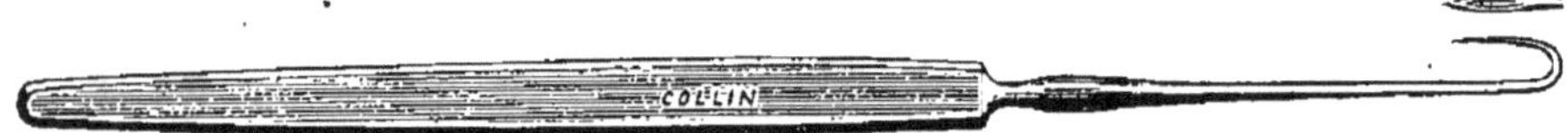

Fig. 324.
Aiguille de Trélat.

présentée sous le lambeau, et, dès qu'on s'est assuré que la position est bonne, un petit mouvement sec de traction dans l'axe
de l'aiguille amène le chas porteur du fil en avant du lambeau.
Le fil est retiré du chas avec une pince, et un mouvement
rétrograde de l'aiguille la dégage. Même manœuvre du côté
opposé. Jamais il n'y a lieu de placer plus d'un ou deux points
de cette façon. Cette nécessité est, d'ailleurs, très exceptionnelle
et la grande majorité des opérations ne nécessite que l'aiguille à
grande courbure.

« Le manœuvre de celle-ci est des plus simples. La pointe de
l'aiguille est présentée à la surface du lambeau et l'œil vérifie la
justesse de l'emplacement. Dès que celui-ci est choisi, le lambeau, soutenu par une pince à disséquer, est perpendiculairement
traversé de part en part. L'opérateur, par un grand mouvement
du manche, fait apparaître le chas de l'aiguille dans l'intervalle
des deux lambeaux et, faisant agir la pédale du manche, ouvre
le chas. Il présente lui-même, ou fait présenter par un aide
exercé, la boucle du fil d'argent, la saisit, ferme le chas et retire
l'aiguille qui ramène le fil d'arrière en avant. Une manœuvre
identique est exécutée du côté opposé et a pour effet de ramener
l'autre extrémité du fil. Dès lors, le point est placé, l'anse dans

les fosses nasales, les deux chefs libres traversent les lambeaux d'arrière en avant. Ces deux chefs sont fixés par une pince à forcipressure et pendent le long de la commissure labiale.

Dès que tous les fils sont placés (leur nombre varie de six à neuf suivant l'étendue), on absterge avec soin la ligne de suture et les points de suture, de manière à voir bien clairement si l'affrontement s'exécute avec correction. » (U. TRÉLAT.)

_ Si ces lambeaux ont été bien libérés, ils se rapprochent facilement et s'il existe un peu de résistance il faut reprendre la rugine pour rechercher et détruire l'adhérence qui persiste.

Les fils d'argent sont tordus avec les doigts et l'emploi du tord-fil de Coghill est généralement inutile. Ces points doivent être ni trop ni trop peu serrés, la constriction est suffisante lorsque l'affrontement est obtenu et maintenu.

Il faut veiller attentivement à bien affronter les surfaces avivées et non des surfaces muqueuses, en s'aidant de pinces à griffes et quelquefois d'un petit crochet pointu ; les fils métalliques coupés, sont recourbés parallèlement à la voûte palatine pour éviter qu'ils ne piquent la langue.

L'opération terminée il faut apporter une attention toute particulière aux *soins post-opératoires* : silence absolu du malade, alimentation uniquement liquide ou semi-liquide (lait, bouillon, crèmes, puis plus tard bouillies, purées, enfin hachis) et cela pendant quinze jours au moins, on autorisera seulement alors, si les incisions libératrices sont complètement cicatrisées, la mastication du pain.

Le malade se lavera fréquemment la bouche avec de l'eau chloralée à 1 p. 200 et de l'eau bouillie.

Les fils seront enlevés en deux ou trois fois, du cinquième au septième jour, en commençant par ceux autour desquels se voit un petit point blanc indiquant un début d'infection.

Dans quelques cas peut se produire en un point une petite fistule qui guérira spontanément ; si elle persiste il faudra recommencer l'opération plus tard, avec mobilisation nouvelle de lambeaux semblables.

Staphylorraphie. — La staphylorraphie ou suture du voile seul est très facile dans les cas de *section traumatique* ; le voile est ample il n'y a pas d'incisions libératrices à faire.

Dans les *divisions congénitales*, il est exceptionnel que la voûte osseuse ne soit pas légèrement entamée, et l'opération est exactement la même que précédemment, avec incisions latérales moins longues mais situées en même place. Le décollement des lambeaux est semblable.

Félizet [1], dans les cas où le voile est seul pris et les deux moitiés rétractées, conseille de pratiquer les incisions libératrices de la façon suivante, l'avivement et la suture restant les mêmes : cette incision est une transfixion complète du voile, elle n'a pas moins de 20 millimètres de long chez un enfant de dix ans, elle touche presque l'os palatin et descend jusqu'à 5 ou 6 millimètres du bord libre du voile.

Elle est demi-circulaire à concavité interne (fig. 325), et répond à l'union du tiers externe et des deux tiers internes de chaque moitié du voile. Il faut savoir que le voile mal formé est très épais et ne mesure pas moins de 18 millimètres d'épaisseur à ce niveau, il faut donc bien saisir le voile, l'étaler et le fixer.

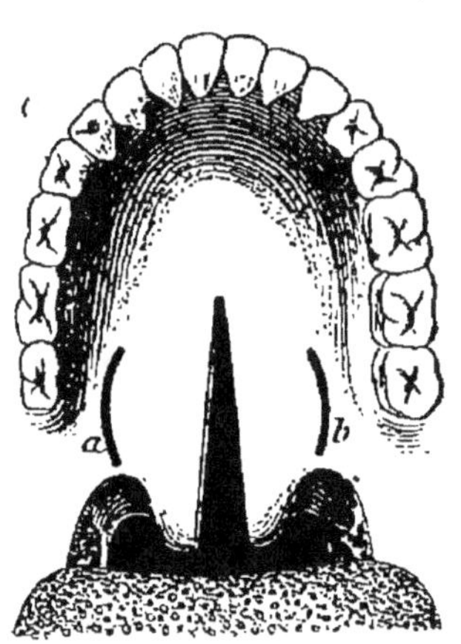

Fig. 325.
Staphylorraphie. Incision de Félizet.

L'incision semi-lunaire devient losangique, et les bords s'accolent facilement pour la suture. Les incisions libératrices se comblent très vite et lorsqu'on enlève les fils du huitième au dixième jour, on voit à peine les traces des plaies de transfixion.

Uranoplasties. — Les perforations congénitales, traumatiques, syphilitiques, les fistules dues à l'insuccès partiel d'une urano-staphylorraphie se réparent par l'uranoplastie.

Le procédé à double pont (Baizeau, Langenbeck) est le plus

[1] Félizet. *Bulletin de la Société de Chirurgie*, 1894, p. 685.

généralement employé. Les détails que nous venons de donner sur l'urano-staphylorraphie nous dispensent d'insister sur l'uranoplastie qui n'est qu'une partie de l'opération complète, le voile étant intact. On fait donc l'avivement de la perforation en la transformant en fente longitudinale (fig. 327), puis on pratique les incisions libératrices. Celles-ci, suivant le conseil de TILLAUX, doivent être situées de façon à ménager l'artère palatine postérieure qui doit nourrir le lambeau (fig. 326) : « Dans toute uranoplastie, quelle que soit la largeur de la perforation, les incisions latérales doivent toujours porter sur le même point, c'est-à-dire tout près des arcades alvéolo-dentaires et parallèlement à ces arcades »[1] (ligne rouge de la fig. 326).

Ces incisions libératrices doivent dépasser un peu en avant et en arrière les limites de l'avivement (fig. 327), et sont faites jusqu'à l'os.

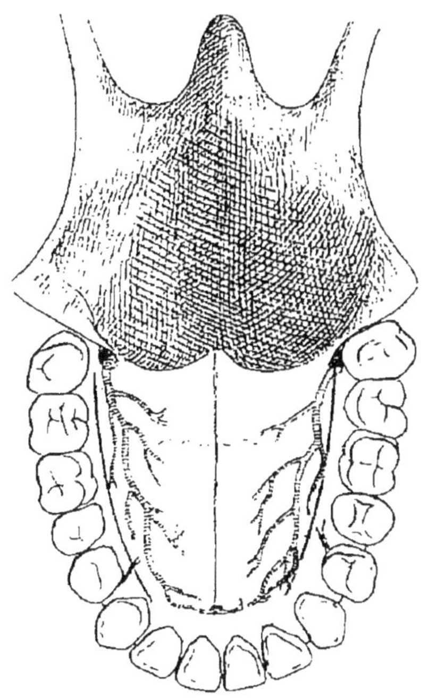

Fig. 326.
Situation des artères palatines postérieures. Place des incisions de l'uranoplastie par rapport à ces artères (d'après TILLAUX).

Le décollement et la suture des lambeaux se font comme dans l'urano-staphylorraphie (fig. 323). Nous avons dit que nous ne jugions pas utiles les mobilisations osseuses palatines pratiquées par G. SIMON, FERGUSSON, LANNELONGUE, dans le but d'obturer les perforations médianes ou latérales.

[1] TILLAUX. Anatomie topographique, Asselin et Houzeau, 1892, 7ᵉ édit., p. 308.

Procédé naso-vomérien de Lannelongue[1]. — Dans les fentes congénitales unilatérales, la cloison des fosses nasales se continue avec une des moitiés de la voûte palatine. LANNELONGUE a proposé alors de détacher, sur la muqueuse de la cloison visible, un lambeau quadrilatère, que l'on rabat pour le suturer au bord de la muqueuse palatine avivée du côté opposé de la fissure.

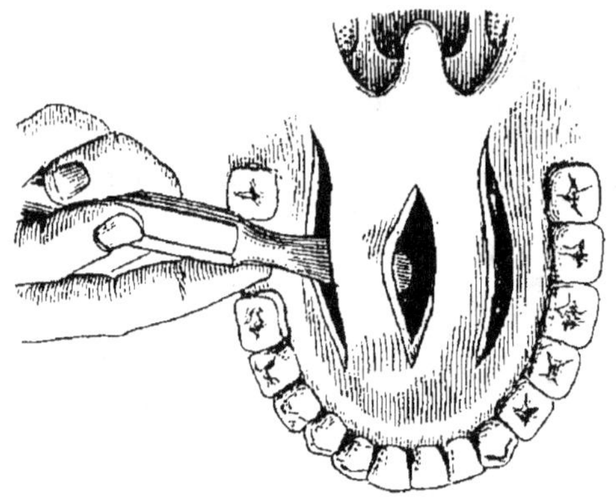

Fig. 327.
Uranoplastie. Décollement des lambeaux.

Lambeaux labiaux et géniens. — Pour combler des pertes de substance situées près du rebord alvéolaire, il peut être difficile de mobiliser la muqueuse palatine; dans des cas semblables QUÉNU[2] appliqua un double lambeau muqueux, DELORME[3] un lambeau unique pris à la joue et à la lèvre.

Procédé de Quénu. — Pour combler une perforation située près du rebord alvéolaire au niveau des incisives, canines et premières molaires, inciser la muqueuse palatine à un centimètre environ en arrière de la perte de substance, suivant une ligne courbe à convexité postérieure, parallèle au trou à combler. Ce lambeau décollé à la rugine et rabattu sur l'orifice, sa face

<hr>

[1] LANNELONGUE. *Bulletins de la Société de Chirurgie*. 1872, p. 45.

[2] QUÉNU. *Bulletins de la Société de Chirurgie*, 1893, p. 369.

[3] DELORME. *Bulletins de la Société de Chirurgie*, 1897, p. 251 et *Gazette des hôpitaux*, 2 juin 1896, p. 646.

cruentée regarde en bas; on le maintient dans cette position en passant un fil d'un bord à l'autre. On taille alors un lambeau de muqueuse dans la lèvre supérieure, on le mobilise, on l'applique sur le précédent et on le suture. Les fils sont enlevés au bout de sept jours et la cicatrisation est obtenue en quinze jours.

Procédé de Delorme. — « La bouche et le nez du patient ayant été, depuis quelques jours, antiseptisés, surtout la veille et le jour de l'opération, l'opéré est placé en pleine lumière, la tête renversée, bien maintenue, et la bouche largement béante, comme on le fait dans toute opération de palatoplastie. Les lèvres et la joue sont tendues, du côté où l'on doit prendre le lambeau, soit par des pinces placées au-dessus et au-dessous de la commissure peu engagées en arrière, soit par trois ou quatre anses de fil qui traversent la lèvre supérieure, l'inférieure et la commissure et qu'on attire en avant comme les pinces.

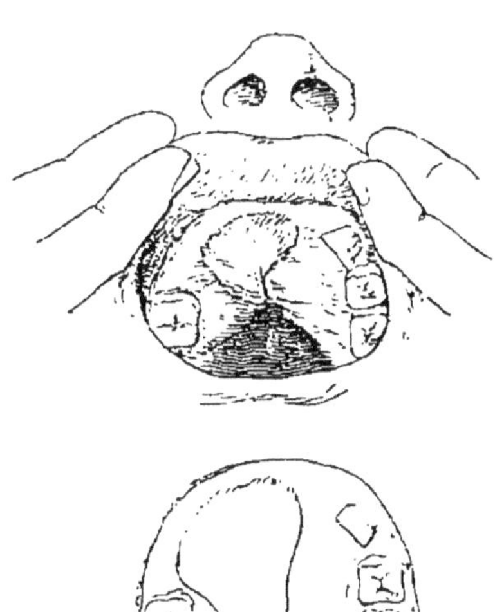

Fig. 328.
Palatoplastie (Delorme).

« Les choses étant ainsi disposées, j'avive largement les bords de la perte de substance (située près de l'arcade alvéolaire, (voy. fig. 328), en commençant par la partie postérieure; puis, je commence à délimiter la branche verticale antérieure du lambeau par une incision verticale antérieure de 3, 4, 5 centimètres, placée à un demi-centimètre en arrière de la commissure. Aux limites supérieure et inférieure de cette incision, je porte une section perpendiculaire à la première, longue de 2, 3 centimètres et plus, puis deux incisions supérieure et inférieure, parallèles à la première, qui s'arrêtent à 2 ou 2 centimètres et demi l'une de l'autre pour ménager au lambeau une base suffisante. Ces dernières sections se continuent en arrière, parallèlement, dans une étendue de 3, 4, 5 centimètres, sur la partie de la muqueuse jugale intermédiaire entre les deux arcades dentaires, laissant entre elles un espace pédiculaire de 2 centimètres et demi à 3 centimètres.

« Dans ce tracé, on a soin d'éviter l'orifice du canal de Sténon. On ne dépasse pas l'épaisseur de la muqueuse et de sa couche glandulaire.

« Le lambeau muqueux en ⊣ ainsi délimité est dégagé avec de petits ciseaux courbes en même temps que la couche glandulaire qui le double et lui assure quelque consistance. On s'arrête dans cette incision, lorsqu'on s'est assuré que le lambeau proprement dit peut être appliqué contre la perte de substance sans la moindre tension.

« Avec un surjet ou des fils à points passés, on réunit ensuite les deux lèvres de la perte de substance jugale verticale, puis celles de la perte de substance horizontale.

« Cela fait, le lambeau est retourné de façon que sa surface cruentée réponde à la cavité nasale. On le fixe aux quatre angles d'abord, puis dans sa continuité, par des fils espacés l'un de l'autre de 3 à 5 millimètres, disposés de façon que la surface cruentée du lambeau corresponde bien à toute l'épaisseur de la muqueuse avivée de l'orifice palatin. Pour obtenir ce résultat le fil traverse presque toute l'épaisseur du lambeau à 3 millimètres environ de son bord. En serrant les fils, le bord du lambeau se recourbe, s'engage dans la perte de substance et correspond bien à toute l'épaisseur de ses bords. Pour éviter que la base lâche de ce lambeau ne tire, en s'affaissant, sur les sutures, on assujettit ses bords à la muqueuse palatine voisine par deux fils de soutien, l'un supérieur ou antérieur, l'autre inférieur ou postérieur. Il ne reste plus alors qu'à interposer entre les arcades dentaires du côté opposé à celui où on a pris le lambeau, un morceau prismatique de liège de 3 à 4 centimètres de base, à angles arrondis, creusé sur ses faces supéro-inférieures d'une rainure large et profonde dans laquelle s'engageront les dents des deux maxillaires que rapprochent les nombreux tours d'une bande disposée en forme de fronde.

« Cet appareil, qu'on pourrait encore remplacer par un bloc de gutta-percha de même forme doit être laissé en place, jusqu'à ce que l'adhérence du lambeau ait été obtenue et son pédicule sectionné.

« Après section du pédicule, presqu'au ras de la perte de substance, la partie non adhérente du lambeau est réunie par quelques points de suture au bord correspondant de l'orifice, à nouveau avivé à la curette ou au bistouri.

« J'ai supposé que la perte de substance se présentait sous l'aspect d'une fente antéro-postérieure. C'est dans ces cas, surtout, qu'on pourrait utiliser le lambeau rectangulaire à angles arrondis, dont je viens de décrire la disposition. Par contre, une perte de substance palatine circulaire ou ovalaire, imposerait la formation d'un lambeau arrondi ou ovalaire. De même une perte de substance qui ne serait pas franchement médiane ou latérale, mais qui serait oblique par rapport au grand axe du palais, forcerait à incliner la branche verticale du lambeau sur son pédicule antéro-postérieur. Enfin une perforation antérieure serait plus aisément comblée par un lambeau à base antérieure. Il est presque inutile d'insister sur ces détails. »

La perte de substance jugale se comble facilement par sutures.

Amygdale. — Les *tumeurs malignes de l'amygdale* font partie des cancers de l'arrière-bouche ou pharynx buccal et les opérations qu'elles comportent seront étudiées au pharynx (cou).

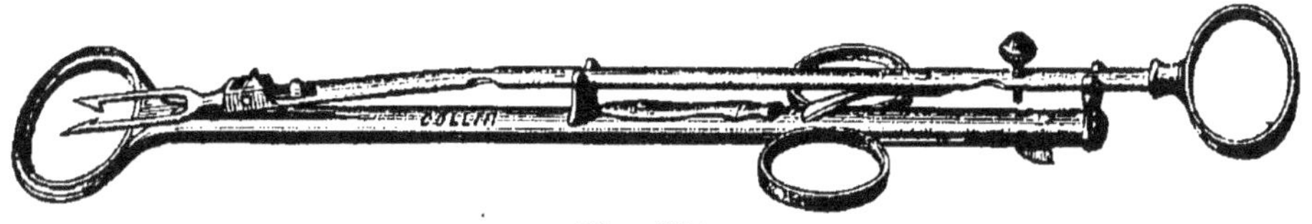

Fig. 329.
Amygdalotome.

La guérison de *l'hypertrophie amygdalienne* est obtenue soit par l'amygdalotomie, soit par la cautérisation ignée.

L'amygdatomie se fait avec l'amygdalotome, le bistouri, ou la pince à morcellement.

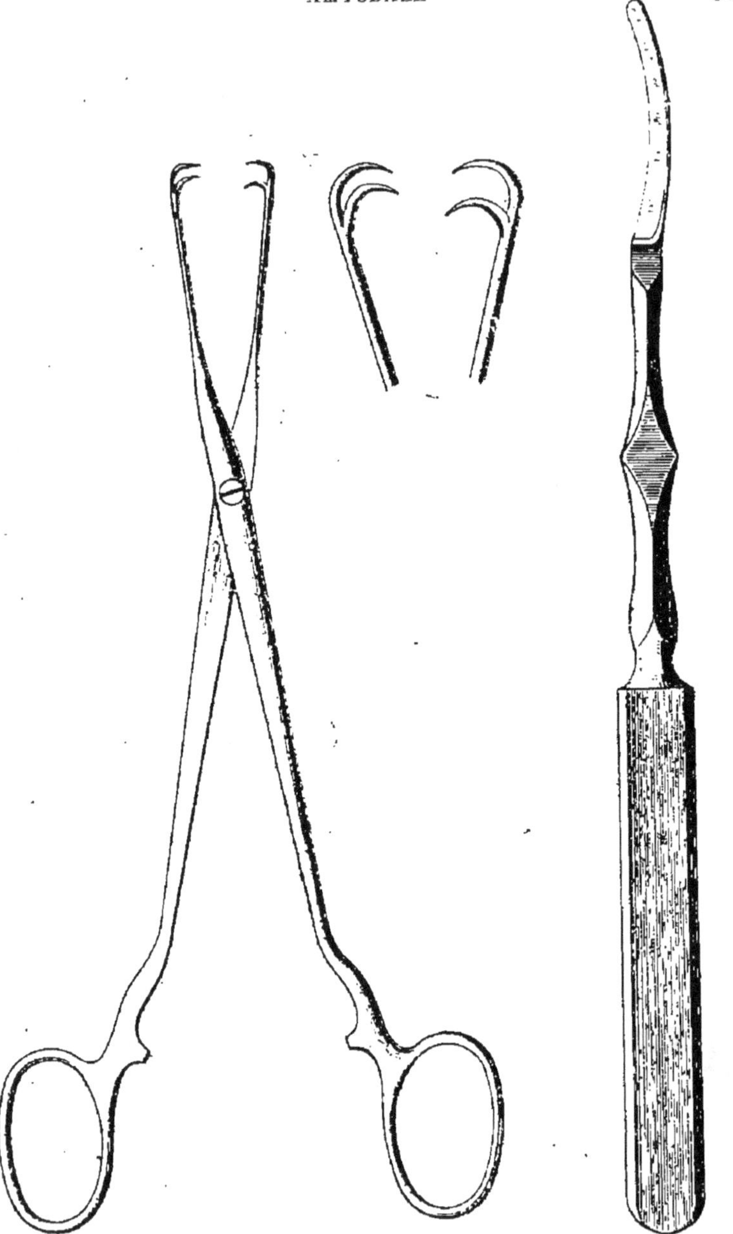

Fig. 330.
Pince à griffes latérales pour l'amygdalotomie.

Fig. 331.
Bistouri pour amyg-
dalotomie.

L'*amygdalotome* employé aujourd'hui et dérivé de celui de
FAHNESTOCK, est le modèle de COLLIN ou
de MATHIEU (fig. 329), la manœuvre en est
simple. Il suffit, après avoir abaissé la
langue, de charger l'amygdale dans la
lunette, la fourche étant en retrait; lorsque
l'anneau est appliqué au ras des piliers,

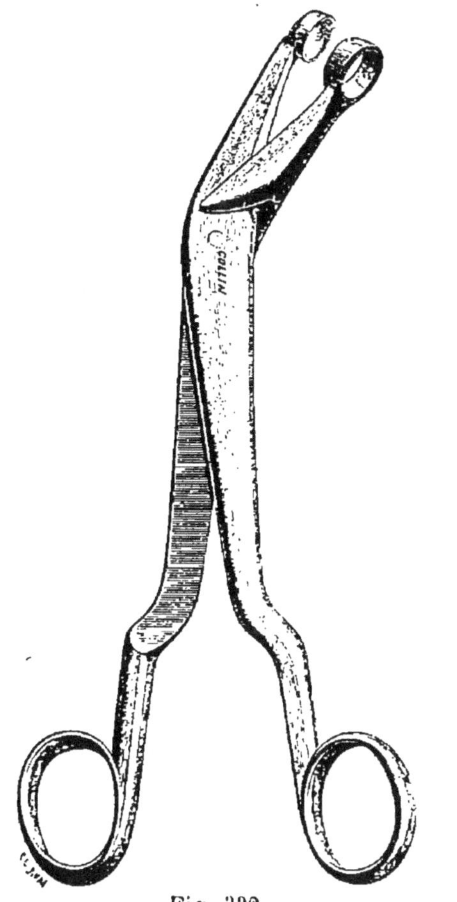

Fig. 332.
Pince emporte-pièce, de Ruault, par morcellement des amygdales.

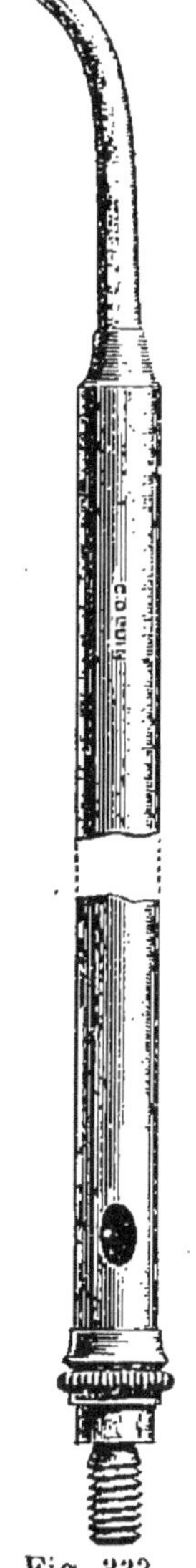

Fig. 333.
Cautère en
platine.

on rapproche rapidement les doigts passés dans les anneaux, la fourche embroche l'amygdale en même temps que le couteau la coupe. On peut opérer à droite et à gauche avec la main droite.

Pour faire la *section au bistouri*, on saisit l'amygdale avec une pince de Museux ou une pince à griffes latérales (fig. 330), on l'attire légèrement en dedans et, avec un bistouri boutonné, concave, et à long manche (fig. 331), on coupe verticalement l'amygdale à sa base, de préférence de bas en haut.

Le *morcellement* se fait en une ou plusieurs séances à l'aide d'une pince coupante spéciale (fig. 332).

La cautérisation est pratiquée au thermo ou au galvano-cautère.

Au *thermocautère*. Après cocaïnisation de l'arrière-bouche, la langue maintenue par un abaisse-langue, on plonge de quelques millimètres la pointe recourbée (fig. 333) d'un thermocautère dans l'amygdale à trois ou quatre reprises, en espaçant les points.

Plusieurs séances sont nécessaires, à six ou huit jours d'intervalle, pour obtenir la diminution des amygdales. Forgue et Reclus disent que quinze jours suffisent en général, avec trois séances, de quatre ponctions dans chaque amygdale à chaque séance, répétée tous les trois jours.

Le *galvano-cautère* [1] est introduit froid jusque sur l'amygdale, une pression sur le bouton de la manette amène immédiatement au rouge le petit cautère. Il faut enfoncer l'instrument en plein organe, chauffer alors activement, puis chauffer légèrement en retirant l'instrument afin de le dégager des petites escarres qui lui adhèrent.

On fait trois cautérisations profondes sur chaque amygdale et on attend une dizaine de jours avant de procéder à une seconde séance. Par le fait de la première cautérisation l'amygdale est fractionnée en trois ou quatre mamelons qu'on attaque dans la deuxième séance. Chez les enfants, deux ou trois séances sont nécessaires.

---

[1] Quénu. *Bulletin de la Société de Chirurgie*, 1890, p. 348.

4° MACHOIRES

La technique des opérations sur les mâchoires supérieure et inférieure revient à celles des ostéotomies et résections de ces os; la trépanation du sinus maxillaire a été déjà étudiée (p. 297).

Nous décrirons successivement ces résections sur les *mâchoires supérieure* puis *inférieure*, dans chacun de ces groupes nous aurons à voir les *résections difinitives*, puis *temporaires*, chacune d'elles pouvant être *totale* ou *partielle*. Les opérations portant sur l'articulation *temporo-maxillaire* seront comprises dans les résections partielles de la mâchoire inférieure.— Enfin nous dirons quelques mots de la *prothèse*, ¦dans la résection des mâchoires.

Maxillaire supérieur. — *A*. ***Résections définitives.*** — **1° Résection totale**. — Elle peut porter sur un seul ou sur les deux maxillaires.

La ***résection d'un maxillaire supérieure en entier***, c'est-à-dire du massif osseux comprenant l'os maxillaire supérieur, le palatin et une partie du malaire, peut être faite à la rugine par la méthode sous-périostée, ou au bistouri en cas de tumeur ayant franchi le périoste. Les temps opératoires sont les mêmes dans les deux cas. Qui sait faire la résection sous-périostée peut, s'il en est besoin, pratiquer l'extirpation sans conserver le périoste.

Les incisions destinées à découvrir les mâchoires sont multiples, aucune ne donne plus de commodité pour moins de déformation que celle qui suit le rebord orbitaire dans sa portion horizontale et descend sur le côté de l'aile du nez, coupant la lèvre supérieure soit verticalement (BLANDIN) (fig. 334), soit en contournant la narine pour suivre la ligne médiane de la lèvre (LISTON) (fig. 335).

La description de cette résection totale est faite dans les plus grands détails par FARABEUF[1], nous rappellerons seulement les différents temps de l'opération ainsi conduite.

---

[1] FARABEUF. Précis du manuel opératoire, 4° édit. 1893-95, p. 970.

Le malade est endormi, la tête placée horizontalement et maintenue par un aide, il est inutile de faire aucune opération préalable en vue de la chloroformisation directe par la trachée.

L'opération sera conduite en deux actes : le premier comprend tous les temps opératoires qui peuvent s'exécuter sans ouvrir les cavités nasale et buccale, temps pendant lesquels la chloroformisation est facile et le danger de pénétration du sang dans les

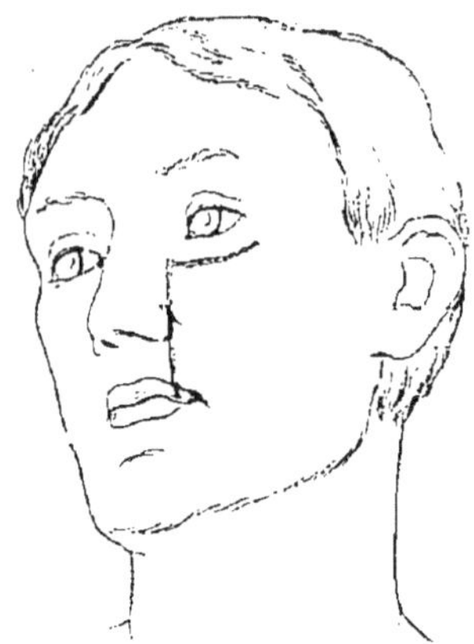

Fig. 334.

Résection de la mâchoire supérieure. Incision de Blandin.

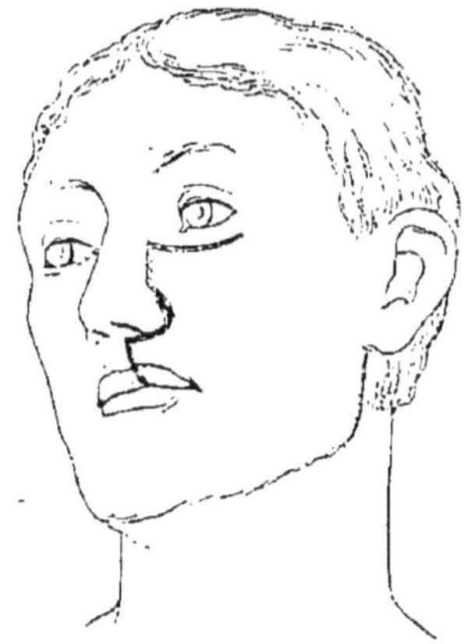

Fig. 335.

Résection de la mâchoire supérieure. Incision de Liston.

voies respiratoires n'existe pas. Le deuxième acte comprend l'ouverture des fosses nasales, la section buccale et enfin l'extraction du maxillaire ; l'aide chargé de l'anesthésie ne peut plus alors donner le chloroforme que par intermittence et le sang coule dans le pharynx, il faut se hâter.

Le *premier acte* comprend les temps suivants : l'incision des parties molles suivant la ligne indiquée, en épargnant pour le moment la lèvre supérieure. La dénudation de la face antéro-externe de la mâchoire soit à la rugine, soit au bistouri et à distance de l'os, suivant les cas ; dénudation qui est conduite jusqu'auprès des alvéoles et jusque derrière la tubérosité maxillaire. Soulèvement du périoste orbitaire avec la rugine pour écarter en haut le contenu de l'orbite et mettre à jour en bas la fente

sphéno-maxillaire. La section de l'os malaire soit à l'aide d'un e
scie à chaîne passée par la fente sphéno-maxillaire et contournant l'os malaire (fig. 336), soit de dehors en dedans avec le
ciseau et le maillet.

Le *deuxième acte* comprend successivement : la section de
l'apophyse montante du maxillaire avec des cisailles droite s

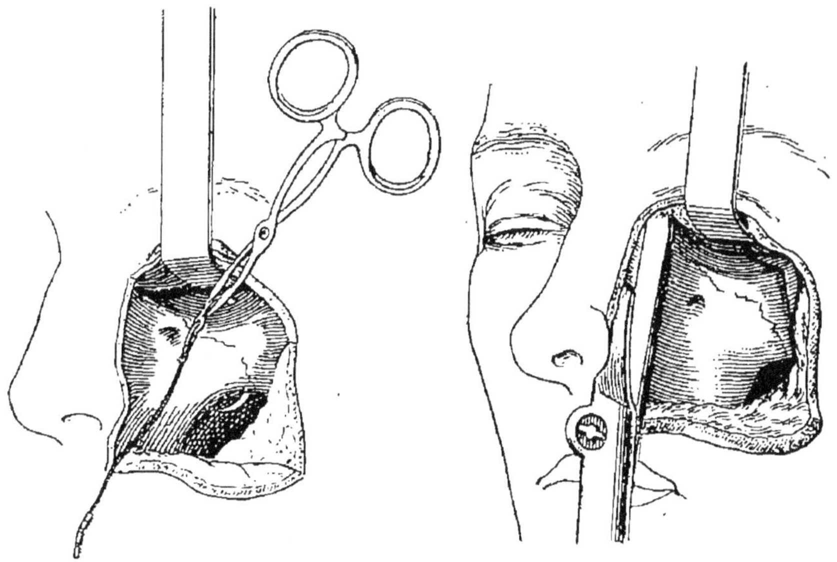

Fig. 336.

Résection de la mâchoire supérieure. Passage de la scie à
chaîne (d'après FARABEUF).

Fig. 337.

Résection de la mâchoire supérieure. Section de l'apophyse
montante (d'après FARABEUF).

(fig. 337). La section de la lèvre supérieure suivant la ligne indiquée et l'écartement en dehors du lambeau génien libéré (fig. 338).
Le renversement de la tête en arrière sur le bord de la table,
l'ouverture large de la bouche et l'incision des parties molles de
la voûte palatine soit sur la ligne médiane, soit en gardant une
partie de la fibro-muqueuse pour la suturer ensuite à la joue et
fermer la cavité vers la bouche, ainsi que nous l'avons indiqué
pour les fibromes naso-pharyngiens (p. 294), conservant intact
dans tous les cas, le voile du palais. La section de la voûte palatine avec le ciseau frappé, ou avec une cisaille droite (fig. 338)

après avoir arraché deux dents. Enfin extraction, avec le davier de Farabeuf, du maxillaire (fig. 339), entier ou fracturé suivant qu'il est le siège ou non d'un néoplasme, en coupant le nerf sous-orbitaire pour ne pas l'arracher.

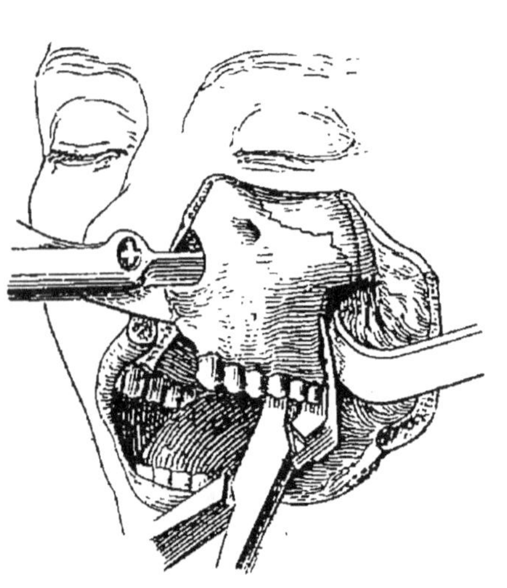

Fig. 338.

Résection de la mâchoire supérieure. Section de la voûte palatine et disjonction plérygo-maxillaire (d'après Farabeuf).

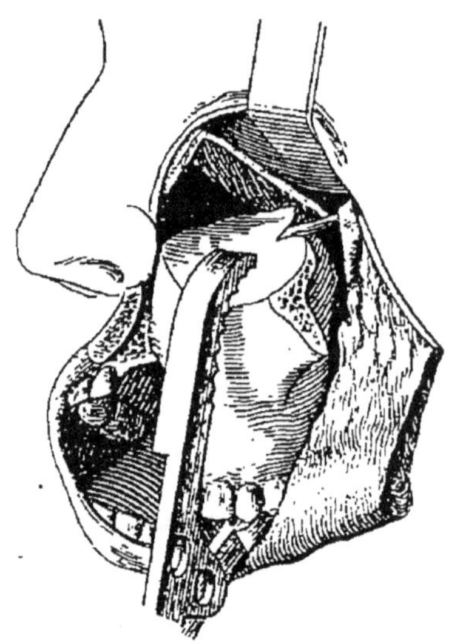

Fig. 339.

Résection de la mâchoire supérieure. Extraction (d'après Farabeuf).

La plaie nettoyée et visitée, l'opération principale est effectuée si cette résection n'était que préliminaire, ou l'exérèse est complétée au besoin du côté du maxillaire opposé, des fosses nasales, de l'orbite s'il s'agissait d'une tumeur ; puis l'hémostase faite (la suture palatine faite si on l'a décidée), les téguments sont suturés.

Le malade sera, pendant les jours suivants, nourri avec des aliments liquides et devra se laver fréquemment la bouche à l'eau chloralée ou oxygénée.

La *résection des deux mâchoires supérieures* a été faite pour la première fois par J. R. HEYFELDER. « Il est rare cependant, dit OLLIER, que l'ablation *totale* des deux os soit néces-

20.

saire... Il est très important, du reste, de pouvoir conserver au point de vue de la forme du visage quelques saillies ou arêtes osseuses, et en particulier la voûte orbitaire. »

En tous cas, on peut réséquer les deux moitiés l'une après l'autre par le procédé ordinaire, l'incision labiale étant commune pour les deux. On peut aussi comme l'indique CHALOT (fig. 340), faire des deux côtés l'incision comme pour la résection unilatérale avec incision labiale commune, détacher d'abord les deux lambeaux de parties molles, et comme on le ferait pour un seul côté, couper successivement les quatre pédicules osseux supérieurs ou orbitaires, inciser transversalement tout le voile du palais au ras de la voûte osseuse, couper la cloison nasale sur le plancher, et basculer enfin la masse osseuse entière, saisie par deux daviers de Farabeuf, en fracturant les attaches ethmoïdales

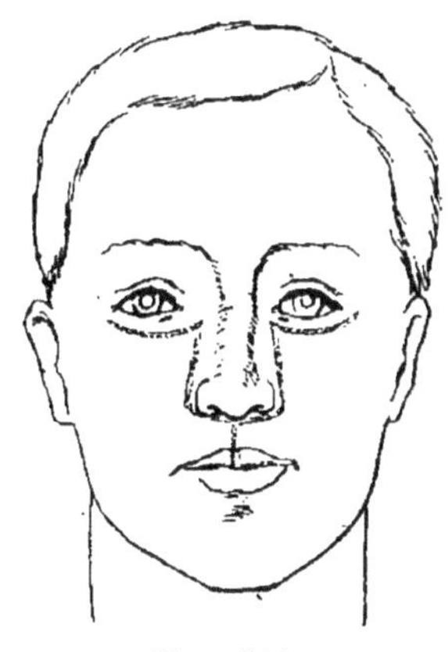

Fig. 340.
Résection simultanée des deux maxillaires supérieurs.

et ptérygoïdiennes. Il ne reste plus qu'à diviser les parties molles à droite et à gauche pour libérer le bloc osseux.

2° Résections partielles. — Les résections partielles définitives, à part celle du rebord alvéolaire, ont surtout été pratiquées comme opérations préliminaires pour permettre l'abord du naso-pharynx ; elles peuvent porter sur la portion supérieure de l'os : résection de la portion sous-orbitaire ; ou la portion inférieure : résection de la portion palato-dentaire ; ou encore sur la portion moyenne près des fosses nasales : procédés de FARABEUF, BERGER-PIQUÉ ; enfin sur la portion palatine : procédés de A. NÉLATON, de CHALOT,

Rebord alvéolaire. — Cette résection peut être faite *pour nécrose* et n'offre rien de spécial : on enlève les portions mobiles, ou bien on résèque après rugination, en se servant d'une pince emporte-pièce, toute la portion que l'on veut supprimer.

Cette résection a aussi été faite *dans le but de guérir la névralgie faciale* dans la forme dite « des édentés ». L'opération très simple consiste, ainsi que l'indique A. GUINARD [1], après avoir détaché les parties molles gingivales avec la rugine, à réséquer avec la pince-gouge tout ce qu'on peut saisir de tissu osseux entre les lambeaux périostéo-muqueux écartés. Il reste alors une gouttière osseuse qu'on évide encore avec la gouge à main de Legouest, ou même avec une forte curette.

Le fossé profond creusé ainsi dans le maxillaire est recouvert par les parties molles rabattues.

Résection de la portion sous-orbitaire (Résection sus-palatine de Chalot). — Se servir de la moitié supérieure angulaire de l'incision pour la résection totale et commencer l'opération comme pour cette résection totale : dénuder la moitié de la face antéro-externe, soulever le contenu de l'orbite avec le périoste, couper le pédicule malaire ou orbitaire externe, couper, sans ouvrir les fosses nasales, mais en décollant la fibro-muqueuse, le pédicule interne ou orbitaire interne. Ceci fait on coupe l'os maxillaire en son milieu transversalement, en traversant le sinus maxillaire, avec le ciseau ou de petites cisailles, et on extrait l'os mobilisé à l'aide d'un davier saisissant l'apophyse malaire et fracturant les attaches profondes.

Résection de la portion palato-dentaire (Résection sous-orbitaire de Chalot). — La partie inférieure de l'incision pour résection totale est suffisante (fig. 341), on peut y ajouter une incision transversale traversant la joue au niveau du bord supérieur de l'aile du nez. La dénudation et l'extraction de l'os se font comme dans la résection totale, en coupant en travers le maxillaire à sa partie moyenne avec le ciseau ou les cisailles.

Résection conservant le plancher de l'orbite et la voûte palatine. — *Procédé de Farabeuf* [2] *d'après le procédé tempo-*

---

[1] A. GUINARD. *Bulletin de la Société de Chirurgie*, 1898, p. 843.

[2] FARABEUF. *Précis de manuel opératoire*, 1893-95, p. 982.

raire de E. Bœckel. — L'incision est courbe à concavité externe, suivant le côté du nez dans la direction du sillon naso-génien, devenant horizontale en bas à partir de l'aile du nez jusqu'à deux travers de doigt sur la joue, se recourbant en haut avant d'atteindre la fente palpébrale, pour redescendre et suivre le bord orbitaire inférieur jusqu'au niveau du trou sous-orbitaire (fig. 342).

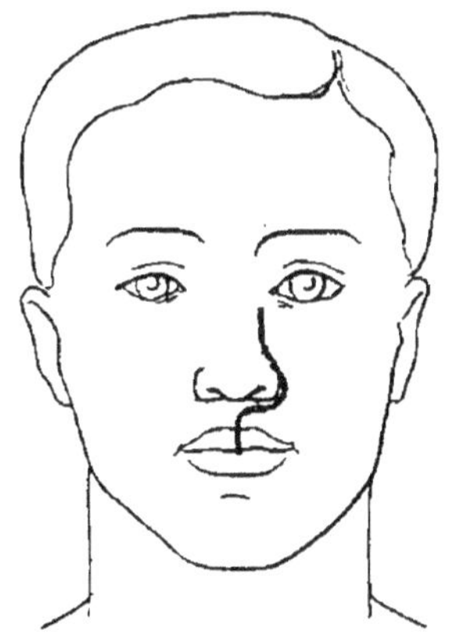

Fig. 341.

Résection partielle du maxillaire supérieur. Moitié inférieure.

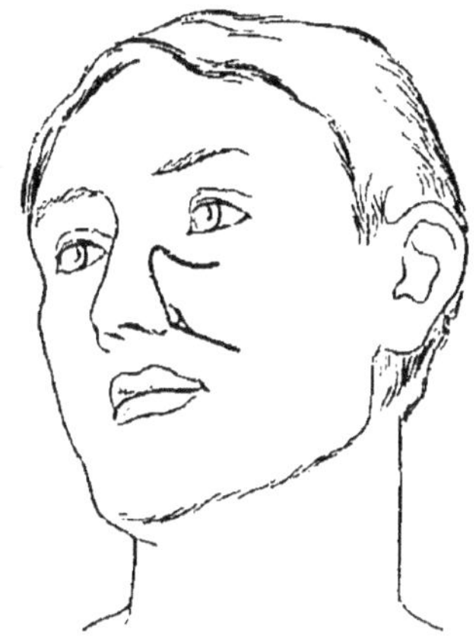

Fig. 342.

Résection partielle. Incision de E. Bœckel (FARABEUF).

Incision jusqu'à l'os sans pénétrer dans l'orbite, rugination comme dans la résection totale, soulèvement à la rugine du périoste orbitaire et de la fibro-muqueuse nasale. Section au ciseau du bord orbitaire au-dessus de l'orifice du nerf sous-orbitaire, section de l'apophyse montante, puis du plancher de l'orbite à quelques millimètres derrière le bord, depuis le canal nasal jusqu'au canal sous-orbitaire.

Section de la paroi antérieure du sinus maxillaire suivant deux lignes, une verticale descendant du trou sous-orbitaire jusqu'à 2 centimètres au-dessous, une oblique partie de l'extrémité inférieure de la précédente et dirigée vers l'épine nasale. Un coup de levier du ciseau fait sauter la pièce osseuse détachée, ouvrant les fosses nasales. Il ne reste plus qu'à exciser la muqueuse nasale et ce qui reste de la paroi interne du sinus

avec le cornet inférieur, à fendre la cloison au besoin pour
en emporter la portion postérieure osseuse et avoir un large
accès à travers les choanes dans l'arrière-cavité des fosses nasales.

Procédé de Berger-Picqué[1]. — L'incision des parties molles est
faite comme pour la résection totale, une première section
oblique au ciseau et au maillet est pratiquée suivant la direction
oblique de la suture malo-maxillaire : une deuxième section,
également au ciseau, est faite parallèlement au bord libre du
maxillaire et à environ un travers de doigt au-dessus de lui ;
enfin une troisième section, à la cisaille, de la branche montante,
aussi bas que possible. L'ablation de la portion ainsi délimitée
est très facile. Dans cette résection, le bord inférieur du maxillaire et la voûte palatine sont respectés, le plancher de l'orbite
et le rebord orbitaire ne sont entamés que dans une petite étendue.

Résection de la voûte palatine. — *Procédé de A. Nélaton.*
— Après section médiane totale du voile du palais, on prolonge
l'incision de 2 centimètres sur la voûte osseuse, et on ajoute à
l'extrémité antérieure deux incisions obliques en arrière et en
dehors (fig. 343).

On décolle les lambeaux fibro-muqueux avec la rugine et les
écarte, avec le ciseau frappé on coupe le quadrilatère osseux
limité par les lambeaux et le bord postérieur de la voûte (fig. 343),
on le détache du vomer et l'enlève.

L'opération terminée, on répare par une suture des lambeaux
fibro-muqueux.

Procédé de Chalot[2]. — Diviser la membrane fibro-muqueuse
gingivale d'abord par une incision transversale qui va d'une
saillie canine à l'autre en passant à la base de l'épine nasale,
puis une incision verticale qui va de cette épine à l'intervalle des
incisives moyennes. Décoller à droite et à gauche les deux
lambeaux quadrilatères et détacher les narines de chaque côté
de l'épine.

---

[1] BERGER. PICQUÉ. *Bulletin de la Société de Chirurgie*, Paris, 1895,
p. 44.

[2] CHALOT. Chirurgie et médecine opératoires, 1898, p. 219.

Diviser la membrane fibro-muqueuse de la voûte depuis l'épine nasale postérieure jusqu'à l'intervalle des incisives moyennes. Diviser transversalement par transfixion le voile du palais d'une apophyse ptérygoïde à l'autre, et décoller à droite et à gauche la muqueuse palatine en avant jusqu'aux canines, en arrière jusqu'aux crochets ptérygoïdiens.

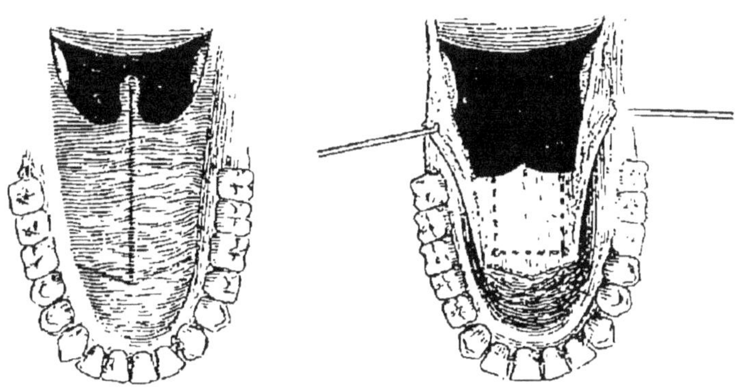

Fig. 343.

Résection de la voûte palatine. Procédé de A. Nélaton.

Incisions.   Sections osseuses.

Extraire les deux canines et couper la cloison des fosses nasales près du plancher.

Enlever la voûte osseuse entière par deux traits de scie suivant deux lignes qui vont des alvéoles canines aux crochets ptérygoïdiens, ne fendre le voile du palais que s'il est besoin.

Réunir après l'opération (fibrome naso-pharyngien) d'une part les deux lambeaux antérieurs gingivaux entre eux, d'autre part, les deux lambeaux palatins.

B. *Résections temporaires.* — **1° Résection totale. — *Procédé de Roux modifié par Fontan*** [1]. — Le pédicule orbitaire externe du massif osseux est d'abord sectionné au ciseau par une petite incision spéciale horizontale, ainsi que l'arcade zygomatique (fig. 344) par une seconde petite incision verticale.

[1] FONTAN. Congrès de chirurgie français, 1888, p. 607.

Puis on trace la portion verticale de l'incision classique pour
la résection totale, y compris la lèvre, et on sépare le maxillaire
de celui du côté opposé (fig. 344), pour le luxer et le renverser
en dehors autour des parties molles de la joue comme charnière.

Dans ce but on coupe à la cisaille le pédicule orbitaire interne
au niveau de l'apophyse montante (fig. 344) ; on sectionne au

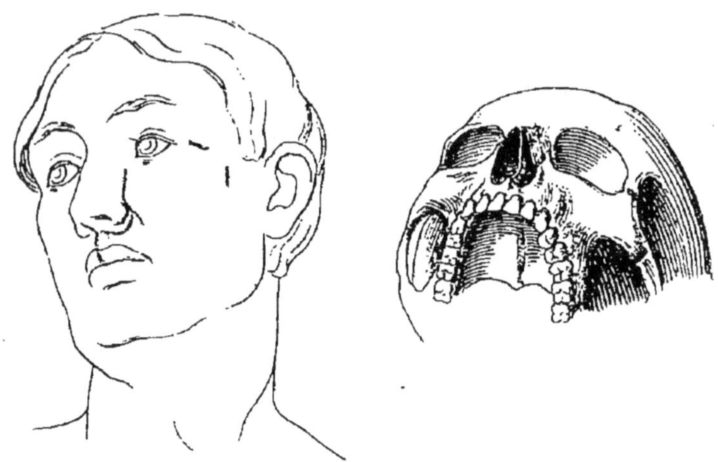

Fig. 344.

Résection temporaire du maxillaire supérieur. Procédé de J. Roux.

Incisions.   Sections osseuses.

ciseau, après extraction de la deuxième incisive et incision de
la fibro-muqueuse du palais, la voûte palatine osseuse en rejoignant la ligne médiane ; on sépare l'attache ptérygoïdienne à
l'aide d'une gouge introduite derrière la dernière molaire ; on
coupe le voile du palais en entier sur la ligne médiane et le
bloc osseux est libéré de ses attaches.

En faisant levier dans la section médiane palatine on rejette
en dehors le maxillaire autour de sa charnière et, après l'ablation du polype, il suffit de le remettre en place, de le suturer
et de fermer les parties molles.

Procédé de Chalot [1]. — « Faire l'incision des parties molles

---

[1] CHALOT. Chirurgie et médecine opératoires, Paris, 1898, p. 222.

extérieures comme pour la résection définitive totale unilatérale. Mais point de dissection du lambeau.

« Dénuder le plancher de l'orbite et détacher la partie correspondante du nez à la manière ordinaire.

« Avec une rugine droite d'Ollier, décoller le périoste et les parties molles adjacentes, en forme de tunnel, sur la face externe de l'os malaire depuis le rebord orbitaire jusqu'au tubercule malaire ; glisser dans le tunnel la petite scie de Schrady ou une autre analogue et sectionner d'avant en arrière et un peu de bas en haut toute l'épaisseur de l'os malaire qui est de 10 à 12 millimètres. Achever la section du plancher orbitaire par un coup de ciseau dirigé vers l'extrémité antérieure de la fente sphénomaxillaire qui est à 2 centimètres du rebord orbitaire. Sectionner avec les cisailles l'apophyse montante.

« Faire comme pour la résection définitive. Après la fracture des attaches ptérygoïdiennes et ethmoïdales, attirer à soi le maxillaire et le renverser en dehors et en bas. Les téguments de la région orbito-malaire font charnière comme dans le procédé de Roux. »

2° Résections partielles. — Elles peuvent intéresser les portions supérieures ou inférieures du maxillaire, ou la voûte palatine.

Résection temporaire de la portion inférieure. (Huguier). — Les incisions sont au nombre de deux, une verticale formée par la moitié inférieure de l'incision de la résection totale, l'autre oblique légèrement en haut et en dehors allant de la commissure buccale au bord antérieur du masséter (fig. 345). Le lambeau limité par ces incisions est relevé et maintenu écarté.

Pour diviser le maxillaire (fig. 345), on coupe au ciseau suivant une ligne transversale passant au milieu de la hauteur du corps ; puis on sectionne au ciseau ou à la scie cutellaire la voûte palatine du côté des fosses nasales et près de la cloison, enfin la séparation ptérygoïdienne est faite avec une pince coupante courbée sur le plat ou de forts ciseaux courbes introduits par la bouche. La portion palato-dentaire du maxillaire est alors mobile, la fibro-muqueuse palatine est intacte et le bloc osseux

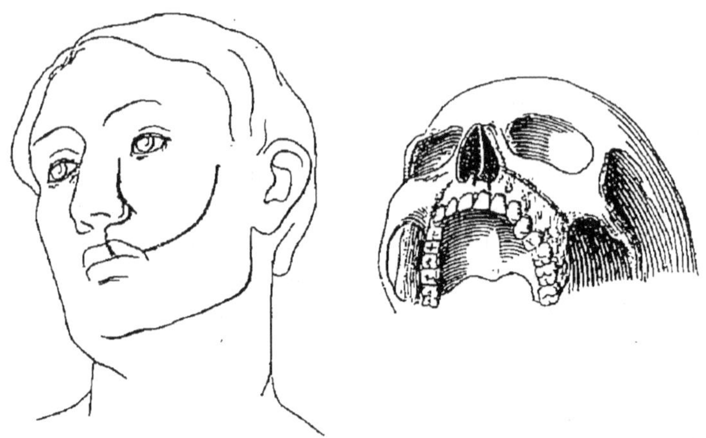

Fig. 345.

Résection temporaire du maxillaire supérieur. Procédé de Huguier.

Incisions.   Sections osseuses.

est abaissé autour de celle-ci comme charnière. Après l'opération profonde l'os est replacé et suturé.

Résection temporaire de la portion supérieure (LANGENBECK). — Deux incisions se rejoignent à angle aigu sur la racine zygomatique : une horizontale partant du sac lacrymal et suivant le rebord orbitaire, une oblique ascendante partant du bord inférieur de l'aile du nez (fig. 346). Le lambeau délimité est rabattu en dedans. La moitié supérieure du maxillaire est mobilisée par sections successives au ciseau et à la cisaille : du corps de l'os suivant la ligne d'incision cutanée inférieure oblique ; de l'arcade zygomatique ; du pédicule orbitaire externe et du plancher

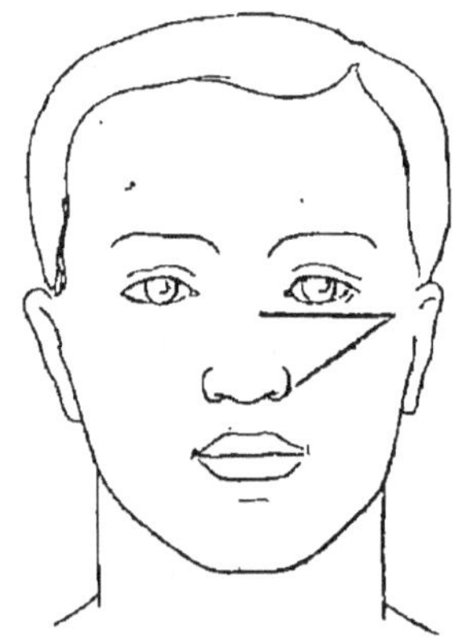

Fig. 346.

Résection temporaire du maxillaire supérieur. Procédé de Langenbeck. Incisions.

de l'orbite. Le bloc osseux est relevé en haut et en dedans. Ce procédé est fort laborieux et donne peu de jour.

Résection temporaire de la voûte palatine (CHALOT) [1].

— *Procédé à trappe unique.* — « La lèvre supérieure étant fortement relevée avec des érignes, diviser transversalement à fond le repli muqueux gingivo-labial, à la hauteur de l'épine nasale antérieure, d'une saillie canine à l'autre.

« Détacher le bord postérieur des narines et le bord inférieur des ailes du nez; puis, des extrémités de l'incision transversale jusqu'aux collets des canines, abaisser deux petites incisions verticales.

« Diviser la cloison des fosses nasales près du plancher avec la scie de Larrey.

« Diviser la membrane fibro-muqueuse de la voûte palatine suivant deux lignes qui vont l'une et l'autre d'un crochet ptérygoïdien au milieu du collet de la canine correspondante (fig. 347).

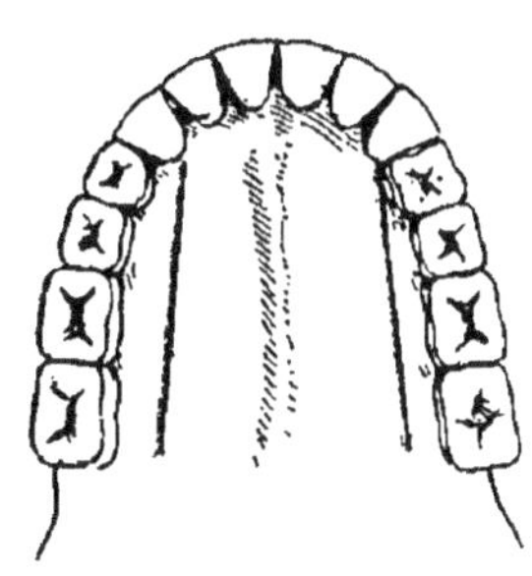

Fig. 347.
Résection temporaire de la voûte palatine.
Procédé de Chalot.
Incisions.

« Extraire les canines, faire à moitié avec la scie de Larrey la double section de l'arcade dentaire, dans le sens des précédentes lignes ou incisions, et l'achever par deux coups de cisailles.

« Abaisser vers la langue l'espèce de trappe palatine, réséquer ad libitum la cloison des fosses nasales et les cornets de façon à bien voir l'intérieur des fosses nasales et la voûte du pharynx. »

Après l'opération on n'a qu'à relever la trappe et à la fixer en place par la ligature métallique des dents.

Procédé à double trappe. — Le début de l'opération est le même que précédemment.

« Diviser au milieu le voile du palais, diviser la muqueuse de la voûte à côté de la ligne médiane jusqu'à une incisive moyenne.

« Extraire cette incisive et les deux canines. Scier complètement

---

[1] CHALOT, *loc. cit.*, p. 223.

la voûte dans le sens de son incision. La scier encore à droite et à gauche par le plancher nasal, suivant les lignes du procédé précédent, mais seulement dans la moitié de son épaisseur, terminer chaque section latérale par fracture en renversant en bas avec un davier chaque moitié de la voûte. Résection de la cloison et des cornets.

« On a ainsi une double trappe à laquelle la muqueuse de la voûte palatine sert de charnière et qui est nourrie sur les côtés par cette même muqueuse, en arrière par le voile du palais. »

Maxillaire inférieur. — Comme à la mâchoire supérieure la résection peut être *définitive* ou *temporaire*, *totale* ou *partielle*, comprenant sous le nom de totale la résection d'une moitié complète de la mâchoire ou celle des deux moitiés. Du reste il suffit de connaître le manuel opératoire de la résection définitive totale pour en déduire très facilement la technique d'une résection définitive partielle, portant sur une portion quelconque du maxillaire.

A. Résection définitive. — **1° Résection totale**. — *Résection d'une moitié complète de la mâchoire*. — Comme à la mâchoire supérieure la résection peut être sous-périostée ou paraostéale, et il est facile d'opérer au bistouri si l'on sait opérer à la rugine. Comme pour le maxillaire supérieur nous ne ferons que rappeler ici les temps principaux de l'opération décrite avec détail dans le livre de FARABEUF[1].

Le malade est endormi dans la position horizontale, la tête près du bord de la table et fixée par un aide, les épaules soulevées par un coussin.

L'incision se compose de trois traits : un horizontal longeant le dessous du bord inférieur de la mâchoire ; deux verticaux, l'un antérieur qui part du bord adhérent de la lèvre sur la ligne médiane et descend sous la symphyse rejoindre l'horizontale ; l'autre postérieur remonte derrière le bord postérieur de la branche montante sur une longueur de 3 centimètres environ.

[1] FARABEUF. Manuel opératoire, 1893-95. p. 953.

Les deux traits antérieur et horizontal coupent à fond les parties molles y compris le périoste, ce qui nécessite la ligature de l'artère faciale ; le trait postérieur ne coupe que la peau pour ménager les rameaux du nerf facial.

L'incision faite, on décortique la face externe de l'os à l'aide de la rugine, le décollement est poussé jusqu'aux gencives sans ouvrir la muqueuse, on coupe en passant le nerf mentonnier, désinsère le masséter en remontant aussi haut que possible sur la branche montante.

On décortique ensuite la face interne sans désinsérer le ventre antérieur du digastrique, que l'on ne fait qu'entamer un peu, mais en désinsérant complètement le ptérygoïdien interne (fig. 348).

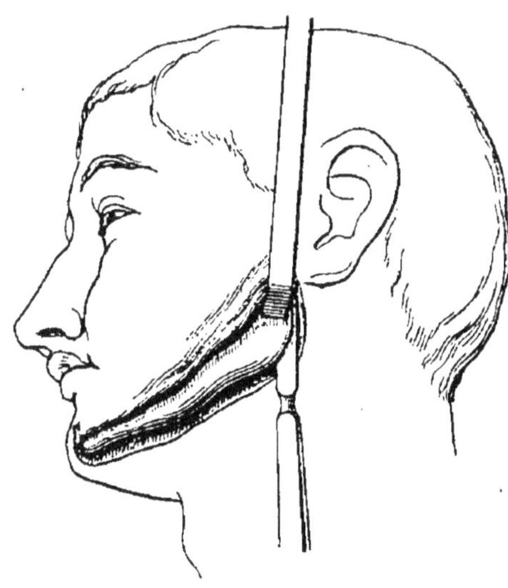

Fig. 348.

Résection de la moitié de la mâchoire inférieure. Dénudation à la rugine (d'après FARABEUF).

L'os dénudé, il faut le scier près de la ligne médiane en ménageant autant que possible les apophyses géni pour conserver les insertions des génio-glosses et génio-hyoïdiens, et éviter la chute de la langue sur le larynx. Pour scier on arrache d'abord l'incisive latérale du côté malade, on ponctionne au bistouri le plancher buccal en dehors des muscles géniens, on incise le cul-de-sac gingivo-labial et soulève la lèvre avec un écarteur. La meilleure scie à employer est la scie à lame mobile de Farabeuf dont on prend la lame fine ; cette lame est passée dans la perforation du plancher buccal, les dents en l'air contre l'os, puis, la scie montée, on sectionne de dedans en dehors en le fixant fortement au niveau du corps avec un fort davier.

L'os scié, la scie démontée, il reste à désarticuler, pour cela il faut d'abord couper en dehors la muqueuse restée adhérente, en dedans ce qui reste du plancher buccal et les vaisseaux dentaires inférieurs, puis en abaissant fortement la mâchoire couper avec de forts ciseaux courbes le tendon du muscle temporal au niveau de l'apophyse coronoïde, désinsérer en haut au niveau du col du condyle le muscle ptérygoïdien externe ; enfin arracher lentement le condyle par torsion de l'os de dedans en dehors.

La mâchoire enlevée, on ferme la cavité buccale par suture de la muqueuse, puis on suture les parties molles extérieures.

La résection des deux moitiés de la mâchoire inférieure, avec ou sans les branches montantes et les condyles, se fait d'après les mêmes principes, en supprimant l'incision verticale de la lèvre devenue inutile, pour ne faire qu'une incision horizontale bilatérale et deux incisions verticales postérieures, le lambeau antérieur se relève facilement. Pour désarticuler il faut d'abord scier la mâchoire sur la ligne médiane, pour opérer successivement sur les deux moitiés comme précédemment.

2° Résections partielles. — Elles peuvent occuper une portion médiane ou latérale du corps, ou le col et le condyle.

Résections de la portion horizontale. — Par ces résections on cherche soit *à supprimer une portion de l'os malade*, soit à *produire un pseudarthrose* en avant d'une constriction cicatricielle.

Les *premières résections* supprimant soit la portion moyenne, soit une des portions latérales de la portion horizontale, se font exactement comme la résection d'une moitié de la mâchoire, en donnant à l'incision horizontale la longueur voulue et se servant d'une ou de deux incisions verticales, suivant les besoins.

Pour la résection de la partie moyenne, DUPUYTREN menait une incision verticale et médiane fendant toute la lèvre et se prolongeant jusqu'à l'os hyoïde, les deux lambeaux formés étaient écartés, puis suturés après la résection.

L'os mis à nu est scié des deux côtés dans les résections de la partie moyenne ; ou d'abord en avant puis en arrière après dénudation, dans la résection latérale. Cette section postérieure de l'os est horizontale, oblique ou verticale suivant qu'elle porte au niveau de la branche montante, de l'angle ou de la portion horizontale.

Dans celles de ces résections qui suppriment la portion médiane et les apophyses géni, la langue désinsérée peut tomber en arrière sur l'épiglotte et provoquer l'asphyxie ; il est bon alors de fixer par des fils la langue aux parties résistantes qui restent.

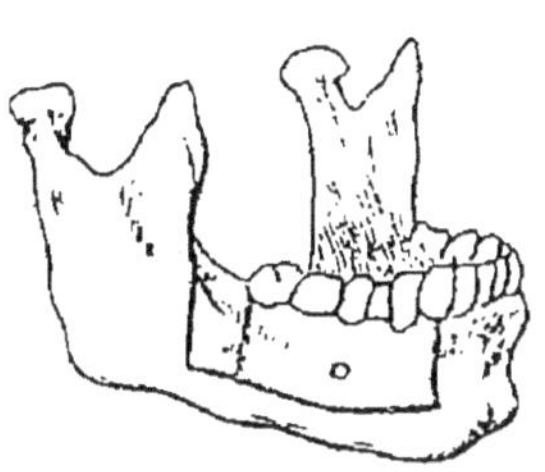

Fig. 349.
Résection partielle du maxillaire inférieur avec conservation du bord inférieur (OLLIER).

OLLIER[1] conseille, si l'on résèque pour une tumeur non maligne, de chercher à enlever la tumeur sans interrompre la continuité de l'os et pour cela de laisser entre les parties saines du maxillaire un pont rigide découpé aux dépens du bord inférieur de la portion à enlever (fig. 349).

Malheureusement cette opération est difficile à faire avec les scies, pinces coupantes, pinces-gouges ordinaires et le ciseau risque de fracturer la bandelette que l'on veut conserver. OLLIER employait pour cela une scie rotative.

La résection du corps faite dans le but de mobiliser la mâchoire au-devant d'une rétraction cicatricielle consiste dans la suppression d'un segment de la portion horizontale de la mâchoire en avant de la portion immobilisée.

RIZZOLI opérait par la bouche, après incision de la muqueuse du sillon gingivo-génien, une simple ostéotomie. Même en cherchant à produire une interposition fibreuse, l'ostéotomie sans résection est vouée à la soudure et le but n'est pas atteint.

Mieux vaut avec ESMARCH réséquer un segment osseux trapézoïdal (B, fig. 350), ou triangulaire à base inférieure, au niveau où l'on veut créer la nouvelle articulation. Pour cela il faut

---

[1] OLLIER. Traité des résections, 1891, t. III, p. 794.

inciser le long du bord inférieur de la mâchoire et sur la gencive, arracher deux dents, ruginer par les deux incisions les faces externes et internes et scier, avec la scie de Farabeuf ou la scie à chaîne, le coin osseux à pointe inférieure et dont la base mesure environ 3 centimètres.

Il faut faire mobiliser très tôt les fragments pour éviter une récidive de l'ankylose qui se fait encore facilement après la résection.

Résections de la portion verticale. — Les résections de la portion verticale ont surtout pour but de remédier à l'ankylose temporo-maxillaire. Dans ces cas d'ankylose, l'ostéotomie simple, qu'elle porte sur le col du condyle (A, fig. 350) ou sur la branche montante, qu'elle soit suivie ou non d'interposition musculaire, est toujours insuffisante et doit être remplacée par une résection. Rochet[1] (de Lyon) a proposé comme plus simple que la résection du condyle, la résection cunéiforme de la branche montante, suivie d'interposition musculaire ; mais on fait le plus souvent la résection du condyle et du col, qui a l'avantage de créer la nouvelle articulation au niveau qu'occupait l'ancienne.

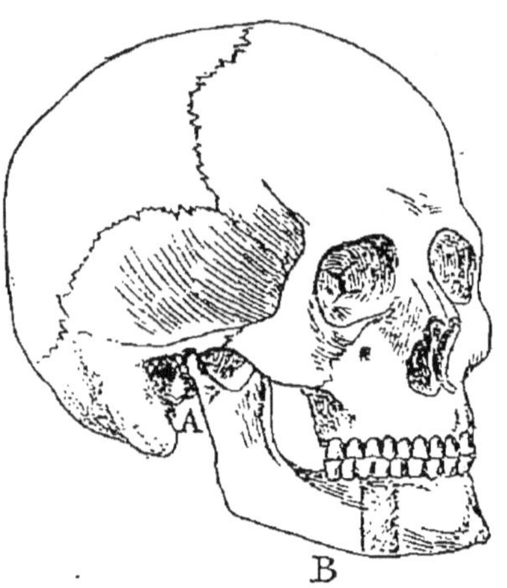

Fig. 350.

A, ostéotomie cunéiforme du col maxillaire.
B, ostéotomie d'Esmarch.

Résection cunéiforme de la branche montante avec interposition musculaire (Rochet). — Une incision en L encadre l'angle de la mâchoire, partie du lobule de l'oreille et prolongée de 4 centimètres sous le bord inférieur de l'os. Après incision de la peau on cherche la branche cervicale du nerf facial que l'on écarte en bas. Arrivé sur l'os, on relève à la rugine le masséter

---

[1] Rochet. VIIIe Congrès français de chirurgie, Lyon, 1894.

et le ptérygoïdien interne jusqu'au niveau du trait de section osseuse, c'est-à-dire la partie moyenne de la branche montante. L'os est coupé à la cisaille et on enlève un coin à base dirigée en arrière (fig. 351). Puis on découpe de bas en haut une lame musculaire prise à la face profonde du masséter (fig. 351) et

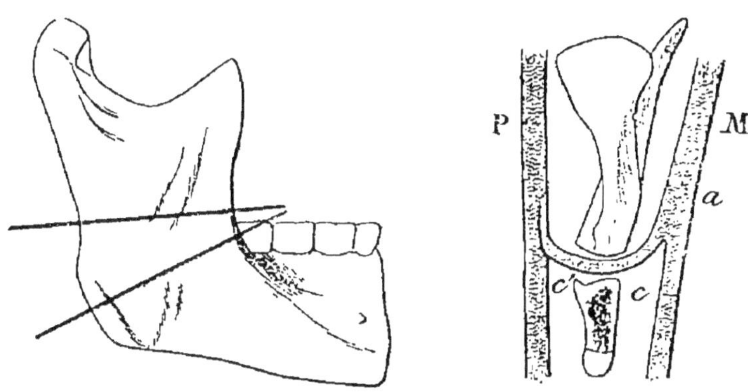

Fig. 351.

Résection cunéiforme de la branche montante avec interposition musculaire. Procédé de Rochet.

M, masséter. — P, ptérygoïdien interne. — c, c', lambeau interposé.

on la fait passer entre les deux fragments pour la suturer au ptérygoïdien interne.

Résection du condyle et du c 1 — Pratiquée en vue de guérir l'ankylose de la mâchoire, les luxations anciennes irréductibles et même de corriger un prognathisme trop accentué [1], cette résection est rendue difficile par la nécessité de ménager les branches du nerf facial; les rapports du facial avec l'articulation ont été précisés par FARABEUF et ZIPFEL [2]. Voici comment on peut procéder : Incision superficielle d'abord descendant du niveau de la racine zygomatique sus-glénoïdienne jusqu'à deux doigts

[1] JABOULAY et BÉRARD. *Presse médicale*, avril, 1898, p. 73, et thèse de BERGER, Lyon, 1897.

[2] ZIPFEL. Thèse, Paris, 1886 et FARABEUF, Précis de manuel opératoire, 1893, p. 961.

plus bas et oblique comme le bord postérieur du maxillaire ; seconde incision horizontale le long de l'arcade zygomatique longue de 3 centimètres (fig. 352).

La branche temporo-faciale du nerf facial croisant le col du condyle à un travers de doigt (17 à 20 millimètres) au-dessous de l'arcade, la moitié inférieure de l'incision verticale devra rester uniquement cutanée, elle ne sert qu'à permettre l'écartement (fig. 352).

L'articulation est découverte lentement et progressivement dans la moitié supérieure de l'incision verticale, en réclinant à mesure les lobules parotidiens, puis, incisant à fond le trait horizontal, on coupe ligaments et périoste.

Avec la rugine courbe on dénude condyle et col, et on rase la face profonde pour écarter l'artère maxillaire interne.

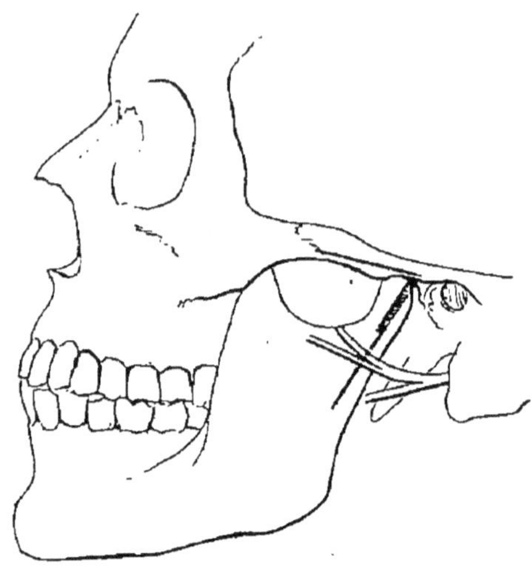

Fig. 352.

Résection du condyle de la mâchoire inférieure. La partie épaisse de l'incision verticale est profonde, la partie mince est seulement cutanée (d'après FARABEUF).

Le col est alors coupé à petits coups avec le ciseau, puis, avec une gouge ou une pince emporte-pièce, on réséque toute la portion située au-dessus de la section jusqu'au temporal, c'est-à-dire col et condyle. Il peut en outre être nécessaire de couper des soudures périphériques de l'apophyse coronoïde à l'arcade zygomatique pour mobiliser la mâchoire. Il faut en tous cas enlever au moins un centimètre de hauteur sous la cavité glénoïde pour éviter le retour de l'ankylose ; la résection large met mieux à l'abri de cet accident que les interpositions musculaires qui ont été proposées.

L'incision cutanée a été modifiée par quelques opérateurs,

dans le but toujours d'éviter la blessure du facial tout en se donnant le plus de jour possible.

OLLIER fait une incision en T dont la branche horizontale de 3 à 4 centimètres suit l'arcade en commençant au niveau du lobule de l'oreille, et la branche verticale longue de 25 millimètres part de la précédente à l'union de son tiers postérieur et de ses deux tiers antérieurs.

KRASKE contourne par une première incision, la moitié supérieure de l'insertion du pavillon de l'oreille descendant en avant jusqu'à un centimètre au-dessous de l'arcade zygomatique ; une seconde incision perpendiculaire à la première, de 3 centimètres de long, suit l'arcade zygomatique et rejoint la première devant l'oreille. L'insertion supérieure du pavillon de l'oreille est décollée pour agrandir le champ opératoire.

PIERRE DELBET préoccupé par la portion verticale de l'incision en L, qui, profonde, coupe le nerf facial, et superficielle est inutile, fit des expériences cadavériques avant d'opérer sur le vivant et constata « qu'avec une seule incision très légèrement oblique en bas et en avant, commençant au ras de l'oreille, au niveau du tubercule de l'apophyse zygomatique, et croisant à angle très aigu l'articulation temporo-maxillaire, on pouvait facilement réséquer le condyle ».

B. *Résection temporaire et ostéotomie préliminaire*. — Comme temps préliminaires d'une opération portant sur la langue, ou le plancher buccal, ou le pharynx, on a proposé soit de sectionner le maxillaire sur la ligne médiane (ROUX, SÉDILLOT) pour en écarter les deux moitiés, soit de pratiquer une résection temporaire d'une portion médiane (J. BOECKEL) ou latérale (BILLROTH) de la mâchoire.

Ces *résections temporaires* sont obtenues en taillant des lambeaux quadrilatères à base supérieure pour la résection latérale (fig. 353), à base inférieure pour la résection moyenne (fig. 354), et laissant l'os adhérent à ces lambeaux par son périoste, après l'avoir mobilisé par des traits de scie. Nous avons vu ailleurs

[1] P. DELBET. *Bulletin de la Société de Chirurgie*, 1900, p. 36.

(*Thérapeutique chirurgicale,* p. 373) pour quelles raisons ces résections temporaires ne sont pas employées.

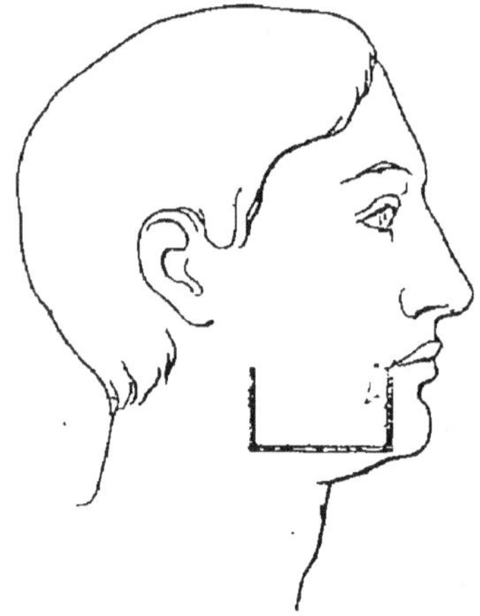

Fig. 353.

Résection temporaire du maxillaire inférieur. Partie latérale.

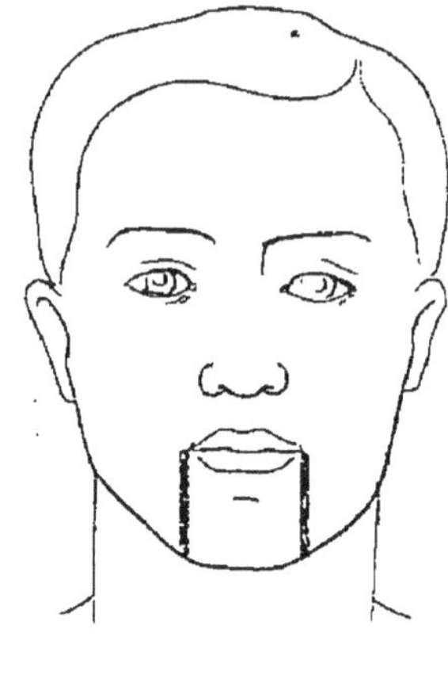

Fig. 354.

Résection temporaire du maxillaire inférieur. Partie moyenne. Incisions.

Quant à l'*ostéotomie médiane de Sedillot,* elle est facile à faire par un trait de scie vertical, après l'incision des parties molles dans le même sens que nous étudierons avec les amputations

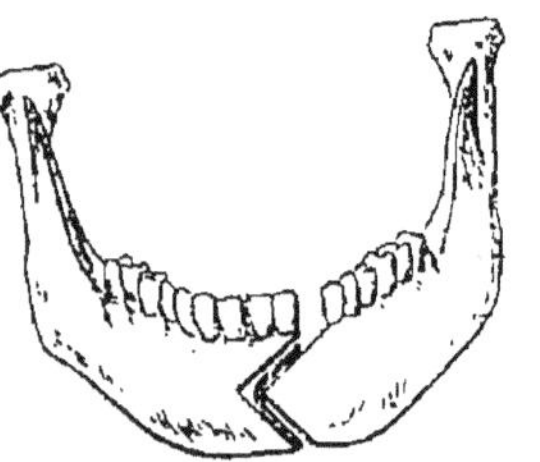

Fig. 355.

Ostéotomie du maxillaire inférieur.

Procédé de Sédillot.   Procédé d'Ollier.

de la langue. Pour éviter la consolidation vicieuse possible après section verticale de l'os, SEDILLOT avait proposé de faire la section osseuse en forme de **V** horizontal (fig. 355) pour permettre l'engrènement des fragments. Ollier conseillé de faire l'ostéotomie linéaire verticale et de pratiquer ensuite la suture osseuse au fil d'argent (fig. 355).

Prothèse immédiate. — Les inconvénients consécutifs aux résections des mâchoires peuvent être en partie supprimés par *prothèse tardive ou secondaire* dont nous n'avons pas à nous occuper, c'est la construction de dentiers et d'obturateurs plus ou moins compliqués. Mais ces appareils ne peuvent être appliqués qu'après cicatrisation complète et ne peuvent rien contre les déformations faciales produites par cette cicatrisation.

Pour éviter la formation de ces difformités on a cherché à placer au moment même de l'opération des pièces provisoires qui doivent, après cicatrisation, être remplacées par des pièces définitives; c'est la *prothèse immédiate* [1].

Nous avons discuté ailleurs (*Thérapeutique chirurgicale*, p. 363) les indications de cette prothèse immédiate et nous avons dit que son utilité à la mâchoire supérieure est fort discutable, les avantages qu'on peut en tirer étant peu importants et les inconvénients pouvant être graves. Il n'en est pas de même à la mâchoire inférieure, ou les résections étendues du corps peuvent produire la déviation des portions laissées, le chevauchement des dents et la gêne de la mastication et de la phonation. Ici la prothèse immédiate maintient les fragments écartés et permet la fixation de la langue jusqu'à cicatrisation de la plaie. Malheureusement l'infection est souvent difficile à éviter complètement au voisinage de la bouche, facilitée par la présence de ce corps étranger dans les tissus, et l'on peut être forcé de supprimer ces appareils qui gênent la cicatrisation ou entretiennent la suppuration.

Ces appareils sont fabriqués en caoutchouc durci, préparés avant l'opération en leur donnant des dimensions plus grandes qu'il ne semble d'abord nécessaire, car il est facile de les réduire au moment même. Ils portent à leurs extrémités des plaques de

---

[1] Cl. Martin. De la prothèse immédiate, etc., Paris, Masson, 1889 et thèse de Lyon, 1893.

platine perforées pour le passage de clous ou de vis qui doivent les fixer à l'os restant (fig. 356) ; des canaux creusés dans la pièce l'allègent et permettent des irrigations de nettoyage.

La pièce désinfectée est mise et fixée en place à la fin de l'opération, puis les parties molles suturées par-dessus. Les lavages se font par la bouche. Pendant la cicatrisation il faut préparer la pièce définitive qui doit être placée immédiatement après la suppression de la pièce provisoire, lorsque tout est cicatrisé. Cet

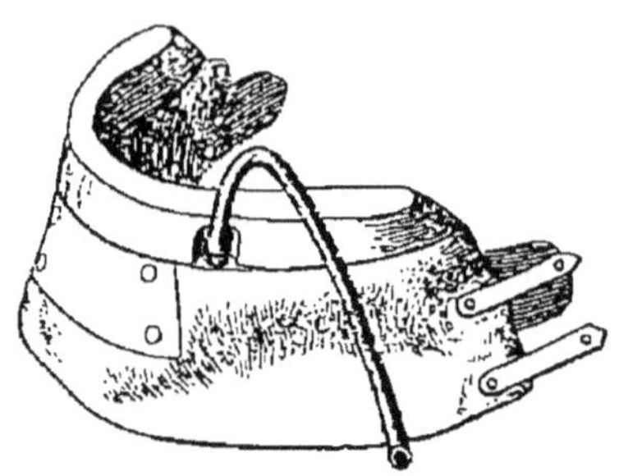

Fig. 356.

Pièce prothétique pour résection de la mâchoire inférieure. (Prothèse immédiate.)

appareil définitif doit être mobile pour pouvoir être enlevé facilement et nettoyé fréquemment par le malade lui-même, comme pour toutes les pièces de prothèse buccale.

5° LANGUE ET PLANCHER BUCCAL

En dehors des sutures de plaies accidentelles qui se font comme celles des plaies opératoires, des incisions d'abcès qui n'offrent rien de particulier ici, la chirurgie opératoire de la langue se réduit à l'étude des amputations partielles ou totales de cet organe ; nous n'avons pas en effet à décrire la ligature de l'artère linguale.

Quant à la *section du frein ou filet* que l'on peut être appelé à pratiquer chez l'enfant c'est une opération très simple, qui consiste à soulever la langue (en pinçant le nez de l'enfant pour lui faire ouvrir la bouche) avec la portion plate de la sonde cannelée ordinaire, faisant passer le filet dans la fente de cette lame et coupant au-dessous avec des ciseaux mousses. Si un vaisseau saigne, ce qui est rare, il faut le pincer et le lier.

Amputations. — L'amputation, partielle ou totale, est faite par l'orifice buccal ou par une voie détournée. Dans tous les

cas, la cavité buccale étant nettoyée depuis plusieurs jours par
des lavages et l'ablation des dents cariées. le malade est endormi
dans la position horizontale, la tête un peu renversée quand on
opère par la région sus-hyoïdienne. L'hémostase est faite préventivement par des clamps sur la langue, au fur et à mesure sur
les autres tissus. Les sections sont pratiquées au bistouri ou aux
ciseaux, tous les autres moyens étant abandonnés aujourd'hui
(écraseurs, ligatures, thermo et galvano-cautères).

Par voie naturelle. — La ligature préliminaire des linguales
n'est pas nécessaire, à moins que l'existence de ganglions sous-
maxillaires ne nécessite des incisions sus-hyoïdiennes, auquel
cas il est simple de lier en même temps les linguales. La trachéotomie préliminaire est aussi inutile.

La langue attirée au dehors par une pince, l'excision diffère
dans sa forme suivant le siège et l'étendue de la tumeur. Du
reste on n'opère par cette voie que les cancers de la partie antérieure de la langue.

Il est commode, avant d'exciser, de circonscrire, comme le
faisait PÉAN, le segment à enlever par des clamps qui assurent
l'hémostase et sont enlevés après le placement des fils pour la
suture, l'hémorragie est ainsi réduite au minimum.

L'excision, faite au bistouri ou aux ciseaux, aura tantôt la
forme de **V** à pointe rentrante, tantôt une forme quadrilatère
limitée par deux incisions : l'une antéro-postérieure médiane,
l'autre transversale en arrière de la tumeur, les autres côtés
étant formés par les bords de la langue (fig. 357).

Quelle que soit la forme de l'excision, la portion de la langue
enlevée, on traverse chaque lèvre de section avec des fils non
résorbables et souples qui prennent toute l'épaisseur de la
langue, on enlève les pinces à forcipressure et on accole les
surfaces de section en serrant les fils de façon modérée (fig. 358).

Si cet accolement des surfaces saignantes est impossible on
ourle la ligne de section en accolant muqueuse à muqueuse avec
des points séparés.

Pendant les jours suivants l'opéré fera de fréquents lavages
antiseptiques de la bouche et sera nourri avec des aliments

liquides, la sonde œsophagienne passée par les fosses nasales n'est pas nécessaire ici.

Ces *amputations partielles* se font ainsi toujours par voie naturelle. WITHEHEAD pratique aussi par cette voie *l'amputation totale*, et ce procédé est chaudement recommandé par FORGUE

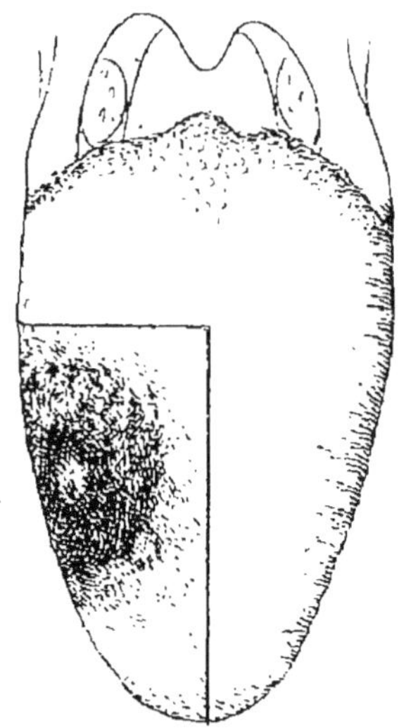

Fig. 357.
Amputation de la langue
Limites de la section.

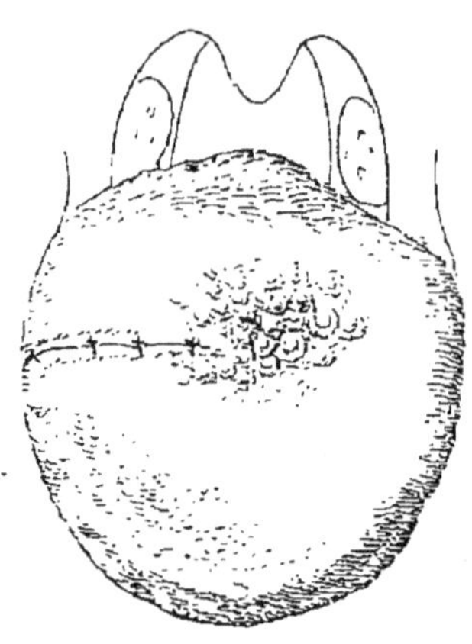

Fig. 358.
Amputation de la langue.
Sutures.

et RECLUS [1] qui donnent ainsi le résumé de sa technique. « L'organe est d'abord libéré de ses deux freins postéro-latéraux constitués par les deux piliers antérieurs du voile : leur section permet une protraction considérable de la langue en avant. — En un second temps, l'attache antérieure du génio-glosse est sectionnée, et jusqu'à l'os hyoïde le plan de ce muscle est séparé du plan génio-hyoïdien : il en résulte un soulèvement possible de l'organe et du plancher. Puis on libère à coups de ciseaux, suivant le contour interne de l'arc maxillaire, les flancs de la langue; muqueuse et hyo-glosse sont tranchés. — Dès lors l'or-

---

[1] FORGUE et RECLUS. Thérapeutique chirurgicale, 1898, t. II, p. 398.

gane, libre aux deux extrémités de sa base, sur ses flancs et sa pointe, est susceptible d'une véritable extraction, qui amène dans la bouche l'os hyoïde et, partant, les attaches postérieures de l'organe; il n'y a plus qu'à sectionner transversalement ces dernières. »

Les artères linguales sont liées au moment de la section du génio-glosse, dans le second temps. L'épiglotte est maintenue en avant par un fil passé dans ce qui reste du repli glosso-épi-glottique, et ce fil restera à demeure attaché au pansement pendant deux jours pour éviter l'asphyxie. On tamponne enfin la plaie sans faire de sutures.

Poirier[1] opérant par ce procédé même les cancers avancés, complète l'opération par le curage systématique des régions gan-glionnaires tributaires de la langue, et cela des deux côtés, même lorsque le cancer est unilatéral.

Commençant l'intervention par l'extirpation des ganglions, il trace une longue incision suivant le bord antérieur du sterno-mastoïdien (15 à 20 centimètres), aboutissant à l'angle de la mâchoire. Sur cette première incision en tombe une seconde partant à un centimètre en dehors de la symphyse mentonnière, et rejoignant la première vers le bord supérieur du cartilage thyroïde.

Disséquant et relevant les deux lambeaux cutanés ainsi formés, l'opérateur dissèque toute la région carotidienne et enlève soigneusement tous les ganglions qu'il rencontre, puis extirpe la glande sous-maxillaire et les ganglions de la loge, ainsi que les ganglions sous-mentaux, liant en passant linguale et faciale. La même opération est répétée du côté opposé, puis la tumeur linguale est extirpée largement par voie buc-cale.

Par voie artificielle. — La langue peut être atteinte ainsi que le plancher buccal, la base linguale et le pilier antérieur du voile, par trois voies : *génale* ouvrant la joue, *trans-maxillaire* écartant ou supprimant une partie de la mâchoire inférieure,

---

[1] P. Poirier. *Bulletin de la Société de chirurgie*, 1902, p. 482.

sus-hyoïdienne traversant les parties molles sous-maxillaires sans sectionner la mâchoire.

La *voie génale* comprend deux procédés :

Procédé de Jæger (fig. 367). — Il consiste à fendre largement la joue, depuis la commissure labiale jusqu'au bord du masséter.

Procédé de Verneuil-Maunoury. — « Premier temps. — Incision superficielle des téguments en partant de la commissure des lèvres, allant rejoindre le bord inférieur du maxillaire inférieur en suivant le sillon géno-mentonnier, puis l'angle de la mâchoire, en suivant le bord inférieur de cette dernière (fig. 359).

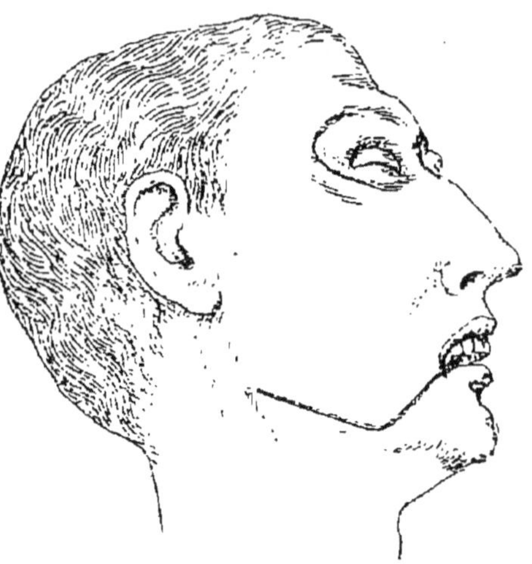

Fig. 359. — Procédé de Verneuil-Maunoury. Incision.

« Deuxième temps. — Incision successive des parties molles couche par couche, jusqu'à la glande sous-maxillaire, dans la partie horizontale seulement de l'incision superficielle. Après avoir incisé le peaucier, on tombe sur l'artère faciale qu'on sectionne entre deux ligatures (fig. 360).

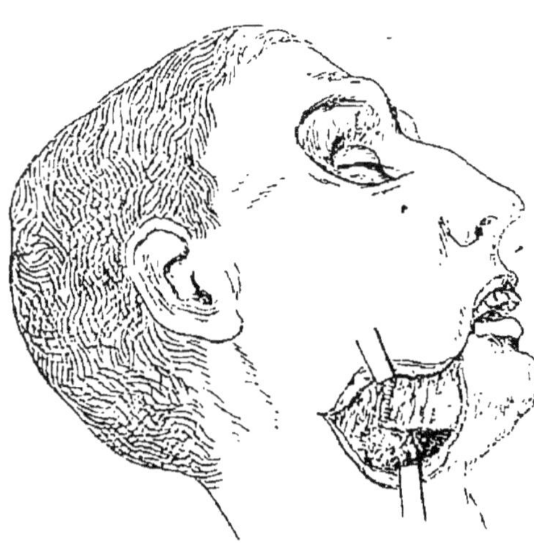

Fig. 360.
Procédé de Verneuil-Maunoury.

« Troisième temps. — Dissection de la glande sous-maxillaire, et des ganglions voisins lorsqu'ils sont dégénérés; section des adhérences fibreuses entre deux ligatures ; nouvelle section de l'artère faciale à l'angle inférieur et postérieur de la masse ganglionnaire (fig. 361).

« Quatrième temps. — Recherche de la carotide externe en suivant le bout cardiaque de l'artère faciale; dénudation et ligature de cette carotide au-dessous des collatérales.

« Cinquième temps.— Incision du reste des parties molles situées entre la commissure et le maxillaire inférieur. Ouverture de la bouche (fig. 361).

« Sixième temps. — Ablation de la tumeur intra-buccale (fig. 362).

« Septième temps. — Suture des lèvres de l'incision, etc. » (VERNEUIL[1].)

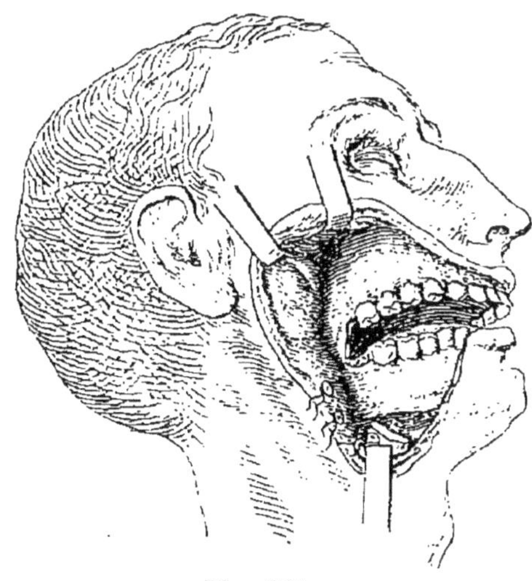

Fig. 361.
Procédé de Verneuil-Maunoury.

MAUNOURY[2] a, par cette voie, créée surtout pour le pharynx buccal, enlevé des cancers de la langue et du plancher buccal, mais on est souvent amené à sectionner ou à réséquer le maxillaire inférieur au cours de l'opération, c'est donc une voie intermédiaire entre la voie génale et la voie trans-maxillaire.

La *voie trans-maxillaire* comprend l'ostéotomie médiane de la mâchoire avec écartement des deux fragments (ROUX, SÉDILLOT), et la résection définitive ou temporaire d'une portion de la mâchoire. Nous avons indiqué en étudiant les opérations sur les maxillaires, la technique de ces ostéotomies et de ces résections (p. 363); l'opération préliminaire achevée,

---

[1] VERNEUIL. *Bulletins de la Société de Chirurgie*, Paris, 1893, p. 649.
[2] MAUNOURY. *Bulletins de la Société de Chirurgie*, Paris, 1893, p. 664.

on agit sur la langue et le plancher comme dans les autres procédés.

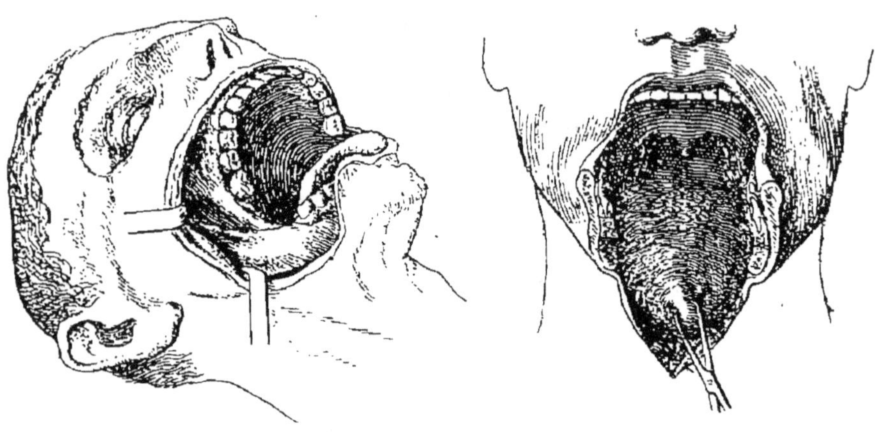

Fig. 362.
Procédé de Verneuil-
Maunoury.

Fig. 363.
Amputation de la langue. Voie
trans-maxillaire. Procédé de
Roux-Sédillot.

Procédé de Roux-Sédillot[1]. — Incision verticale depuis le milieu de la lèvre inférieure jusqu'à 2 centimètres au-dessous du bord inférieur de l'os, dans la région sus-hyoïdienne. Disséquer dans

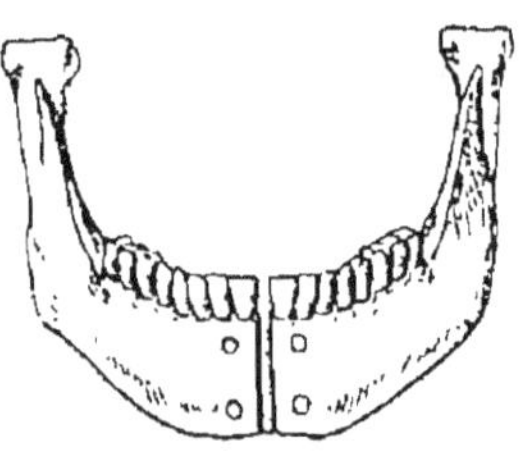

Fig. 364.
Ostéotomie avec suture préparée.

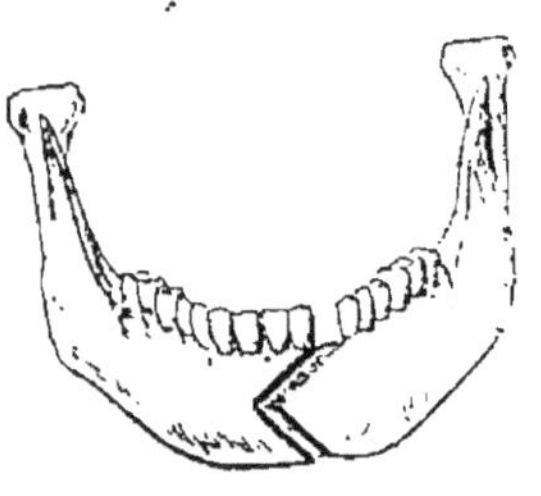

Fig. 365.
Ostéotomie en V.

une petite étendue les deux lèvres de l'incision, de manière à bien mettre à nu la face antérieure du maxillaire.

[1] Thèse de Théophile Anger, 1872. Cancer de la langue.

Faire la section de l'os. Il est utile, avant de scier, de perforer les trous qui serviront ensuite à la suture osseuse (fig. 364) et moyennant cette suture, la section rectiligne verticale est préférable à la section en V de Sédillot (fig. 365).

Disséquer ensuite la tumeur en faisant écarter les deux moitiés du maxillaire et coupant aux ciseaux muqueuse et muscles (fig. 363).

La tumeur enlevée et la plaie buccale fermée par suture de la muqueuse comme nous le verrons. suturer l'os au fil d'argent et fermer les parties molles en drainant.

La *voie sus-hyoïdienne* est médiane et bilatérale (Regnoli, Billroth) ou latérale (Verneuil, Kocher).

Procédé de Regnoli. — Faire à la région sus-hyoïdienne une première incision antéro-postérieure qui s'étend du bord inférieur du maxillaire inférieur à l'os hyoïde (Billroth supprime cette incision antéro-postérieure et agrandit la transversale). Tracer une deuxième incision parallèlement à la courbe du maxillaire inférieur et en suivant son bord inférieur. Ces deux incisions combinées forment un T.

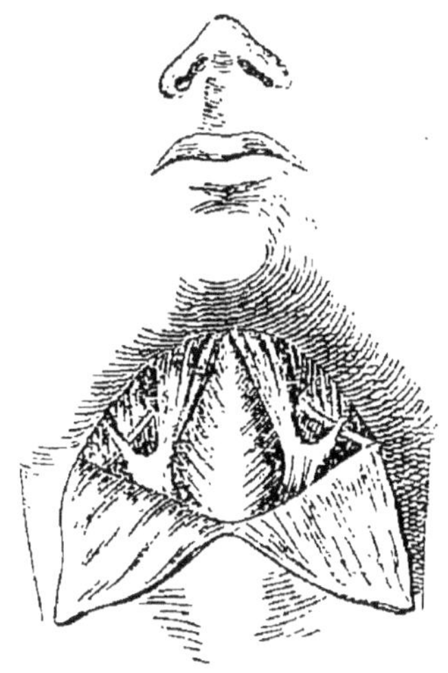

Fig. 366.
Amputation de la langue. Procédé de Regnoli (d'après Th. Anger).

Couper les attaches antérieures des muscles digastriques, mylo-hyoïdiens, génio-hyoïdiens, génio-glosses.

Renverser de chaque côté les deux lambeaux triangulaires résultant des incisions superficielles et profondes (fig. 366).

Saisir la langue avec des pinces de Museux et l'attirer entre les lèvres de la plaie.

Amputer la langue dans l'étendue nécessaire comme par la voie naturelle, lier les vaisseaux, suturer les bords muqueux et fermer la cavité buccale autant que possible.

Réunir la plaie sus-hyoïdienne en drainant.

Par les incisions latérales on peut enlever les ganglions malades.

Procédé latéral de Verneuil-Kocher. — Inciser la région sus-hyoïdienne latérale, de la symphyse du menton à l'angle du maxillaire, par une incision droite (VERNEUIL), ou par trois incisions circonscrivant un lambeau à base supérieure (KOCHER) (2, fig. 367). Disséquer la région sous-maxillaire en extirpant glande et ganglions sous-maxillaires et carotidiens, lier l'artère linguale (ainsi que celle du côté opposé, si l'adénopathie est bilatérale), puis traverser le plancher buccal près de son insertion au maxillaire en coupant digastrique et mylo-hyoïdien.

Attirer la langue dans la plaie et pratiquer l'amputation nécessaire, enlever sur le plancher, à la base de la langue, tout ce qui est malade en pratiquant, comme nous l'avons dit, l'hémostase préalable par les clamps. Si la tumeur est très postérieure, s'étend à la

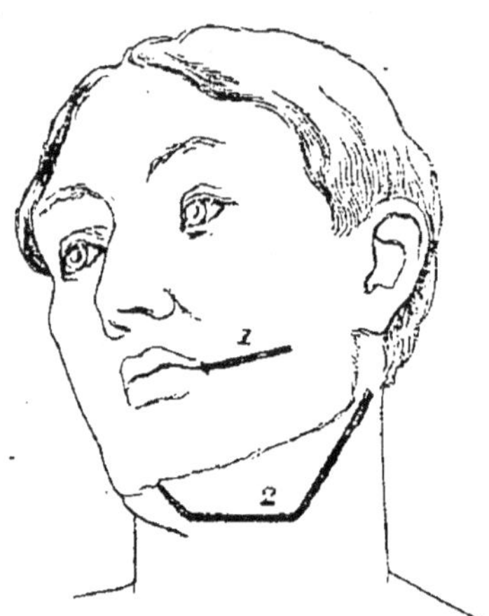

Fig. 367.

1, procédé de Jœger : voie jugale. — 2, procédé de Kocher : voie sus-hyoïdienne.

base de la langue, au pilier antérieur du voile du palais vers l'épiglotte, il devient nécessaire, pour attirer suffisamment la langue dans la plaie sus-hyoïdienne, de prolonger l'incision horizontale du côté opposé, au delà de la ligne médiane dans une étendue plus ou moins grande et de désinsérer les attaches antérieures de la langue.

La tumeur enlevée, la plaie linguale est fermée par sutures s'il est possible, ou sinon, on réunit le plus qu'on peut de ce qui reste de muqueuse linguale à la muqueuse du plancher près de la mâchoire, et on draine par la plaie sus-hyoïdienne ce qui n'a pu être fermé.

Ces sutures en outre maintiennent en avant le moignon de

langue qui reste et empêchent son renversement sur l'épiglotte,
possible lorsque toutes les attaches antérieures ont été coupées.

Quant à la plaie sus-hyoïdienne, on la réunit en grande partie
en y plaçant un drain, s'il n'y en a pas déjà un dans la bouche
sortant sous la mâchoire.

Enfin il est bon de placer dans une narine une sonde qui descend dans l'œsophage pour permettre pendant les premiers
jours l'alimentation sans contaminer la bouche, et de faire faire
de fréquents lavages de la bouche avec l'eau chloralée, naphto-
lée ou oxygénée.

CHAPITRE IV

COU

I. — PARTIES MOLLES

Autoplasties. — Pour corriger les déformations dues aux cicatrices vicieuses peu étendues, et pour réparer les pertes de substances après extirpation de tumeurs cutanées ou adhérentes à la peau, les principes généraux de mobilisation de lambeaux exposés au chapitre premier sont suffisants.

Mais lorsque la cicatrice vicieuse est étendue, déterminant des attitudes vicieuses pénibles, il est nécessaire de prendre des lambeaux disposés de certaine façon. C'est dans ce but que BERGER[1] a décrit le procédé suivant qu'il intitule *autoplastie en cravate*.

Supposons une cicatrice de brûlure occupant toute la partie latérale du cou, et s'étendant du rebord de la mâchoire inférieure, de l'oreille, de la région mastoïdienne, jusqu'à la région pectorale, au moignon de l'épaule, à la fosse sus-épineuse d'une part ; de la ligne médiane des régions sus et sous-hyoïdiennes à la nuque, d'autre part.

1er temps. — *Avivement*. — Une incision demi-circulaire, pratiquée transversalement à la partie moyenne du cou, dans toute l'étendue de la cicatrice d'avant en arrière, divise celle-ci en deux moitiés, l'une supérieure, l'autre inférieure. Pour permettre l'écartement des lèvres de cette incision à ses extrémités antérieure et postérieure, on fait tomber sur elle deux petites incisions verticales ou légèrement obliques, conduites à l'union de la cicatrice et de la peau saine, et transformant l'incision demi-circulaire transversale en un H dont la barre transversale est très allongée.

---

[1] BERGER. *Bulletin de la Société de Chirurgie*, 1890, p. 170.

Ces incisions doivent comprendre toute l'épaisseur du tissu cicatriciel; il faut donc procéder avec une grande prudence et à très petits coups, surtout quand la cicatrice s'étend en profondeur. On ne s'arrête dans cette division que lorsque l'on trouve partout, au fond de l'incision, soit du tissu musculaire, soit du tissu cellulaire, présentant leurs caractères normaux. En agissant de la sorte, on intéresse presque toujours quelques gros troncs veineux, la veine jugulaire externe et quelques-unes de ses branches; il faut les saisir et les lier.

Lorsque l'incision est arrivée partout aux tissus normaux, on favorise l'écartement des lèvres de cette incision, en libérant ces lèvres de leurs adhérences avec les parties profondes sur une certaine étendue. Cette dissection, faite avec les doigts ou un instrument mousse, est poursuivie jusqu'à ce que la tête se soit redressée, qu'elle ait repris toute sa mobilité, et qu'entre les bords de l'incision il existe une large zone où les tissus normaux soient laissés à nu par leur écartement.

2ᶜ *temps.* — *Formation du lambeau.* — Partant de la nuque et descendant sur la région scapulaire, on dessine alors un vaste lambeau quadrilatère allongé, dont la base ou pédicule soit la partie la plus supérieure, et corresponde plus ou moins haut à la nuque; dont l'extrémité libre ou sommet vienne aboutir à la fosse sous-épineuse ou à l'angle inférieur de l'omoplate; dont les bords latéraux, parallèles, légèrement obliques en dehors et en bas, aient une longueur suffisante pour que ce lambeau relevé et porté sur la perte de substance, puisse la combler dans toute son étendue d'arrière en avant, son sommet venant s'insérer à la peau saine de la région sus-hyoïdienne, ses bords latéraux externe et interne correspondant aux lèvres supérieure et inférieure de la division de la cicatrice.

Ce lambeau comprenant peau, tissu cellulaire et graisse, est taillé d'après les règles déjà exposées (p. 48).

3° *temps.* — *Fixation du lambeau.* — Le lambeau est tordu sur son pédicule et fixé aux lèvres de la plaie par des sutures, suivant les règles habituelles (p. 46).

Il peut arriver qu'un seul lambeau pris à la nuque ne suffise pas, notamment lorsque la perte de substance atteint ou dépasse la ligne médiane; il faut alors y joindre un second lambeau. Celui-ci est pris à la région présternale, sa direction est verticale, son pédicule est dirigé vers la fourchette sternale ou vers la partie la plus interne de la région claviculaire opposée. Ce second lambeau est relevé et porté horizontalement à la rencontre du lambeau dorsal, auquel il s'unit par son bord libre.

Enfin on peut être contraint d'ajouter à ces opérations l'application d'un lambeau pris à distance, sur le bras ou l'avant-bras, lambeau que l'on fixe sur la région du cou, selon la méthode italienne.

Ténotomie du sterno-cléido-mastoïdien. — *Ténotomie sous-cutanée.* — Si l'on choisit ce procédé, on ne doit l'employer que pour la section du seul chef sternal, il est imprudent de couper ainsi le chef claviculaire (voy. *Thérapeutique chirurgicale*).

Le malade couché et endormi, un coussin soutenant les épaules, la tête est maintenue par un aide qui tend le muscle. On ponctionne la peau sur le bord externe du muscle à droite, sur son bord interne à gauche, après avoir reconnu autant que possible le trajet des veines jugulaires antérieure et externe.

Le point choisi pour la ponction siège à 15 ou 20 millimètres au-dessus du sternum, la ponction est faite avec le ténotome pointu ou la pointe d'un bistouri. Il est inutile de faire un pli à la peau pour ponctionner à la base du pli, pratique ancienne destinée à éloigner la plaie cutanée et l'incision du muscle, il suffit de bien tendre la peau au-devant du tendon.

La ponction faite, on introduit sous la peau le ténotome mousse, en plaçant la lame à plat, le tranchant dirigé en bas, et on le glisse soit en avant, soit en arrière du muscle, selon que l'on veut couper le tendon de la superficie à la profondeur, ou inversement. Le premier procédé est généralement employé.

Lorsque l'extrémité mousse de l'instrument affleure le bord opposé du tendon, le muscle étant tendu au maximum, on redresse la lame du ténotome perpendiculairement au plan du tendon, et on coupe lentement, en appuyant plutôt qu'en sciant. Des craquements successifs, puis le défaut subit de résistance et l'écartement des bouts du muscle indiquent les progrès, puis la fin de la section.

On retire alors le ténotome en replaçant la lame à plat, on presse sur la peau pour évacuer quelques gouttes de sang, et on applique un pansement occlusif.

Ténotomie à ciel ouvert. — On peut faire soit la section du chef sternal seul, soit la section des deux chefs sternal et claviculaire.

Le malade est placé comme précédemment et endormi.

L'incision cutanée peut être verticale et placée sur les bords du muscle ou entre les deux chefs, ou horizontale, parallèle à la clavicule et à un travers de doigt au-dessus d'elle, longue de 2 à 4 centimètres. Cette dernière incision permet mieux de découvrir les deux chefs du muscle.

La peau incisée, l'opération n'offre rien de particulier. On met à nu d'abord le tendon sternal, on le charge sur une sonde cannelée, on le fait tendre et on le coupe lentement, puis, si le redressement n'est pas complet, on isole et coupe de même le chef claviculaire. On lie les vaisseaux s'il y a lieu, on s'assure que la tête est complètement et facilement redressée, puis on réunit la plaie cutanée par une suture intra-dermique ou avec les agrafes de Michel, afin d'avoir une cicatrice aussi peu apparente que possible.

Après la ténotomie, il est nécessaire d'appliquer un appareil d'immobilisation et de faire suivre un traitement orthopédique dont nous avons donné ailleurs les éléments [1].

Extirpation du muscle sterno-cléido-mastoïdien (Mikulicz) [2]. — Faire entre les faisceaux sternal et claviculaire du muscle une incision longue de 3 à 4 centimètres, comprenant la peau et le peaucier. En écartant successivement des deux côtés les bords de la plaie, on isole les insertions sternale et claviculaire du muscle, on les soulève avec un écarteur, et les coupe près de l'insertion osseuse. On saisit, avec une pince à forcipressure, les

---

[1] *Thérapeutique chirurgicale*, Ricard et Launay, Paris, 1903.

[2] Mikulicz. *Centralbl. f. Chir.* Leipzig. 1895, p. 1.

deux chefs du muscle, et relève le tout en l'isolant des plans profonds. Puis, faisant incliner la tête du côté opéré, on énuclée le sterno-mastoïdien jusqu'à l'apophyse mastoïde, sans avoir besoin d'agrandir l'incision cutanée.

On coupe l'insertion mastoïdienne du muscle, ménageant la partie supérieure du plan profond du muscle pour ne pas couper le nerf spinal.

On redresse enfin la tête et l'incline du côté opposé pour faire tendre quelques brides fibreuses de la gaine qui peuvent encore rester et qu'il faut sectionner, puis on suture la plaie, panse et immobilise la tête.

Myotomies multiples (KOCHER) [1]. — ***1° Section du sterno-cléido-mastoïdien***. — Le malade endormi, la face tournée du côté opposé à l'opérateur, mener une incision, de 5 à 6 centimètres, partant du bord antérieur du muscle au niveau de l'angle de la mâchoire, pour passer, en remontant légèrement en arrière, à 3 ou 4 centimètres au-dessous de l'apophyse mastoïde. Diviser le muscle peaucier et la gaine du muscle sur le bord antérieur de celui-ci, en ménageant autant que possible la veine jugulaire externe. Introduire une sonde cannelée sous le muscle relâché, puis couper lentement le sterno-mastoïdien dans toute sa largeur. Suturer la plaie après hémostase.

2° Section des muscles de la nuque. — Le malade est couché sur le côté opposé à l'opération. Mener une incision transversale du sommet de la mastoïde au milieu de la région cervicale postérieure. Couper l'aponévrose superficielle, et diviser successivement : la portion occipitale du *trapèze*, le *splénius* et plus profondément le *grand* et le *petit complexus*. Éviter de blesser le grand nerf occipital qui traverse le grand complexus. Arrivant alors au niveau de l'atlas et de l'axis, reconnaître le muscle *grand oblique de la tête* (7, fig. 368), étendu de l'apophyse épineuse de l'axis à l'apophyse transverse de l'atlas, et le sectionner. Faire l'hémostase et suturer la plaie cutanée.

[1] F. DE QUERVAIN. *Semaine médicale*, octobre 1896, p. 405.

Les deux parties de l'opération : section du sterno-mastoïdien, section des muscles de la nuque, doivent être combinées selon les particularités de chaque cas, qu'il faut étudier soigneusement.

La section du sterno-mastoïdien et celle des muscles de la nuque peuvent être pratiquées sur le même côté (prédominance

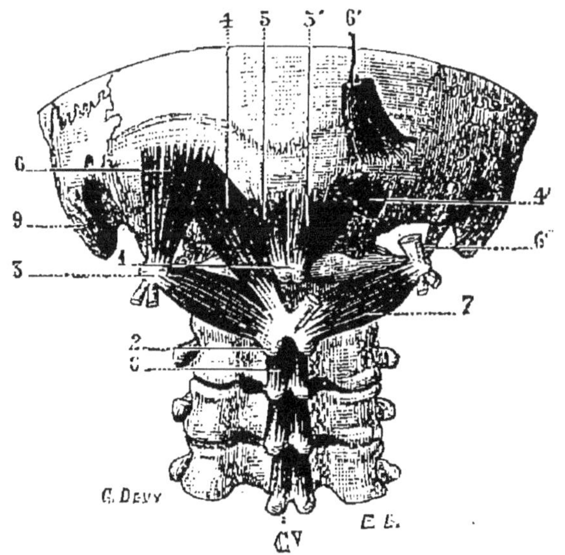

Fig. 368.

Muscles de la nuque (Testut).

4, grand droit postérieur. — 5, petit droit postérieur. — 6, petit oblique.
7, grand oblique.

de l'inclinaison latérale de la tête), ou sur les côtés opposés (rotation typique).

Enfin les deux parties de l'opération sont exécutées dans la même séance, lorsqu'elles portent sur le même côté ; à un intervalle d'une quinzaine de jours, lorsqu'elles portent sur les côtés opposés.

Ligatures des vaisseaux du cou. — Les ligatures des *artères* se font selon les règles établies par Farabeuf, et qu'il n'est pas nécessaire de reproduire ici.

La ligature de la *veine jugulaire interne* a été décrite page 188, à propos de la thrombo-phlébite du sinus latéral.

Névrectomies. — Au cou, les opérations sur les nerfs (élongation, névrectomie) ne s'adressent qu'à la *branche externe du nerf spinal*, ou aux *branches postérieures des premiers nerfs cervicaux*, pour les torticolis intermittents ; et au *cordon du grand sympathique*.

Branche externe du nerf spinal. — On peut aborder le nerf par une incision suivant le bord antérieur (pré-mastoïdienne), ou le bord postérieur (rétro-mastoïdienne) du muscle sterno-mastoïdien.

Voie rétro-mastoïdienne. — *Procédé de Tillaux.* — L'incision suit le bord postérieur du muscle sterno-mastoïdien. Son extrémité supérieure se trouve sur le niveau d'une ligne horizontale tirée de l'angle de la mâchoire, ligne correspondant au point où le nerf sort de la loge parotidienne. Son extrémité inférieure est marquée par le bord supérieur du cartilage thyroïde, c'est à ce niveau que le nerf pénètre dans le muscle.

Couper sur cette ligne la peau, le peaucier, mettre à nu les fibres du bord postérieur du muscle, et récliner le muscle. On rencontre alors facilement le nerf cherché, reconnaissable à sa direction vers le trapèze et aux filets qu'il abandonne au muscle sterno-mastoïdien (fig. 369).

Disséquer le nerf sous le muscle aussi loin que possible, pour réséquer à la fois les filets trapéziens et sterno-mastoïdiens.

Procédé de Chipault. — Faire tourner la tête du malade du côté opposé à celui que l'on opère. L'incision a son milieu à l'union du tiers supérieur et du tiers moyen du bord postérieur du muscle sterno-mastoïdien ; elle a une longueur de 6 à 7 centimètres. Diviser le peau en évitant de couper les nerfs souscutanés, couper prudemment le peaucier et l'aponévrose superficielle, reconnaître le rameau trapézien du spinal sur le bord postérieur du muscle, entre les branches mastoïdienne et auriculaire du plexus cervical ; ce rameau se dirige en bas et en arrière (fig. 369). Soulever le muscle pour suivre le rameau découvert jusqu'au point situé parfois très haut d'où se détachent les filets sterno-mastoïdiens.

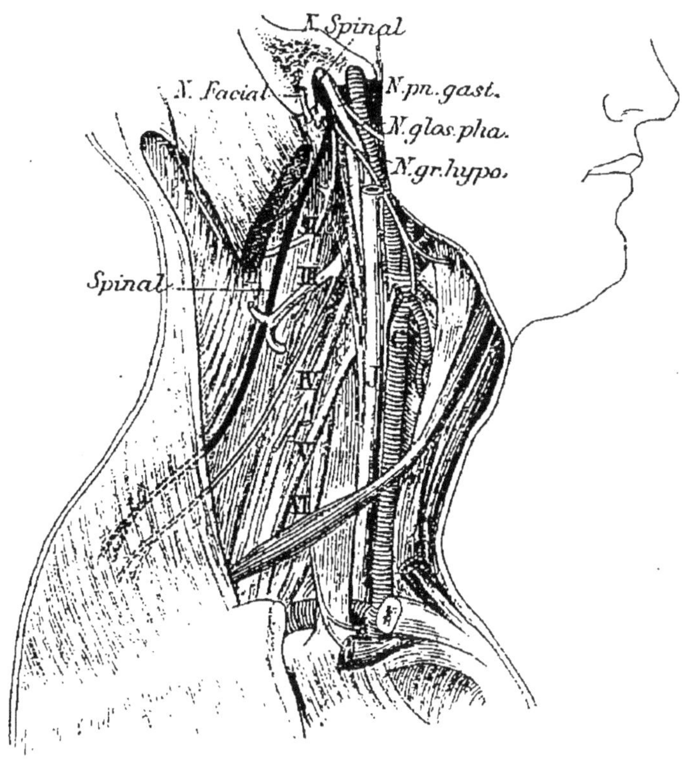

Fig. 369.
Trajet du nerf spinal (extrait d'une figure de Testut).

Voie pré-mastoïdienne. — *Procédé de Chipault.* — Faire étendre fortement le cou et tourner la face du côté opposé à l'opération. Reconnaître la pointe de la mastoïde et l'apophyse transverse de l'atlas perceptible au palper profond.

A partir de la pointe mastoïdienne, longeant à quelques millimètres en arrière le bord antérieur du muscle, mener une incision de 5 centimètres ne comprenant que la peau et ménageant la veine jugulaire externe et le grand nerf auriculaire; que l'on récline en avant. Inciser l'aponévrose superficielle du muscle près de son bord antérieur et l'écarter en avant.

A travers cette aponévrose, sentir à nouveau l'apophyse transverse de l'atlas, le nerf spinal se trouve immédiatement au-dessous et en avant, accompagné de l'artère occipitale.

Donc, au niveau même de l'apophyse transverse, ponctionner la gaine aponévrotique et la diviser le long du bord antérieur du muscle. On la confie à l'écarteur antérieur. On a alors sous les yeux une petite région triangulaire dont l'angle postéro-supérieur contient le tubercule de l'apophyse, et qui est limitée en avant par le ventre postérieur du digastrique, en arrière par le sterno-mastoïdien. La branche externe du spinal la croise de haut en bas et d'avant en arrière, au niveau de sa base, accompagnée par l'artère occipitale et passant sur la veine jugulaire interne.

Dans une certain nombre de cas, la branche externe du spinal passe au-dessous de la veine jugulaire interne. Il faudrait alors récliner et soulever le sterno-mastoïdien pour chercher le nerf à sa face profonde, en prolongeant au besoin un peu l'incision cutanée par en bas.

Le spinal trouvé, on peut l'élonger, mais il est plus sûr d'en réséquer 2 ou 3 centimètres, la section portant sur un point assez élevé pour comprendre tous les filets musculaires.

Branches postérieures des premiers nerfs cervi-caux. — *Procédé de Keen.* — Sur une ligne transversale passant à environ un centimètre au-dessous du lobule de l'oreille, faire, à partir de la ligne médiane postérieure du cou, une incision de 6 centimètres environ.

Couper le trapèze et reconnaître le nerf grand occipital à son émergence du grand complexus.

Couper transversalement le complexus au niveau du nerf, sans couper celui-ci qui sert de guide, et poursuivre le nerf jusqu'au moment où il se sépare de la branche postérieure de la *deuxième paire cervicale* (2, fig. 370). Réséquer le deuxième nerf cervical avant la naissance du grand occipital, pour comprendre dans la section les filets du muscle grand oblique.

Reconnaître ensuite le triangle sous-occipital formé par les deux muscles obliques et le grand droit postérieur de la tête. Dans ce triangle est la branche postérieure de la *première paire cervicale* (1, fig. 370), que l'on résèque.

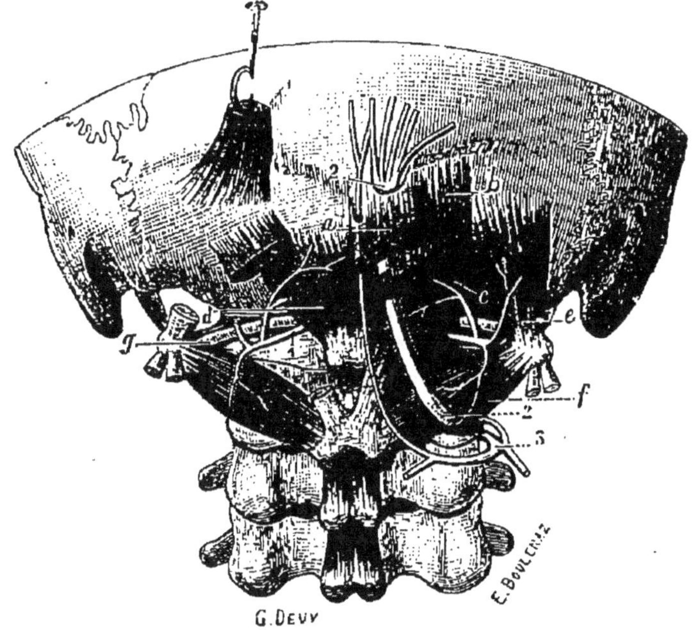

Fig. 370.

Branches postérieures des trois premiers nerfs rachidiens (TESTUT).
1, branche postérieure de la première paire. — 2, branche postérieure de la deuxième paire. — 3, branche postérieure de la troisième paire.

Sous le complexus, au-dessous du grand occipital, est la branche externe de division du *troisième nerf cervical* (3, fig. 370) qui va au splénius. On divise aussi cette branche.

Grand sympathique cervical. — On ne pratique ordinairement que la résection partielle étendue du cordon, comprenant les ganglions supérieur et moyen. La situation et les rapports du ganglion rendent périlleuse la résection totale qui, comme nous l'avons vu ailleurs (*Thérapeutique chirurgicale*), ne présente pas d'avantages sérieux.

Le malade couché sur le dos et endormi, la tête est soulevée par un coussin, la face tournée du côté opposé à l'opérateur.

L'incision des téguments suit le bord postérieur du muscle sterno-mastoïdien. Herbet [1] recommande de faire porter l'incision immédiatement derrière la pointe de la mastoïde, de la faire descendre verticalement de manière à rejoindre le bord postérieur du muscle sterno-mastoïdien après un parcours de 5 à 6 centimètres. Puis l'incision suit ce bord, comprenant en tout une longueur de 12 centimètres environ.

La peau incisée, on cherche le nerf spinal pour le libérer et l'écarter, puis on reconnaît les fibres du bord postérieur du muscle et les filets du plexus cervical superficiel.

Le long du bord postérieur du muscle sterno-mastoïdien, on incise le feuillet profond de la gaine aponévrotique du muscle, résistant dans la partie supérieure de la plaie; puis on soulève le muscle avec un écarteur.

Dans la partie inférieure de l'incision, sous le muscle soulevé, on va, avec la sonde cannelée, à la recherche du paquet vasculo-nerveux du cou, veine jugulaire, nerf pneumogastrique, artère carotide, que l'on soulève avec un écarteur (fig. 371).

Sur le plan profond, contre les muscles pré-vertébraux et leur aponévrose, se trouve le grand sympathique. On le trouve, à la partie inférieure de l'incision où doit commencer la recherche, sur le plan prévertébral, immédiatement en dedans de la saillie des tubercules antérieurs des apophyses transverses, sous forme d'un cordon blanc grisâtre.

Le cordon découvert, il faut d'abord s'assurer que c'est bien le sympathique, et le meilleur moyen est de remonter le long de ce cordon pour découvrir le ganglion cervical supérieur facile à reconnaître.

Il faut alors dégager ce *ganglion supérieur*, en le séparant de la veine jugulaire et de la carotide interne. Un écarteur récline tous les organes situés au-devant de lui, et la tête du malade est maintenue dans la rectitude pour relâcher le muscle sterno-mastoïdien.

On coupe alors le tronc du sympathique sous le ganglion,

[1] Herbet. Le Sympathique cervical. Thèse de Paris, 1900.

repérant avec une pince le bout inférieur pour le retrouver plus tard.

Prenant dans une pince le bout supérieur, on l'attire et on coupe avec de petits ciseaux courbes et mousses, les anastomoses

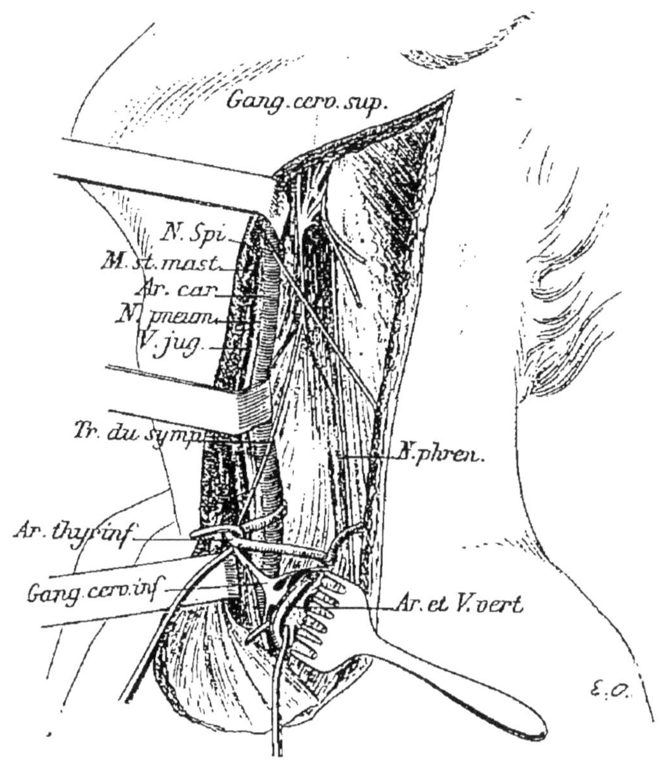

Fig. 371.

Rapports du cordon du grand sympathique cervical (JONNESCO).

du ganglion. Une prise sur le ganglion lui-même permet de l'abaisser et de couper au-dessus de lui le rameau carotidien, pour le dégager complètement.

Revenant au bout inférieur, on le dégage jusqu'au niveau de l'artère thyroïdienne inférieure, pour supprimer le *ganglion moyen* lorsqu'il existe, ou l'anse qui entoure l'artère et d'où partent des filets thyroïdiens.

Il ne reste plus qu'à faire l'hémostase, à suturer l'aponévrose sur le bord postérieur du muscle, puis la plaie cutanée.

Extirpation des ganglions tuberculeux. — C'est au niveau des régions sous-maxillaires et carotidiennes que se font ces extirpations.

Si les ganglions sont peu volumineux, mobiles, non suppurés, l'extirpation est facile par une incision cutanée peu étendue, horizontale dans la région sous-maxillaire, verticale dans la région carotidienne, et faite sur la tumeur.

Les glandes se laissent ensuite attirer et énucléer à l'aide d'un instrument mousse.

C'est pour ces adénites mobiles que pourrait être utilisée l'incision rétro-auriculaire de DÖLLINGER, destinée à cacher la cicatrice.

L'incision commençant au niveau du conduit auditif, derrière l'oreille, à 1 centimètre en dedans de la limite des cheveux, descend en s'arrondissant, convexe en bas, sur une longueur de 5 centimètres.

Par cette incision on pourrait énucléer des ganglions proches et éloignés, même au niveau de la région sous-mentale. Nous considérons cette pratique comme infiniment dangereuse, même pour des tumeurs très mobiles.

Mais l'opération est tout autre *lorsque les ganglions sont adhérents ou fistulisés.*

L'incision doit ici porter sur la tumeur même, circonscrivant les orifices fistuleux, se rapprochant le plus possible d'une ligne parallèle au bord de la mâchoire ou au bord antérieur du muscle sterno-mastoïdien. Une ou deux incisions longitudinales suffisent pour enlever les plus gros paquets, et nous ne croyons pas nécessaire la taille de vastes lambeaux comprenant soit la peau seule, soit la peau et le muscle sterno-cléido-mastoïdien [1].

A. BROCA [2] conseille de toujours entrer dans le cou par le *bord*

---

[1] F. DE QUERVAIN, *Semaine médicale,* 1900, p. 12.

[2] A. BROCA. Rapport au Congrès français de chirurgie, 1901, p. 694.

antérieur du sterno-mastoïdien, même si la masse principale est vers la nuque, parce que le premier repère doit être, en enlevant les ganglions que l'on trouve en route, d'atteindre au plus vite le paquet vasculo-nerveux. « Le voir, c'est le meilleur moyen de le respecter. »

Si d'autres paquets fistuleux existent en arrière, on pourra ensuite les atteindre par des incisions particulières.

L'incision cutanée faite, on la mène d'emblée jusqu'à la coque des ganglions, et on quitte alors le bistouri pour les ciseaux courbes à bout mousse, le meilleur instrument, d'après Broca, pour disséquer ces masses.

Du bout des ciseaux, la concavité tournée vers le ganglion, on coupe la membrane conjonctive péri-ganglionnaire, tendue avec une pince à griffes.

Lorsque le plan de clivage est trouvé entre la substance ganglionnaire et l'enveloppe conjonctive indurée, on ferme les ciseaux, et les fait pénétrer dans ce plan. On enlève ainsi les ganglions jusqu'à ce qu'on voie la jugulaire, qu'il faut chercher.

La jugulaire trouvée, on la dissèque, pinçant, coupant et liant les veinules qu'elle reçoit des ganglions, et on enlève ainsi les ganglions antérieurs.

Il faut ensuite explorer la nuque, la région sus-claviculaire, et enlever tous les ganglions que l'on peut y rencontrer, explorant à l'aide d'un doigt dans la plaie et d'un doigt sur la peau. On ne peut enlever ainsi que des ganglions mobiles.

Des incisions complémentaires sont nécessaires pour enlever les ganglions postérieurs adhérents ou fistuleux.

Après ces extirpations, A. Broca touche la plaie avec un tampon imbibé de chlorure de zinc à 1/10, essuyant soigneusement l'excédent avec un tampon sec, et cette pratique ne lui a jamais suscité aucun incident. Nous ne la croyons cependant pas nécessaire.

Si les ganglions étaient fistuleux ou suppurés, il faut drainer la plaie.

II. — CORPS THYROIDE

Les interventions chirurgicales qui se pratiquent sur le corps thyroïde comprennent :

La *thyroïdectomie*, qui peut être totale ou partielle. La thyroïdectomie totale, pour des raisons exposées ailleurs (voy. *Thérapeutique chirurgicale*) ne doit pas être pratiquée, et nous n'aurons à décrire que la thyroïdectomie partielle.

L'*énucléation*, qui peut être complètement intra-glandulaire, c'est l'opération de Socin ; ou massive, opération de Poncet.

La *dislocation du goitre* (Wölfler).

L'*exothyropexie* (Jaboulay).

Thyroïdectomies. — Quelle que soit l'opération pratiquée sur la glande, les premiers temps sont toujours les mêmes, incision de la peau, découverte de la tumeur.

Nous avons déjà discuté ailleurs les indications de l'*anesthésie* et de la *trachéotomie préventive*. Nous avons dit que, malgré l'avis de quelques chirurgiens, l'anesthésie générale nous paraît nécessaire, mais exige une surveillance attentive. Quant à la trachéotomie, en raison du danger d'infection qu'elle ajoute à l'intervention, elle ne devra être pratiquée que si elle devient nécessaire au cours de l'opération.

La direction de l'*incision cutanée* n'a pas une grande importance. Si la tumeur est volumineuse, la question d'esthétique n'existe pas, il faut se donner du jour, et l'incision oblique le long du bord du sterno-mastoïdien, combinée au besoin à une incision transversale, remplit ce but. Mais lorsque la tumeur est peu volumineuse, l'incision peut être relativement courte, et il n'est pas indifférent de la rendre le moins apparente possible. L'incision courbe de Kocher, convexe en bas, à direction générale transversale, et située aussi bas que possible sur le cou (fig. 372), peut se dissimuler assez facilement après cicatrisation, et doit être employée. Le lambeau courbe à convexité inférieure, qu'elle détermine, se relève en haut et donne un champ opératoire largement suffisant.

Les veines rencontrées ensuite sont coupées, toujours entre deux pinces, afin d'éviter l'entrée de l'air signalée plusieurs fois.

Puis les *muscles sous-hyoïdiens* sont écartés ou sectionnés, selon le volume et le siège de la tumeur. Si on les a coupés, il

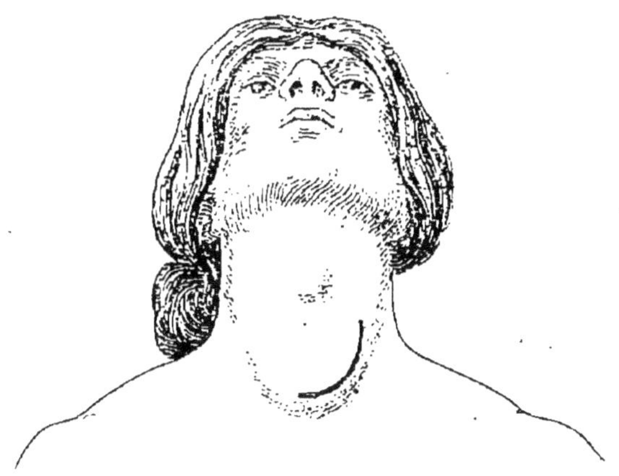

Fig. 372.
Thyroïdectomie. Incision courbe basse.

faut les repérer avec des pinces pour les suturer à la fin de l'opération. Il est exceptionnel que l'on ait besoin de couper le chef sternal du sterno-mastoïdien, ce muscle se laisse généralement écarter.

Sous les muscles se trouve l'*enveloppe aponévrotique* de la glande, ordinairement mince et souple, sous laquelle se trouve la glande enveloppée de sa capsule propre dans laquelle sont comprises les grosses veines.

Il faut inciser ou dilacérer avec soin l'enveloppe aponévrotique pour mettre à nu la glande, en faisant attention de ne pas déchirer les veines sous-jacentes.

C'est en ce point que commencent les changements dans les diverses opérations que nous avons à décrire.

Thyroïdectomies partielles. — La thyroïdectomie partielle peut consister dans l'extirpation d'un lobe entier de la glande, avec ou sans l'isthme, c'est l'*extirpation particlle* ; ou dans l'ablation d'un segment plus ou moins grand de la glande, entre deux parties laissées en place, c'est la *résection* (J. REVER-DIN)[1].

Extirpation partielle. — L'énucléation, opération de choix, étant reconnue impossible, on veut enlever un lobe entier du corps thyroïde, avec ou sans l'isthme. Nous supposons d'abord la tumeur entièrement cervicale, sans portion rétro-sternale.

La tumeur libérée à sa surface, il faut s'efforcer de la luxer hors de sa place, ce qui se fait assez facilement dans la plupart des cas, mais devient extrêmement pénible lorsque le goitre adhère aux organes environnants et qu'il faut disséquer ces adhérences. Aucune règle précise ne peut plus être donnée dans ce dernier cas. Il faut aller lentement, progressivement, ne rien couper sans voir ce que l'on coupe, ne couper un vaisseau qu'entre deux pinces ou deux ligatures.

Si la tumeur est mobile, on la luxe en la soulevant par la partie moyenne de son bord externe, plutôt que par une de ses extrémités, afin d'éviter les déchirures vasculaires.

Le lobe hypertrophié attiré dans la plaie, il faut lier les *vaisseaux thyroïdiens*. Ce sont des veines thyroïdiennes inférieures moyennes, et les artères et veines thyroïdiennes supérieures, l'artère thyroïdienne inférieure, les anastomoses des bords supérieur et inférieur de l'isthme. Tous ces vaisseaux ne doivent être coupés qu'entre deux ligatures et chacun d'eux doit être lié séparément, il faut éviter de prendre plusieurs vaisseaux dans une même ligature.

Il faut enfin, en liant l'artère inférieure, éviter de blesser ou de prendre le *nerf récurrent* (fig. 373). Le procédé le plus sûr, pour éviter le nerf, est de le voir et de ne placer la ligature qu'après l'avoir reconnu, en soulevant le pôle inférieur du lobe à enlever. Mais il n'est pas toujours aisé de découvrir ce nerf contre la trachée, si les tissus sont infiltrés de sang, s'il existe quelques

---

[1] J. REVERDIN. Rapport au Congrès français de chirurgie, 1898, p. 450.

adhérences. Si on ne peut voir le nerf, il faut dénuder avec soin
l'artère pour être sûr de ne prendre qu'elle dans la ligature, que
l'on pose soit très près de la tumeur (BILLROTH), soit au contraire
en un point éloigné, près du bord interne de la carotide (KOCHER).

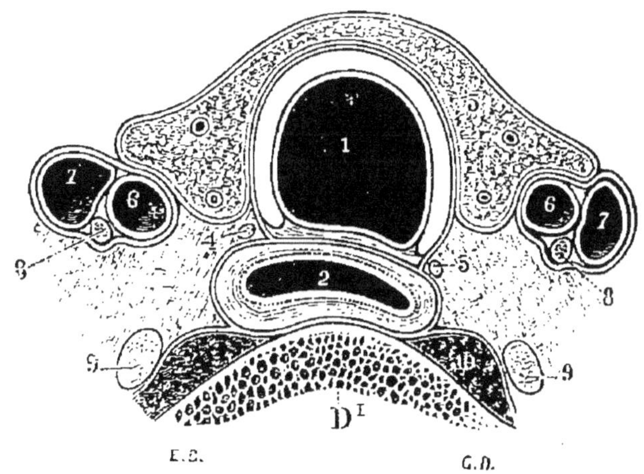

Fig. 373.

Coupe transversale du cou, pratiquée au niveau de la première
vertèbre dorsale, pour montrer les rapports du corps thyroïde (en
partie d'après BRAUNE) (TESTUT).

4, 5, nerfs récurrents. — 6, 7, 8, paquet vasculo-nerveux du cou.

Le lobe latéral isolé et libéré, ne tient plus que par l'isthme
et les adhérences à la trachée. Celles-ci sont prudemment libé-
rées, en ne se tenant pas trop près du tube aérien. L'isthme est
ensuite coupé en un ou plusieurs pédicules liés à mesure, selon le
volume du pédicule de la tumeur.

L'extirpation terminée, il faut reconstituer, par des sutures, les
plans musculaires, puis drainer et suturer la peau. Il est bon
de drainer à cause de l'écoulement séro-sanguin souvent abondant pendant les premiers jours; mais si aucun accident ne se
produit, le drain ne sera maintenu que quarante-huit heures.

Résection. — C'est une thyroïdectomie unilatérale incomplète, qui peut au besoin s'étendre à l'isthme et à l'autre lobe.
Le principe est de laisser un moignon de tissu thyroïdien, à la

fois pour éviter l'extirpation totale dans une thyroïdectomie bilatérale, et pour mieux éviter la blessure du récurrent, car le moignon laissé est appendu au pédicule vasculaire inférieur, selon le procédé de Mikulicz.

La tumeur mise à nu comme précédemment, et le lobe à réséquer isolé des parties environnantes, on coupe l'isthme entre deux ligatures, après l'avoir détaché de la trachée. On libère les adhérences trachéales de la glande, et fait comprimer par un aide les vaisseaux du pôle inférieur, on divise cette extrémité en plusieurs pédicules que l'on lie séparément et que l'on coupe. On sépare ainsi à l'extrémité inférieure du lobe latéral un fragment du volume d'une noix environ, et on extirpe le reste de la tumeur.

La résection peut porter sur l'isthme seul, pour un goitre médian ; on lie en un seul ou plusieurs pédicules les attaches latérales de l'isthme.

Opérations combinées [1]. — Selon le volume et le siège des portions hypertrophiées de la glande, l'on peut combiner à volonté les deux opérations types, extirpation et résection, en y joignant même l'énucléation dont nous allons parler bientôt. On peut ainsi faire l'extirpation d'un lobe entier et de l'isthme et la résection de l'autre lobe : *extirpation-résection*. On peut extirper un lobe ou en réséquer une partie et y joindre l'énucléation de tumeurs sur l'isthme ou l'autre lobe : *extirpation-énucléation, résection-énucléation*.

Goitre plongeant. — Les difficultés dépendent ici du degré de mobilité de la portion rétro-sternale du goitre. L'opération est plus simple si le goitre plongeant n'est que le prolongement d'un goitre cervical, sa luxation se fait assez facilement après libération de la portion cervicale. Il est souvent plus difficile d'extraire un goitre uniquement intra-thoracique.

Lorsque le goitre peut être luxé, il faut opérer cette extraction doucement, en liant les vaisseaux que l'on rencontre,

[1] J. Reverdin. Congrès français de chirurgie, 1898, p. 470.

1.   23..

afin d'éviter une hémorragie soudaine, difficile à arrêter.

Si le goitre est enclavé, les difficultés deviennent grandes. L'évacuation du contenu d'un kyste, l'énuclation d'un noyau intra-glandulaire peuvent diminuer le volume de la portion rétro-sternale et permettre l'énucléation, sinon, il peut être nécessaire de réséquer une partie de la poignée du sternum.

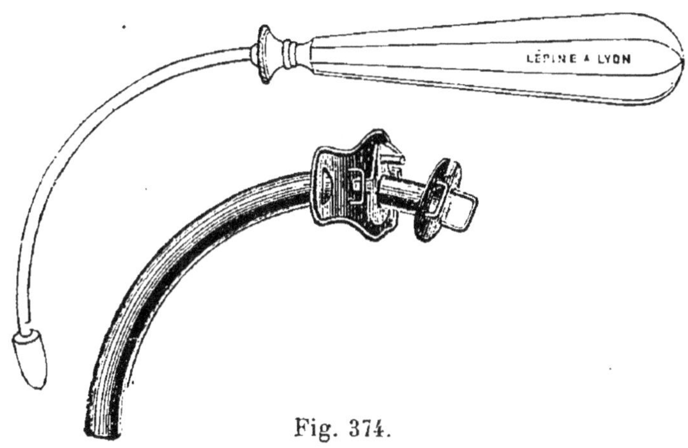

Fig. 374.

Longues canules de Poncet. Trachéotome pour goitre.

En tous cas, on se tiendra prêt à pratiquer la trachéotomie rapidement si des accès de suffocation deviennent inquiétants, et il est bon, dans ce but, d'avoir à sa disposition une canule trachéale très longue, pour pouvoir dépasser le point comprimé de la trachée (fig. 374).

Énucléations. — **Énucléation intra-glandulaire. Strumectomie** (Socin). — C'est la séparation d'un ou de plusieurs noyaux goitreux du tissu glandulaire sain qui les enveloppe. Il faut donc traverser d'abord une épaisseur plus ou moins grande de tissu glandulaire, c'est ce qu'on appelle la *capsule glandulaire*, qu'il ne faut pas confondre avec la *capsule propre* de la glande.

La tumeur mise à nu et amenée entre les lèvres de la plaie, on incise doucement et progressivement le tissu glandulaire jusqu'à ce qu'on arrive bien nettement sur la tumeur, ce qu'on reconnaît au changement de coloration et d'aspect. Le doigt, ou les ciseaux courbes mousses tenus fermés, décollent le noyau de sa coque, et peu à peu la tumeur s'énuclée.

S'il existe plusieurs noyaux, on peut les énucléer successivement par la même incision s'ils sont voisins, ou pratiquer une nouvelle incision sur un noyau éloigné.

La tumeur peut être, du reste, un noyau solide ou un kyste, les manœuvres sont les mêmes.

Après l'énucléation, la coque glandulaire saigne. Pour arrêter l'hémorragie le tamponnement est insuffisant, mieux vaut saisir avec une pince le fond de la cavité, en évitant la région du récurrent, et l'attirer pour retourner la poche. On pince alors et lie les vaisseaux que l'on voit saigner; puis, pour arrêter le suintement, on affronte par des sutures de catgut (points séparés ou surjet) les parois de la coque glandulaire.

On termine enfin comme après une extirpation.

Énucléation massive (PONCET). — Le goitre étant mis à nu, la main droite le parcourt, en manœuvrant dans les couches celluleuses qui l'entourent, elle le dénude avec prudence sur toute son étendue, puis elle le luxe au dehors, entre les lèvres de la plaie. Si l'on cherche alors à distinguer ce qu'il est advenu de la capsule thyroïdienne et du tissu glandulaire normal, on ne voit plus qu'une masse pathologique et l'on acquiert vite la conviction qu'il n'est pas possible de trouver, pour la strumectomie, un plan de clivage permettant d'enlever chaque kyste séparément par une décortication méthodique. Il faut alors, par l'énucléation massive, par exemple, du lobe droit hypertrophié, se porter rapidement en dedans, vers la ligne médiane, et à ce niveau reconnaître les rapports de la tumeur avec le lobe médian.

Fréquemment elle s'en sera elle-même dégagée, comme pédiculisée. Dans d'autres cas, ainsi qu'à l'état normal, elle se continue directement avec lui, il faut alors inciser l'isthme et en faire l'hémostase.

Dans un cas comme dans l'autre, la tumeur peut être, avec

la main gauche, portée et tirée en dehors, tandis que la main droite, guidée par ce décollement, suit cette mobilisation progressive.

Les doigts côtoient la masse goitreuse « comme le détache-tendon dans une résection sous-périostée ». Sans violence, ils agiront suivant un plan de séparation qui se découvre progressivement. Ils manœuvrent tantôt dans la couche celluleuse extra-capsulaire, tantôt au-dessous d'une couche thyroïdienne naturellement doublée de sa capsule propre.

L'hémorragie est peu abondante, et l'hémostase se fait, comme après la strumectomie, par faufilage et accolement exact des surfaces saignantes.

Accidents opératoires. — Nous les avons, pour la plupart, signalés au passage.

Ceci nous dispense de parler de l'*hémorragie* et de l'*entrée de l'air dans les veines*.

Les *accidents asphyxiques* peuvent se produire au cours de l'opération, quelquefois supprimés par la libération du goitre, d'autres fois provoqués par les tractions sur la tumeur et la trachée. Il est rare qu'un ramollissement étendu de la trachée en permette l'affaissement après extirpation du goitre. Dans tous ces cas, si les accidents deviennent inquiétants, la trachéotomie doit être pratiquée. Mais il faut autant que possible éviter d'y avoir recours en raison des dangers d'infection qu'apporte l'ouverture des voies respiratoires dans la plaie.

La *blessure du nerf récurrent* (section, ligature) produit des troubles de la phonation et de la respiration; nous avons vu comment on peut l'éviter. Mais la contusion, les tiraillements sur le nerf, un simple attouchement avec un antiseptique fort qu'il faut éviter, peuvent déterminer une raucité passagère de la voix.

Il est exceptionnel de constater la *blessure du pharynx* ou de *l'œsophage* qu'il faudrait immédiatement réparer par un double plan de sutures, en drainant largement les parties molles.

Enfin signalons la possibilité d'une *fièvre thyroïdienne* postopératoire, indépendante de toute infection locale, signalée par

Poncet, Jaboulay, et sur laquelle insiste L. Bérard (de Lyon) [1]. Le soir même ou le lendemain de l'opération, la température, s'élève brusquement à 39°, 39°,5, et même 40°, pour osciller ensuite entre 38°, 39° et 39°,5, avec des rémissions matinales non constantes jusqu'au huitième, dixième ou onzième jour, où elle retombe à la normale. Cependant l'état général reste relativement bon. Le pouls et la respiration peuvent s'accélérer dans des proportions notables.

Si on lève le pansement, on constate que la plaie est en bon état. Cette fièvre thyroïdienne paraît être en rapport avec « des phénomènes d'intoxication d'hyper-thyroïdisation temporaire, dus au passage dans la lymphe et dans le sang des produits de sécrétion glandulaire mis en circulation par la dilacération du parenchyme. »

Dislocation du goitre (Wölfler). — Cette opération consiste à déplacer une partie du corps thyroïde comprimant un organe voisin, et à la fixer avec des sutures en un point où elle ne soit plus dangereuse. Puis on referme les plans superficiels. Cette dislocation est utile lorsque, par suite d'une opération antérieure, le segment thyroïdien qui comprime ne peut plus être enlevé, sous peine d'exposer le malade aux accidents de la thyroïdectomie totale.

Exothyropexie (Jaboulay). — Faire une incision médiane allant du cartilage thyroïde au sternum, couper la peau et l'aponévrose cervicale, en faisant l'hémostase nécessaire.

Luxer le goitre en écartant avec les doigts les muscles soushyoïdiens à droite et à gauche, et en pénétrant jusqu'aux lobes latéraux. S'il est nécessaire on coupe ces muscles. Puis, successivement, on luxe au dehors les deux lobes latéraux, en pressant sur leur partie moyenne pour éviter les pédicules vasculaires.

Si la luxation est impossible ou provoque la suffocation, on doit se contenter de la simple *mise à l'air du goitre*, laissant la plaie ouverte.

[1] L. Bérard. Thèse de Lyon, 1897 et Congrès de chirurgie français, 1898, p. 548.

Le pansement se fait avec des lanières de gaze stérilisée que l'on insinue entre le goitre et les lèvres de l'incision, puis on recouvre le tout d'un pansement sec stérilisé.

Le goitre s'atrophie au prix d'un abondant suintement, et peu à peu les lèvres de l'incision cutanée se rapprochent. La cicatrisation peut être obtenue en six semaines ou deux mois.

III. — LARYNX ET TRACHÉE

Nous ne décrirons ni le *tubage du larynx* [1], ni les *opérations endo-laryngées* faites par les voies naturelles. Nous avons à étudier successivement les procédés d'ouverture des voies aériennes (laryngotomie et trachéotomie), les procédés d'autoplasties applicables au larynx et à la trachée, et enfin les procédés d'extirpation du larynx (laryngectomie).

Laryngotomie. — Le larynx peut être ouvert au niveau des membranes : laryngotomie sous-hyoïdienne, laryngotomie inter-crico-thyroïdienne ; ou au niveau des cartilages : thyrotomie et thyro-cricotomie ou laryngotomie totale.

Laryngotomie sous-hyoïdienne. — C'est aussi une pharyngotomie. L'incision transversale de la membrane hyo-thyroïdienne conduit dans le pharynx et sur l'orifice supérieur du larynx (fig. 375).

Inciser transversalement la peau sur une longueur de 4 à 5 centimètres, immédiatement sous le bord inférieur de l'os hyoïde. Couper sur la même longueur le muscle peaucier et la moitié interne des muscles thyro-hyoïdiens.

Inciser contre l'os hyoïde la membrane hyo-thyroïdienne en dirigeant la pointe du bistouri en haut et en arrière, jusqu'à la muqueuse qui fait saillie à l'extérieur à chaque expiration.

Saisir avec des pinces cette muqueuse et la couper : prendre et attirer l'épiglotte repoussée dans la plaie par l'expiration.

---

[1] Voir A. SEVESTRE et L. MARTIN, Traité des maladies de l'enfance. GRANCHER-MARFAN, 1897, t. 1, p. 678.

L'orifice supérieur et la portion sus-glottique du larynx sont ainsi mis à découvert.

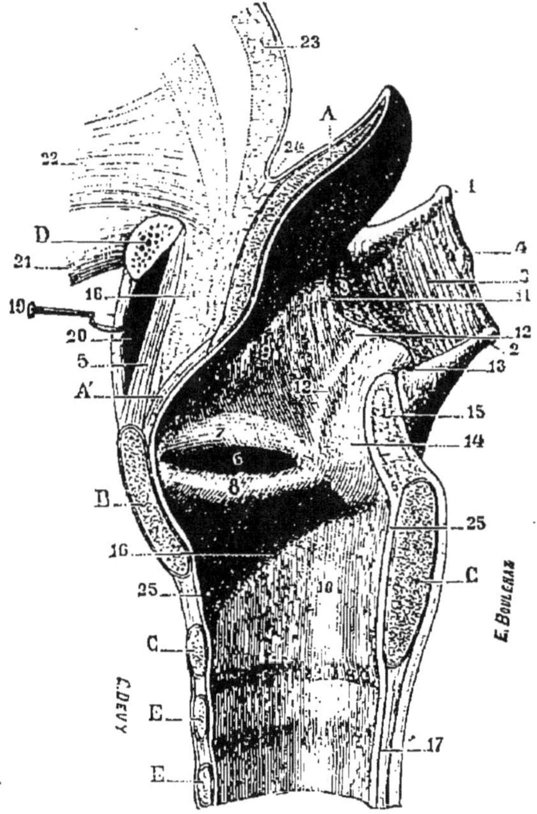

Fig. 375..

Coupe sagittale du larynx, face interne (TESTUT).

5, membrane hyo-thyroïdienne, — 19, muscle thyro-hyoïdien. — 24, repli glosso-épiglottique. — A, épiglotte. — B, cartilage thyroïde. — C, cartilage cricoïde. — D, os hyoïde.

Laryngotomie inter-crico-thyroïdienne. — Cette opération n'est pratiquée que pour remplacer la trachéotomie *chez l'adulte*, et préférée par certains comme plus simple et plus facile. L'incision de la membrane crico-thyroïdienne permet, chez l'adulte, l'introduction d'une canule à mandrin (voy. *Trachéotomie*) de 9 à 10 millimètres.

Pratiquer au bistouri une incision verticale et médiane, étendue du bord inférieur du cartilage thyroïde sur une longueur de 2 centimètres environ. Le larynx est pour cela fixé de la main gauche, l'index repérant le milieu du bord inférieur du cartilage thyroïde.

La section de la peau et du tissu cellulaire conduit, entre les muscles sous-hyoïdiens, sur la membrane crico-thyroïdienne, en liant s'il est nécessaire l'arcade artérielle crico-thyroïdienne.

L'hémostase faite, inciser verticalement membrane et muqueuse sur toute la hauteur de l'espace crico-thyroïdien (fig. 376), et débrider au besoin sur les bords de la membrane si l'orifice est trop petit pour la canule. On introduit la canule comme dans la trachéotomie.

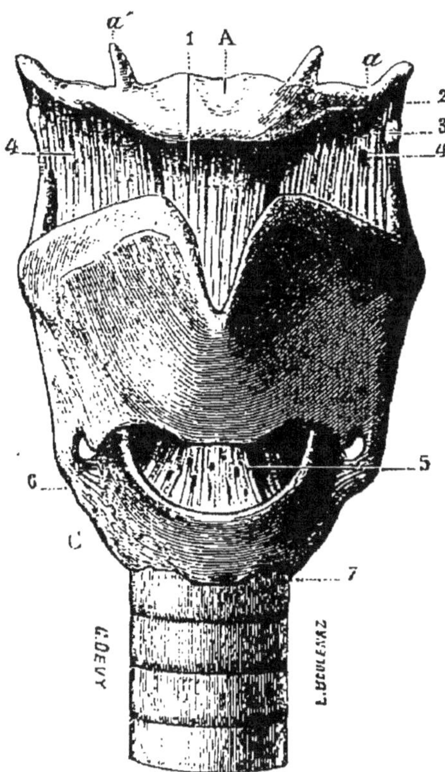

Fig. 376.

Face antérieure du larynx (TESTUT).

A, os hyoïde. — C, cartilage cricoïde. — 1, 2, membrane hyo-thyroïdienne. — 5, membrane crico-thyroïdienne.

Thyrotomie et crico-thyrotomie.—Précédée ou non d'une trachéotomie (voy. *Thérapeutique chirurgicale*), la thyrotomie est l'ouverture du larynx sur la ligne médiane, par section du cartilage thyroïde, la crico-thyrotomie est l'ouverture totale du larynx dans toute sa hauteur.

Le chloroforme est administré par la bouche ou par la canule de la trachéotomie. Si la trachée a été ouverte on emploie la canule tampon de Trendelenburg (fig. 377), en gonflant le ballon de caoutchouc pour éviter la pénétration du sang dans la trachée. On peut aussi employer une canule ordinaire et tamponner au-dessus d'elle par le larynx ouvert.

Si l'on n'a pas pratiqué la trachéotomie préalable, il faut avoir à sa disposition une canule toute prête, pour le faire au cours de l'intervention s'il est nécessaire.

La tête renversée sur un coussin et maintenue par un aide, on reconnaît les saillies du larynx et on incise exactement sur la

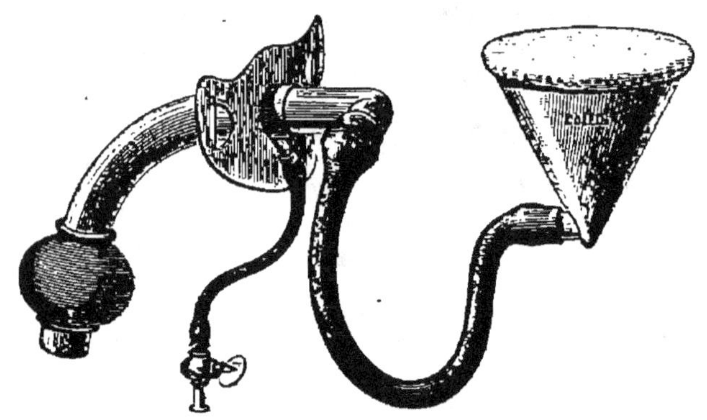

Fig. 377.
Canule de Trendelenburg.

ligne médiane, à partir du bord inférieur de l'os hyoïde, jusqu'au cartilage cricoïde si l'on ne veut faire que la *thyrotomie* ; jusqu'à 2 centimètres au-dessous de ce même cartilage si l'on veut faire la *laryngotomie totale* ou *thyro-cricotomie*.

Le larynx est bientôt mis à découvert entre les muscles, et, pour inciser le cartilage thyroïde, on perfore une des membranes hyo-thyroïdienne ou crico-thyroïdienne, et on pénètre dans le larynx. Puis, avec le bistouri ou de forts ciseaux, on coupe, exactement sur la ligne médiane, le cartilage thyroïde. Il ne faut pas dévier de la ligne médiane pour ne pas blesser les cordes vocales, et pour éviter les troubles consécutifs de la phonation.

Si l'on veut ouvrir le larynx en entier, on sectionne ensuite au bistouri le cartilage cricoïde sur la ligne médiane.

Écartant les deux moitiés du larynx avec des écarteurs à

griffes, on pratique l'extraction d'un corps étranger ou l'extirpation d'une tumeur.

L'opération terminée, on rapproche les lames du cartilage. On peut les maintenir au contact par un point ou deux de catgut, sans que cela soit nécessaire. On réunit ensuite les sections des membranes et on suture les parties molles.

Lorsqu'une canule a été placée dans la trachée, on l'y maintient pendant quelques jours, jusqu'à ce que la respiration se fasse facilement par le larynx.

Trachéotomie. — L'ouverture trachéale peut être faite sur la portion cervicale ou sur la portion thoracique.

a. *Trachéotomie cervicale.* — Elle peut être *supérieure* ou *inférieure* selon que le tube aérien est ouvert près du larynx ou près du sternum. En raison des dangers et des difficultés opératoires que présente, sans avantage aucun, la trachéotomie inférieure, celle-ci n'est plus pratiquée.

La trachéotomie supérieure est une trachéotomie pure ou une *crico-trachéotomie* selon qu'avec les premiers anneaux, on divise ou non le cartilage cricoïde. Le manuel opératoire n'en est que très peu modifié.

Le but de la trachéotomie, est le plus souvent d'introduire dans la trachée une *canule*. Celle-ci diffère suivant que l'obstacle à la respiration se trouve dans le tube aérien lui-même, ou vient d'une tumeur comprimant et déformant la trachée.

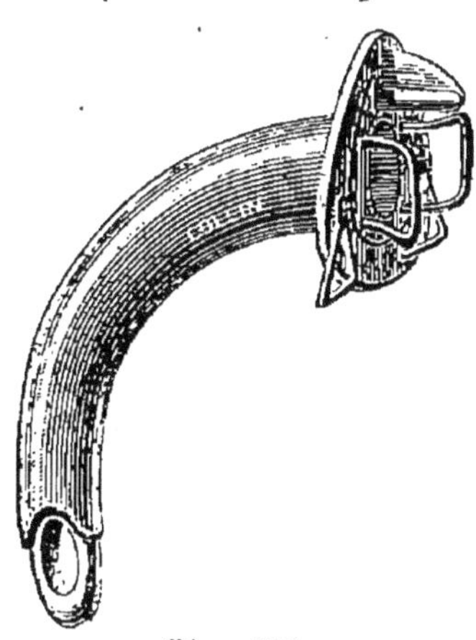

Fig. 378.
Canule de Krishaber, avec le mandrin.

Dans le premier cas on emploie une *canule rigide* double. La canule externe (fig. 378) porte une plaque appliquée contre la plaie, munie de deux trous ou de deux anneaux destinés à fixer les rubans que l'on placera autour du cou. La canule interne (fig. 379) se fixe à l'externe à l'aide d'une ailette mobile.

L'extrémité de la canule externe, introduite d'abord seule,
est taillée obliquement pour faciliter sa pénétration dans la tra-

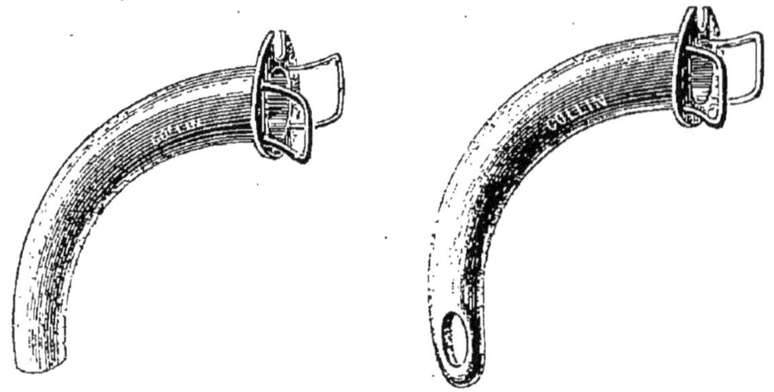

Fig. 379.   Fig. 380.

Canule de Krishaber.

Canule interne.   Canule-mandrin.

chée. Ou bien on glisse dans cette canule externe une canule-
mandrin (canule de Krishaber, fig. 380), que l'on remplace, après
introduction, par la canule
interne.

Dans le second cas lorsque
la trachée est comprimée et
déformée, il faut introduire
une *canule souple* et longue,
qui puisse traverser d'abord
un cou épais avant d'entrer
dans la trachée, ou suivre les
déviations du tube aérien, ou
dépasser une tumeur bas située dans le cou. Telles sont
les canules de Verneuil (fig.
381) et de Gouguenheim
(fig. 382).

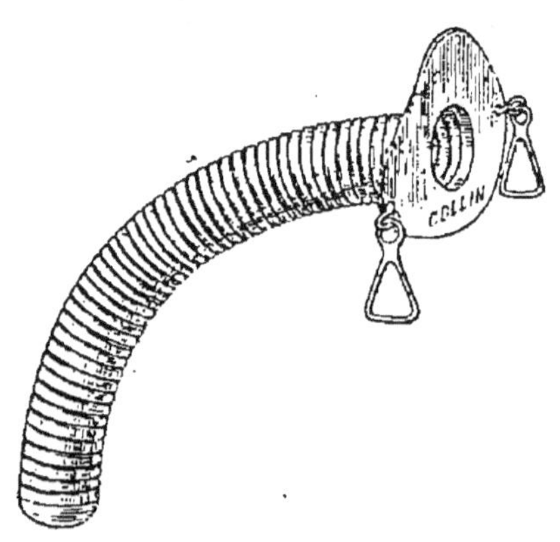

Fig. 381.

Canule en spirale de Verneuil.

La trachéotomie supérieure se pratique par deux procédés
principaux : rapide et lent. La trachéotomie rapide peut être
faite en un seul temps, l'ouverture des parties molles et de la

trachée s'opérant du même coup ; ou en deux temps, un pour
les parties molles, un pour la trachée. Cette seconde manière,
qui peut être très rapide, est bien préférable à l'opération aveugle

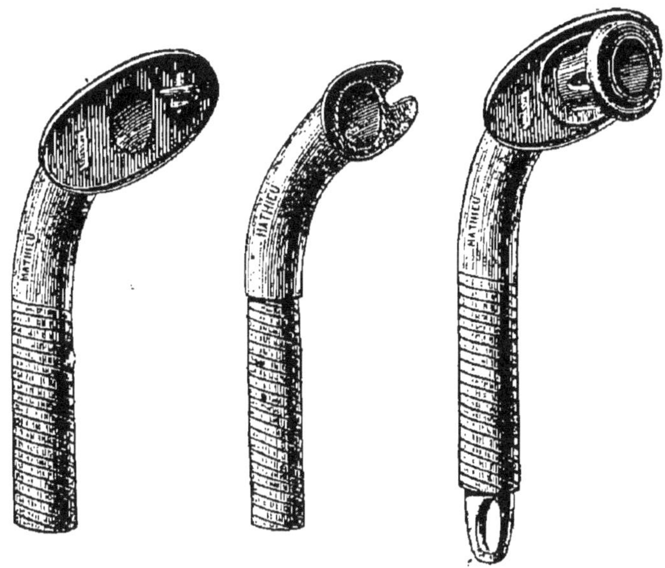

Fig. 382.
Canules longue et souple de Gouguenheim.

que représente la première, nous décrirons seulement l'opération
rapide en deux temps.

Trachéotomie rapide en deux temps. — On ne l'emploie
que chez l'enfant.

L'enfant est couché sur le dos, la tête renversée sur un coussin
étroit pour tendre un peu le cou (fig. 383). Il est préférable d'obtenir l'anesthésie par le chloroforme, sauf si le malade est
asphyxiant.

Plusieurs canules de différentes grosseurs sont préparées, les
rubans attachés, et passées au travers d'une lame de gaze qui doit
séparer la plaie de la plaque extérieure.

L'opérateur se place à droite du malade, et reconnaît les *points
de repère* (fig. 383). D'abord de haut en bas, l'os hyoïde, la saillie

du cartilage thyroïde, puis la dépression thyro-cricoïdienne, enfin le cartilage cricoïde. De bas en haut il accroche le bord inférieur du cartilage cricoïde ainsi déterminé, et y fixe son index gauche.

Du pouce et du médius de la même main, il saisit les côtés du larynx cherchant à soulever le tube aérien en le fixant (fig. 383).

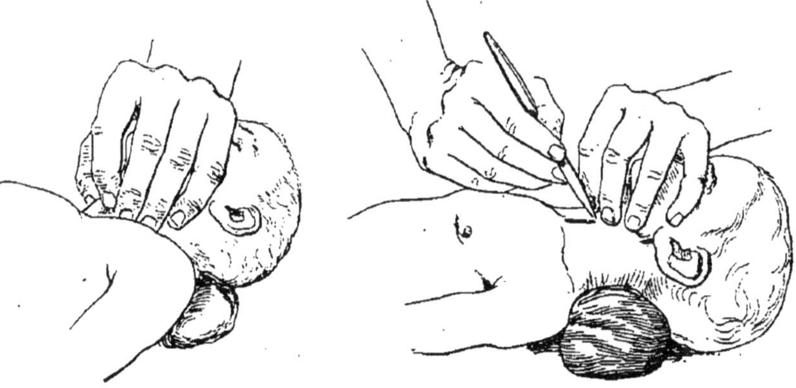

Fig. 383.
Trachéotomie. Fixation du larynx et de la trachée (Se-vestre et Martin).

Fig. 384.
Trachéotomie. Incision (Sevestre et Martin).

1er *temps*. — *Incision des parties molles*. — A partir de l'index gauche, faire une incision de 3 centimètres environ, *exactement médiane dans toute sa longueur* (fig. 384). Couper la peau et les parties molles pré-trachéales en plusieurs coups de bistouri sans disséquer. L'index gauche reconnaît les anneaux de la trachée et sent s'il reste quelque chose à couper au-devant d'eux.

2e *temps*. — *Ouverture de la trachée*. — L'index gauche étant placé sur le cricoïde, ponctionner la trachée au-dessous de lui, exactement sur la ligne médiane, en ne faisant pénétrer que la pointe limitée par l'index droit. Puis, portant toute son attention à rester exactement sur la ligne médiane, inciser les anneaux de la trachée dans une étendue suffisante pour livrer passage à la canule. L'air entre bruyamment au moment de l'ouverture, et ressort en éclaboussant de sang l'opérateur.

Il faut alors introduire la canule choisie. On tente d'abord l'introduction sans dilatateur, en soulevant, de l'ongle de l'index gauche, un des bords de l'ouverture. La canule sans mandrin, à coupe oblique, est introduite perpendiculairement à la direction de la trachée (fig. 385), et redressée dès qu'elle a pénétré. La canule à mandrin s'introduit directement dans le sens de la trachée.

Si l'introduction ne peut être faite sans dilatateur, on fait pénétrer celui-ci (fig. 386), les anneaux dirigés vers la poitrine du malade, en n'ouvrant les branches

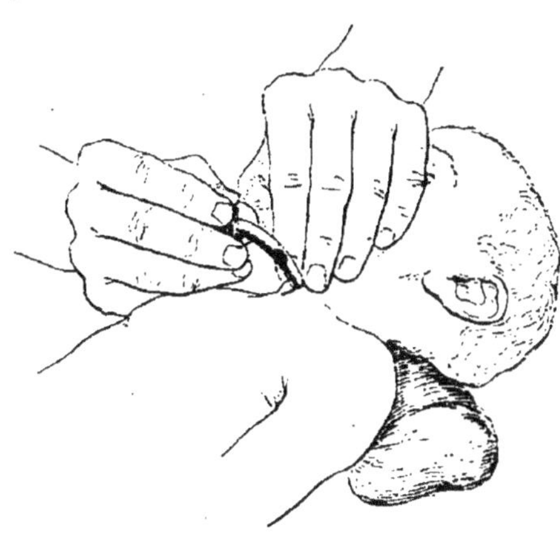

Fig. 385.
Trachéotomie. Pose de la canule
(SEVESTRE et MARTIN).

qu'après la pénétration entière. Les branches ouvertes, on fait asseoir le malade, le laisse respirer un peu, puis, prenant l'écarteur de la main gauche, on glisse avec la droite la canule entre les mors. On retire peu à peu le dilatateur à mesure que la canule pénètre.

Si on a employé la canule avec le mandrin, on enlève celui-ci et le remplace par la canule interne.

La canule mise en bonne place, on attache les cordons, on nettoie le cou, on s'assure que la lame de gaze est bien placée entre la plaie et la plaque externe; et on dispose autour du cou une cravate de mousseline humide qui passe devant l'orifice de la canule.

Trachéotomie lente. — C'est la seule à employer chez l'adulte.

Diviser à partir du cricoïde (ou au-devant de lui pour la

crico-trachéotomie), la peau sur une étendue de 4 centimètres environ. Écarter, éponger et voir. Inciser ensuite couche par couche, en pinçant et liant les veines rencontrées, écarter les muscles, récliner l'isthme du corps thyroïde en dénudant la trachée. Enfin n'ouvrir le conduit aérien qu'après hémostase complète et en voyant bien les anneaux trachéaux.

b. *Trachéotomie thoracique et bronchotomie*. — Faite pour aller à la recherche de corps étrangers profondément enfoncés et qu'on n'a pu atteindre par une trachéotomie cervicale, l'ouverture de la portion thoracique de la trachée n'a été pratiquée qu'un petit nombre de fois. La trachée peut être abordée par voie antérieure ou postérieure.

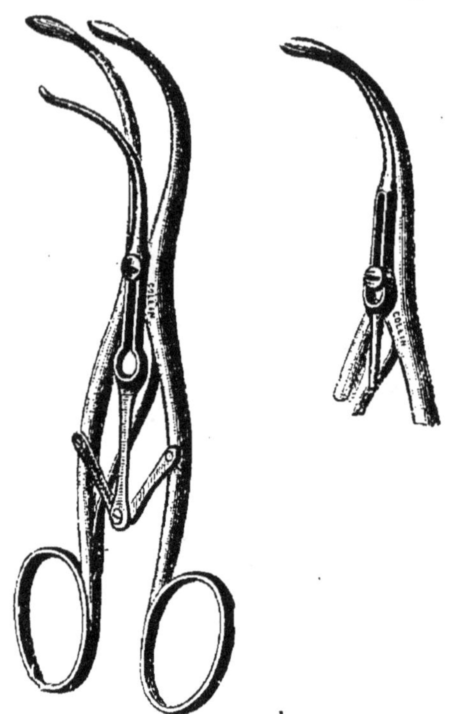

Fig. 386.
Dilatateur de Laborde.

Voie antérieure. — MILTON[1] pénétra dans le médiastin antérieur en sectionnant du haut en bas le sternum, et écartant ses deux moitiés. Cette voie est très étroite et permet difficilement l'accès des organes profonds (RICARD), enfin elle est très mauvaise pour le drainage ultérieur toujours nécessaire.

RICARD[2] a pénétré dans le médiastin antérieur en réséquant la moitié supérieure du sternum :

[1] MILTON. *Lancet*, 26 janvier 1901.
[2] RICARD. *Bulletin de la Société de chirurgie*, 1901, p. 304.

Incision (fig. 387) partant de l'articulation sterno-claviculaire gauche, suivant le bord supérieur de la fourchette sternale, empiétant d'un centimètre environ sur la clavicule droite, et se recourbant perpendiculairement pour descendre parallèlement au bord droit du sternum et à 4 centimètres de lui environ. Arrivée au bord supérieur de la troisième côte, l'incision se réfléchit

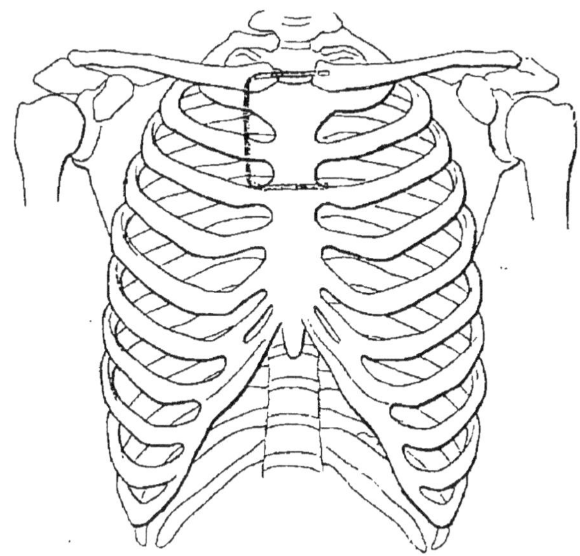

Fig. 387.

Incision cutanée pour la résection sternale (RICARD).

de nouveau à angle droit, devient horizontale, et se dirige sur le sternum qu'elle traverse pour atteindre son bord gauche. C'est donc une incision en U convexe à droite.

Mise à nu des cartilages costaux et de la moitié droite du sternum, section au bistouri des cartilages au niveau de leur insertion costale, section des parties molles des espaces intercostaux le long des cartilages et décollement au doigt des parties molles situées en arrière des cartilages costaux et du sternum.

Pour découvrir le médiastin et relever le sternum, il faut désinsérer cet os de la clavicule et le sectionner, dans son milieu, sur toute la hauteur de la portion libérée. La seule partie déli-

cale de ce temps opératoire est la désarticulation sterno-claviculaire, à cause des rapports de l'articulation avec le tronc veineux brachio-céphalique. Ricard morcela l'interligne, de la
superficie à la profondeur, avec une pince-gouge étroite.

La section du sternum fut faite rapidement à la pince coupante.

Les parties molles de la moitié supérieure du médiastin
étaient ainsi mises à nu.

Le cul-de-sac pleural et la languette pulmonaire droite
furent décollés, rejetés à droite et protégés par une compresse.

La face médiastine de la plèvre droite fut décollée, permettant de voir la veine cave supérieure et la crosse aortique.

Entre l'écartement de la veine cave supérieure et de l'aorte,
se trouve la trachée, reconnaissable au toucher, grâce à ses
anneaux.

Il est facile de drainer la partie inférieure de la plaie et de
suturer le lambeau périosto-cutané.

Voie postérieure. — Quénu[1], après recherches cadavériques,
préfère la voie médiastine postérieure, surtout parce que la
face postérieure membraneuse de la trachée et des grosses
bronches permet une exploration efficace de ces conduits.

Le sujet couché sur le côté droit, le membre supérieur
pendant, une incision de 14 centimètres, partant de la 3ᵉ côte
et allant jusqu'à la 8ᵉ environ, est menée contre le bord spinal
de l'omoplate. Deux incisions perpendiculaires à la précédente,
à ses extrémités, donnent naissance à un volet dont la charnière
correspond au milieu de la colonne vertébrale. L'incision est
suivie jusqu'au muscle et le lambeau cutanéo-musculaire rapidement disséqué.

Les 3ᵉ, 4ᵉ, 5ᵉ et 6ᵉ côtes sont réséquées, donnant un jour de
9 centimètres de long sur 7 centimètres de large. La plèvre
médiastine est décollée, rejetée en dehors, une large valve
appliquée sur le poumon; dans le haut de la plaie se voit la

---

[1] Quénu. *Bulletin de la Société de chirurgie*, 1901, p. 317.

crosse de l'azygos. L'œsophage est reconnu et rejeté contre la colonne vertébrale.

L'index gauche enfoncé au ras des côtes sent très facilement la ligne des tubercules formés par l'extrémité postérieure des cartilages trachéo-bronchiques. Une pince érigne est conduite sur le bord gauche de la bronche droite, l'attire en dedans et découvre sa face postérieure. On peut par là sentir la face membraneuse, un corps étranger contenu dans la bronche, inciser la membrane et extraire le corps étranger.

Autoplasties pour fistules du larynx ou de la trachée. — Pour oblitérer un orifice fistuleux persistant, surtout au niveau de la trachée et consécutif à une perte de substance traumatique ou à une trachéotomie, on ne peut employer les procédés simples d'autoplastie par glissement ou par mobilisation d'un lambeau, amenant au-devant de l'orifice un seul plan cutané. La persistance de l'ouverture de la trachée, et les mouvements du tube aérien au-dessous du lambeau, permettent la pénétration de l'air sous le lambeau, gênent sa cicatrisation et favorisent l'infection.

Il faut d'abord oblitérer l'orifice trachéal, puis fermer la plaie superficielle. Or, sauf pour certaines fistules très petites, d'une part l'élasticité du conduit ferait rompre les sutures trachéales, d'autre part, la cicatrisation ainsi obtenue déterminerait des déviations ou des rétrécissements. Il faut donc, si la perte de substance est un peu large, oblitérer l'orifice trachéal au moyen d'un lambeau spécial.

Pour un *orifice très petit*, on pourrait employer le procédé décrit par L. Le Fort[1] :

Faire autour de la fistule et sur son bord même une incision circulaire, prolongée un peu en haut et un peu en bas pour la rendre elliptique. A 5 millimètres en dehors, faire une seconde incision parallèle à la première. Ces deux incisions n'intéressent que les couches superficielles du derme.

[1] Malgaigne et Le Fort. Manuel de médecine opératoire, t. II, p. 285.

Enlever toute la couche superficielle du derme compris entre les deux incisions, pour obtenir une surface elliptique avivée tout autour de l'orifice.

Appliquer au contact et suturer les bords droit et gauche de l'ellipse.

Pour une *perte de substance plus grande*, on peut employer soit un procédé à double lambeau cutané dont le premier est renversé, épiderme en dedans ; soit une autoplastie osseuse ou cartilagineuse.

BERGER [1] a décrit un procédé d'oblitération à double lambeau cutané :

1er *temps*. — L'orifice fistuleux est circonscrit par deux incisions semi-elliptiques, se réunissant en pointe au-dessus et au-dessous de lui, et comprenant une étendue de téguments suffisante pour que ceux-ci puissent, retournés et rabattus sur l'orifice fistuleux, le boucher entièrement.

La collerette cutanée et cicatricielle, circonscrite de la sorte, est disséquée de la périphérie vers le centre, jusqu'à ce qu'elle n'adhère plus que par son bord interne à la circonférence de la perte de substance de la trachée. Elle est alors retournée sur elle-même, face épidermique en dedans, face cruentée en dehors. Les bords de la collerette retournée sont fixés par quelques points de catgut très fins.

2e *temps*. — Pour recouvrir ce plan profond et combler la perte de substance créée par la dissection de la collerette, tailler et mobiliser de chaque côté de cette plaie deux ponts verticaux cutanés. Rapprocher ces ponts par glissement et les réunir sur la ligne médiane.

Les plaies latérales laissées par la mobilisation des deux points cutanés sont abandonnées à la réunion secondaire.

SCHIMMELBUSCH [2], KÖNIG [3], ont utilisé l'apport d'un lambeau

---

[1] BERGER. *Bulletin de la Société de chirurgie*, 1889, p. 684.

[2] SCHIMMELBUSCH (de Berlin), 22e congrès de chirurgie allemand, Berlin, avril 1893 et *Semaine médicale*, 1893, p. 198.

[3] KÖNIG. Société de médecine berlinoise, 2 décembre 1896 et *Semaine médicale*, 1896, p. 498.

osseux ou cartilagineux. Le premier, pour une perte de substance du cartilage cricoïde et de la trachée étendue jusqu'au sternum, tailla sur le sternum un lambeau allongé à pédicule supérieur, lambeau formé par la peau, le périoste et une lamelle osseuse détachée au ciseau. Ce lambeau fut rabattu de bas en haut sur la brèche trachéale avivée, face cutanée tournée en dedans. Sur la face cruentée de ce lambeau, furent suturés ensuite deux lambeaux amenés par glissement des téguments voisins.

Köxig répara une perte de substance trachéale au moyen d'un fragment de cartilage emprunté au larynx.

Laryngectomies. — L'extirpation du larynx peut être hémilatérale ou totale.

Laryngectomie totale. — On peut la pratiquer après trachéotomie faite quinze jours ou trois semaines avant et placée un peu bas sur la trachée, ou sans trachéotomie préalable.

L'avantage de la trachéotomie préalable est d'habituer le malade à la respiration directe par sa trachée, mais elle expose déjà elle-même aux accidents pulmonaires que l'on veut ainsi éviter.

Le manuel opératoire donné par Ch. Perier[1] pour la laryngectomie sans trachéotomie évite les inconvénients de cette opération préliminaire et permet de fixer la trachée directement à la peau.

Procédé de Ch. Perier. — Il faut, quelque temps auparavant, faire nettoyer soigneusement la bouche du malade, enlever les dents cariées.

La chloroformisation est d'abord obtenue par la bouche, comme d'habitude.

On doit se munir d'une canule particulière, formée d'un gros tube métallique recourbé en crosse, terminée en dehors par un

---

[1] Perier. *Bulletin de la Société de chirurgie*, 1890, p. 239 et Perruchet, Thèse de Paris, 1894.

téton auquel s'adapte un tube de caoutchouc. Sur la face convexe se trouve un crochet destiné à fixer la trachée. Le tube
de caoutchouc est, d'autre part,
réuni à un entonnoir destiné à
continuer l'anesthésie.

La tête du malade est renversée en arrière. L'incision des
téguments se compose de trois
traits : l'un vertical médian,
allant de l'os hyoïde à un travers de doigt au-dessous du
cartilage cricoïde, deux autres
perpendiculaires au premier et
situés à ses extrémités, allant
d'un sterno-mastoïdien à l'autre
(fig. 388).

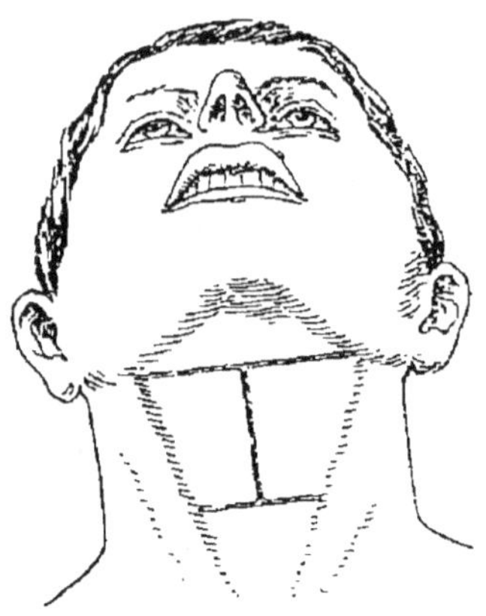

Fig. 388.
Laryngectomie totale.
Incisions.

Les deux volets ainsi dessi-
nés sont rabattus de part et
d'autre, en les détachant au ras des cartilages laryngiens.

Fig. 389.
Laryngectomie. Procédé de Perier. Isolement du larynx.

Couper, lorsque le larynx est dégagé, les insertions laryngées
des constricteurs pharyngiens (fig. 389).

L'hémostase faite, on va maintenant séparer la trachée du larynx, pour extirper ensuite celui-ci de bas en haut.

Passer dans la trachée, au niveau des premiers anneaux, deux fortes anses de fil non perforantes. Séparer la trachée de l'œsophage avec une sonde cannelée qu'on laisse en place (fig. 389).

Les deux fils d'attache sont alors tendus par un aide, pendant que le chloroformisateur abandonne la tête, se munit de la canule spéciale, et se place près du cou.

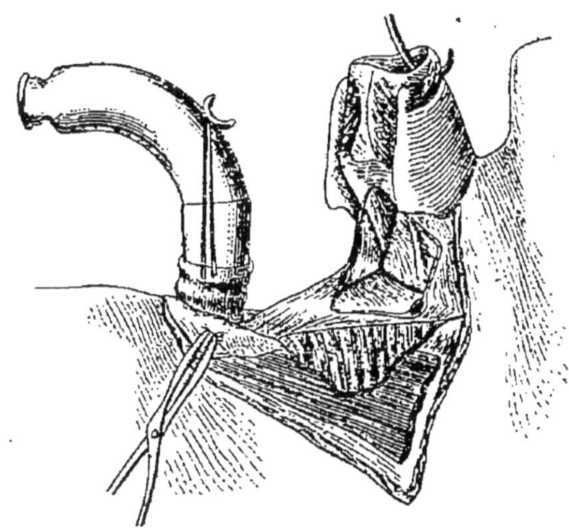

Fig. 390.
Laryngectomie. Procédé de Perier. Section de la trachée.

La trachée est rapidement coupée sur la sonde cannelée, on y enfonce la canule et noue solidement les deux anses de fil au crochet de la canule (fig. 390). Le chloroforme est continué par la trachée, à l'aide de l'entonnoir,

L'opérateur saisit alors la partie inférieure du larynx, qu'il soulève et dissèque de bas en haut, le séparant du pharynx (fig. 390).

Il ne reste plus qu'à couper la membrane hyo-thyroïdienne, les cornes du cartilage thyroïde, l'épiglotte que l'on extirpe ou laisse en place suivant son état.

On pratique alors la suture de l'orifice pharyngien à l'incision cutanée transversale supérieure (fig. 391), en réduisant le plus possible l'ouverture du pharynx, et suturant soit l'épiglotte, soit la base de la langue, à la peau.

Les lèvres de l'incision verticale sont réunies jusqu'à l'incision transversale inférieure.

C'est alors que l'on fixe la trachée à la peau. Les fils dénoués et la canule enlevée, le chirurgien unit, par une couronne de

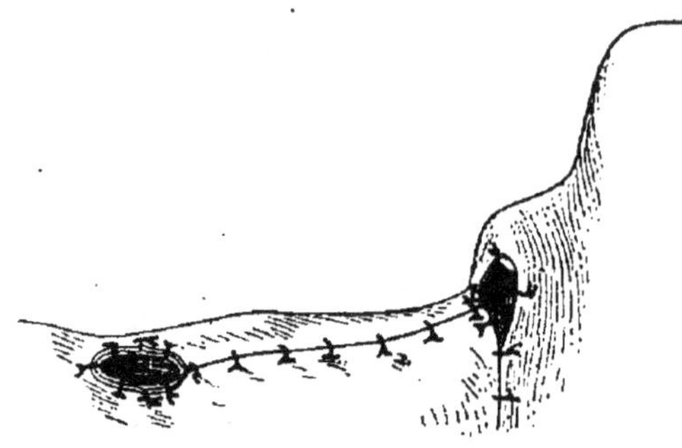

Fig. 391.
Laryngectomie. Procédé de Perier. Sutures.

points séparés, le pourtour de l'orifice trachéal aux lèvres de l'incision transversale inférieure, rétrécie à ses extrémités (fig. 391).

Pour appliquer le pansement, on bouche l'orifice pharyngien avec un tampon de gaze ou d'ouate hydrophile, et on place un pansement sec en laissant libre l'orifice trachéal, au-devant duquel on maintient plusieurs doubles de gaze humide.

On nourrira le malade par une sonde œsophagienne, soit mise à demeure par le nez, soit introduite au moment du repas dans l'orifice pharyngien du cou, ou enfin laissée à demeure dans cet orifice.

Dès qu'il est possible, du reste, on nourrit l'opéré par la bouche, en obturant l'orifice pharyngien cervical avec un tampon.

Si la respiration se faisait mal par l'orifice trachéal (aplatissement, gonflement de la muqueuse), il faudrait placer dans la trachée une canule ordinaire à trachéotomie.

Après guérison, on a essayé de rétablir la phonation à l'aide de *larynx artificiels*, assez mal supportés généralement, mais dont quelques nouveaux modèles ont cependant donné d'heureux résultats.

Laryngectomie hémilatérale. — L'incision cutanée comporte un trait vertical médian analogue à celui de la laryngectomie totale, et une incision horizontale, la supérieure, menée dans la seule moitié correspondant au côté à extirper.

La trachéotomie ayant été faite antérieurement, la laryngotomie permet de reconnaître les lésions, puis on libère le côté à enlever comme précédemment, ne coupe que la moitié de la trachée, dissèque de bas en haut la moité du larynx, et sectionne la membrane hyo-thyroïdienne. On suture cette membrane au pharynx pour en fermer l'orifice, et on place une sonde œsophagienne par la narine.

IV. — PHARYNX ET ŒSOPHAGE

Cathétérisme et dilatation de l'œsophage. — Le *cathétérisme explorateur* de l'œsophage se fait à l'aide d'une tige de baleine sur laquelle on visse des olives de différentes grosseurs (fig. 392).

Le malade est assis, la tête un peu renversée en arrière et tenue par un aide.

L'index gauche recourbé en bas, s'appuie sur la base de la langue et l'abaisse fortement (fig. 393). La bougie exploratrice, tenue de la main droite et huilée, est glissée le long de l'index gauche qui l'aide à franchir le pharynx sans pénétrer dans le larynx. La boule est maintenue contre la paroi postérieure du pharynx.

Une pression douce fait pénétrer la boule dans l'œsophage, la bougie descend alors jusqu'à l'estomac, si elle ne rencontre pas d'obstacle.

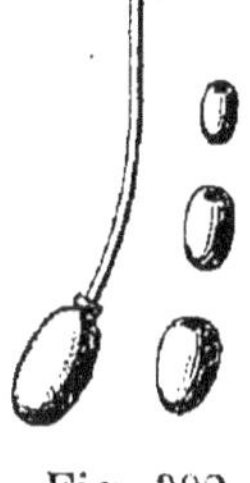

Fig. 392.
Cathéter œsophagien.

La *dilatation* de l'œsophage se fait en passant successivement, d'après les mêmes principes que pour le cathétérisme, des bougies à boule olivaire (Verneuil) (fig. 394), des olives (Velpeau, Duguet) (fig. 395), ou enfin des bougies cylindro-coniques (Bouchard) (fig. 396).

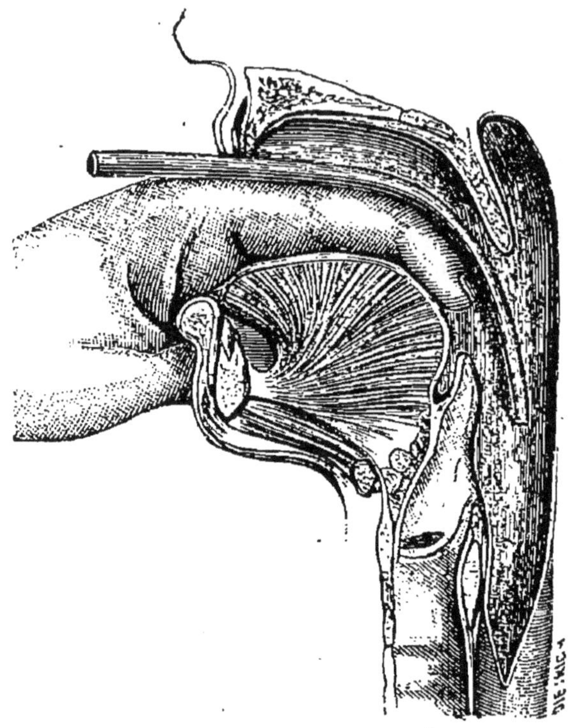

Fig. 393.
Cathétérisme de l'œsophage. Doigt conduisant la sonde (Chalot).

Les séances de dilatation sont répétées tous les deux ou trois jours, on fait passer lentement et plusieurs fois un ou deux numéros à chaque séance.

Pharyngotomies. — L'ouverture du pharynx, dans le but d'atteindre la région buccale et l'amygdale, ou sa région laryngienne, peut être faite en avant ou sur le côté. Les pharyngotomies sont donc *antérieures* et *latérales*.

Pharyngotomies antérieures. — L'ouverture du pharynx peut être sus-hyoïdienne, sous-hyoïdienne ou trans-hyoïdienne.

24.

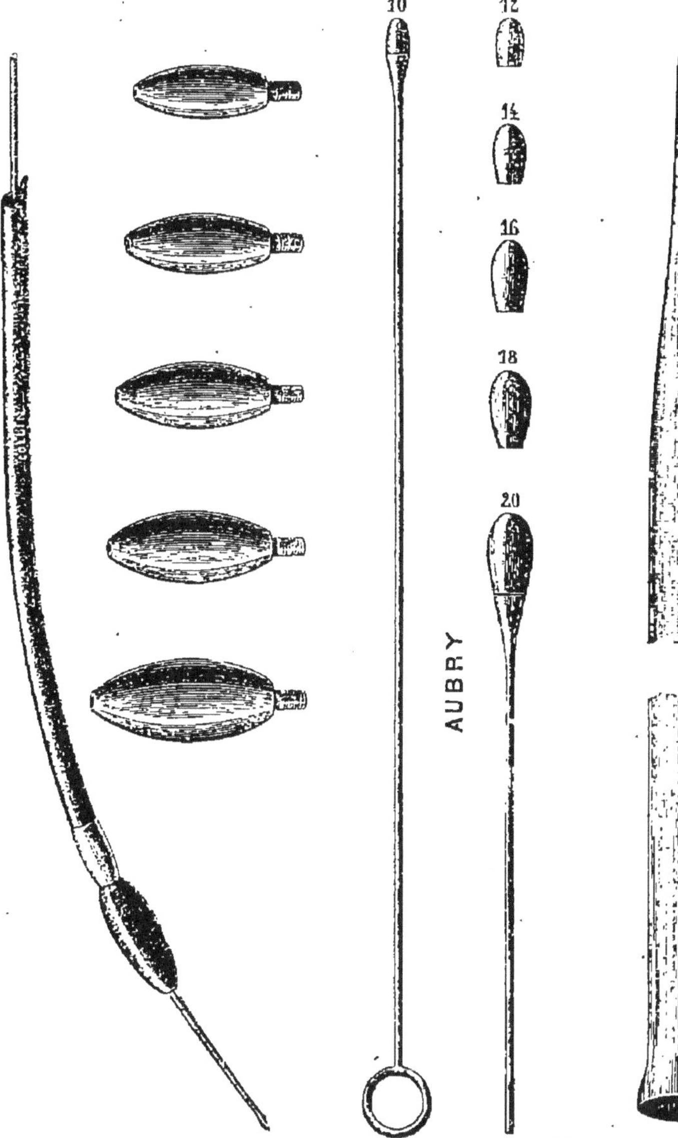

Fig. 394.
Conducteur
de Verneuil avec
olives.

Fig. 395.
Dilatateur
œsophagien
de Duguet.

Fig. 396.
Bougie œsopha-
gienne cylin-
dro-conique de
Bouchard.

La **pharyngotomie sus-hyoïdienne** (JÉRÉMICH), consiste à pénétrer dans le pharynx par une incision horizontale suivant le bord supérieur de l'os hyoïde. Elle n'est guère employée.

La **pharyngotomie sous-hyoïdienne** (MALGAIGNE), est la même opération que celle que nous avons décrite sous le nom de laryngotomie sous-hyoïdienne, page 406. LACOUR[1], qui a fait une étude particulière de cette opération, reproche à la technique deMALGAIGNE une incision trop courte pour les opérations pharyngées.

Il conseille de pratiquer une trachéotomie trois ou quatre jours avant l'intervention, puis, le chloroforme étant donné par

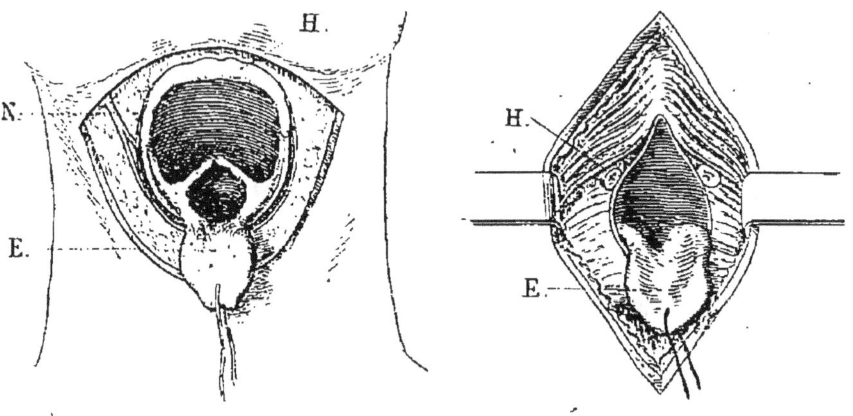

Fig. 397.

Pharyngotomie sous-hyoïdienne. Procédé de Malgaigne, modifié par Lacour.

H, os hyoïde. — E, épiglotte. — N, nerf laryngé supérieur.

Fig. 398.

Pharyngotomie trans-hyoïdienne. Procédé de Vallas.

H, os hyoïde. — E, épiglotte.

la canule, de pratiquer une incision de 8 centimètres le long du bord inférieur de l'os hyoïde. Arrivé sur la membrane hyo-thyroïdienne, il faut, avant de l'inciser, aller à la recherche du nerf laryngé supérieur, de chaque côté, sous le muscle thyro-hyoïdien, pour le protéger avec un écarteur (fig. 397).

Puis la muqueuse pharyngée est incisée, comme pour la

[1] LACOUR. La pharyngotomie sous-hyoïdienne. Thèse de Paris. 1897.

laryngotomie, en dirigeant la pointe du bistouri en haut et en arrière d'abord, pour éviter l'épiglotte.

La **pharyngotomie trans-hyoïdienne** (VALLAS)[1], est une pharyngotomie antérieure, verticale et médiane.

L'incision cutanée part du bord postérieur de la symphyse du menton et s'arrête à l'angle supérieur du cartilage thyroïde. On ne rencontre pas de vaisseau important. L'aponévrose cervicale incisée, on divise sur son milieu la sangle mylo-hyoïdienne et coupe l'os hyoïde en son milieu, à la pince coupante.

Ecartant les deux moitiés de l'os, on peut alors pénétrer soit en haut, vers la base de la langue, soit en bas, dans le pharynx, en incisant la membrane hyo-thyroïdienne (fig. 398).

L'opération pharyngée pratiquée, quel que soit le procédé d'ouverture, on refait les différents plans en plaçant un drain. La canule est laissée deux ou trois jours. Le malade est nourri, jusqu'à cicatrisation, par une sonde œsophagienne.

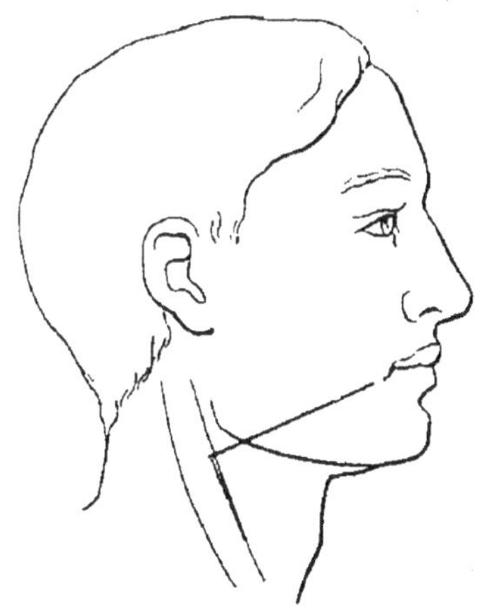

Fig. 399.

Pharyngotomie. Procédé de Polaillon.

Pharyngotomies latérales. — Les procédés d'ouverture de la bouche et du plancher buccal pour l'amputation de la langue (voy. p. 377), donnent accès dans le pharynx buccal et sur la région amygdalienne. Tels sont les procédés déjà décrits de JÆGER, peu commode, et de VERNEUIL-MAUNOURY.

Le pharynx inférieur peut être ouvert par une incision longitudinale, le long du bord du sterno-mastoïdien (ISRAEL, BILLROTH, LANGENBECK), mais on a ainsi peu de commodité, et pour faire une pharyngectomie, extirper un cancer, il est ordinairement nécessaire de pratiquer une résection, au moins temporaire, du

[1] VALLAS. *Revue de chirurgie*, 1900, n° 5, p. 623.

maxillaire inférieur. Nous avons vu du reste ailleurs (*Thérapeutique chirurgicale*), que ces indications se présentent bien rarement.

Par des incisions diverses, les procédés de POLAILLON (fig. 399), de CHEEVER (fig. 400), de KRÖNLEIN (fig. 401) permettent de faire une résection temporaire du maxillaire inférieur (voy. Mâchoires, p. 370), ou une simple section avec écartement des

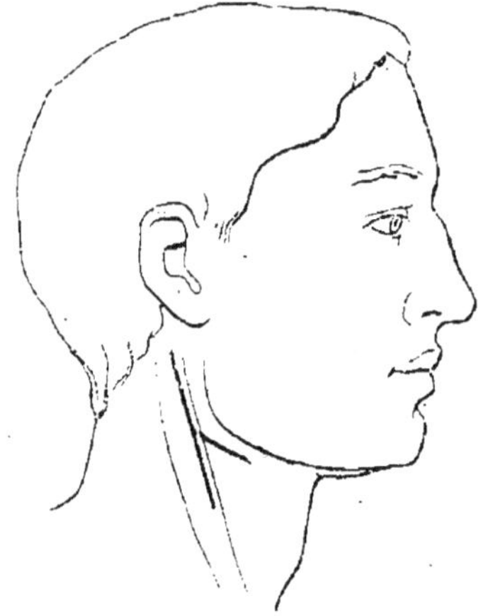

Fig. 400.
Pharyngotomie.
Procédé de Cheever.

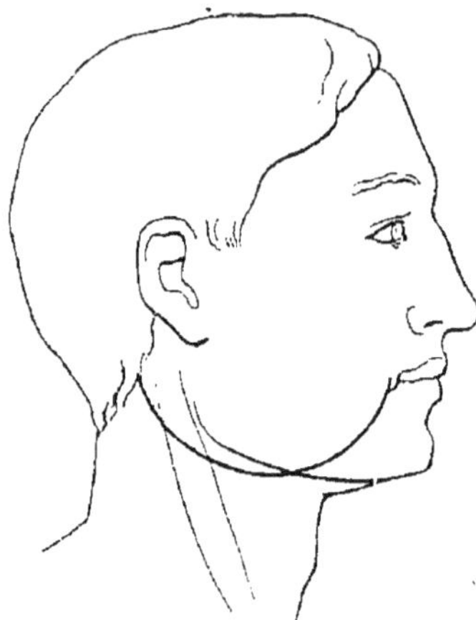

Fig. 401.
Pharyngotomie.
Procédé de Krönlein.

fragments, et de découvrir la région amygdalienne et le pharynx inférieur.

Le néoplasme extirpé, il est ordinairement impossible de fermer la plaie pharyngienne, il faut nourir le malade à l'aide d'une sonde œsophagienne et diminuer autant qu'on le peut l'étendue de la plaie.

La cicatrisation expose ensuite au rétrécissement du pharynx, lorsque l'opéré survit.

Œsophagotomie externe. — L'ouverture de l'œsophage peut être pratiquée dans la région cervicale, c'est l'opération habituelle ; exceptionnellement on peut être amené à opérer sur la portion thoracique.

Œsophagotomie cervicale.— C'est par le *côté gauche* du cou, l'œsophage débordant la trachée de ce côté, qu'on aborde le canal.

L'opéré est couché sur le dos, le cou légèrement tendu et la face un peu tournée vers la droite.

On n'introduit généralement aucune sonde dans l'œsophage, et l'œsophagotomie se fait sans conducteur.

L'incision est menée le long du bord antérieur du sterno-mastoïdien, de un travers de doigt au-dessus de l'articulation sterno-claviculaire au bord supérieur du cartilage thyroïde.

Sébileau[1] conseille, chez l'enfant, de commencer l'incision au niveau même du plan sterno-claviculaire.

On coupe la peau, la gaine du sterno-mastoïdien, on récline le muscle en dégageant ses fibres antérieures, divisant et liant à ses deux bouts la veine jugulaire antérieure, si on la rencontre.

Se dirigeant en dedans, vers la trachée, l'opérateur rencontre alors les muscles sous-hyoïdiens ; il dégage le muscle omo-hyoïdien obliquement dirigé en bas et en dehors, et le coupe avec l'aponévrose moyenne du cou, découvrant le corps thyroïde.

« Le doigt cherche dans la plaie la trachée, la colonne vertébrale, le tubercule carotidien et la carotide. Un grand écarteur à cheval sur l'ensemble thyro-trachéo-œsophagien le maintient en dedans ; l'index de l'opérateur attire en dehors le paquet vasculo-nerveux, et la sonde, ou le bistouri si elle en est incapable sans violence, libère sans le dénuder le bord interne de l'artère jusqu'à ce que tout le paquet puisse être retenu en dehors par un deuxième écarteur » (Farabeuf) (fig. 402).

Sur les malades dont le corps étranger a séjourné pendant plusieurs semaines dans l'œsophage, il existe une atmosphère inflammatoire autour de la région viscérale du cou. Le tissu cellulaire est rouge, il a perdu sa laxité. En dedans, l'artère se confond d'une manière plus ou moins intime avec la trachée et l'œsophage. Dans ces cas, il faut libérer l'artère avec prudence, on peut être obligé de laisser en place le paquet vasculo-

---

[1] Sébileau. *Bulletins de la Société de chirurgie*, 1903, p. 52.

nerveux pour ne pas ouvrir la carotide en cherchant un plan de clivage (Sébileau).

Il faut alors dégager le bord postérieur du lobe thyroïdien, doucement, sans le déchirer, pour le relever et le confier à l'écarteur interne. L'artère thyroïdienne inférieure aboutit à ce lobe et se voit dans la partie inférieure de la plaie. On l'écarte, ou on la coupe entre deux ligatures si elle gêne.

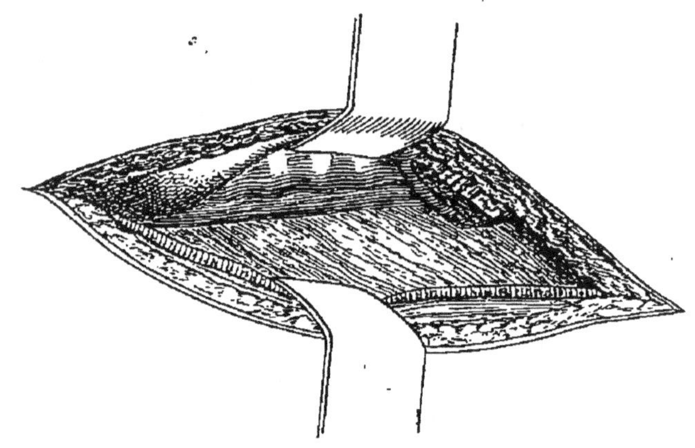

Fig. 402.
OEsophagotomie. Découverte de l'œsophage.

La trachée est vue et sentie, derrière elle est l'œsophage, aplati s'il est vide, quelquefois distendu par un corps étranger. « Dans tous les cas, on se souviendra qu'entre la trachée et la colonne vertébrale, il n'y a que l'œsophage » (Lejars).

Le nerf récurrent est contre la trachée, en avant de l'œsophage, et se trouve écarté.

Cependant, quand il y a des lésions de péri-œsophagite, la trachée ne se laisse pas écarter. Elle ne laisse pas à découvert la face antérieure de l'œsophage et n'entraîne pas avec elle le nerf récurrent. Pour éviter la blessure de celui-ci, il faut alors le chercher et le découvrir dans le tissu cellulaire enflammé qui entoure l'œsophage et la trachée (Sébileau).

Il faut ouvrir l'œsophage sur son bord gauche dans le sens de son axe (fig. 403). Pour cela, on saisit le conduit avec deux

pinces de Kocher sur ce bord et incise d'abord la couche musculaire épaisse, puis la muqueuse, blanchâtre et peu adhérente à
la musculeuse. La longueur de l'incision du conduit varie avec
le but de l'opération, le volume du corps étranger à extraire
(voy. *Thérapeutique chirurgicale*).

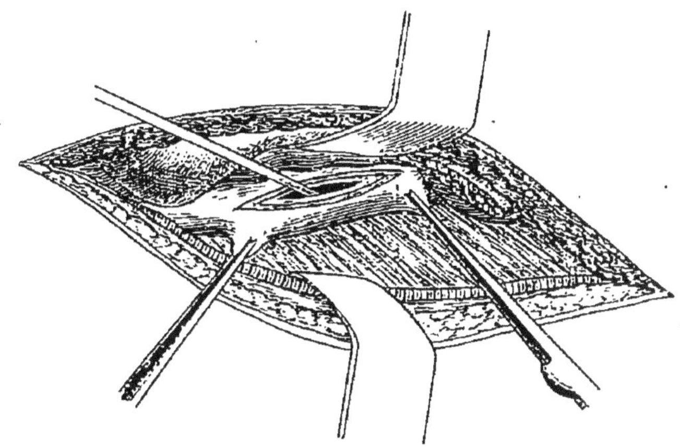

Fig. 403.
Ouverture de l'œsophage.

L'opération terminée, si aucune raison ne rend nécessaire le
maintien de l'ouverture œsophagienne, on peut suturer le conduit ou le drainer. La suture se fait à deux plans, un surjet de
catgut sur la muqueuse, un surjet ou quelques points séparés
sur la musculeuse. Mais il faut alors toujours, par prudence,
maintenir un drain dans les plans superficiels, au contact de la
suture œsophagienne.

L'alimentation peut être faite pendant quelques jours à l'aide
d'une sonde œsophagienne mise à demeure par une narine ou
introduite à chaque repas; mais il nous paraît préférable de se
contenter pendant les premiers jours de repas peu abondants et
fréquents d'aliments liquides, sans le secours d'aucune sonde.

Œsophagotomie thoracique. — C'est pour aborder
l'œsophage au niveau de son rétrécissement bronchique, ou au-
dessous, au niveau des 4ᵉ, 5ᵒ, 6ᵉ et 7ᵉ vertèbres dorsales, que

l'on pénètre dans le thorax, et c'est la voie médiastinale postérieure que l'on utilise (NASILOFF, QUÉNU et HARTMANN, POTARCA).
Doit-on passer à droite ou à gauche de la colonne vertébrale ?
Les obstacles qui se présentent à la découverte de l'œsophage
par cette voie sont surtout : à droite le cul-de-sac pleural rétro-
œsophagien (QUÉNU et HARTMANN) (fig. 404), qui s'insinue entre
la colonne vertébrale et l'œsophage dépassant la ligne médiane;

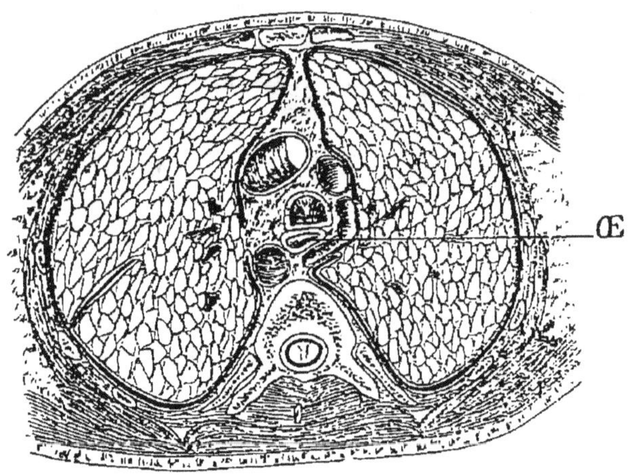

Fig. 404.

Coupe du thorax faite au niveau de la 6e vertèbre dorsale (POTARCA).

à gauche l'aorte descendante (fig. 404). POTARCA [1], d'après des
recherches cadavériques, préconise le côté droit, évitant l'aorte,
et trouvant facile le décollement du cul-de-sac pleural.

QUÉNU et HARTMANN [2], à cause de ce cul-de-sac droit, préfèrent
le côté gauche, « en dépit de la présence de l'aorte ».

FORGUE [3], ayant eu l'occasion de pratiquer cette opération,

[1] POTARCA. *Roumanie médicale*, Bucharest, juillet 1894. — Chirurgie intra-médiastinale postérieure, 1898, Paris. — *Presse médicale*
novembre 1898, p. 296.

[2] QUÉNU et HARTMANN. *Bulletin de la Société de chirurgie*, Paris,
1891, p. 82.

[3] FORGUE. Congrès français de chirurgie, 1898, p. 220.

fait remarquer que « la découverte de l'œsophage s'opère, sur le vivant, non pas sous l'œil, mais à bout de doigts, à une profondeur de 7 à 9 centimètres, malgré des résections osseuses même très rapprochées des têtes costales. Le doigt suit la plèvre (à droite), se laisse conduire par les surfaces décollables, par les espaces de clivage ».

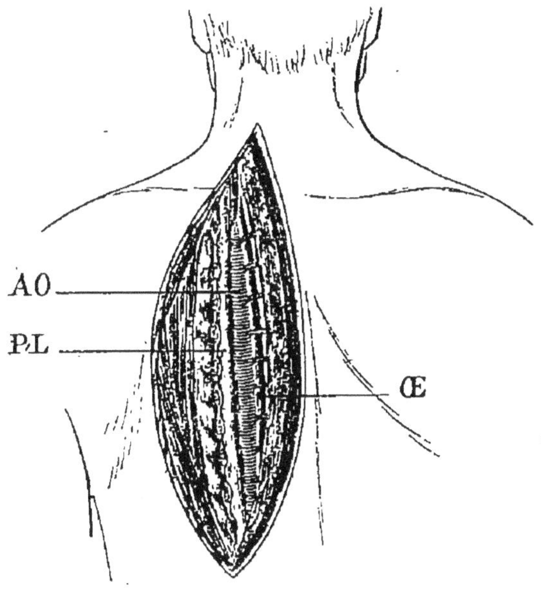

Fig. 405.
Rapports de la plèvre pariéto-médiastinale gauche avec les organes voisins (POTARCA).

Or, cet opérateur a constaté, *sur le vivant*, que le décollement du cul-de-sac pleural à droite se fait très difficilement, que l'œsophage tient à la plèvre, que le doigt, suivant l'espace décollable, « file en arrière de l'œsophage et de son cul-de-sac séreux, vers la face antérieure des corps vertébraux et vers l'aorte ».

Il semble donc que le côté gauche doit être préféré, voici le manuel opératoire indiqué par QUÉNU et HARTMANN :

Pratiquer une incision de 15 centimètres sur l'angle des côtes, entre le bord spinal de l'omoplate et la colonne vertébrale, à environ 4 travers de doigt de l'épine vertébrale, la partie moyenne de l'incision correspondant à peu près à l'épine de l'omoplate, ou mieux siégeant un peu au-dessous. Il est possible, en rétractant en haut et en dedans le bord inférieur du trapèze, de ne sacrifier que quelques-unes de ses fibres. On traverse ensuite le rhomboïde et on arrive en dehors de la masse sacro-lombaire.

Les côtes sont alors dénudées et réséquées dans l'étendue de 2 centimètres (5 centimètres d'après Forgue), il suffit de réséquer trois côtes (les 4e, 5e, et 6e dans l'opération de Forgue).

Cette brèche permet de décoller la plèvre pariétale et la plèvre médiastine, d'explorer l'aorte et l'œsophage (fig. 405) « de la racine des bronches au diaphragme », en laissant l'aorte appliquée immédiatement contre les corps vertébraux.

J. L. Faure [1], opérant du côté droit, rugine et résèque sur 5 à 6 centimètres les 6e, 5e, 4e, 3e et 2e côtes, puis découvre la *première côte*, la rugine et la résèque sur une longueur de 2 centimètres, et insiste sur la facilité que donne cette section de la première côte pour pénétrer dans le médiastin postérieur. Après avoir réséqué un segment d'œsophage, il sutura par un fil d'argent la 3e côte à l'apophyse transverse correspondante, afin de maintenir l'épaule.

Arrivé sur l'œsophage, « il faudra ordinairement se contenter de le découvrir, de le fixer par deux pinces, et de l'inciser sur le corps étranger » (Forgue), on ne peut pas le mobiliser et l'amener dans la plaie.

Il est probable qu'après cette œsophagotomie, toute suture serait impossible, et qu'il faudrait se contenter de drainer largement le médiastin, en rétrécissant seulement la plaie superficielle.

---

[1] J. L. Faure. *Bulletin de la Société de Chirurgie*, 1903, p. 122 (rapport Demoulin).

CHAPITRE V

THORAX. — MAMELLE

I. — THORAX

A) Parois thoraciques

Résection des nerfs intercostaux. — Le nerf intercostal peut être découvert en un point quelconque de l'espace, mais dans la névrectomie pour névralgie il est préférable de le prendre le plus en arrière possible, c'est-à-dire plus près de son origine.

Au niveau choisi, partie moyenne ou mieux partie postérieure de l'espace, mais en dehors des muscles des gouttières vertébrales, on incise sur la côte supérieure de cet espace, et près du bord inférieur de la côte, toutes les parties molles que l'on rencontre.

Mettant à nu le bord inférieur de la côte, on coupe les insertions supérieures du muscle intercostal externe, puis on cherche à dégager, sous le bord inférieur de la côte, le nerf situé au-dessous des vaisseaux intercostaux. A la partie moyenne de l'espace, le nerf est en dedans du bord inférieur de la côte : à la partie postérieure, il se trouve le long de ce bord inférieur.

Il faut en réséquer plusieurs centimètres.

Résection costale. — Quel que soit le but de la résection costale, ablation d'un segment de côte malade, assouplissement de la paroi thoracique, opération préliminaire pour pénétrer dans la plèvre, le poumon, le péricarde, le médiastin, le manuel opératoire en est le même. La résection doit toujours d'abord être faite sous-périostée (sauf pour un néoplasme), même si l'on veut ensuite réséquer la plèvre pariétale et le périoste, l'opération est ainsi mieux conduite.

L'incision est unique et horizontale, sur la face externe de la
côte, si on ne réséque qu'une côte ; nous verrons plus loin qu'on

Fig. 406.
Rugine droite.

peut tracer des incisions variées ou tailler des volets pour réséquer
plusieurs côtes.

Fig. 407.
Rugine courbe.

La côte mise à nu par incision de toutes les parties molles sur
la face externe du segment à réséquer, on divise à fond le périoste
dans l'étendue nécessaire.

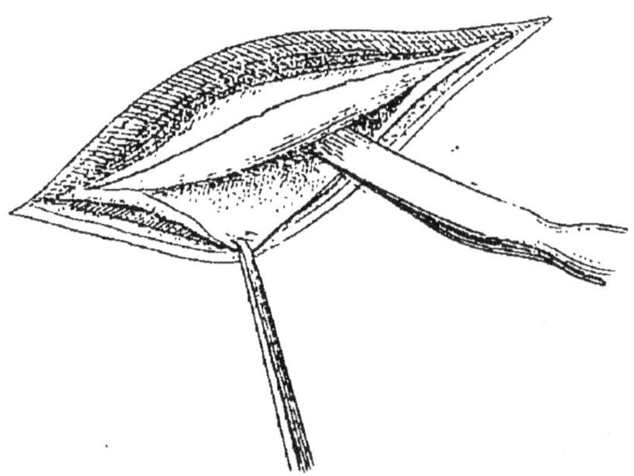

Fig. 408.
Résection costale. Décollement du périoste.

A l'aide d'une rugine droite (fig. 406) on dénude la face externe
de la côte, et avec la rugine courbe (fig. 407) on décolle le périoste

sur les bords supérieur et inférieur, écartant les vaisseaux intercostaux, au niveau où l'on veut couper la côte. Enfin la même
rugine courbe, le dos arrondi dirigé vers la plèvre, dénude la
face profonde de la côte (fig. 408).

Au niveau où l'on veut couper la côte, on glisse, sous le périoste
détaché, la branche mousse d'un costotome (fig. 409), et on
opère la section.

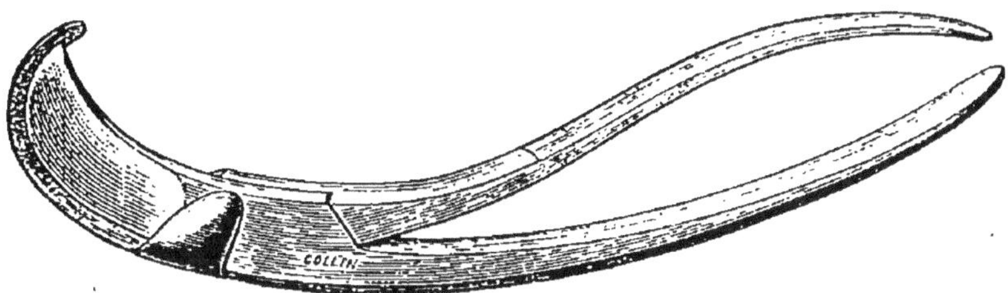

Fig. 409.
Costotome de Collin.

La côte peut être ainsi coupée à une des extrémités du segment
à réséquer, ou à la partie moyenne de ce segment.

Pour achever la résection, saisissant avec un davier le bout
coupé de la côte, on le soulève et, avec la rugine courbe, on
décolle facilement le périoste de la face profonde et des bords
dans toute l'étendue que l'on veut supprimer. Puis on sectionne
de même l'autre extrémité.

Si on a coupé la côte en son milieu, on répète l'opération sur
chacune des moitiés à enlever.

B) Plèvre et poumon

Ponction de la plèvre. — Muni d'un appareil aspirateur de
Dieulafoy ou de Potain, prendre une aiguille ou un trocart de
moyen calibre et faire d'abord manœuvrer l'appareil en aspirant
et refoulant, afin d'éviter toute erreur.

La peau soigneusement nettoyée, l'aiguille ou le trocart bouilli
ou au moins flambé, les mains lavées comme pour toute opération, chercher une dernière fois le siège et l'étendue de la matité
avant de ponctionner.

Pour une pleurésie enkystée, le lieu de la ponction ne peut être indiqué d'avance, il est au siège de la matité. Pour une pleurésie de la grande cavité, on choisit généralement le 7ᵉ ou le 8ᵉ espace, sur le prolongement de la ligne axillaire.

Le malade est assis sur le lit, les bras en avant, soutenu en arrière par des coussins. Repérer avec un ou deux doigts de la main gauche le bord supérieur de la côte inférieure de l'espace choisi, et sur ce bord supérieur, enfoncer de la main droite l'aiguille ou le trocart, franchement mais sans brusquerie.

La pointe ayant pénétré de 3 ou 4 centimètres, si l'on sent l'extrémité libre dans une cavité, ouvrir le robinet et laisser le liquide s'écouler.

Pleurotomie. — L'ouverture de la cavité pleurale est destinée ordinairement à l'évacuation d'une pleurésie purulente, et nous n'envisagerons maintenant que ce cas. Nous verrons plus loin que l'ouverture pleurale peut être faite par une thoracotomie à volet, pour la recherche d'une plaie pulmonaire saignant abondamment ou d'un abcès pulmonaire.

La pleurotomie se fait avec ou sans résection costale. La pleurotomie simple est l'incision des parties molles d'un espace intercostal, plèvre pariétale comprise. Elle peut être suffisante pour évacuer le liquide pleural, elle crée une voie étroite pour le drainage et l'espace intercostal se rétrécit vite par rapprochement des côtes.

Il n'est pas beaucoup plus compliqué ni plus long de réséquer un segment costal, et cette résection permet de drainer d'une façon beaucoup plus efficace, aussi longtemps qu'il est nécessaire.

Sauf lorsqu'une oppression considérable du malade force à opérer vite et sans anesthésie générale, il est donc préférable de faire cette résection.

L'incision simple de l'espace intercostal peut en effet être pratiquée avec l'anesthésie cocaïnique locale. La pleurotomie avec résection costale nécessite l'anesthésie générale, à condition de surveiller attentivement la respiration, et de faire cesser toute inhalation dès que la plèvre est ouverte.

Supposons d'abord une **pleurésie généralisée** à toute la cavité pleurale.

La thoracotomie doit être pratiquée, comme toute ouverture d'abcès, en un point aussi déclive que possible. Les limites de la matité et la ponction exploratrice indiqueront le niveau le plus bas où peut être ouverte la plèvre, c'est ordinairement dans le 7ᵉ ou 8ᵉ espace à droite, le 8ᵉ ou 9ᵉ à gauche, un peu en arrière de la ligne axillaire.

La *pleurotomie sans résection costale* est une opération simple.

Après s'être assuré par une ponction qu'il existe bien du pus au niveau indiqué par les signes physiques, on mène, au niveau de l'espace choisi, sur le bord supérieur de la côte inférieure ou sur la face de cette même côte, une incision de 6 ou 7 centimètres qui coupe immédiatement les parties molles jusqu'à la côte.

On relève ensuite la lèvre supérieure de l'incision pour découvrir l'espace intercostal, et on incise les muscles de l'espace, au ras de la côte inférieure.

Du même coup peut se trouver ouverte la cavité pleurale, et le liquide s'écoule ; mais il est préférable, si l'espace n'est pas très aminci, d'inciser d'abord jusqu'à la plèvre, puis d'ouvrir celle-ci doucement pour agrandir ensuite l'incision. On ne risque pas ainsi de blesser le diaphragme si l'incision est bas située et la plèvre peu distendue.

La plèvre ouverte, le liquide s'écoule lentement ou avec force, il est bon alors de ralentir l'écoulement à l'aide d'une compresse obturant en partie l'orifice.

On place enfin deux ou trois drains, fixés hors de la plèvre soit par des épingles, soit par un fil les attachant à la peau.

La *pleurotomie avec résection costale* comprend d'abord la résection sous-périostée, déjà décrite, d'un segment de 5 à 6 centimètres de la 7ᵉ ou de la 8ᵉ côte, en arrière de la ligne axillaire.

La résection effectuée, on incise la plèvre pariétale à la place du segment costal enlevé et l'opération se continue comme précédemment.

Pour cette opération il ne faut pas, sous prétexte qu'il s'agit d'évacuer une collection purulente, négliger les précautions d'asepsie habituelles; elles doivent être aussi scrupuleusement observées que pour une opération en tissus sains, la gravité des pleurésies à microbes associés est trop connue pour qu'il soit nécessaire d'insister davantage.

L'abcès évacué, il est inutile de laver la cavité; de même qu'il est inutile de laver celle d'un abcès ordinaire. Si l'ouverture est en bon lieu et le drainage bien fait, l'évacuation est facile et suffisante.

Cependant pour certaines *pleurésies putrides* très fétides, il ne sera pas inutile de faire, à l'aide d'un entonnoir, d'un tube en caoutchouc et d'une canule en verre faciles à nettoyer, un lavage avec une solution faible de permanganate de potasse ou de formol, ou avec de l'eau oxygénée coupée de moitié d'eau stérilisée. Ces lavages seront supprimés dès que l'odeur aura disparu.

Peu d'*accidents opératoires* sont à craindre, et ils sont évitables par une bonne technique. L'incision sèche et la blessure du diaphragme seront évitées par les ponctions préalables montrant le niveau du pus et par le choix d'un espace favorable. La blessure, très rare, d'une artère intercostale dans la thoracotomie sans résection costale, sera traitée par la forcipressure et la ligature des deux bouts de l'artère. S'il était difficile de pincer le vaisseau, le plus simple serait de reséquer un segment de la côte correspondante.

Les drains, peu à peu raccourcis, seront maintenus tant que la cavité ne sera pas comblée.

Les **pleurésies enkystées** seront ouvertes suivant les mêmes principes.

Pour *les collections siégeant au niveau de la plèvre costale*, les limites de la matité et la ponction exploratrice indiquent le niveau de l'incision et de la résection costale.

La *pleurésie interlobaire* ne peut, malgré les intéressantes recherches de ROCHARD[1] sur la localisation des scissures, être traitée que comme un abcès pulmonaire.

---

[1] E. ROCHARD. *Gazette des Hôpitaux*, 1892, p. 211 et 241,

La *pleurésie diaphragmatique* réclame quelques précautions opératoires. La localisation sus-phrénique du pus ayant été

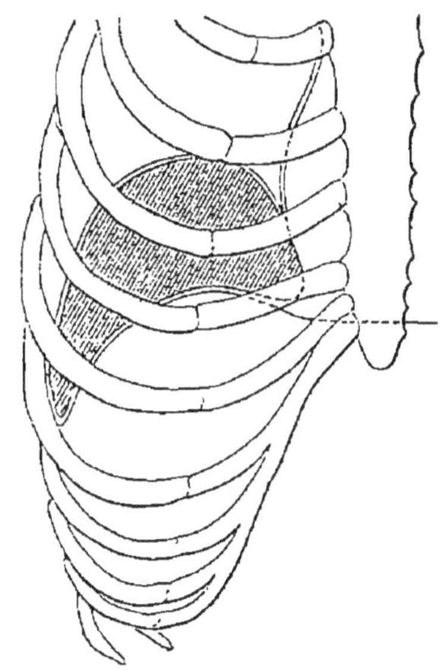

Fig. 440.
Pleurésie diaphragmatique.

déterminée par la ponction, l'incision, suivie de résection costale, sera placée bas, au niveau de la 8e côte à droite, de la 9e à gauche.

Incisant prudemment la plèvre costale pour ne pas blesser le diaphragme qui y est accolé, on suivra le diaphragme, cherchant à décoller la base du poumon pour ouvrir l'abcès.

Thoracoplasties. — Pour combler une cavité pleurale suppurante ouverte qui ne marque plus aucune tendance à la rétraction, un des moyens employés consiste à mobiliser la paroi thoracique formant la paroi externe de la cavité. Cette mobilisation peut être obtenue par deux méthodes principales :

1° « Désosser », par des résections costales multiples, une plus ou moins grande étendue de la paroi thoracique, de façon à la rendre souple et à lui permettre de s'enfoncer vers le poumon.

2° Briser la paroi osseuse en différents points, sans supprimer les côtes, pour permettre de même l'enfoncement, mais en conservant une paroi thoracique solide.

1° Thoracoplasties par résections costales. — Cette méthode comporte deux groupes de procédés, suivant que l'on se contente de supprimer les arcs osseux, ou que l'on complète l'opération par un traitement spécial de la plèvre pariétale épaissie.

α. **Résections costales.** — La résection de segments costaux de nombre et d'étendue variables selon la cavité à combler constitue l'opération connue sous le nom de LETIÉVANT-ESTLANDER.

L'incision des parties molles peut être conduite suivant des modes nombreux. Plusieurs incisions horizontales peuvent suivre chaque côte à réséquer (fig. 411) ou siéger dans les espaces inter-

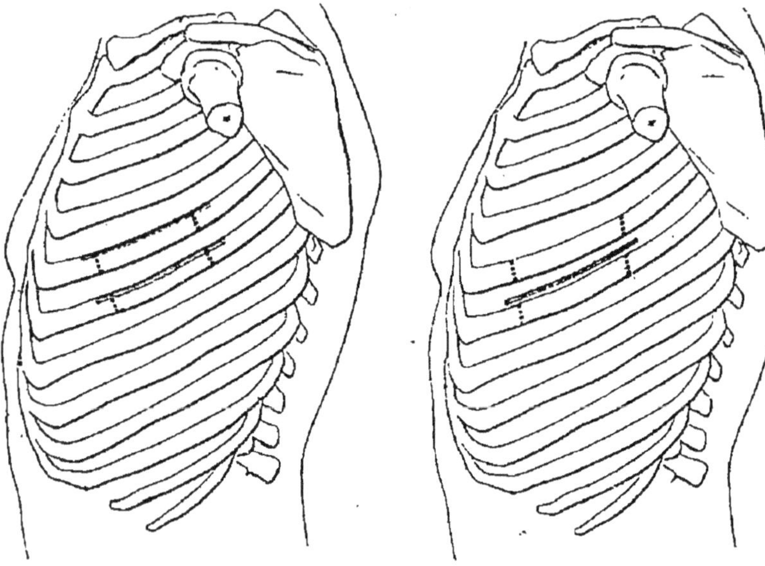

Fig. 411.

Incisions sur le bord de chaque côte (ESTLANDER).

Fig. 412.

Incision dans l'espace inter-costal.

costaux, une seule incision assez longue permet alors de réséquer les deux côtes voisines (fig. 412). L'incision peut figurer un T droit (fig. 413), ou renversé (fig. 414), une H, (fig. 415), une L (fig. 416).

Il nous paraît commode d'opérer comme BOUILLY (fig. 417), en taillant un lambeau en U à échancrure supérieure ou latérale. Les dimensions du lambeau peuvent être augmentées à volonté au cours de l'opération, s'il est nécessaire.

L'incision des parties molles est faite d'emblée jusqu'au plan osseux, et le ou les lambeaux sont relevés en rasant ce plan osseux, pour les garder aussi épais que possible.

Les côtes mises à découvert, on en résèque, d'après les préceptes indiqués déjà, et suivant la méthode sous-périostée, le nombre nécessaire et dans l'étendue suffisante pour supprimer la paroi osseuse sur toute la surface de la cavité à combler. Il ne faut

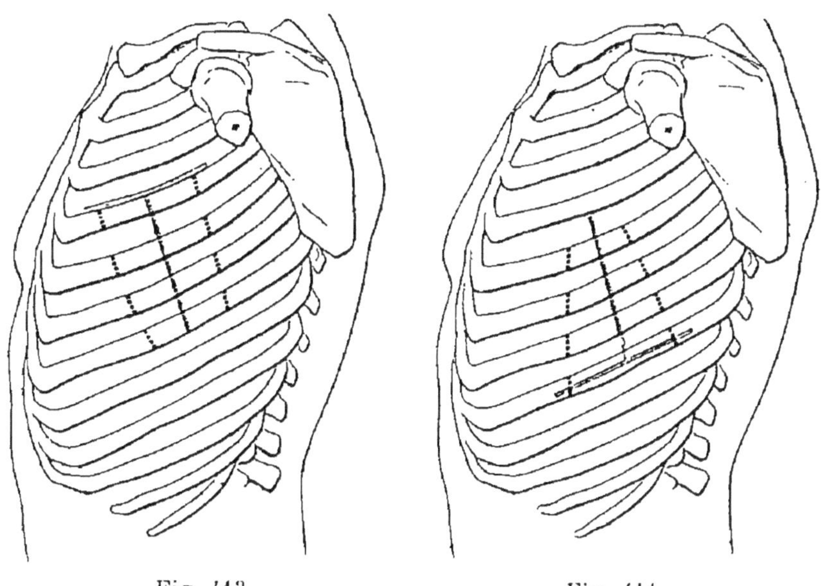

Fig. 413.

Incision en T (Berger).

Fig. 414.

Incision en L (Berger).

pas craindre d'en trop enlever; mais si l'état du malade ne paraît pas pouvoir permettre une résection très étendue jugée nécessaire, on peut opérer en plusieurs séances successives.

Delagenière (du Mans)[1] considérant que la partie de la cavité pleurale la plus difficile à combler est la partie inférieure, le cul-de-sac costo-diaphragmatique, montre qu'il faut toujours, sans tenir compte du siège de la fistule thoracique, réséquer la partie inférieure du squelette thoracique ; ce qui permet, si la

[1] Delagenière (Henry). *Archives provinciales de chirurgie* 1894, p. 1.

pleurésie n'est pas trop ancienne, la dilatation et l'effacement de la cavité grâce à un drainage bien placé.

Un large lambeau en U est taillé (fig. 418) de façon que la branche horizontale corresponde à la 8ᵉ côte, étendue de la ligne axillaire postérieure à l'insertion cartilagineuse de la côte. Les deux incisions ascendantes ont une longueur variable avec le nombre des côtes à réséquer.

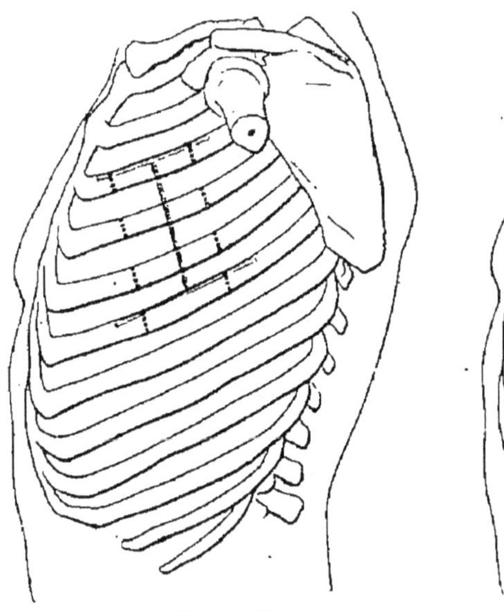

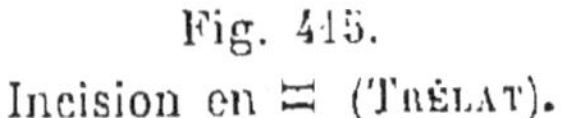

Fig. 415.
Incision en ⊐ (TRÉLAT).

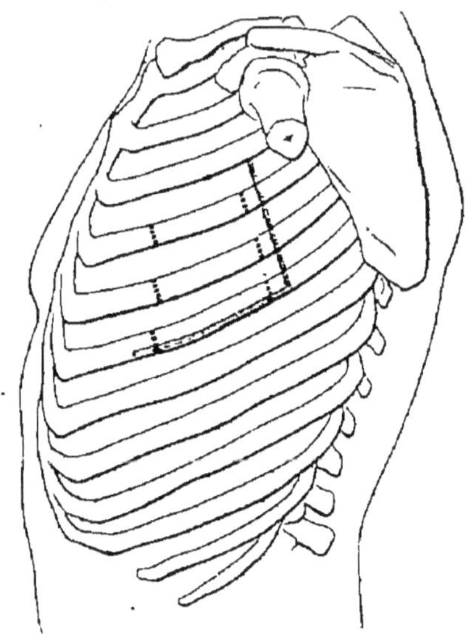

Fig. 416.
Incision en L (J. BOECKEL).

Le lambeau relevé, on réséque les 8ᵉ, 7ᵉ et 6ᵉ côtes, et quelquefois la 9ᵉ s'il reste un cul-de-sac à son niveau. Puis la plèvre est largement ouverte et nettoyée.

β. **Traitement de la plèvre pariétale**. — La paroi thoracique ayant été dégarnie des côtes au niveau de la cavité pleurale à combler, il reste encore la partie profonde de la paroi composée de la plèvre pariétale et des muscles intercostaux.

Si la pleurésie est très ancienne, cette couche profonde est très épaisse, indurée, de consistance cartilagineuse par places, et elle ne peut que s'opposer à l'affaissement cherché.

Pour permettre cet affaissement on peut, avec J. Bœckel, avec Delorme, l'inciser dans la hauteur de la brèche costale, par une seule incision verticale, ou par une incision en croix. Mais plus radical et plus satisfaisant est le procédé de Max Schede qui excise complètement toute cette couche profonde épaisse et

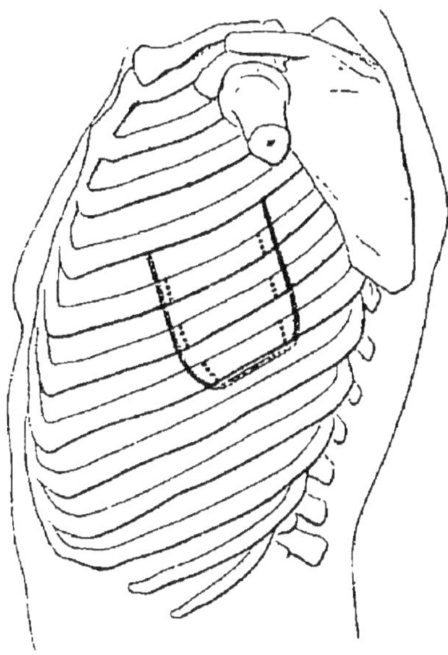

Fig. 417.

Incision en U (Bouilly).

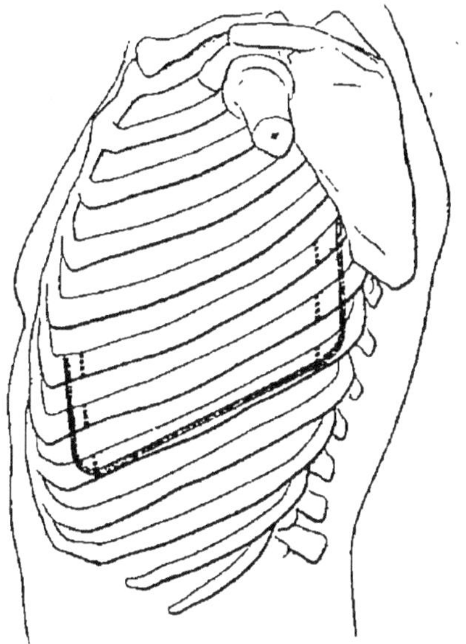

Fig. 418.

Thoracoplastie.
Procédé de H. Delagenière.

dure. La paroi thoracique n'est plus, à ce niveau, constituée que par le lambeau musculo-cutané relevé avant la résection costale, lambeau souple qui peut s'enfoncer dans la cavité.

Mais si la pleurésie occupait toute la plèvre, la résection nécessaire, très étendue, rendrait l'opération trop grave, et il est préférable dans ce cas, comme l'a encore récemment montré Bouglé [1], d'avoir recours à des opérations successives, en procédant de bas en haut, commençant par le cul-de-sac costo-diaphragmatique.

[1] Bouglé. xiv° Congrès français de chirurgie, 1901, p. 457.

2° *Thoracoplasties sans résections costales.* — Le

but est ici de produire l'affaissement de la paroi thoracique par section des arcs
costaux en un ou plusieurs
points, sans supprimer de
segment costal étendu.

Procédé de Quénu [1]. —
Deux longues incisions verticales, l'une antérieure,
l'autre postérieure, sont
menées sur la paroi thoracique, de façon à limiter en
avant et en arrière la cavité
à combler.

Pour une pleurésie de la
grande cavité pleurale l'incision postérieure suit le
bord axillaire de l'omoplate,

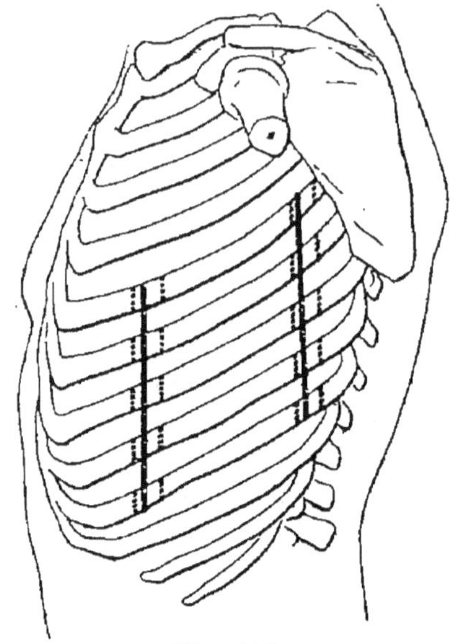

Fig. 419.

Thoracoplastie. Procédé de Quénu.

l'incision antérieure siège en arrière du mamelon (fig. 419).

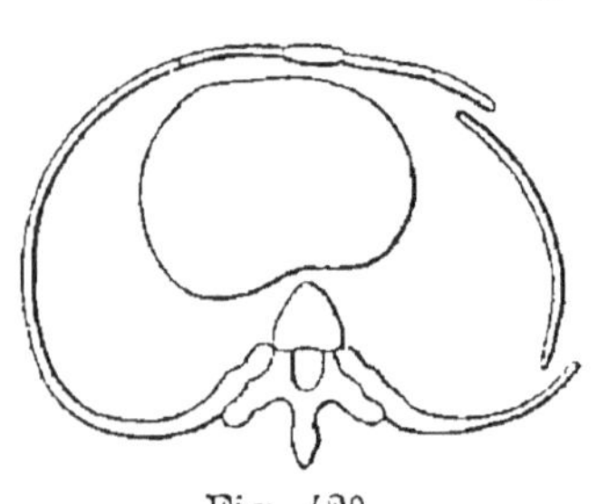

Fig. 420.

Thoracoplastie. Procédé de
Quénu (d'après Gourdet).

Par ces deux incisions, on résèque deux segments de 15 à
20 millimètres sur chaque côte à
mobiliser; on peut ainsi comprendre toutes les côtes, de la 4ᵉ
à la 10ᵉ. Puis on suture les deux
incisions verticales.

Ces sections n'empêchent pas
de pratiquer d'abord, au niveau
de la fistule pleurale, une incision horizontale, et de réséquer
là un segment de côte pour explorer la cavité et la drainer.

[1] Quénu. Académie de médecine, 29 mars 1892 (Rapport Verneuil).
— Cultru, Thèse de Paris, 1892. — Gessen, Thèse de Paris, 1894.

Procédé de Jaboulay [1]. (Désternalisation costale). — Mener à 3 centimètres du bord du sternum (fig. 421) une incision verticale, commençant au cartilage de la 2e côte et se terminant à celui de la 7e. Dénuder les cartilages costaux et réséquer une

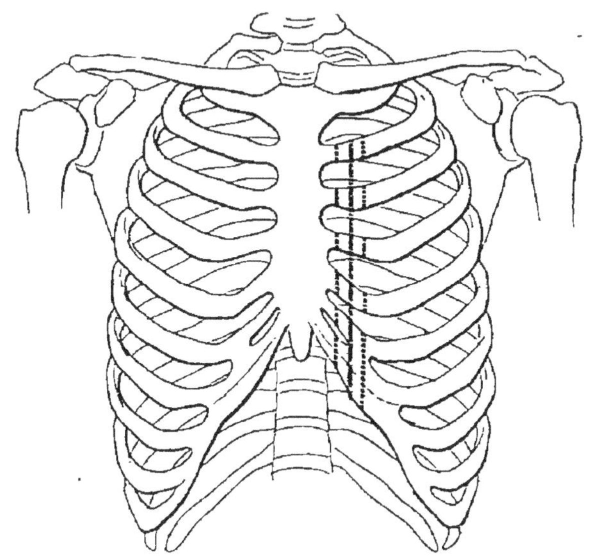

Fig. 421.
Thoracoplastie. Procédé de Jaboulay.

petite portion de chacun d'eux. Appliquer sur le thorax un pansement compressif.

Procédé de Boiffin [2]. — Mener une incision verticale à 3 centimètres en dehors des apophyses transverses vertébrales, dans l'étendue rendue nécessaire par les dimensions de la cavité. Inciser les parties molles jusqu'aux côtes et écarter les insertions externes des masses musculaires péri-vertébrales, peu épaisses à ce niveau.

[1] JABOULAY. *Province médicale*, 1893, n° 44. — LEYMARIE. Thèse de Lyon, 1893-94.

[2] BOIFFIN in Thèse de Gourdet. Thoracoplastie postérieure, Paris, 1895.

Réséquer un segment de chaque côte (*ab*, fig. 422 A) mise à nu par l'incision, sur une largeur de 5 à 7 centimètres, l'extrémité interne du segment réséqué devant se trouver à 1 centimètre de l'articulation costo-transversaire qu'il ne faut pas ouvrir.

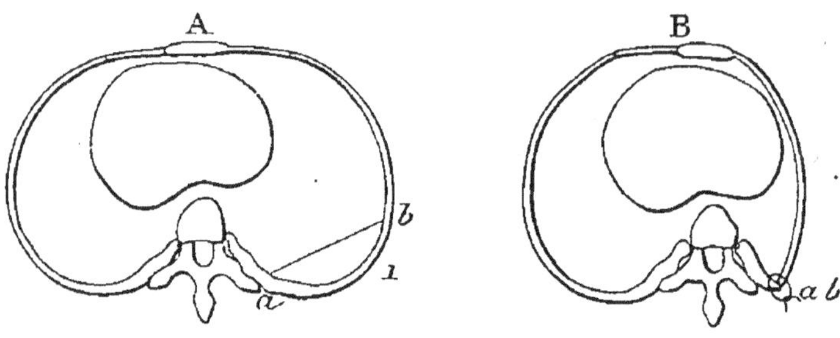

Fig. 422.

Thoracoplastie. Procédé de Boiffin (d'après GOURDET).

Pour éviter l'écartement des segments costaux restés, il faut les suturer l'un à l'autre (fig. 422 B). Puis on réunit les parties molles.

Thoracotomie à volet ostéo-musculaire (*Résection costale temporaire*). — Pour pénétrer dans la cavité pleurale par une voie large; dans le but d'arrêter une hémorragie grave ou de pratiquer une opération sur le poumon, on peut réséquer plusieurs côtes, puis ouvrir la plèvre. Mais il est aussi possible de se créer une large voie d'entrée sans supprimer de segments costaux.

Procédé de Delorme[1]. — L'incision des parties molles figure un **U** à concavité dirigée en arrière ou en avant, circonscrivant un lambeau à direction oblique de haut en bas, suivant celle des côtes. Le bord interne de l'incision est à deux travers de doigt du sternum, la base correspond au bord axillaire de l'omoplate (fig 423).

Relevant le bord antérieur du lambeau, on met à nu les côtes correspondantes, et on sectionne chaque côte avec l'es-

[1] DELORME. Congrès français de chirurgie, 1893, p. 422.

pace intercostal. A mesure que les vaisseaux intercostaux sont coupés, on les pince à chaque extrémité.

« En arrière, les côtes sont sectionnées longitudinalement, ou réséquées dans une faible étendue, avec conservation des muscles intercostaux, des vaisseaux et des nerfs. Cela fait, au ras des

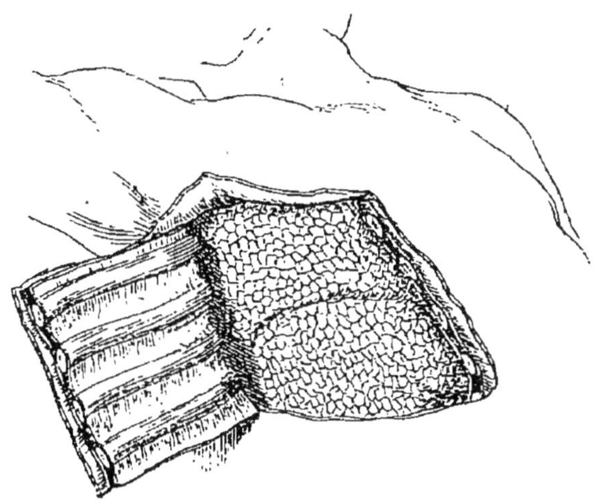

Fig. 423.
Thoracotomie à volet. Procédé de Delorme.

bords supérieurs des côtes-limites, en haut et en bas, on libère le volet, jusqu'au niveau de sa base, puis on lui fait faire bascule, on l'ouvre en dehors, et l'intérieur de la cavité thoracique est largement ouvert. »

Procédé de Lejars [1]. — Le volet est taillé et relevé en masse de *bas en haut.* « Les deux incisions latérales qui le circonscrivent en dedans, et en dehors, sont perpendiculaires aux côtes, et l'incision-limite inférieure, parallèle au bord supérieur de la 6°, 7° ou 8° côte. Au niveau des deux traits latéraux, on incise jusqu'à l'os et, par la rétraction du lambeau, les côtes se trouvent suffisamment découvertes ; au niveau du trait inférieur, on sectionne le plan intercostal et la plèvre ; puis, en

---

[1] Lejars. Chirurgie d'urgence, 2° édit., p. 189.

remontant, on coupe successivement, en avant et en arrière, les intercostaux et les côtes, en ayant soin de saisir les deux

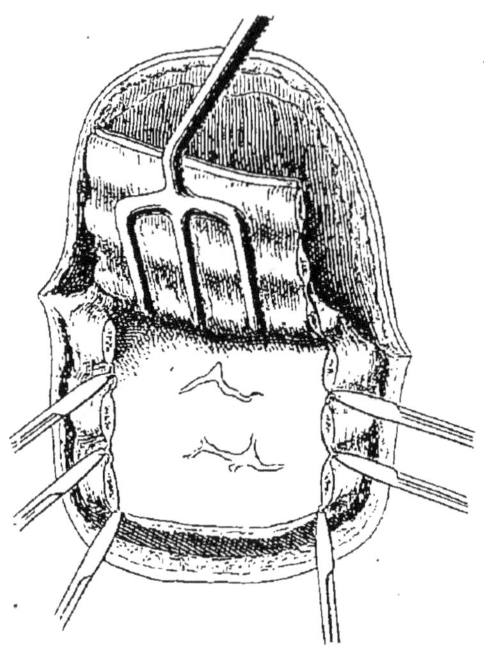

Fig. 424.
Thoracotomie à volet vertical (LEJARS).

bouts des intercostales. Ceci fait, le plastron est soulevé et replié sur le haut de la poitrine » (fig 424).

Opérations sur le poumon. — Nous avons à décrire la *décortication du poumon*, appliquée aux vieilles pleurésies purulentes ; la *pneumotomie* et la *pneumectomie*.

Décortication du poumon (DELORME). — Cette opération est destinée à débarrasser le poumon rétracté de la coque épaisse qui l'enveloppe dans les pleurésies purulentes anciennes, afin de le laisser se distendre à nouveau.

Le thorax est ouvert soit par la thoracotomie à volet de DELORME (p. 449), soit par une résection costale étendue, en y joignant au besoin l'excision de la plèvre pariétale selon la méthode de M. Schede.

On commence [1] par nettoyer rapidement, par de grands raclages avec une curette mousse, la paroi thoracique, les surfaces du péricarde, du diaphragme et du poumon : nettoyer le cul-de-sac costo-diaphragmatique avec des tampons et gratter avec attention la place où doit être incisée la membrane enveloppante. Puis on passe à l'incision de la coque.

L'incision se fera avec lenteur, minutie, et d'une façon progressive.

Dans un endroit bien accessible, la membrane est rayée avec le bistouri, plutôt qu'incisée, dans une étendue de 2 à 3 centimètres et à une faible profondeur. Cela fait, avec la sonde cannelée ou une curette, on dilacère chaque lèvre de la plaie. Si la couleur gris bleuâtre du poumon n'est point aperçue alors, on continue à rayer, puis à dilacérer la coque, jusqu'à ce qu'on arrive à la surface lisse du poumon. La sonde cannelée est promenée délicatement contre la face profonde de la membrane, parallèlement à elle, et, par de légers mouvements de va et vient, en se rapprochant plus de la coque que du parenchyme, on dégage assez cette coque pour pouvoir engager sous elle la pointe de ciseaux mousses, l'élévatoire ou mieux l'index. Le dégagement se poursuit ensuite avec les doigts et la main.

Que si, malgré les précautions prises, on entamait le parenchyme lors de l'incision de la coque, il serait préférable de se reporter à quelque distance.

Lorsque le poumon, dès les premières tentatives de dégagement à la sonde cannelée, accuse une tendance trop marquée à faire hernie, au lieu de poursuivre sur le même tracé le large dégagement de la membrane, il est peut-être préférable de se reporter plus haut ou plus bas, sur un autre lobe, et de recommencer là la manœuvre de la première incision et du premier dégagement. En préparant son terrain sur chaque lobe, on éviterait d'être gêné, pour les incisions ultérieures, par un poumon

---

[1] Delorme. Communication au Congrès de chirurgie, 1896, *Gazette des Hôpitaux*, décembre 1896, n° 149, p. 1455.

qui, en imprimant à la membrane d'incessants ou de brusques mouvements, masque le champ opératoire, donne des craintes pour des blessures et incite le chirurgien à hâter son opération ou à la laisser incomplète.

Si le poumon montrait moins de tendance à la hernie, il va sans dire qu'il y aurait peu d'inconvénients à continuer le dégagement en prolongeant la première incision.

S'il reste une fistule pulmonaire, DELORME conseille de l'oblitérer par avivement et sutures.

Pneumotomie. — La *localisation exacte* des lésions pulmonaires pour lesquelles est indiquée l'intervention chirurgicale (abcès, foyers de gangrène, kystes hydatiques) est très difficile à déterminer par les procédés ordinaires d'examen du thorax. La radiographie peut quelquefois y aider. En tous cas la ponction exploratrice, souvent inefficace du reste, présente des dangers qui doivent la faire rejeter. Il n'est donc pas très rare que l'opérateur se trompe de niveau lors de la recherche de la lésion du poumon.

D'autre part, il est aussi difficile de savoir s'il existe ou non des *adhérences pleurales* suffisantes au niveau d'une lésion déterminée.

La pneumotomie comportera donc presque toujours un certain degré d'imprévu.

Quoi qu'il en soit de ces difficultés, la localisation de la lésion diagnostiquée ayant été déterminée d'une façon aussi précise que possible, il faut commencer par mettre à nu la plèvre pariétale, sans l'ouvrir, pour l'examiner ; puis traverser la plèvre adhérente ou non ; enfin pénétrer dans le poumon à la recherche du foyer à ouvrir.

1er *temps* : **Thoracotomie sans ouverture pleurale.** — Cette ouverture de la paroi thoracique doit être large pour permettre de voir ce que l'on fait. Elle peut être pratiquée selon les procédés déjà indiqués, par une résection définitive de plusieurs côtes ou par une thoracotomie à volet ostéo-musculaire.

2° *temps* : **Traversée pleurale.** — Ce temps présente de grandes différences suivant qu'il existe ou non des adhérences entre les deux feuillets de la plèvre.

α. *Adhérences nettes.* — Si l'aspect gris et lardacé de la plèvre pariétale, sa résistance au doigt, son défaut de transparence indiquent le siège des adhérences, et par suite celui de la lésion pulmonaire, la traversée pleurale est simple et sans danger. Il suffit d'inciser lentement et progressivement la plèvre épaissie, pour arriver peu à peu dans le poumon, nous y reviendrons au 3ᵉ temps.

β. *Pas d'adhérences nettes.* — Si rien n'indique ni l'existence d'adhérences pleurales, ni le siège de la lésion pulmonaire, après l'ouverture de la paroi thoracique, il devient nécessaire soit d'explorer la surface du poumon, soit de créer des adhérences artificielles pour arriver au poumon sans ouvrir la cavité pleurale.

1. Création d'adhérences artificielles. — On n'emploie aujourd'hui, dans ce but, que les procédés rapides en un seul temps, par sutures.

Procédé de Roux (de Lausanne) [1]. (*Suture à arrière-points.*) — Suturer tout autour de la plaie la plèvre pariétale à la plèvre viscérale, en harponnant avec l'aiguille courbe la substance du poumon, au moment où l'inspiration le fait pour ainsi dire proéminer dans la plaie. Pour faire cette suture sans hiatus, on fait une suture à *arrière-points*, « c'est-à-dire que l'aiguille, traversant les plèvres, harponnant le poumon et ressortant un peu plus loin en sens inverse, est réintroduite de la même manière entre le point d'entrée et celui de sortie, pour émerger plus loin que le premier point de sortie, et rentrer de nouveau entre les deux derniers points de sortie, etc. ».

Procédé de Quénu et Longuet [2]. (*Costo-pneumopexie.*) — D'après leurs expériences, QUÉNU et LONGUET pensent que la suture

---

[1] ROUX (de Lausanne). *Bulletin de la Société de chirurgie*, Paris, 1891, p. 443.

[2] QUÉNU et LONGUET. *Bulletin de la Société de chirurgie*, 1886, p. 793.

pleuro-pleurale primitive est impossible si les feuillets sont absolument libres d'adhérences, l'aiguille la plus fine produit des trous par où pénètre l'air. Ces auteurs pensent que la suture est cependant possible, à condition d'agir sur chaque feuillet pleural *muni de ses doublures,* doublures qui sont, pour le feuillet pariétal, les muscle intercostaux. pour le feuillet viscéral, une certaine partie du parenchyme pulmonaire. C'est après les côtes elles-mêmes que l'on fixe l'organe.

2. *Exploration du poumon.* — Cette exploration comporte deux procédés : l'exploration extra-pleurale et l'exploration intra-pleurale ou directe.

Exploration extra-pleurale (Tuffier) [1]. Inciser un espace intercostal en son milieu. Arrivé sur la plèvre pariétale, la libérer de toutes les fibres musculaires qui peuvent y adhérer. « Si les lésions paraissent ne pas siéger à ce niveau, on décolle cette plèvre avec précaution au niveau des bords supérieur et inférieur des côtes sus et sous-jacentes. La côte étant bien dénudée avec l'aide de la rugine, on résèque, si besoin est, le nerf intercostal, on pince les vaisseaux, artère et veine intercostale, et on détache avec le costotome une portion plus ou moins considérable de la côte.

Plus ce décollement est considérable, plus il est facile de palper le poumon jusque dans ses profondeurs, — « On ne décolle pas seulement la plèvre sur la surface mise à nu par la résection costale, mais la main s'insinue sous la voûte costale, détachant de la paroi costale la plèvre que le retrait partiel du poumon attire en dedans. »

« On s'arrête dans ce travail de décollement quand on a trouvé sur le poumon un point dont la consistance et l'aspect permettent de supposer que là siège le foyer que l'on cherche. »

Exploration directe intra-pleurale. — C'est la pleurotomie exploratrice simple, l'incision de la plèvre pariétale faite hardiment, soit large d'emblée (Ricard) [2], soit d'abord étroite pour

---

[1] Tuffier. *Bulletin de la Société de chirurgie,* 1895, p. 677.

[2] Ricard. *Bulletin de la Société de chirurgie.,* 1895, p. 688.

être ensuite agrandie suivant les besoins (BAZY[1], DELAGÉNIÈRE[2]).
Voici les conseils que donne à ce sujet Delagénière, afin d'écarter les dangers possibles du pneumo-thorax brusque. On pratique, sur la plèvre mise à nu, une petite incision de 15 à 20
millimètres de longueur, et on tient les lèvres de cette petite
incision écartées l'une de l'autre, en faisant cesser la chloroformisation. Il faut alors surveiller avec soin la respiration du
malade pendant l'entrée de l'air.

Si la respiration paraît gênée, on obture momentanément
l'orifice, soit au moyen d'un tampon, soit en saisissant le poumon et en l'attirant avec une pince dans l'ouverture. Lorsque
la respiration est redevenue régulière, on recommence à laisser
pénétrer de l'air, et ainsi de suite jusqu'à ce que l'affaissement
du poumon soit complet.

Lorsque, à ce moment, le malade ne paraît plus incommodé
par son pneumothorax, on agrandit l'ouverture de la plèvre
avec les ciseaux, de façon à pouvoir y introduire la main entière.
Par cette large ouverture on palpe la surface du poumon,
recherche les adhérences partielles et les différences de consistance.

La lésion trouvée, si elle correspond à l'ouverture faite, on
attire le poumon au moyen de pinces de Kocher et on suture
la face externe du poumon à la plèvre pariétale doublée des
muscles intercostaux.

Le poumon est ainsi mal tenu, et s'ombilique, mais il suffit
d'aspirer à l'aide d'un appareil Potain ou Dieulafoy, l'air du
pneumothorax, en ponctionnant au-dessus de la fixation pulmonaire, pour voir le poumon s'accoler à la paroi.

3° *temps.* — **Incision du poumon.** — *S'il existe des adhérences,*
cette incision est simple si la collection est superficielle. Les plèvres
épaissies, puis le tissu pulmonaire sont lentement incisés au
bistouri ou au thermocautère.

[1] BAZY. Congrès de chirurgie, 1895 et *Bulletin de la Société de
chirurgie*, 1895, p. 693.

[2] DELAGÉNIÈRE (du Mans). Congrès de chirurgie, 1901, p. 455.

Si la collection est profonde, on peut la rechercher par des ponctions faites en divers sens avec un trocart, ou à l'aide du doigt introduit dans la plaie superficielle, dilacérant doucement le tissu pulmonaire, et explorant les parois du trajet créé.

Lorsqu'il n'existe pas d'adhérences pleurales, si l'on a fait une suture pleuro-pleurale primitive, il n'y a plus qu'à rechercher la collection par les mêmes moyens. Si cette suture n'avait pas été faite avant l'ouverture pleurale, il faut la pratiquer avant l'incision pulmonaire, dès qu'on a reconnu le siège de la lésion pulmonaire. Le poumon fixé à la paroi, et, au besoin, l'air pleural expiré, on pénètre dans le poumon comme nous l'avons dit plus haut.

La collection trouvée ouverte, on s'abstiendra de lavages dangereux dans la cavité, on la nettoiera avec des tampons et on placera des drains.

Si, malgré la fixation du poumon à la paroi, la cavité pleurale avait été infectée par une partie du contenu de la collection pulmonaire, il faudrait immédiatement drainer la plèvre en son point déclive, par une pleurotomie spéciale.

Pneumectomie.— La résection d'un fragment du poumon n'est indiquée que dans le cas de *hernie pulmonaire*, ou au cours de l'extirpation d'une *tumeur de la paroi thoracique* dont la partie profonde est trouvée adhérente à la surface du poumon.

La résection du poumon est faite après ligature du pédicule formé par traction sur le fragment pulmonaire, la section est effectuée au thermocautère ou au bistouri.

Pour une hernie pulmonaire sphacélée la ligature doit être appliquée en tissu sain, après le débridement de l'orifice intercostal, puis l'espace intercostal est refermé par des sutures.

C) Péricarde et cœur

Ponction du péricarde. — La ponction du péricarde peut être faite en dedans ou en dehors de l'artère mammaire interne, à gauche du sternum. L'inconvénient de la ponction faite en dehors de l'artère est la nécessité de traverser le cul-de-sac pleural, que l'aiguille, peut-être infectée par le liquide péricardique, contaminera à son retour. Mais cette ponction a l'avantage d'être beaucoup plus simple que la ponction en dedans de l'artère.

L'espace intercostal ordinairement choisi est le 5ᶜ ou le 6ᵉ. Une petite incision de 1 à 2 centimètres sur la peau précède la ponction pour éviter un trop violent effort dans la poussée. L'instrument est une aiguille fine ou un trocart fin monté sur un appareil aspirateur, l'emploi du trocart nous paraît préférable pour éviter la piqûre du cœur.

Ponction en dehors de l'artère (DIEULAFOY). — Le malade est couché, le tronc relevé par des oreillers. Dans le 5ᵉ espace intercostal, à 6 centimètres en dehors du bord gauche du sternum, enfoncer l'aiguille n° 2 à 1 centimètre de profondeur. Ouvrir alors le robinet de l'aspiration. Puis enfoncer lentement, obliquement en haut et en dedans, jusqu'à l'arrivée du liquide. Avoir soin de placer alors l'aiguille horizontalement, la pointe dirigée en bas et en dedans, contre la paroi.

Si après un trajet de 2 centimètres et demi l'aiguille ne donnait passage à aucun liquide, même après qu'on aura fait asseoir le malade, il faudrait s'en tenir là (TERRIER).

Si on emploie le trocart au lieu de l'aiguille, après l'avoir enfoncé de 1 centimètre, on retirera de temps en temps la pointe pour voir si le liquide s'écoule.

Ponction en dedans de l'artère (BAIZEAU, DELORME et MIGNON). — La ponction est faite, après une courte incision de la peau, à l'aide d'un trocart enfoncé dans le 5ᵉ espace intercostal (BAIZEAU), ou d'une aiguille traversant le 6ᵉ espace (DELORME et MIGNON). Le but du procédé est d'éviter la traversée du cul-de-sac pleural, en rasant le bord du sternum et même en se dirigeant un peu en dedans de lui.

DELORME et MIGNON recommandent d'enfoncer l'aiguille sur le bord gauche du sternum. Si le 6ᵉ espace découvert est trop étroit, on prendra le 5ᵉ. Après un parcours de 8 millimètres environ (épaisseur du bord sternal), on incline l'aiguille très obliquement en dedans, de façon à raser la face postérieure de l'os. Après un parcours de 1 à 2 centimètres, on redresse très légèrement l'aiguille, le cul-de-sac pleural ayant été ainsi contourné, et on la pousse en bas et en dedans jusqu'à l'arrivée du liquide.

Si l'on emploie le trocart (BAIZEAU), on le pousse au ras du bord sternal, au niveau du 5ᵉ espace, et dès que l'épaisseur du sternum est franchie, on retire la pointe et pousse la canule. Si le cœur est proche, il transmet ses battements à la canule, et il faut s'arrêter. Sinon, on remet la pointe et pénètre dans le péricarde.

Cette ponction peut d'ailleurs être exploratrice, et faite avec une longue aiguille armant une seringue de Pravaz. Si le liquide est purulent, la ponction évacuatrice n'étant plus indiquée, il faut tout préparer pour une péricardotomie.

Si ce liquide est séreux ou hématique, la ponction évacuatrice peut être faite par un des deux procédés, mais alors les chances d'infection de la plèvre n'existant plus, la ponction en dehors des vaisseaux, plus simple, peut être préférée.

Péricardotomie. — L'ouverture du péricarde peut être faite dans le but d'évacuer le contenu purulent de la séreuse, ou d'explorer le cœur à la recherche d'une plaie de cet organe ; les procédés applicables à ces deux cas sont différents, la péricardotomie exploratrice devant être très large pour permettre l'examen du cœur.

Nous ne parlerons pas de quelques tentatives de massage du cœur faites au cours d'une syncope chloroformique par une *péricardotomie transdiaphragmatique*, après laparotomie médiane.

Péricardotomie évacuatrice (*Péricardite purulente*). — Comme l'indiquent TERRIER et REYMOND [1] les procédés de péricardotomie diffèrent entre eux suivant qu'ils comportent ou non une résection osseuse ou cartilagineuse. Mais l'ouverture et le drainage du péricarde ne peuvent être pratiqués ni assez fran-

[1] TERRIER et REYMOND. Chirurgie du cœur et du péricarde. XVᵉ Congrès français de chirurgie, 1902.

chement ni assez largement par l'incision d'un espace intercostal sans résection, ou par voie épigastrique extra-péritonéale ;
et nous ne décrirons que les procédés qui comportent une résection cartilagineuse ou osseuse.

La résection osseuse peut porter sur l'extrémité inférieure du
sternum, mais cette opération (E. GIORDANO) est beaucoup plus
complexe et difficile que la résection des cartilages costaux ou
des côtes, qui crée une voie très suffisante.

Procédé d'Ollier [1]. — « On reconnait d'abord le cartilage de
la 5e côte, et l'on fait dans sa direction une incision transversale

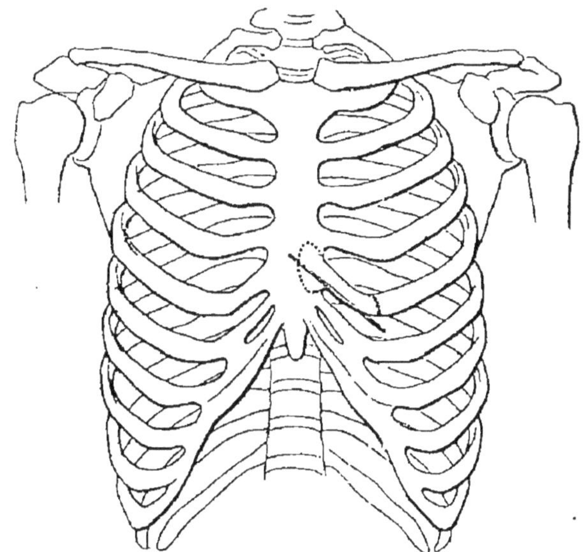

Fig. 425.

Péricardotomie. Procédé d'Ollier.

de 6 centimètres, à égale distance de ses bords supérieur et
inférieur. Cette incision commence sur la ligne médiane, au
niveau du sternum, pour bien découvrir l'articulation chondro-
sternale (fig. 425).

« On dénude rapidement le cartilage pour pouvoir le saisir

[1] OLLIER. Traité des résections, 1891, t. III, p. 874.

et le soulever avec un petit davier érigne. On enfonce alors le bistouri au niveau de l'articulation chondro-sternale pour séparer et libérer l'extrémité sternale du cartilage. A mesure qu'on le sépare, on le soulève avec le petit davier érigne ; puis on le divise à son extrémité costale, toujours avec le bistouri. »

Procédé de Delorme et Mignon [1]. — 1er *temps*. — A 1 centimètre en dehors du bord gauche du sternum, mener une incision verticale du bord inférieur du 7e cartilage costal au bord

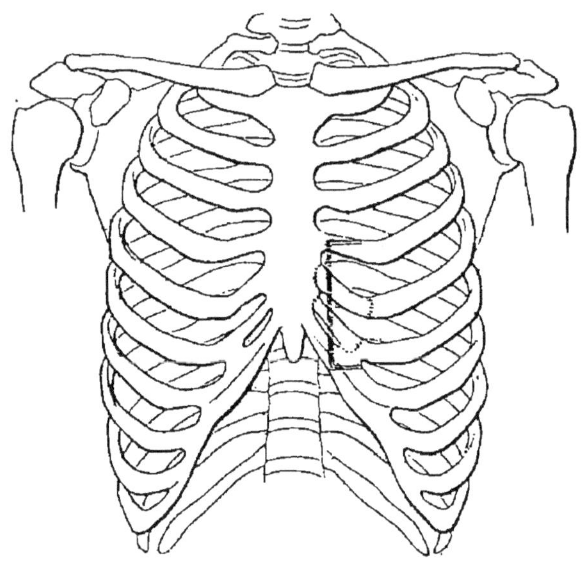

Fig. 426.

Péricardotomie. Procédé de Delorme et Mignon.

supérieur du 4e cartilage costal. Deux incisions horizontales, de 2 centimètres chacune, perpendiculaires à l'incision verticale et dirigées en dehors, limitent un petit lambeau rectangulaire (fig. 426).

2e *temps*. — Couper les parties molles jusqu'au gril costal, relever le lambeau externe au ras des cartilages, sur une étendue de deux travers de doigt, et disséquer le bord interne de

[1] DELORME et MIGNON. *Revue de chirurgie*, Paris 1895.

26.

l'incision jusqu'à 1 centimètre en dedans du bord gauche du sternum.

3e temps. — Réséquer les 5ᶜ et 6ᶜ cartilages costaux en les coupant au ras du sternum, les fracturant à 4 centimètres en dehors de cet os. Il faut dégager avec soin, à mesure qu'on le relève, la face profonde de chaque cartilage.

4e temps. — Inciser avec précaution, dans toute la hauteur de la plaie et dans le sens vertical, les muscles intercostaux et le périchondre. On met ainsi à nu le muscle triangulaire du sternum.

5e temps. — Libérer, avec la sonde cannelée, les attaches du muscle triangulaire, immédiatement contre la lèvre profonde du bord sternal. Engager ensuite toute la dernière phalange de l'index contre la face postérieure du sternum, au niveau de l'articulation du 6ᵉ cartilage et ramener doucement en dehors, du bout du doigt, le cul-de-sac pleural qui adhère au muscle triangulaire et ne tient pas au péricarde.

Lorsqu'on voit la face blanche et opaque du péricarde, on continue à récliner en dehors, dans toute la hauteur de la plaie, le cul-de-sac pleural, le muscle triangulaire et les vaisseaux mammaires.

6e temps. — Saisir le péricarde à la partie inférieure de la plaie, le soulever avec des pinces et l'ouvrir. L'ouverture, d'abord petite, est agrandie, après l'exploration, dans le sens vertical.

Puis on place un ou deux drains fixés à la paroi thoracique par des fils, en s'abstenant de lavages.

Le malade est placé dans son lit, le thorax relevé, pour faciliter l'écoulement du liquide.

Péricardotomie exploratrice (*Plaies du cœur*). — Qu'il existe des signes nets d'hémo-péricarde, et par conséquent de plaie du cœur probable, ou qu'une lésion du cœur soit seulement soupçonnée par la situation de la plaie d'entrée sur le thorax, du moment que l'état du blessé est assez sérieux pour indiquer une intervention immédiate, il y a intérêt dès le début à voir clair et à opérer largement. C'est dire que nous croyons inutile, pour s'assurer que le péricarde ou le cœur est atteint, de se borner à agrandir la plaie d'entrée, à réséquer un, puis deux segments costaux, pour enfin peu à peu arriver à une thoracotomie irrégulière, et insuffisante pour le traitement des lésions profondes. On gagne du temps, d'ailleurs, à tailler franchement tout de suite le volet nécessaire et à le rabattre.

Nous pensons donc que lorsqu'on se trouve en présence d'un blessé qui présente des signes suffisants pour nécessiter une ouverture du thorax au niveau du péricarde, on a tout intérêt à tracer immédiatement un des lambeaux que nous allons décrire, sans s'attarder à des recherches pénibles et insuffisantes à travers un espace intercostal, ou après une simple résection costale.

Le principe est la taille d'un *volet ostéo-musculo-cutané*, renversé autour d'un côté comme charnière, et rabattu après l'opération, la résection costale n'étant que temporaire.

Le volet ouvert, il faut inciser le péricarde en un lieu propice pour examiner son contenu. Nous avons donc à étudier les deux temps successifs : la thoracotomie et la péricardotomie.

1er *temps.* — **Thoracotomie**. — Nous prendrons la classification des procédés donnés par Terrier et Reymond [1] « d'après la direction de la charnière autour de laquelle pivote le volet ».

Volets à charnière horizontale.

Volets à charnière verticale interne.

Volets à charnière verticale externe.

Volets à charnière horizontale. — La charnière peut être inférieure (Ramoni) (fig. 427), ou supérieure (Roberts, Ninni) (fig. 428), comprenant deux ou trois côtes parmi les 3°, 4°, 5° et 6°, contre le bord gauche du sternum.

Volets à charnière interne. — C'est un volet quadrangulaire dont les trois côtés supérieur, inférieur et externe sont incisés. Le volet peut comprendre deux ou trois côtes parmi les 3°, 4°, 5° et 6° côtes, et tourner sur son bord interne au niveau du bord gauche du sternum (Ninni-Rotter) (fig. 429), ou comprendre

[1] Terrier et Reymond. Congrès de chirurgie, 1902, p. 14.

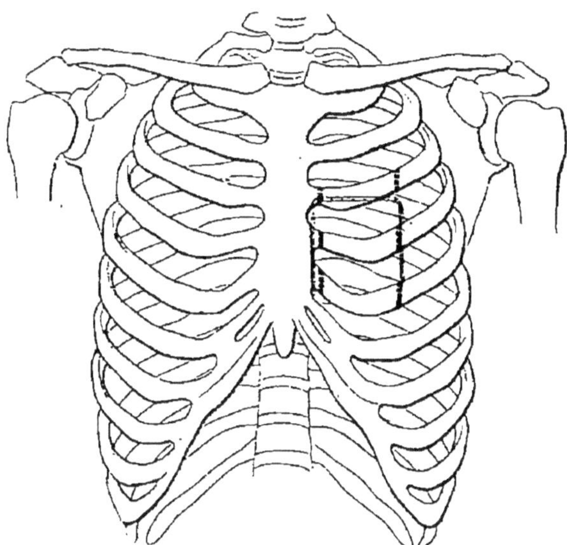

Fig. 427.
Thoracotomie (cœur). Procédé de Ramoni.

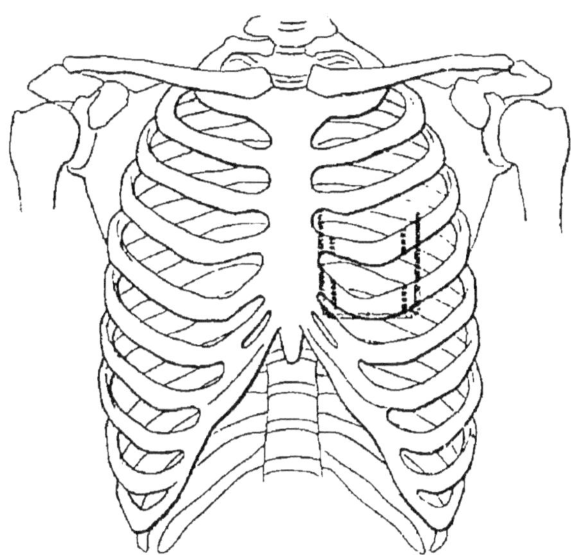

Fig. 428.
Thoracotomie (cœur). Procédé de Ninni.

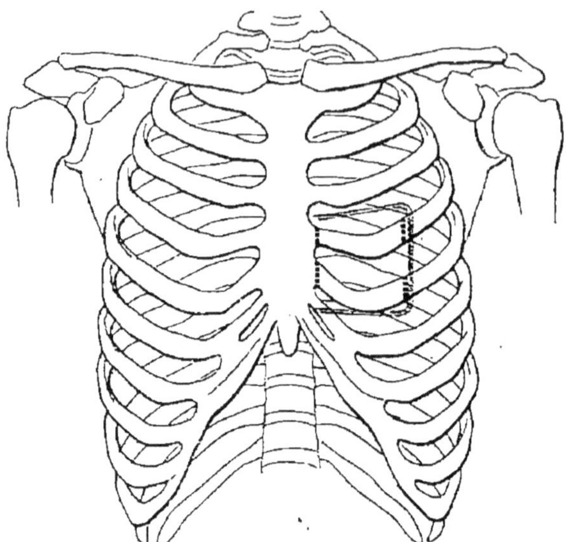

Fig. 429.
Thoracotomie (cœur). Procédé de Ninni-Rotter.

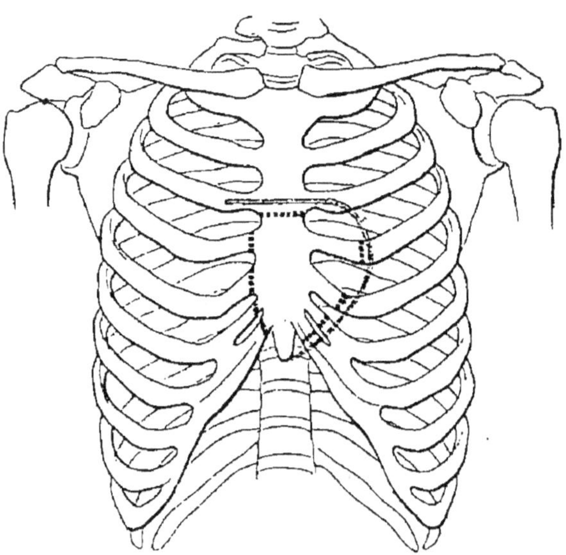

Fig. 430.
Thoracotomie (cœur). Procédé de Marion.

en même temps une partie du sternum et tourner sur le bord
droit du sternum comme charnière (WEHR, MARION) (fig. 430).

Volets à charnière externe. — Le lambeau plus ou moins
régulièrement quadrangulaire tourne sur son bord externe, il
comprend les 3e, 4e, 5e et 6e cartilages costaux (PODREZ) (fig. 431) ;

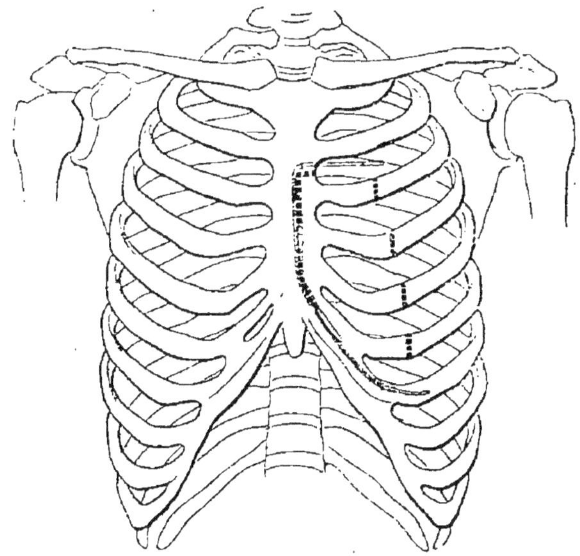

Fig. 431.
Thoracotomie (cœur). Procédé de Podrez.

les 5e, 6e et 7e (GUIDONE) (fig. 432); les 4e, 5e et 6e (FONTAN)
(fig. 433), et son bord interne se trouve plus ou moins rapproché
du bord sternal.

C'est ce volet à charnière externe que nous croyons devoir
être préféré, parce qu'il est facile à tailler rapidement, qu'il
ne gêne pas pendant l'intervention, permet le refoulement de
la plèvre (TERRIER et REYMOND), et enfin, exposant une grande
partie du cœur, laisse encore la possibilité, si cela devient nécessaire, de réséquer une partie du sternum, ou de soulever un
volet sternal interne (fig. 434).

C'est donc ce procédé que nous prendrons comme type pour

la description. Terrier et Reymond [1] en ont réglé la technique opératoire.

Le lambeau est limité par trois incisions (fig. 434) : l'incision horizontale inférieure correspond au 6e espace, l'incision verticale suit un peu *en dedans* de lui le bord gauche du sternum, l'incision horizontale supérieure correspond au 3e espace ou au

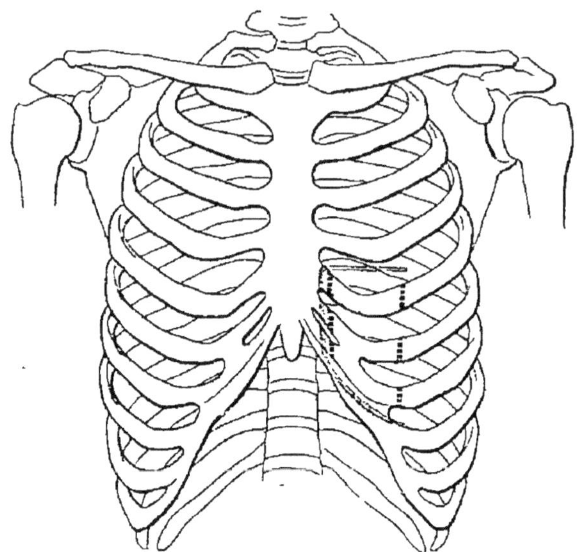

Fig. 432.

Thoracotomie (cœur). Procédé Guidone.

deuxième suivant le niveau de la plaie d'entrée, le lambeau comprenant ainsi soit les 4e, 5e et 6e cartilages costaux, soit les 3e, 4e, 5e et 6e.

Les deux incisions horizontales sont prolongées en dehors d'une longueur qui varie avec la situation de la plaie d'entrée ; celle-ci doit être comprise dans le volet.

Toutes les parties molles sont coupées jusqu'au plan chondro-sternal.

Les cartilages mis à nu sont coupés au bistouri, au ras du

[1] Terrier et Reymond. Congrès français de chirurgie, 1902,

sternum, en allant doucement pour ne pas entamer les plans sous-jacents. Les bords supérieur et inférieur du lambeau sont libérés.

« La main droite saisit alors le bord libre du volet et tend à le soulever. La main gauche coiffée d'une compresse se glisse

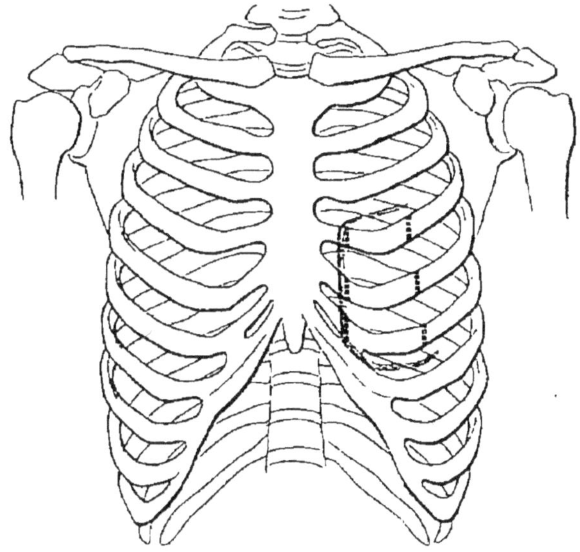

Fig. 433.

Thoracotomie (cœur). Procédé de Fontan.

entre la face profonde dudit volet et la plèvre (fig. 435) ; celle-ci se décolle progressivement avec grande facilité, qu'il y ait ou qu'il n'y ait pas de pneumothorax, on a soin de pousser très loin ce décollement, en tout cas de dépasser la région au niveau de laquelle on va établir la charnière du volet. »

Pour renverser le volet autour de sa charnière, on peut couper au costotome les côtes supérieure et inférieure, et briser en renversant la ou les côtes intermédiaires, ce qui est facile et rapide. On peut aussi, comme le recommandent TERRIER et REYMOND, fracturer chaque côte en la renversant en dehors, et en appuyant extérieurement le doigt au niveau où l'on veut déterminer la fracture.

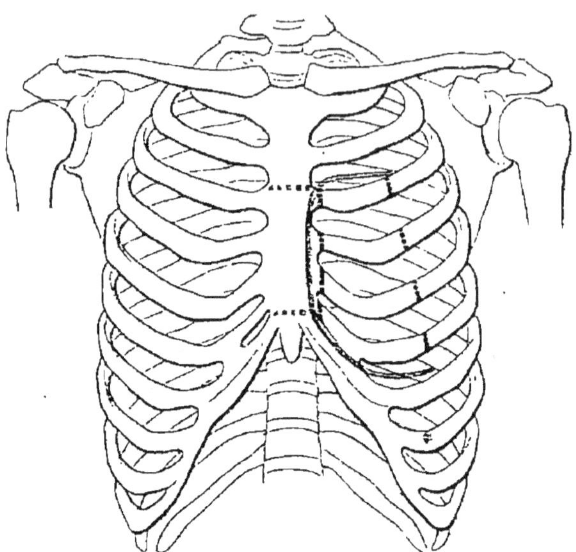

Fig. 434.

Thoracotomie (cœur). Procédé de Terrier-Reymond.

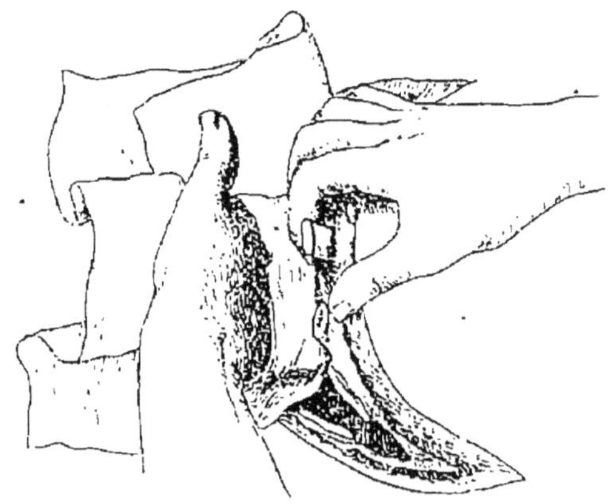

Fig. 435.

Thoracotomie pour plaie du cœur. Décollement de la plèvre
(d'après TERRIER-REYMOND).

2ᵉ *temps*. — Péricardotomie. — Le thorax ouvert, le péricarde
peut être ouvert en traversant la plèvre ou en écartant celle-ci.
La *péricardotomie trans-pleurale* est facile et rapide lorsque,

ce qui est dans la majorité des cas, la plèvre a été ouverte par le traumatisme et lorsqu'il existe déjà un pneumothorax.

La plaie de la plèvre est agrandie, après qu'on a lié aux deux extrémités de la plaie, ou écarté en dedans l'artère mammaire interne ; et l'on incise à la fois la plèvre médiastine et le péricarde, en agrandissant la plaie péricardique dans le sens longitudinal.

Terrier et Reymond préfèrent la *péricardotomie extra-pleurale*, même s'il existe déjà un pneumothorax, afin de pouvoir

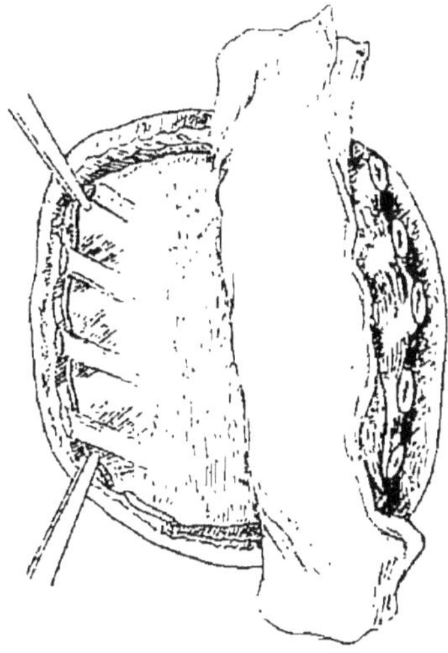

Fig. 436.

Le volet est rabattu, recouvert d'une compresse. Pincement de l'artère mammaire interne (d'après Terrier-Reymond).

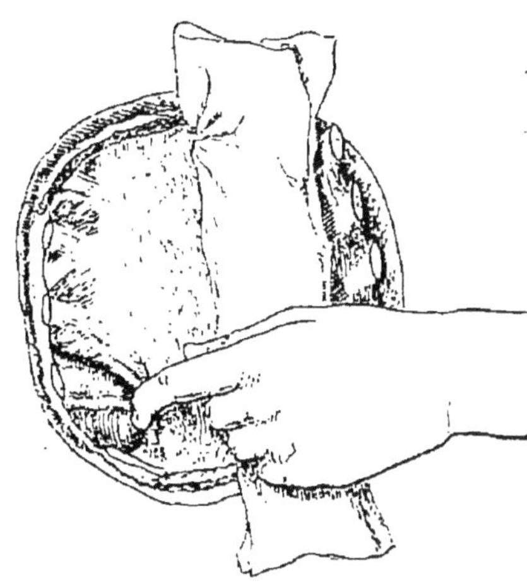

Fig. 437.

Décollement de la plèvre médiastine et du péricarde (d'après Terrier-Reymond).

drainer indépendamment plèvre et péricarde ou l'une seulement des deux cavités, et afin de pouvoir supprimer après l'opération toute communication entre les deux séreuses, pour éviter les chances d'infection de l'une à l'autre.

Pour faire la péricardotomie extra-pleurale ; il faut d'abord décoller et écarter le cul-de-sac pleural.

Le cul-de-sac pleural est adhérent au muscle triangulaire du sternum (voir péricardotomie par le procédé de Delorme et

MIGNON). Pour écarter la plèvre, après avoir pincé et lié l'artère mammaire interne (fig. 436), il faut commencer le décollement en bas de la plaie, et sous le bord sternal (fig. 437). Le cul-de-sac peu à peu refoulé en dehors laisse à découvert le péricarde que l'on décolle de la plèvre médiastine (fig. 438).

Le péricarde est alors ouvert au niveau de la plaie faite par le corps vulnérant, soit par une incision rectiligne longitudinale, soit par une incision en **T** ou en ⊥.

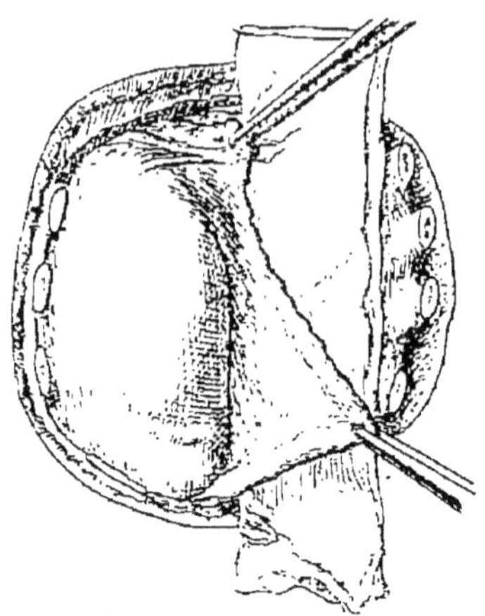

Fig. 438.

Écartement de la plèvre et découverte du péricarde (d'après TERRIER-REYMOND).

Sutures du cœur. — Le cœur mis à découvert par un des procédés de péricardotomie, il faut chercher la source de l'hémorragie, en pratiquer l'hémostase d'abord provisoire, puis définitive.

Si l'hémorragie est considérable, on cherche à sentir, à oblitérer avec le doigt la plaie cardiaque, ce qui donne le temps de nettoyer le péricarde. On cherchera alors à passer un fil à travers les lèvres de la plaie, sous le doigt laissé en place ; ou à prendre dans une pince les lèvres de la plaie. Malheureusement il n'est pas rare que le myocarde se déchire sous la pression des mors d'une pince.

Si l'hémorragie est moins abondante, on a le temps de chercher à embrocher avec une petite aiguille courbe les deux lèvres de la plaie. Le premier fil passé et noué sert à fixer le cœur et diminue déjà l'écoulement du sang. Alors on termine la suture soit par des points séparés, soit par un surjet, en faisant, si l'on peut, des points non perforants.

S'il existe une seconde plaie, postérieure, il faut soulever le cœur soit en se servant des chefs du fil de la suture antérieure (BOUGLÉ), soit en saisissant le cœur dans la main gauche renversée, les doigts passés sous le cœur, et le soulevant par la pointe (LAUNAY).

L'hémostase faite, on nettoie le péricarde, et suture l'ouverture qui lui a été faite, soit isolément, soit avec la plèvre médiastine, suivant le procédé employé. Jusqu'à présent on a presque toujours placé, par précaution, un drain dans le péricarde et un dans la plèvre.

D) Médiastin

Dans le médiastin antérieur, les opérations ont été dirigées sur le péricarde et le cœur, nous venons de les voir ; ou sur

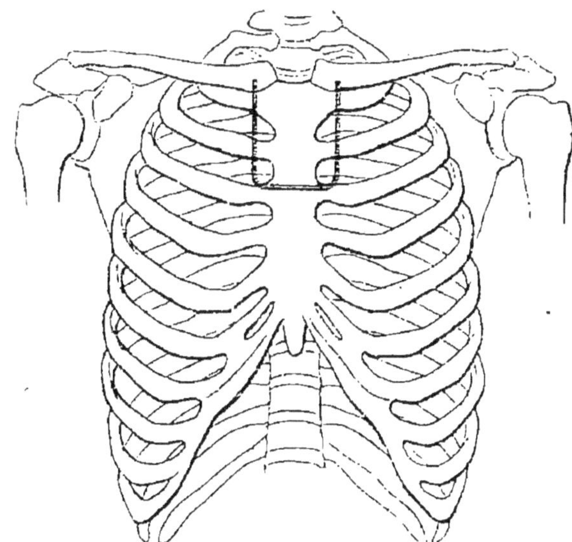

Fig. 439.
Résection temporaire du sternum. Procédé de P. Poirier.

la trachée et les bronches. Nous avons indiqué à propos de la trachée (voy. p. 415) les procédés qui permettent de pénétrer dans le médiastin antérieur.

Le moyen ordinairement employé, pour ouvrir la partie supérieure du médiastin antérieur, est la résection définitive, ou mieux temporaire, de la poignée du sternum, à l'aide d'un volet

en **U** dont la charnière peut être supérieure (POIRIER[1]) (fig. 439),
ou latérale (RICARD[2]) (fig. 440).

Si la résection doit être définitive, on relève le lambeau en
rasant l'os, coupe les articulations choudro-sternales, et commence à détacher les parties profondes de la face postérieure du
sternum. Puis on désarticule les clavicules, en se servant d'une

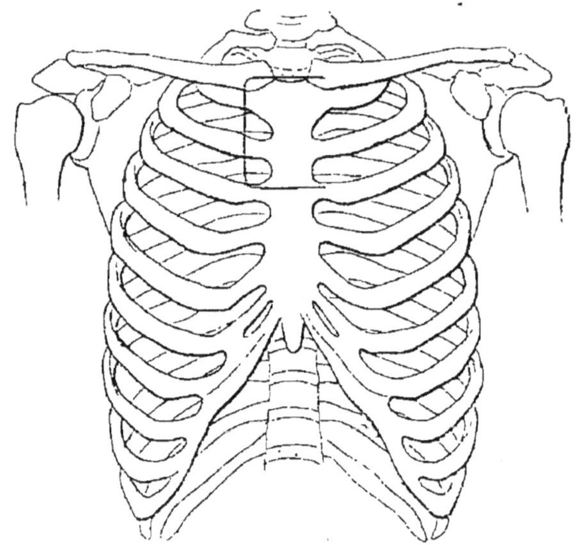

Fig. 440.

Résection temporaire du sternum. Procédé de Ricard.

pince-gouge (RICARD), qui morcelle l'articulation sans danger pour
les organes profonds.

Écartant enfin les organes du médiastin de la face profonde
du sternum, et les protégeant par un écarteur malléable (POI-
RIER), ou une compresse, on peut soit sectionner transversalement
le sternum à la pince coupante, soit saisir la fourchette sternale
avec un fort davier, et renverser en bas la manubrium qui se
détache au niveau de son articulation avec le corps (POIRIER).

[1] POIRIER. *Bulletins de la Société de chirurgie*, 1901. p. 321.
[2] RICARD. *Bulletins de la Société de chirurgie*, 1901. p. 304.

Si la résection doit être temporaire, on ne dégage le lambeau cutané que sur les bords, au niveau des articulations chondro-sternales. On désarticule les côtes et la clavicule d'un côté, dégage la face profonde du sternum en libérant son bord supérieur ou le rebord costal opposé, coupe transversalement l'os au point voulu avec la pince coupante, et renverse le lambeau ostéo-cutané soit sur le bord sternal gauche, brisant les cartilages correspondants, soit sur des parties molles du cou.

Le médiastin postérieur a été ouvert soit pour drainer des collections purulentes dépendant de la colonne vertébrale (voy. Rachis, p. 204), soit pour aborder l'œsophage (voy. p. 432), ou la trachée (voy. p. 417).

Nous avons déjà indiqué la technique de ces opérations.

II. — MAMELLE

Mastopexie. — **Procédé de Pousson**[1]. — Faire, à la partie supérieure et antérieure de la mamelle, deux incisions en croissant, et enlever une tranche de la largeur de la main comprenant la peau et la graisse jusqu'à l'aponévrose du grand pectoral. On aperçoit alors la demi-circonférence supérieure de la glande mammaire que l'on fixe par trois points de suture à la partie la plus élevée de l'aponévrose du grand pectoral. L'opération est terminée par une suture intra-dermique des téguments.

Procédé de Verchère[2]. — Tracer une première incision oblique en avant et en bas, partant du sommet de l'aisselle pour aboutir au bord inférieur du grand pectoral, au niveau où ce bord est croisé par le sein. Une seconde incision part de l'extrémité inférieure de la première, descend le long du bord externe du sein jusqu'au sillon thoraco-mammaire, sans dépasser celui-ci. Cette incision empiète un peu sur le sein pour en supprimer une bande externe. Enfin une troisième incision réunit l'extrémité

[1] Pousson. *Bulletins de la Société de chirurgie*, Paris, 1897, p. 507.

[2] Verchère. Association française pour l'avancement des sciences. Nantes, août 1898, 12ᵉ section.

supérieure de la première à l'extrémité inférieure de la seconde,
déterminant un triangle allongé.

Le triangle cutané est enlevé avec tout le tissu cellulaire qui
le double.

Pour réunir la plaie, on l'étale en largeur de façon à provoquer l'affrontement entre le sommet du triangle et le milieu de
sa base ou petit côté antérieur. La suture prend alors une direction perpendiculaire à celle du triangle excisé, le sein est ainsi
attiré en haut et en dehors, de façon variable selon les dimensions données au triangle cutané. Il est préférable de faire cette
suture en deux plans, un profond pour le tissu cellulaire, un
superficiel pour la peau.

Extirpation des tumeurs bénignes (adénomes, kystes).
α. **Énucléation**. — Si la tumeur est mobile sur le tissu glandulaire voisin, l'opération est simple si l'on veut se contenter de
la l'énucléation, laissant la coque d'enveloppe adhérente à la
glande.

Une petite incision rectiligne, dissimulée le plus possible vers
la périphérie de la glande, mène sur la tumeur que l'on fixe avec
les doigts. Des tractions sur la tumeur à l'aide d'une pince à
griffes amènent facilement celle-ci à l'extérieur. La tumeur est
libérée par quelques coups de ciseaux, la plaie fermée par quelques points de suture profonds et superficiels.

Mais cette façon d'opérer, laissant la coque de la tumeur,
donne moins de sécurité pour l'avenir que l'extirpation de la
coque avec la tumeur, comme lorsque celle-ci adhère à la
glande.

β. **Extirpation partielle de la glande**. — La portion de
glande à enlever peut être abordée par une incision directe ou
par une incision détournée. Cette dernière, destinée à cacher la
cicatrice, est placée dans le sillon sous-mammaire, et suit une
ligne convexe en bas. Cette incision inférieure permet le décollement de la face profonde de la glande, le renversement de
celle-ci, et l'ablation du segment glandulaire par la face profonde.

Lorsqu'on est arrivé sur la tumeur, on excise un segment de glande comprenant la tumeur et le tissu qui l'environne, puis on affronte, par des sutures perdues, les parois de la cavité créée.

L'extirpation terminée, on suture la peau si l'incision était directe ; on rabat la glande sur le thorax et suture l'incision cutanée lorsqu'on a employé la voie détournée.

Extirpation des tumeurs malignes. — L'extirpation d'une tumeur maligne du sein, même à son début, doit toujours comporter l'*ablation totale de la glande avec excision large de la peau,* et le *curage méthodique de l'aisselle.* A côté de ces deux temps principaux de l'exérèse totale, s'en place un inconstant, l'*extirpation étendue du muscle grand pectoral,* que quelques chirurgiens pratiquent de parti pris et toujours, que la tumeur soit ou non adhérente aux plans profonds. Enfin l'excision large de la peau peut rendre nécessaire, après l'extirpation, une *autoplastie* destinée à permettre la réunion immédiate.

1° Extirpation de la glande. — Le malade est couché sur le dos, le bras écarté du tronc, en abduction prononcée, l'avant-bras maintenu par un aide en situation de demi-pronation et demi-supination, légèrement fléchi sur le bras.

L'incision cutanée qui permet d'abord d'extirper la totalité de la glande, puis, prolongée, de disséquer l'aisselle, est formée de deux parties : l'une circonscrit la portion de peau à enlever avec la glande, constituée par deux lignes qui se rejoignent sur le bord externe du sein ; l'autre, unique, droite ou courbe, ouvre l'aisselle.

Ordinairement la partie interne de l'incision comprend entre les deux lignes courbes une portion de peau variant avec les dimensions de la tumeur et la surface occupée par les adhérences. Certains opérateurs (HALSTED) (fig. 141), W. MEYER (fig. 442), KOCHER (fig. 443), W. CHEYNE (fig. 444) veulent qu'on enlève toujours la totalité de la peau qui recouvre la glande, par des incisions plus ou moins régulièrement circulaires.

L'incision elliptique ordinaire (fig. 445), dont les dimensions varient à volonté, mais prenant toujours toute la peau du sein, suffit à tous les besoins. CESTAN [1] soulevant la glande à pleine

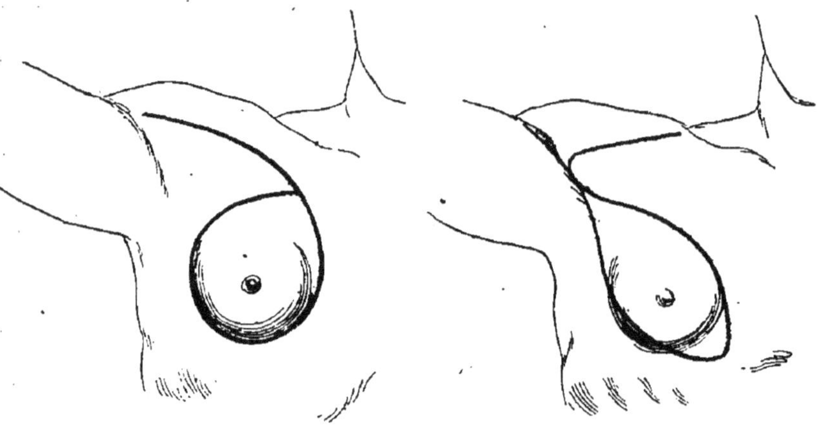

Fig. 441.
Incision de Halsted.

Fig. 442.
Incision de W. Meyer.

main, trace l'ellipse à deux travers de doigt au delà des limites

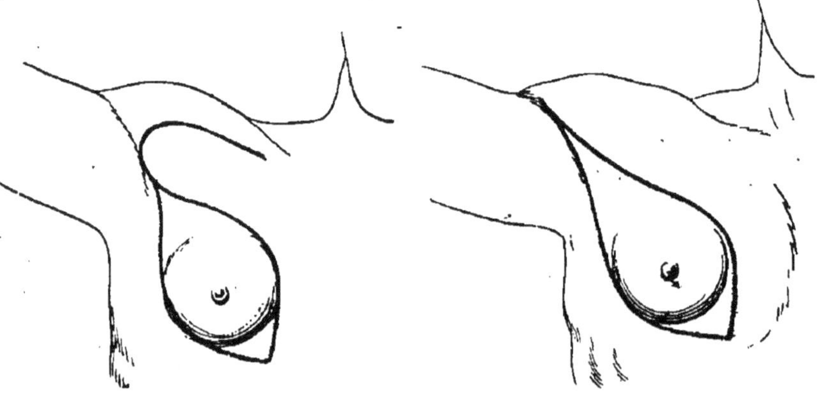

Fig. 443.
Incision de Kocher.

Fig. 444.
Incision de W. Cheyne.

approximatives de la glande, quel que soit le volume de la

[1] MÉRIEL. L'extirpation du cancer du sein, Paris 1903, p. 150.

tumeur. L'extrémité interne de l'ellipse doit dépasser la ligne médiane, l'extrémité externe se prolonge le long du bord inférieur du grand pectoral jusqu'à l'insertion humérale de ce muscle.

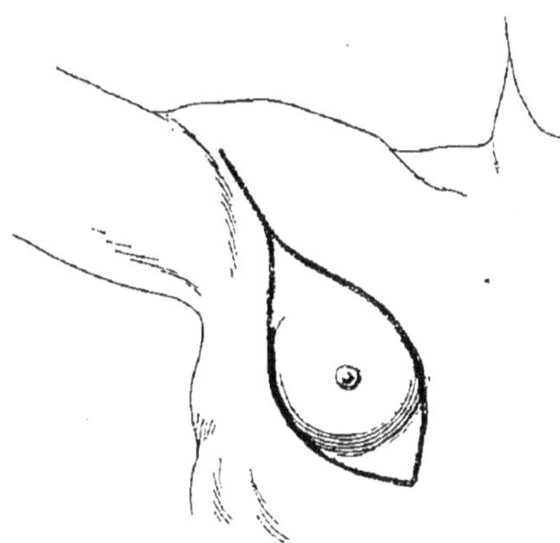

Fig. 445.
Incision elliptique ordinaire.

L'incision cutanée faite, on relève en haut et en bas les bords de la peau pour bien mettre à nu le muscle grand pectoral.

Lorsqu'on n'enlève pas systématiquement le grand pectoral, on dissèque à ce moment la glande mammaire. Si non, c'est alors que se fait l'extirpation musculaire, avec celle de la glande, ainsi que nous le verrons plus loin.

L'extirpation de la glande doit être complète, avec tous les prolongements qu'elle peut présenter et qu'il faut chercher. On isole d'abord la demi-circonférence inférieure, puis la supérieure. Puis, saisissant ce bord supérieur, on le détache sans entamer la glande avec le bistouri, en disséquant le grand pectoral dans le sens de ses fibres. On enlève ainsi peu à peu, de haut en bas, la glande, l'aponévrose musculaire, et la couche la plus superficielle des fibres musculaires. Si la tumeur adhère en un point au muscle, on enlève largement à ce niveau toute l'épaisseur du muscle, jusqu'au plan costal.

La glande est ainsi peu à peu complètement libérée sauf sur son bord externe que l'on laisse appendu au tissu cellulo-graisseux qui se dirige vers l'aisselle et contient les vaisseaux lymphatiques. L'hémostase de la vaste plaie est soigneusement pratiquée, et la surface disséquée est recouverte d'une compresse aseptique.

2° *Curage de l'aisselle*. — Sans détacher la glande de son pédicule axillaire, il faut maintenant disséquer soigneusement

tout le creux axillaire pour en extraire le contenu cellulo-graisseux et les ganglions, en un seul bloc continu avec la glande et
le pédicule axillaire. Il est de très mauvaise pratique d'extraire
avec les doigts les seuls ganglions que l'on peut sentir dans la
graisse.

Pour faire cette dissection, il faut voir d'abord et isoler le
paquet vasculo-nerveux, situé contre l'humérus, et dont la
grosse veine axillaire s'offre la première au bistouri.

Bien isoler le bord du grand pectoral sur toute sa longueur,
et faire relever ce muscle fortement par un écarteur, en faisant
diminuer un peu l'abduction du bras.

Chercher en dehors et mettre à nu la veine axillaire que l'on
blessera d'autant moins facilement qu'on la verra mieux. Si des
ganglions adhérents rendent cet isolement impossible, il faut
se résoudre à réséquer entre deux ligatures le segment veineux
correspondant.

Si, pendant la dissection, une plaie latérale était faite sur la
veine ou l'artère, il faudrait s'efforcer de pratiquer une suture
latérale (voy. Artères, p. 112 et Veines, p. 113) plutôt que de placer des ligatures circulaires.

Le bord du pectoral et le paquet vasculo-nerveux isolés aussi
loin que possible vers la clavicule, le reste de la besogne devient
facile. Il faut suivre successivement dans toute leur hauteur les
parois interne et postérieure de l'aisselle, disséquer les muscles
grand dentelé, sous-scapulaire et grand rond et grand dorsal,
en mettre à nu les fibres musculaires, et poursuivre l'extirpation
du tissu cellulo-graisseux en arrière, entre l'omoplate et le thorax.

Le paquet de graisse et de ganglions isolé ne tient plus qu'à la
peau qui constitue la base de l'aisselle, et forme la lèvre inférieure de l'incision.

Pendant la dissection on s'est efforcé de ménager les nerfs du
grand dentelé, du grand rond et du grand dorsal, que l'on voit
traverser le paquet graisseux ; on a placé des pinces au fur et à
mesure sur tous les vaisseaux coupés.

Il ne reste plus qu'à séparer le paquet cellulo-adipeux de la
peau, en ménageant la face profonde de celle-ci, pour libérer
complètement la masse unique formée par la glande et sa peau,

le contenu axillaire, et le pont cellulo-adipeux qui les réunit.

Des ligatures ayant remplacé toutes les pinces, il ne reste plus qu'à réunir la plaie comme nous le verrons bientôt, mais il nous faut auparavant indiquer la manière d'opérer lorsqu'on veut extirper systématiquement les muscles pectoraux.

3° Extirpation des muscles pectoraux. — L'incision cutanée ayant été faite large, et la glande isolée sur sa périphérie *mais non décollée du plan profond*, on sépare le grand pec-

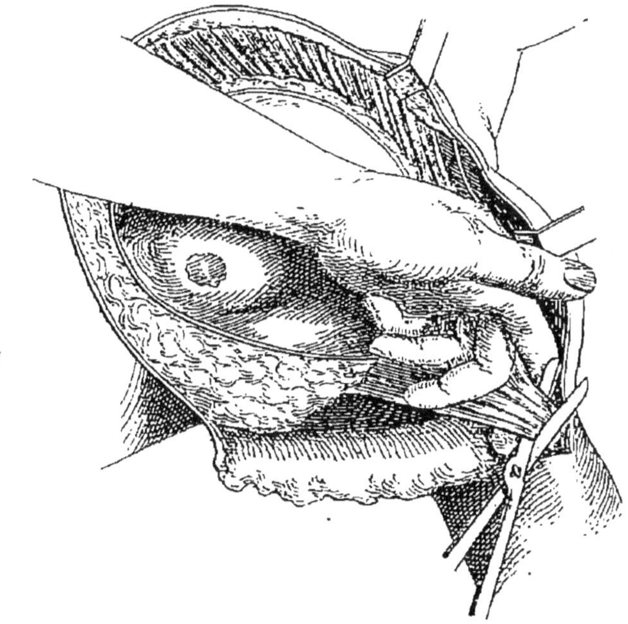

Fig. 446.

Amputation du sein cancéreux. Section du tendon du grand pectoral
(d'après MÉRIEL).

toral du thorax, soit en totalité, soit seulement dans sa portion sterno-costale, laissant en place la portion claviculaire.

L'ablation du muscle peut se faire de dedans en dehors, en détachant d'abord l'insertion sterno-costale et relevant la masse entière en dehors, vers l'insertion humérale que l'on ne coupera qu'après avoir complètement évidé l'aisselle, en coupant le petit pectoral perpendiculairement à ses fibres (HALSTED[1]).

L'ablation du muscle peut se faire au contraire de dehors en dedans, en isolant et détachant d'abord à son insertion humérale le tendon du grand pectoral (fig. 446); on renverse ensuite le muscle en dedans, puis on coupe le petit pectoral, mettant à nu le contenu axillaire. L'aisselle vidée, on extirpera en rasant le thorax, pinçant et liant les vaisseaux pectoraux, la masse formée par le contenu axillaire, les muscles et la glande recouverte de sa peau (W. MEYER, KOCHER[2]).

4° *Réunion de la plaie. Autoplastie*. — Si l'excision cutanée n'a pas été trop large la réunion immédiate est possible sans autoplastie. Il faut faire une hémostase soignée, et s'il persiste un léger suintement sanguin, drainer pendant quarante-huit heures dans l'aisselle. Le pansement se fait en plaçant un tampon de gaze dans le creux de l'aisselle et appliquant le bras sur le tronc à l'aide d'un bandage de corps en flanelle maintenu par une bande placée autour du bras et de l'épaule. Ou bien le pansement est maintenu complètement, bras compris, par des bandes de tarlatane.

Si la plaie est trop large pour être recouverte par le rapprochement des bords de la peau, il vaut mieux la recouvrir par des lambeaux mobilisés aux environs, que d'appliquer des greffes de THIERSCH.

S'il reste une faible surface à recouvrir, une incision libératrice partant de la lèvre inférieure de l'incision, mobilise ce lambeau inférieur que l'on fait glisser.

Si la surface est grande, il faut, suivant l'exemple de QUÉNU et ROBINEAU[3], tailler un lambeau quadrilatère à base postérieure, à direction parallèle à la perte de substance, et situé au-dessous

---

[1] HALSTED. *Annals of Surgery*, novembre 1894. et *Amer. Surg. Assoc.*, 21 avril 1898.

[2] In CESTAN. Amputation du sein cancéreux. *Gazette des Hôpitaux*, 1901, n° 65, p. 626.

[3] QUÉNU et ROBINEAU. *Revue internat. de thérap.*, 17 août 1896, n° 8.

d'elle, sur l'hypocondre (fig. 447). Ce lambeau est attiré en haut, et appliqué sur le plan mammaire. Il n'y a du reste qu'à suivre ici les principes généraux des autoplasties (voy. p. 45).

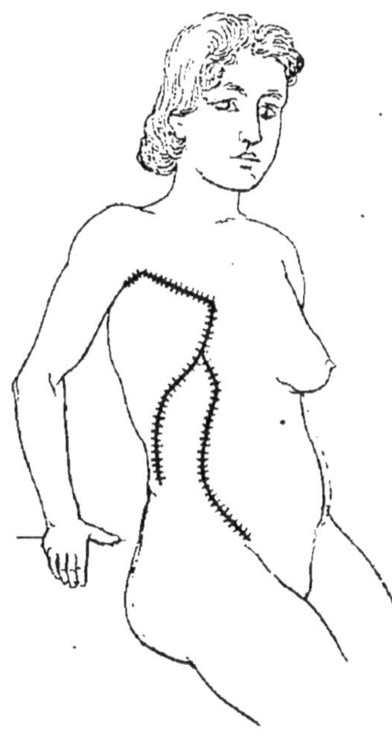

Fig. 447.

Autoplastie après amputation du sein (Quénu et Robineau).

Legueu [1], Morestin [2] ont comblé par le sein du côté opposé une vaste perte de substance impossible à refermer. Voici la technique indiquée par Legueu :

Une fois terminée l'exérèse du sein malade, on circonscrit l'autre sein par deux incisions horizontales, l'une supérieure, l'autre inférieure. Ces incisions se prolongent depuis la partie interne de la plaie primitive jusque vers la ligne axillaire du côté opposé.

Le sein est séparé par dissection de la paroi thoracique. Deux petites incisions verticales, l'une supérieure, l'autre inférieure, pratiquées sur la périphérie du sein au niveau du mamelon, permettent l'étalement du sein.

On obtient ainsi un large lambeau quadrilatère à base externe (axillaire), qu'il est facile de ramener par traction au-devant de la plaie béante. Il ne reste plus qu'à fixer ce lambeau par des sutures.

---

[1] Legueu. Congrès français de chirurgie, 1898, p. 220.
[2] Morestin. *Gazette des Hôpitaux*, avril 1901, n° 44.

TABLE DES MATIÈRES

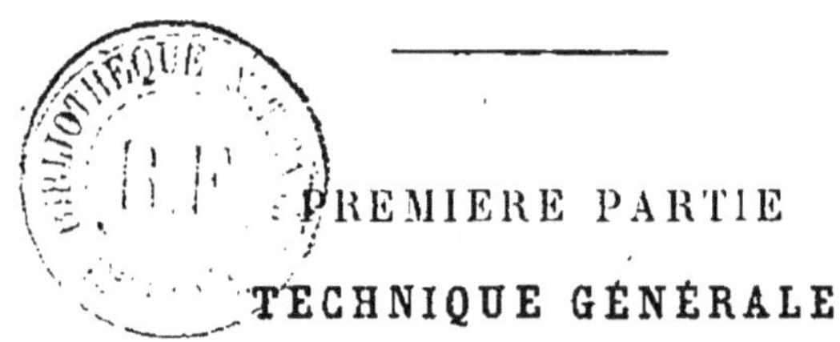

PREMIERE PARTIE

TECHNIQUE GÉNÉRALE

CHAPITRE PREMIER

CHAPITRE II

CHAPITRE III

CHAPITRE IV

DEUXIÈME PARTIE

TECHNIQUE PARTICULIÈRE AUX RÉGIONS

CHAPITRE PREMIER

CRANE ET ENCÉPHALE

CHAPITRE II

RACHIS ET MOELLE

CHAPITRE III

FACE

CHAPITRE IV

COU

CHAPITRE V

THORAX

MAMELLE

ÉVREUX, IMPRIMERIE DE CHARLES HÉRISSEY